Manual de
Prescrição de Fitoterápicos
pelo Nutricionista

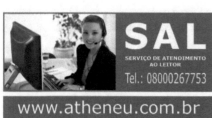

Manual de Prescrição de Fitoterápicos pelo Nutricionista

Juliana da Silveira Gonçalves

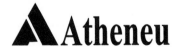

EDITORA ATHENEU

São Paulo	— *Rua Maria Paula, 123 – 13° andar – Conjuntos 133 e 134*
	Tel.: (11)2858-8750
	E-mail: atheneu@atheneu.com.br
Rio de Janeiro	— *Rua Bambina, 74*
	Tel.: (21)3094-1295
	E-mail: atheneu@atheneu.com.br

CAPA/PRODUÇÃO EDITORIAL: Equipe Atheneu
DIAGRAMAÇÃO: Know-How Editorial

CIP-BRASIL. CATALOGAÇÃO NA PUBLICAÇÃO
SINDICATO NACIONAL DOS EDITORES DE LIVROS, RJ

G626m

Gonçalves, Juliana da Silveira
  Manual de prescrição de fitoterápicos pelo nutricionista / Juliana da Silveira Gonçalves. – 1. ed. – Rio de Janeiro : Atheneu, 2019.
  376 p. ; 24 cm.

  Inclui bibliografia e índice
  ISBN 978-85-388-1040-7

  1. Nutrição. 2. Matéria médica vegetal. 3. Ervas - Uso terapêutico. I. Título.

19-59165

CDD: 615.321
CDU: 615.01

Meri Gleice Rodrigues de Souza - Bibliotecária CRB-7/6439

14/08/2019   21/08/2019

GONÇALVES, J. S.

Manual de Prescrição de Fitoterápicos pelo Nutricionista

© *Direitos reservados à EDITORA ATHENEU – Rio de Janeiro, São Paulo, 2019*

Editora

Juliana da Silveira Gonçalves
Nutricionista. Doutora e Mestre em Ciências da Saúde pelo Instituto de Cardiologia do Rio Grande do Sul (IC-FUC/RS). Especialista em Fitoterapia e em Nutrição Clínica pela Associação Brasileira de Nutrição (ASBRAN). Pós-Graduação em Fitoterapia Clínica pela Faculdade Aldeia de Carapicuíba (FALC). Pós-Graduação em Nutrição Aplicada à Estética pela Universidade Candido Mendes (UCAM). Pós-Graduação em Nutrição Clínica pela Faculdade CBES. Presidente da Associação Brasileira de Fitoterapia Regional Sul (ABFIT).

Colaboradores

Adriana Scherer Russowsky

Farmacêutica. Mestre em Biociências e Reabilitação pelo Instituto Porto-Alegrense (IPA). Pós-Graduação em Administração de Empresas pela Fundação Getulio Vargas (FGV). Vice-Presidente da Associação Brasileira de Fitoterapia Regional Sul (ABFIT).

Amanda Fraga Lencina

Nutricionista. Pós-Graduação em Nutrição Oncológica pelo Instituto de Ensino e Pesquisa do Hospital Moinhos de Vento.

Ana Lúcia Hoefel

Nutricionista. Mestre em Bioquímica pela Universidade Federal do Rio Grande do Sul (UFRGS). Doutora em Fisiologia pela UFRGS. Pós-Graduação em Nutrição Clínica e Hospitalar pelo GANEP Educação.

Ana Paula Pujol

Nutricionista. Doutora em Educação pela Universidade Católica de Santa Fé (Argentina). Pós-Graduação em Nutrição e Qualidade de Vida pela Faculdade Dom Bosco. Pós-Graduação em Obesidade e Emagrecimento pelas Faculdades Integradas AVM. Pós-Graduação em Fitoterapia pela Faculdade Unyleya. Diretora de Ensino do Instituto Ana Paula Pujol.

Camila Leandra Bueno de Almeida Spinelli

Nutricionista. Doutora e Mestre em Ciências Farmacêuticas pela Universidade do Vale do Itajaí (Univali). Pós-Graduação em Nutrição Clínica Funcional pela Universidade Cruzeiro do Sul (Unicsul). Coordenadora do Curso de Nutrição da Universidade Sociedade Educacional de Santa Catarina (Unisociesc).

Camila Mocelin de Luna

Nutricionista. Pós-Graduação em Nutrição Clínica Funcional e Fitoterapia pela Faculdade Inspirar. Pós-Graduação em Obesidade e Cirurgia Bariátrica pelo Centro Integrado de Nutrição (CIN).

Caroline Bandeira

Nutricionista. Doutoranda e Mestre em Saúde Coletiva pela Universidade Federal de Santa Catarina (UFSC). Pós-Graduação em Nutrição Materna Infantil pela Faculdade de Tecnologia de Curitiba (FatecPR). Pós-Graduação em Nutracêutica pela Universidade Lusófona de Lisboa (Portugal).

Catharina Schoen de Borba

Nutricionista. Pós-Graduação em Nutrição em Oncologia pelo Instituto de Ensino e Pesquisa do Hospital Moinhos de Vento. Pós-Graduação em Comportamento Alimentar pelo Instituto de Pesquisa, Ensino e Gestão em Saúde (IPGS).

Cícero Florêncio de Arruda

Nutricionista. Pós-Graduação em Fitoterapia pelo Instituto de Pesquisa, Ensino e Gestão em Saúde (IPGS).

Cintia Weide

Farmacêutica Bioquímica. Mestre em Biociências e Reabilitação pelo Instituto Porto-Alegrense (IPA).

Cristiane Feldman Fidalgo Pereira

Nutricionista. Pós-Graduação em Fitoterapia pela Associação Brasileira de Fitoterapia (ABFIT). Pós-Graduação em Nutrição Oncológica pelo Instituto Nacional do Câncer do Rio de Janeiro (Inca-RJ). Pós-Graduação em Nutrição Clínica pela Centro Universitário São Camilo (CUSC). Membro da Sociedade Brasileira de Nutrição Oncológica (SBNO).

Daiana Vianna

Nutricionista. Doutora e Mestre em Ciência dos Alimentos pela Faculdade de Ciências Farmacêuticas da Universidade de São Paulo (FCF-USP).

Flávia Teixeira

Nutricionista. Pós-Graduação em Nutrição Clínica, Funcional e Fitoterapia pela Faculdade Inspirar.

Janete Corrêa Haider

Nutricionista. Mestre em Ciências da Saúde pelo Instituto de Cardiologia do Rio Grande do Sul (IC-FUC/RS). Pós-Graduanda em MBA de Negócios da Gastronomia no Centro Universitário Ritter dos Reis (UniRitter).

Jeane Nogueira

Farmacêutica. Mestre em Ciências Aplicadas a Produtos para Saúde pela Universidade Federal Fluminense (UFF). Doutora em Biotecnologia Vegetal pela Universidade Federal do Rio de Janeiro (UFRJ).

Joyce Moraes Camarneiro

Nutricionista. Mestre em Ciências Nutricionais pela Universidade Estadual Paulista (Unesp). Doutora em Ciências Nutricionais pela Unesp. Pós-Doutora em Nutrição da Criança e Adolescente pela Universidade de São Paulo (USP).

Karine Soares Bello

Nutricionista. Pós-Graduação em Nutrição Clínica, Funcional e Fitoterapia pela Faculdade Inspirar.

Keli Vicenzi

Nutricionista. Mestre em Saúde Coletiva pela Universidade do Vale do Rio dos Sinos (Unisinos). Pós-Graduação em Nutrição Clínica Funcional pela Universidade do Cruzeiro do Sul (Unicsul). Pós-Graduação em Nutrição Esportiva Funcional pela Unicsul. Pós-Graduação em Fitoterapia Funcional pela Unicsul. Pós-Graduação em Nutrição Ortomolecular, com ênfase em Nutrogenia e Nutrigenômica, pela Fapes Saúde.

Lays Arnaud Rosal Lopes Rodrigues

Nutricionista. Mestre em Alimentos e Nutrição pela Universidade Federal do Piauí (UFPI).

Leandro de Albuquerque Medeiros

Farmacêutico. Mestre em Inovação Terapêutica pela Universidade Federal de Pernambuco (UFPE). Membro do Grupo de Trabalho em Suplementos Alimentares do Conselho Federal de Farmácia (CFF). Membro do Grupo de Trabalho em Suplementos Alimentares do Conselho Regional de Nutrição Região 6 (CRN6).

Luana Bertamoni

Nutricionista. Mestre em Saúde e Gestão do Trabalho pela Universidade do Vale do Itajaí (Univali). Pós-Graduação em Nutrição Estética pela Faculdade Inspirar. Pós-Graduação em Nutrição Esportiva Funcional pela Universidade Cruzeiro do Sul (Unicsul).

Luciana Melo de Farias

Nutricionista. Mestre em Alimentos e Nutrição pela Universidade Federal do Piauí (UFPI). Pós-Graduação em Fitoterapia Clínica pelo Instituto de Pesquisas, Ensino e Gestão em Saúde (IPGS). Pós-Graduação em Nutrição e Distúrbios Metabólicos pela UFPI. Doutoranda em Alimentos e Nutrição pela UFPI.

Luisa Amábile Wolpe Simas

Nutricionista. Técnica em Estética Facial e Corporal. Pós-Graduação em Nutrição Clínica pela Universidade Federal do Paraná (UFPR). Mestre em Medicina Interna e Ciências da Saúde pela UFPR.

Maria Angélica Fiut

Nutricionista. Mestre em Psicanálise, Saúde e Sociedade pela Universidade Veiga Almeida (UVA). Pós-Graduação em Fitoterapia Aplicada à Nutrição pelo Instituto Brasileiro de Plantas Medicinais (IBPM). Pós-Graduação em Nutrição Clínica pela Universidade do Vale do Rio dos Sinos (Unisinos). Pós-Graduação em Nutrição Ortomolecular, Biofuncional e Fitoterapia pela Faculdade Redentor (UniRedentor). Coordenadora da Pós-Graduação em Fitoterapia na Prática Clínica da Faculdade Inspirar. Coordenadora e Professora no Ambulatório de Fitoterapia do Hospital Federal do Andaraí/RJ. Presidente da Associação Brasileira de Fitoterapia (ABFIT).

Maricélia Moura Dantas

Nutricionista. Pós-Graduação em Nutrição Clínica, Metabolismo, Prática e Terapia Nutricional pela Universidade Gama Filho (UGF). Pós-Graduação em Pediatria, Escolar e na Adolescência pela Universidade Estácio de Sá.

Marina Jagielski Goss

Nutricionista. Mestre em Ciências Farmacêuticas pela Universidade do Vale do Itajaí (Univali). Pós-Graduação em Nutrição Clínica Funcional pela Universidade do Cruzeiro do Sul (Unicsul).

Milena Artifon

Nutricionista. Pós-Graduação em Nutrição Clínica Funcional e Fitoterapia pela Faculdade Cenecista de Bento Gonçalves (FACEBG). Mestranda em Ciências do Movimento Humano pela Universidade Federal do Rio Grande do Sul (UFRGS).

Patrícia dos Santos Marques Baldez

Nutricionista. Pós-Graduação em *Personal Dietitian* em Clínica, Esporte e Fitoterapia pelo Centro Universitário de Barra Mansa (UBM). Integrante Fundadora do Grupo "Nutris do Bem".

Priscila Ferreira Haygert

Farmacêutica. Mestre em Farmacologia pela Universidade Federal de Santa Maria (UFSM). Pós-Graduação em Farmacologia e Interações Medicamentosas pelo Centro Universitário Internacional (Uninter).

Rakel Braz Mota Tavares de Almeida

Nutricionista. Pós-Graduação em Nutrição Clínica, Funcional e Fitoterapia pela Faculdade Inspirar.

Renata Trindade Rigon

Farmacêutica. Mestre em Ciência e Tecnologia de Alimentos pela Universidade Federal do Rio Grande do Sul (UFRGS). MBA em Gestão Empresarial pela Fundação Getulio Vargas (FGV).

Thaís Rodrigues Moreira

Nutricionista. Mestre e Doutora da Pós-Graduação em Ciências Médicas pela Universidade Federal do Rio Grande do Sul (UFRGS). Pós-Graduada em Nutrição Clínica pela Universidade Gama Filho (UGF). Professora-Adjunta do Departamento de Nutrição da Universidade Federal de Ciências da Saúde de Porto Alegre (UFCSPA).

Dedicatória

Dedico este livro a todos os amantes da fitoterapia.

Agradecimentos

Primeiramente, agradeço a Deus por sempre iluminar o meu caminho, pelas conquistas até o momento, mas peço que continue me dando sabedoria para conquistar muito mais. Obrigado por me abençoar muito além do que mereço!

Aos meus pais, obrigada por existirem e por serem meus! Obrigada pelos ensinamentos, pelo amor incondicional e dedicação, mas principalmente pelo incentivo de estudar e crescer na Nutrição.

Ao meu marido, Ronaldo, por sempre acreditar em mim! Pelo seu companheirismo, paciência e, principalmente, por entender a minha ausência. Obrigada por cada palavra de incentivo nos momentos que mais precisei. Este livro é nosso!

Aos meus afilhados, verdadeiros pequenos grandes amores, minha alegria e grande fonte de inspiração.

A todos os meus familiares e amigos que me apoiaram, contribuindo de diferentes formas para a realização deste sonho.

Aos colaboradores desta obra, que acreditaram e aceitaram fazer parte deste lindo trabalho.

A todos vocês, meus sinceros agradecimentos.

Beijos nos seus corações,

"Agradeço todos os dias pelo que tenho, mas nunca deixarei de lutar pelos sonhos que ainda quero realizar."

Juliana da Silveira Gonçalves
Editora

Prefácio 1

É com grande satisfação que escrevo o prefácio para o livro *Manual de Prescrição de Fitoterápicos pelo Nutricionista*, organizado pela nutricionista Dra. Juliana da Silveira Gonçalves.

A prática milenar de utilizar fitoterápicos como coadjuvantes na prevenção e tratamento de doenças vem ganhando destaque e, sobretudo, respaldo científico. Atualmente, é possível o conhecimento de mecanismos de ação, dose × resposta, bem como alvos genéticos e epigenéticos dos fitoterápicos.

As informações hoje disponíveis trazem aos profissionais um grande leque de fitoquímicos e compostos bioativos para serem aplicados às mais diversas necessidades individuais. Paralelamente, também trazem questionamento do "por que usar?" e/ou "para quem e qual dosagem utilizar?", informações imprescindíveis para os que buscam a aplicação adequada aos fitoterápicos.

A obra escrita pela Dra. Juliana e seus colaboradores apresenta, didaticamente, o essencial, escrito de forma agradável, prazerosa e de fácil compreensão. Estruturada de modo a auxiliar a prática clínica, as partes foram divididas considerando as bases do uso e da prescrição de fitoterápicos nos sistemas orgânicos, bem como as suas aplicações em situações corriqueiras do exercício profissional.

Um livro essencial para todos aqueles que buscam a otimização da prescrição nutricional de fitoterápicos, um verdadeiro manual de apoio ao profissional. Recomendo a leitura desta obra, agradeço a todos os autores pelas informações aqui compartilhadas e parabenizo-os pela maneira simplificada de abordar um assunto tão complexo. Ressalto que as informações aqui contidas são de extrema importância para todos os profissionais da saúde engajados nas práticas de melhor estilo de vida.

Luciano Bruno
Nutricionista. Mestre e Doutor em Alimentos e Nutrição
pela Universidade Estadual de Campinas (Unicamp).
Pós-Doutor em Ciência de Alimentos pela Cornell University – NY.

Prefácio 2

A fitoterapia, uma ciência tão antiga e uma das mais usadas no mundo para o manejo e controle de diversas condições clínicas, ganhou notório destaque nas últimas décadas. Quando tão poucos estudos científicos existiam a respeito desse tema, as plantas medicinais eram uma das poucas estratégias viáveis para remediar problemas de saúde e, por vezes, para salvar as populações. O avanço da ciência tornou possível o desenvolvimento de soluções e drogas cujo princípio ativo ainda era fundamentado nas plantas. Na nutrição, em que a prescrição dietética decorre do ajuste nutricional das demandas individuais para prevenir e tratar doenças, o subsídio da fitoterapia se torna um valioso recurso para profissionais e pacientes.

E hoje, poder dispor de uma obra preciosa tal como é o *Manual de Prescrição de Fitoterápicos pelo Nutricionista* marca uma novo capítulo da Nutrição, no qual teremos, em um único compilado, informações tão relevantes para nossa consulta diária. Elaborado com dedicação e rigor, é, sem dúvida, um recurso que subsidiará condutas e prescrições, bem como trabalhos acadêmicos e científicos.

Neste compêndio, o interessado encontrará todos os fundamentos disponíveis que amparam a prescrição e o uso de fitoterápicos, tanto sob o aspecto regulatório como farmacêutico. Outra seção de extrema relevância que encontramos na sequência se refere às aplicações e cuidados que devem ser observados quanto à utilização da fitoterapia nos sistemas corporais. Encontra-se, ainda, um grande diferencial, que são os fitoterápicos em condições especiais, no qual estão contemplados os aspectos mais inovadores ou pouco explorados em outras obras ou publicações, mas que nos desafiam no cotidiano enquanto profissionais.

Por fim, ao prefaciar este manual, sinto-me extremamente honrada. Acompanho o trabalho da editora, Dra. Juliana da Silveira Gonçalves, há muitos anos, profissional altamente qualificada e que foi uma das nutricionistas pioneiras no Brasil a buscar formação especializada no tema, quando poucos ainda acreditavam que isso seria uma necessidade nos consultórios, clínicas e serviços de nutrição.

E a você, leitor, independentemente de ser profissional ou usuário, paciente ou cliente, aproveite ao máximo as informações contidas neste instrumento, que têm extrema qualidade e podem contribuir, juntamente com um estilo saudável, para uma vida com mais saúde e mais longevidade.

Aline Petter Schneider

Nutricionista. Mestre em Agronegócios pela Universidade Federal do Rio Grande do Sul (UFRGS). Doutora em Ciências da Saúde (Clínica Médica) pela Pontifícia Universidade Católica do Rio Grande do Sul (PUCRS). Diretora do Instituto de Pesquisa, Ensino e Gestão em Saúde (IPGS – Ensino Superior em Saúde).

Apresentação

É com imensa alegria que apresento às comunidades acadêmica, científica e técnica e aos amantes da fitoterapia o livro *Manual de Prescrição de Fitoterápicos pelo Nutricionista*, elaborado com muito carinho, estudo e dedicação.

A fitoterapia resulta da junção de duas palavras gregas, sendo o estudo das plantas medicinais e suas aplicações na prevenção e no tratamento de diferentes patologias. Há uma grande diversidade de plantas medicinais em todo o mundo, utilizadas há milhares de anos, muitas vezes por meio de mecanismos desconhecidos.

Considerada a forma de medicina mais antiga da civilização humana, a fitoterapia existe há cerca de cinco mil anos. Ela surgiu em diversos povos espalhados pelo mundo, sendo na China a mais antiga, onde surgiu por volta do ano 3.000 a.C.

Após décadas esquecidos, os fitoterápicos retornam ao uso popular. Nos últimos anos, multiplicaram-se as informações sobre os seus benefícios. Paralelamente, ocorreu uma substituição de medicamentos sintéticos por medicamentos fitoterápicos e produtos de origem natural. Segundo dados da Organização Mundial da Saúde (OMS), em torno de 80% da população de países em desenvolvimento utiliza práticas tradicionais na atenção primária à saúde e, desse total, 85% fazem uso de plantas medicinais.

Com base nas minhas dúvidas e necessidades dentro do atendimento clínico, para a prescrição de fitoterápicos com segurança aos meus pacientes, surgiu o desejo de elaborar este livro. Uma obra na qual profissionais nutricionistas e da área da saúde possam encontrar todas as informações relevantes para realizarem suas prescrições seguramente.

Esta obra, dividida em 25 capítulos, abrange desde a introdução, conceitos, legislação e bases farmacêuticas até assuntos relativos à prescrição de fitoterápicos separados em sistemas corporais e tópicos especiais em fitoterapia, como fitoterapia no esporte, na saúde da mulher, estética, entre outros.

Em cada capítulo desta obra, você encontrará algumas sugestões de formulações para indivíduos adultos. Ressalto que são apenas sugestões, pois cada paciente deve ser avaliado individualmente, levando em consideração todos os seus aspectos de saúde para uma prescrição correta, segura e eficaz. Nesses mesmos capítulos, você encontrará informações pertinentes sobre diferentes tipos de plantas medicinais para poder realizar suas formulações, com base nas necessidades de cada paciente.

Este livro, embora finalizada sua primeira versão, não pode ser considerado uma publicação definitiva, pois há necessidade de constantes pesquisas e atualização sobre o tema, que diariamente sugere novas plantas. Espero que ele sirva de incentivo para novos estudos com fitoterápicos.

Desejo que os profissionais nutricionistas prescritores de fitoterápicos possam utilizar esta obra como uma ferramenta de consulta em seus atendimentos, para nortear suas prescrições com plantas medicinais, e que seus pacientes possam usufruir dos benefícios que os fitoterápicos podem trazer a nossa saúde e bem-estar. Boa leitura!

"O livro é uma extensão da memória e da imaginação."

Jorge Luis Borges

Um abraço fraterno,

Juliana da Silveira Gonçalves
Editora
jusg.nutri@gmail.com
@jusg_nutri

Sumário

Parte 1
Fitoterapia aplicada à nutrição

1. Introdução à fitoterapia 3
Juliana da Silveira Gonçalves

2. Legislação em fitoterapia 9
Leandro de Albuquerque Medeiros || Cícero Florêncio Arruda

3. Legislação em fitoterapia para nutricionistas 17
Juliana da Silveira Gonçalves || Leandro de Albuquerque Medeiros ||
Patrícia dos Santos Marques Baldez

4. Nutrição e fitoterapia 23
Catharina Schoen de Borba || Juliana da Silveira Gonçalves

5. Farmacologia 27
Renata Trindade Rigon || Priscila Ferreira Haygert

6. Bases farmacêuticas 41
Juliana da Silveira Gonçalves || Karine Soares Bello

7. Interações fitoterápicos × medicamentos × nutrientes 55
Adriana Scherer Russowsky || Cintia Weide

8. Fitoterapia contemporânea 63
Maria Angélica Fiut

Parte 2
Fitoterapia nos sistemas corporais

9. Fitoterapia no sistema respiratório 79
Juliana da Silveira Gonçalves

10. Fitoterapia no sistema cardiovascular 91
Camila Mocelin de Luna || Juliana da Silveira Gonçalves

11. Fitoterapia no sistema digestório 105

Juliana da Silveira Gonçalves

12. Fitoterapia no sistema endócrino 119

Camila Leandra Bueno de Almeida Spinelli || Juliana da Silveira Gonçalves || Marina Jagielski Goss

13. Fitoterapia no sistema urinário 133

Juliana da Silveira Gonçalves || Luciana Melo de Farias || Lays Arnaud Rosal Lopes Rodrigues

14. Fitoterapia no sistema musculoesquelético 145

Jeane Nogueira || Juliana da Silveira Gonçalves

Parte 3
Tópicos especiais em fitoterapia

15. Fitoterapia nas doenças neurológicas 157

Flávia Teixeira || Juliana da Silveira Gonçalves || Rakel Braz Mota Tavares de Almeida

16. Fitoterapia nos distúrbios emocionais 171

Ana Lúcia Hoefel || Juliana da Silveira Gonçalves || Maricélia Moura Dantas

17. Fitoterapia na obesidade 185

Keli Vicenzi || Milena Artifon || Thaís Rodrigues Moreira

18. Fitoterapia no paciente oncológico 199

Maria Angélica Fiut || Cristiane Feldman Fidalgo Pereira

19. Fitoterapia no esporte 211

Daiana Vianna || Juliana da Silveira Gonçalves

20. Fitoterapia – da gestação à pediatria 231

Joyce Moraes Camarneiro || Juliana da Silveira Gonçalves

21. Fitoterapia em nutrição estética 251

Juliana da Silveira Gonçalves || Luisa Amábile Wolpe Simas

22. Fitoterapia na saúde da mulher 267

Ana Paula Pujol || Juliana da Silveira Gonçalves || Luana Bertamoni

23. Plantas alimentícias não convencionais (PANCs) 283

Amanda Fraga Lencina || Janete Corrêa Haider || Juliana da Silveira Gonçalves

24. Fitogastronomia 299

Caroline Bandeira

25. Nutrição magistral 307

Galena Química e Farmacêutica

Parte 4
Anexos

Anexo I – Lista de plantas de registro simplificado de medicamentos fitoterápicos e produtos tradicionais fitoterápicos (adaptado da IN 02/2014) . 335

Anexo II – Critérios para enquadramento de medicamentos como isentos de prescrição médica (adaptado da RDC 98/2016, da Anvisa) 347

Anexo III – Resolução CFN n. 402/2007 349

Anexo IV – Resolução CFN n. 525/2013 353

Anexo V – Resolução CFN n. 556/2015 357

Anexo VI – Modelos de prescrição.. 361

Anexo VII – Resolução RDC n. 10/2010 – Diretoria colegiada...................... 367

Anexo VIII – Tabela de uso tradicional de fitoterápicos 399

Índice Remissivo 441

Parte 1

FITOTERAPIA APLICADA À NUTRIÇÃO

"Alimentos que para alguns são remédio
e para outros, amargo veneno."

(Lucrécius)

Introdução à fitoterapia 1

Juliana da Silveira Gonçalves

A utilização de produtos naturais como recurso terapêutico é tão antiga quanto a civilização humana[1]. Desde a Antiguidade, as plantas são utilizadas como produtos terapêuticos há, aproximadamente, mais de 3.000 anos a.C. Tais espécies utilizadas na Mesopotâmia eram usadas como forma de prevenir, curar e aliviar diversas doenças[2] (Oliveira et al., 2006).

A palavra fitoterapia tem origem grega, resultante da junção das palavras *phito* (planta) e *therapia* (tratamento). É o método mais antigo utilizado para tratamento de doenças por meio de plantas medicinais em suas diferentes preparações[3].

A descoberta humana das propriedades úteis ou nocivas dos vegetais tem suas raízes no conhecimento empírico. O conhecimento sobre plantas tem sempre acompanhado a evolução do homem através dos tempos. As primitivas civilizações perceberam cedo a existência de plantas comestíveis, de outras dotadas de maior ou menor toxidade, que, ao serem experimentadas no combate às doenças, revelaram o seu potencial curativo. A descoberta empírica das propriedades curativas das plantas foi pela observação dos animais que buscavam nas ervas a cura para suas afecções[4].

A história do uso de plantas medicinais tem mostrado que elas fazem parte da evolução humana e foram os primeiros recursos terapêuticos utilizados pelos povos. A utilização de plantas medicinais pelo homem como forma terapêutica na pré-história era utilizado como instinto. As antigas civilizações têm suas próprias referências históricas acerca das plantas medicinais e, muito antes de aparecer qualquer forma de escrita, o homem já utilizava as plantas e, entre elas, algumas como alimento e outras como remédio. Nas suas experiências com ervas, houve sucessos e fracassos: muitas vezes estas curavam, e em outras matavam ou produziam efeitos colaterais severos[5,6]. Alguns alimentos e especiarias também são considerados plantas medicinais, além de fontes de sabores diferenciados na culinária e na gastronomia, e têm função importante da fitoterapia pela incontestável presença de fitoquímicos[7].

O ser humano utiliza as espécies vegetais para avaliar ou tratar suas enfermidades em todas as culturas. Cada povo, cada grupo, traz consigo conhecimento de seus ancestrais sobre plantas medicinais. No decorrer dos anos, no século XX, os recursos terapêuticos de origem natural passaram a ser considerados os recursos mais utilizados como alternativa para os níveis mais baixos[5,6].

Hoje, a fitoterapia tem adeptos em todo o mundo e seu uso é cada vez mais difundido pelos profissionais de saúde. Ela é cada vez mais procurada pelas pessoas e se caracteriza pelo tratamento de diversas patologias por meio da utilização de substratos naturais de origem botânica[8] (Kurian et al., 2007).

Apesar do grande avanço e evolução da medicina a partir da segunda metade do século XX, as plantas ainda têm uma grande contribuição para a manutenção da saúde e alívio das enfermidades em países em desenvolvimento[9]. Entre os principais motivos, estão as condições de pobreza e falta de acesso aos medicamentos, associados à fácil obtenção e tradição do uso de plantas com fins medicinais[10].

O uso indiscriminado, influenciado muitas vezes pela interpretação equivocada da mídia do que é um produto natural, constitui uma preocupação para a saúde[11], uma vez que pode ocasionar casos de superdosagem, intoxicação, interação com outros medicamentos/alimentos, além dos potenciais efeitos colaterais e adversos[12].

Segundo a Organização Mundial de Saúde (OMS), 80% da humanidade não tem acesso ao atendimento primário de saúde, por estar muito distante dos centros de saúde ou por não possuir recursos para adquirir os medicamentos prescritos. Para essa população, as terapias alternativas são as principais formas de tratamento, e as plantas medicinais, os principais medicamentos[13].

O Brasil tem uma rica história de uso das plantas medicinais no tratamento dos problemas de saúde da população, uso este construído com base na experiência e transmitido de forma oral[14]. A partir da segunda metade dos anos 1970 e década de 1980, tem-se verificado o crescimento das "medicinas alternativas" e, entre elas, a fitoterapia[4].

É o país que apresenta a maior diversidade genética vegetal do mundo, contando com mais de 55.000 espécies diferentes catalogadas. A busca da população pelas plantas incentivou os pesquisadores e a indústria farmacêutica a investirem mais nas pesquisas de novos fármacos[15].

No Brasil, a história da utilização de plantas no tratamento de doenças apresenta influências das culturas africana, indígena e europeia. A contribuição dos escravos africanos com a tradição do uso de plantas medicinais no país se deu por meio das plantas que trouxeram consigo, que eram utilizadas em rituais religiosos e também por suas propriedades farmacológicas, empiricamente descobertas. Os índios que aqui viviam, dispostos em inúmeras tribos, utilizavam grande quantidade de plantas medicinais e, por intermédio dos pajés, esse conhecimento das ervas locais e seus usos foi transmitido e aprimorado de geração em geração. Os primeiros europeus que chegaram ao Brasil depararam-se com esses conhecimentos, que foram absorvidos por aqueles que passaram a viver no país e a sentir a necessidade de viver do que a natureza tinha a lhes oferecer. Tais fatos fizeram com que os europeus ampliassem seu contato com a flora medicinal brasileira e a utilizassem para satisfazer suas necessidades alimentares e medicamentosas[4].

O principal órgão responsável pela regulamentação de plantas medicinais e seus derivados no Brasil é a Agência Nacional de Vigilância Sanitária (Anvisa), autarquia do Ministério da Saúde (MS) que tem como papel proteger e promover a saúde da população,

CAPÍTULO 1 • INTRODUÇÃO À FITOTERAPIA **5**

garantindo a segurança sanitária de produtos e serviços e participando da construção de seu acesso[16].

De acordo com a legislação em vigor no país, entende-se como fitoterápico "aquele medicamento obtido empregando-se exclusivamente matérias-primas vegetais. E caracterizado pelo conhecimento da eficácia e dos riscos do seu uso, assim como pela reprodutibilidade e constância de sua qualidade. Sua eficácia e segurança são validadas através de levantamentos etnofarmacológicos de utilização, documentações tecno-científicas em publicações ou ensaios clínicos fase 3"[17]. A Anvisa tem elaborado normas para regulamentação do uso da fitoterapia com plantas medicinais, antes de serem utilizadas pela população.

Segundo o Ministério da Saúde, não se considera medicamento fitoterápico aquele que, na sua composição, inclua substâncias ativas isoladas, de qualquer origem, nem as associações delas com extratos vegetais[18].

Quase 95% da população brasileira depende de terapias tradicionais, ou seja, inserção de plantas medicinais na atenção básica de saúde, por falta de acesso da população às assistências médica e o alto custo de medicamentos industrializados. Com a inserção da fitoterapia no Sistema Único de Saúde (SUS) pela Política Nacional de Práticas Integrativas e Complementares (PNPIC) no SUS, em 2006, assegura-se a utilização de fitoterápicos pela rede pública de saúde, visando à manutenção, promoção e prevenção da saúde e contribuindo para o fortalecimento dos princípios do SUS[19].

Medicamentos procedentes de fitoterápicos têm menos chances de causar efeitos colaterais e são mais ativos que os medicamentos alopáticos, além de serem de baixo custo. Porém, sabe-se que os fitoterápicos ocasionam efeitos colaterais e possuem contraindicação, e, por conta disso, é conveniente ter um conhecimento necessário sobre seus princípios ativos, a qualidade da planta e a origem para uma prescrição correta. Muitas vezes os pacientes optam por outros tipos de modalidades terapêuticas em busca da cura, além de amenizar os desconfortos ocasionados pela doença[20].

Quase todas as drogas causam efeitos secundários. No entanto, não somos capazes de provar se todos que utilizam medicamentos sentirão efeitos colaterais, uma vez que cada organismo reage de forma diversificada. Os medicamentos fitoterápicos, apesar de naturais, também podem causar efeitos secundários caso entrem em conflito com patologias já em tratamento por determinados pacientes, pois são vários os tipos de medicamentos fitoterápicos que podem causar interação[19].

Estudos referem que indivíduos optam pela fitoterapia como forma de tratamento de algumas patologias, e muitos relatam não haver dependência dos medicamentos alopáticos e efeitos colaterais, observando que obtiveram benefícios ao tratar da doença sem agredir outros órgãos. A busca de se tratar problemas de saúde de forma natural vem sendo vivenciada há séculos, e o tratamento feito pela fitoterapia oferece não apenas a cura da doença, mas também promove no indivíduo mudanças referentes aos hábitos de vida que culminam na satisfação com a melhora da saúde[15,21-23].

A fitoterapia baseada em evidências enfatiza a necessidade da avaliação crítica das informações sobre medicamentos fitoterápicos. A literatura científica tem disponibilizado, atualmente, com acesso facilitado, informações sobre plantas medicinais nas áreas de botânica, química, farmacologia, farmacotécnica e outras disciplinas correlatas que vêm sendo divulgadas em artigos científicos, livros técnicos e monografias especializadas, como as farmacopeias. Mesmo assim, a indústria não tem feito menção a essas informações obrigatórias, seja por negligência ou falta de exigências legais, implicando um problema sanitário[21].

A fitoterapia, como medicina alternativa ou complementar, é um fenômeno social no mundo atual, caracterizado pelas suas inter-relações biológicas, sociais, culturais e econômicas, estando a fitoterapia clássica presente há muito tempo no tratamento e prevenção de patologias, porém sendo necessário ao profissional de saúde o respaldo científico para orientação deste tratamento[24].

É um tema amplamente discutido por diversos profissionais da área clínica, pois, apesar de seu uso tradicional e seguro na medicina popular, está sendo aceito por diversas categorias profissionais no Brasil como uma linha de aplicação prática há poucos anos e, entre os profissionais nutricionistas, há aproximadamente uma década[7].

A utilização de plantas medicinais em atendimentos à população deve estar vinculada ao conhecimento prévio do profissional de saúde referente ao tratamento. Diferentes profissionais procuram alternativas mais naturais, com efeitos benéficos, em busca da melhor qualidade da vida de seus pacientes[3].

O profissional nutricionista é responsável pela alimentação de cada indivíduo, prescrevendo dietas de acordo com sua necessidade nutricional, buscando a melhora do estado nutricional de seus pacientes[25]. A intervenção do nutricionista deve ser voltada à prescrição de alimentos de acordo com suas necessidades nutricionais, inserindo fitoterápico quando necessário, de acordo com a sua restrição e especificidades estabelecidas na legislação vigente[14]. Os fitoterápicos prescritos pelos nutricionistas são aqueles isentos de prescrição médica, que tenham indicação terapêutica exigida no seu campo de conhecimento específico.

O nutricionista, enquanto profissional da saúde, tem papel relevante na utilização dos recursos oferecidos pela fitoterapia. Entretanto, a adoção dessa prática implica a reflexão de alguns aspectos relativos ao seu desempenho profissional, tendo em vista tratar-se de um amplo conjunto de conhecimentos e habilidades[3]. O nutricionista pode complementar a sua prescrição dietética com a adoção do embasamento científico da fitoterapia quando houver indicações terapêuticas relacionadas às suas atribuições legais[26].

A fitoterapia oferece caminhos alternativos às terapias tradicionais, focando a natureza como objeto de escolha para a melhoria da saúde global dos pacientes. O medicamento fitoterápico, cuja eficácia e qualidade são comprovadas cientificamente junto ao órgão federal competente, por ocasião do registro, em que há uma identificação botânica, uma caracterização química e bibliografia consultada, vem como mais uma ferramenta no tratamento de saúde[24].

Referências

1. Rates SMK. Promoção do uso racional de fitoterápicos: uma abordagem no ensino da Farmacognosia. Rev. Bras. Farmacog., 2001;11(2):57-69.
2. Kuriyan R, Raj T, Srinivas SK, Vaz M, Rajendran R, Kurpad AV. Effect of caralluma fimbriata extract on appetite, food intake and anthropometry in adult indian men and women. Appetit, 2006;48:338-343.
3. Camargo S, Pereira VBL. A prática da fitoterapia pelo nutricionista: algumas reflexões. Rev. Assoc. Bras Nutrição, 2013;5(1):69-72.
4. Tomazzoni MI, Negrelle RRB, Centa ML. Fitoterapia popular: a busca instrumental enquanto prática terapêutica. Texto Contexto Enferm., 2006;15(1):115-121.
5. Dorta EJ. Introdução. In: Escala rural: especial de plantas medicinais. 1998;1(4):1-62.
6. Eldin S, Dunfor A. Herbal medicine in primary care. São Paulo: Manole; 2001.
7. Marques N. Fitoterapia. 2ª ed. São Paulo: Valeria Paschoal Editora; 2014.
8. Oliveira AB, Longui JG, Andrade CA, Miguel OG, Miguel MD. A normatização dos fitoterápicos no Brasil. Visão Acadêmica, 2007;7(2):1-13.

CAPÍTULO 1 • INTRODUÇÃO À FITOTERAPIA

9. Souza CD, Felfili JM. Uso de plantas medicinais na região de Alto Paraíso de Goiás, GO, Brasil. Acta Botânica Brasileira, 2006;20(1):135-142.
10. Veiga Júnior VF, Pinto AC. Plantas medicinais: cura segura? Química Nova, 2005;28(3):519-528.
11. Ferreira VF, Pinto AC. A fitoterapia no mundo atual. Quím. Nova., 2010;33(9):18299.
12. Moura ASC, Araújo LG, Branco ACSC, Carvalho LMF. Conhecimento sobre plantas medicinais e fitoterápicos: um estudo com acadêmicos de nutrição. Rev. Interd. 2016;9(3):18-25.
13. Veiga Júnior VF. Estudo do consumo de plantas medicinais na região centro-norte do estado do Rio de Janeiro: aceitação pelos profissionais de saúde e modo de uso pela população. Rev. Bras. Farmacog., 2008;18(2):308-313.
14. Bruning MCR, Mosegui GBG, Viana CMM. A utilização da fitoterapia e de plantas medicinais em unidades básicas de saúde nos municípios de Cascavel e Foz do Iguaçu-Paraná: a visão dos profissionais de saúde. Ciência e Saúde Coletiva, 2012;17(10):2675-85.
15. Ângelo T, Ribeiro CC. Utilização de plantas medicinais e medicamentos fitoterápicos por idosos. Revista Eletrônica da Fainor, 2014;7(1):18-31.
16. Carvalho ACB, Balbino EE, Maciel A, Perfeito JPS. Situação do registro de medicamentos fitoterápicos no Brasil. Rev. Bras. Farmacol., 2008;18(2):314-9.
17. Brasil. Ministério da Saúde. Agência Nacional de Vigilância Sanitária. RDC n. 48 de 16 de março de 2004. Dispõe sobre o registro de medicamentos fitoterápicos. Diário Oficial, Brasília, 18 de maio.
18. Lima Júnior JF, Souza ECF. Situando a fitoterapia frente às racionalidades médicas ocidentais contemporâneas. Saúde Rev., 2005;7(16):49-53.
19. Gonçalves NMT, Vila MMDC, Gerenutti M. Política de saúde para a fitoterapia no brasil. Revista Cubana de Plantas Medicinales, 2013;18(4):632-7.
20. Francisco KSF. Fitoterapia: uma opção para o tratamento odontológico. Revisa Saúde, 2010;4(1):18-24.
21. Loures MC, Porto CC, Siqueira KM, Barbosa MA, Medeiros M, Brasil VV, Pereira MAD. Contribuições da fitoterapia para a qualidade de vida: percepções de seus usuários. Revista de Enfermagem, 2010;18(2):278-283.
22. Marliére LDP, Ribeiro AQ, Brandão MGL, Klein, CH, Acurcio FA. Utilização de fitoterápicos por idosos: resultados de um inquérito domiciliar em Belo Horizonte (MG), Brasil. Rev Bras Farmacognosia, 2008;18(Sup 1):754-760.
23. Utamaru SH, Murai HC. Fitoterapia: tratamento complementar para idosos. Rev Enferm Unisa, 2003;4:21-23.
24. Prado CN, Neves DRJ, Souza HD, Navarro F. O uso de fitoterápicos na obesidade. Revista Brasileira de Obesidade, Nutrição e Emagrecimento, 2010;4(19):14-21.
25. Brasil. Conselho Federal dos Nutricionistas – CFN. Resolução CFN n. 380 de 2005. Sobre a definição das áreas do nutricionista e suas atribuições, estabelece parâmetros numéricos de referência, por área de atuação, e dá outras providências. Brasília, DF.
26. Brasil. Conselho Federal de Nutricionistas – CFN. Resolução CFN n. 402 de 2007. Regulamenta a prescrição fitoterápica pelo nutricionista de plantas in natura frescas, ou como droga vegetal nas suas diferentes formas farmacêuticas, e dá outras providências. Brasília, DF.

Legislação em fitoterapia 2

Leandro de Albuquerque Medeiros
Cícero Florêncio Arruda

O Sistema Nacional de Vigilância Sanitária e a Fitoterapia

A fitoterapia é uma prática terapêutica (com finalidade preventiva, paliativa ou curativa) que utiliza como base plantas medicinais e fitoterápicos e não adota substâncias bioativas isoladas, sejam elas nutrientes ou não nutrientes (compostos bioativos isolados), ainda que de origem vegetal[1]. Esta delimitação feita pela Agência Nacional de Vigilância Sanitária (Anvisa) é importante, pois imapcta diretamente o delineamento da atuação dos profissionais de saúde com habilitação para a prática da fitoterapia.

Quando comparamos com outros países, como os Estados Unidos, por exemplo, a prática assume outra conotação e finalidades. Lá, os produtos objeto da fitoterapia assumem o *status* de suplementos alimentares, o que impacta diretamente as formas de acesso à população, e, assim, todos ficam isentos da prescrição médica para sua utilização[2], diferentemente do Brasil, onde esses produtos assumem um caráter medicamentoso, possuindo um rigor maior na sua cadeia produtiva.

Cabe à Anvisa estabelecer critérios, parâmetros e métodos para o controle da qualidade sanitária de produtos, substâncias e serviços de consumo e uso humano. Esta responsabilidade foi conferida durante sua criação, em 1999[3], com base no contrato de gestão firmado pelo Ministério da Saúde, passando à agência o papel da coordenação de todo o Sistema Nacional de Vigilância Sanitária, de forma autônoma.

Dessa maneira, existem regras sanitárias para a produção, controle de qualidade, registro ou notificação, distribuição, comercialização e uso dos produtos da fitoterapia. Este capítulo discorrerá sobre as principais normas, especialmente as relacionadas à prescrição de plantas medicinais e fitoterápicos.

Normas sanitárias da fitoterapia no Brasil

O Quadro 2.1 relaciona todas as normas sanitárias especialmente relacionadas ao processo de prescrição. Existem outras normas relacionadas à fitoterapia, mas que definem regras para o peticionamento pós-registro, guia de orientação para registro e boas

PARTE 1 – FITOTERAPIA APLICADA À NUTRIÇÃO

práticas de fabricação de fitoterápicos industrializados. Essas normas não são menos importantes, mas são de maior interesse do setor industrial.

Para fins de atualização, é importante que os profissionais de saúde acompanhem as atualizações das versões do Consolidado de Normas da COFID (Coordenação de Medicamentos Fitoterápicos e Dinamizados)[4], que é uma coordenação localizada dentro da Gerência Geral de Medicamentos (GGMED) da Anvisa e tem por atribuição emitir documentos circunstanciados e conclusivos em relação ao registro, pós-registro e notificação de medicamentos fitoterápicos, produtos tradicionais fitoterápicos e medicamentos dinamizados (homeopáticos, antroposóficos e anti-homotóxicos). Este consolidado é um conglomerado de todas as normas sanitárias, de forma atualizada, em um único documento.

QUADRO 2.1 – Conjunto de normas sanitárias da fitoterapia diretamente relacionadas à prescrição profissional.

GRUPO	TIPO E NÚMERO	DESCRIÇÃO
Manipulados	RDC n. 67/2007 e RDC n. 87/2008	Boas práticas de manipulação de preparações magistrais e oficinais para uso humano em farmácias.
	RDC n. 18/2013	Dispõe sobre as boas práticas de processamento e armazenamento de plantas medicinais, preparação e dispensação de produtos magistrais e oficinais de plantas medicinais e fitoterápicos em farmácias vivas no âmbito do Sistema Único de Saúde (SUS).
Industrializados	RDC n. 26/2014	Dispõe sobre o registro de medicamentos fitoterápicos e o registro e a notificação de produtos tradicionais fitoterápicos.
	IN n. 02/2014	Publica a "Lista de medicamentos fitoterápicos de registro simplificado" e a "Lista de produtos tradicionais fitoterápicos de registro simplificado".
	RDC n. 21/2014	Dispõe sobre a fabricação e comercialização de produtos da Medicina Tradicional Chinesa.
Plantas medicinais	Lei Federal n. 5.991/1973	Dispõe sobre o controle sanitário do comércio de drogas, medicamentos, insumos farmacêuticos e correlatos, e dá outras providências.

Fonte: Elaborado pela autoria.

RDC n. 67/2007 – Boas práticas de manipulação de preparações magistrais[5]

Esta norma fixa os requisitos mínimos exigidos para o exercício das atividades de manipulação de preparações magistrais e oficinais das farmácias, desde suas instalações, equipamentos e recursos humanos, aquisição e controle da qualidade da matéria-prima, armazenamento, avaliação farmacêutica da prescrição, manipulação, fracionamento, conservação, transporte, dispensação das preparações, além da atenção farmacêutica aos usuários ou seus responsáveis, visando à garantia de sua qualidade, segurança, efetividade e promoção do seu uso seguro e racional. Em 2008, houve uma alteração[6] de trechos da RDC n. 67/2007 e, atualmente, esses são os destaques referentes ao processo da prescrição:

A farmácia possui permissão para atender requisições escritas de profissionais habilitados, contendo preparações utilizadas na atividade clínica ou auxiliar de diagnóstico para uso exclusivamente no estabelecimento do requerente, sendo o nutricionista um desses profissionais habilitados, com base na Res. CFN n. 525/2013[7] e Res. CFN n. 390/2006[8].

É permitido à farmácia a transformação de produto industrializado, em caráter excepcional, quando houver indisponibilidade da matéria-prima no mercado e ausência do produto industrializado na dose e concentração e/ou forma farmacêutica compatíveis com as condições clínicas do paciente, de forma a adequá-la à prescrição, desde que justificado tecnicamente ou com base em literatura científica.

Caso o nutricionista opte pela prescrição de um fitoterápico industrializado, a farmácia de manipulação fica impedida de fazer a substituição deste por uma preparação magistral. Portanto, caso a intenção seja prescrever o produto manipulado, o nutricionista deve registrar essa opção no receituário.

Se não houver a indicação na prescrição sobre a duração do tratamento, o farmacêutico só poderá efetuar a repetição da receita após confirmação expressa do prescritor, mantendo os registros dessas confirmações, datados e assinados pelo farmacêutico responsável.

Os profissionais prescritores são impedidos legalmente de prescrever fórmulas magistrais contendo código, símbolo, nome da fórmula ou nome fantasia, cobrar ou receber qualquer vantagem pecuniária ou em produtos que os obrigue a fazer indicação de estabelecimento farmacêutico. O receituário usado também não pode conter qualquer tipo de identificação ou propaganda de estabelecimento farmacêutico.

A seguir, estão os principais pontos a respeito da prescrição:

- A prescrição da planta medicinal e do fitoterápico deverá ser realizada em receituário, contemplando a nomenclatura botânica do produto, forma farmacêutica seguida da denominação popular da planta medicinal, composição, posologia, modo de usar e a duração do tratamento.
- Em respeito à legislação e aos códigos de ética vigentes, os profissionais prescritores são impedidos de prescrever fórmulas usando denominações diferentes daquelas descritas em guias fitoterápicos, formulários e farmacopeias reconhecidas pela Anvisa.
- A ausência de qualquer item obrigatório do receituário poderá acarretar o não atendimento da prescrição.
- A repetição do atendimento de uma mesma receita somente é permitida se houver indicação expressa do prescritor quanto à duração do tratamento.

RDC n. 18/2013 – Boas práticas de manipulação em farmácias vivas[9]

Essa resolução determina os requisitos mínimos exigidos para o exercício das atividades de preparação de plantas medicinais e fitoterápicos em farmácias vivas, visando à garantia de sua qualidade, segurança, efetividade e promoção do seu uso seguro e racional. O pesquisador cearense Abreu Matos criou o projeto conhecido como "Farmácias Vivas" objetivando aportes justamente para os serviços públicos de saúde, notadamente para a Estratégia Saúde da Família. Calcado em um rigor botânico, agronômico e fitoquímico, o autor partiu dos indícios científicos existentes de eficácia e segurança de cada planta para sistematizar indicações, formas de preparo e administração, restrições de uso, etc. Matos expandiu, assim, o conceito de validação para um caminho que prescinde da obrigatoriedade do desenvolvimento industrial e validou, segundo sua proposta, mais de meia centena de plantas medicinais comumente usadas pela população da região[10].

PARTE 1 – FITOTERAPIA APLICADA À NUTRIÇÃO

Isso motivou o Ministério da Saúde a instituir as Farmácias Vivas no âmbito do SUS[11], tendo a Anvisa o papel de estabelecer as regras sanitárias do seu funcionamento, três anos depois[9].

RDC n. 26/2014 – Registro de medicamentos fitoterápicos e registro e notificação de produtos tradicionais fitoterápicos[12]

Esta é uma das mais importantes normas da fitoterapia no Brasil, pois cria uma nova era para os fitoterápicos industrializados, harmonizando-se com a legislação europeia de fitoterapia. Ela define as categorias de medicamento fitoterápico (MF) e produto tradicional fitoterápico (PTF) e estabelece os requisitos mínimos para o registro e renovação de registro de medicamento fitoterápico, e para o registro, renovação de registro e notificação de produto tradicional fitoterápico.

Tanto os MFs quanto os PTFs possuem os mesmos requisitos técnicos sobre o controle de qualidade do insumo farmacêutico ativo vegetal e do produto acabado. Portanto, em termos de qualidade, não há diferença entre ambos. O que os diferencia é o tipo de fundamentação para seu uso e o propósito.

QUADRO 2.2 – Resumo das principais diferenças entre MF e PTF.

	MF	PTF
Fundamentação para uso	Segurança e **eficácia** baseadas em evidências clínicas (ensaios clínicos/revisões sistemáticas de ensaios clínicos).	Segurança e **efetividade** baseadas em documentação técnico-científica, baseando-se no uso tradicional reconhecido*.
Condições de uso	Com ou sem a vigilância de um médico para fins de diagnóstico, prescrição ou monitorização.	Sem a vigilância de um médico para fins de diagnóstico, prescrição ou monitorização.
	Podem ser destinadas a doenças, distúrbios ou condições de saúde graves.	Não podem ser destinadas a doenças, distúrbios ou condições de saúde graves.
	Podem ser destinadas para uso por qualquer via de administração.	Não podem ser destinadas para uso pelas vias injetáveis ou oftálmicas.
	Passíveis de registro.	Passíveis de registro ou notificação**.
	Não inclui os chás medicinais.	Inclui os chás medicinais.
	Podem ser vendidos sob prescrição médica ou isentos de prescrição médica.	Isentos de prescrição médica.

* Registro: instrumento por meio do qual o Ministério da Saúde, no uso de sua atribuição específica, determina a inscrição prévia no órgão ou na entidade competente, pela avaliação do cumprimento de caráter jurídico-administrativo e técnico-científico relacionada com a eficácia, segurança e qualidade destes produtos, para sua introdução no mercado e sua comercialização ou consumo.

** Notificação: prévia comunicação à Anvisa informando que se pretende fabricar, importar e/ou comercializar produtos tradicionais fitoterápicos. O uso tradicional reconhecido é aquele alicerçado no longo histórico de utilização no ser humano demonstrado em documentação técnico-científica, sem evidências conhecidas ou informadas de risco à saúde do usuário. Esta documentação é baseada em referências bibliográficas, publicações científicas indexadas, brasileiras ou internacionais, e publicações técnicas, como as expedidas pelas autoridades sanitárias e governamentais, a exemplo das farmacopeias reconhecidas pela Anvisa e monografias da Organização Mundial da Saúde. Esses documentos reconhecidos pela Anvisa estão disponíveis no anexo III da RDC n. 26/2014.

Fonte: Elaborado pela autoria.

CAPÍTULO 2 • LEGISLAÇÃO EM FITOTERAPIA

IN n. 02/2014 – Lista de medicamentos fitoterápicos e produtos tradicionais fitoterápicos de registro simplificado[13]

Esta norma lista as plantas que já são reconhecidas como seguras e eficazes, sendo declaradas pela Anvisa como de registro simplificado, sem, portanto, precisar de comprovação adicional. A proposta é facilitar o processo do registro e o acesso à população. Estão listadas 43 espécies reconhecidas pela Anvisa e comumente usadas no Brasil e em outros países, como Canadá e na União Europeia, constando os requisitos técnicos para que o produto possa ser lançado como de registro simplificado. O Quadro 2.3 mostra os dados contidos nesta IN para a espécie *Tanacetum parthenium*. As demais 42 espécies podem ser consultadas no Anexo I.

QUADRO 2.3 – Exemplo da lista de medicamentos fitoterápicos e produtos tradicionais fitoterápicos de registro simplificado.

Nomenclatura botânica	*Tanacetum parthenium* (L.) Sch. Bip.
Nome popular	**Tanaceto**
Parte usada	Folhas
Padronização/marcador	Partenolídeos
Derivado de droga vegetal	Extratos/tintura
Indicações/ações terapêuticas	Profilaxia da enxaqueca
Dose diária	0,2 a 0,6 mg de partenolídeos
Via de administração	Oral
Restrição de uso	Venda sob prescrição médica. Não usar de forma contínua.

Fonte: IN n. 02/2014.

Um grande equívoco cometido pelos profissionais de saúde é o entendimento de que essa é a única norma sanitária que define quais produtos são de venda sob prescrição médica ou isentos dela. Como já foi mencionado, a IN n. 02/2014 apresenta apenas os MFs e PTFs de registro simplificado. Porém, não atendendo a esses requisitos técnicos preestabelecidos pela Anvisa, esses fitoterápicos, dependendo das condições propostas pelo fabricante, poderão entrar no mercado por registro comum, tendo, portanto, que apresentar ensaios de eficácia e segurança (para MFs) ou dados de efetividade e segurança (para PTFs). Porém, como também mencionado, se a intenção do fabricante é lançar um PTF, ele deverá ser isento de prescrição médica, pois essa é uma característica do produto: ele deve ser voltado para o autocuidado em saúde.

Se a intenção for lançar um MF, caberá à Anvisa, na avaliação da documentação, observar se o produto atende aos critérios para ser um MF isento de prescrição médica ou não, com base no que estabelece a RDC n. 98/2016[14] (ver Anexo II). Esta última determina as regras para enquadramento de medicamentos como isentos de prescrição médica e o reenquadramento como medicamentos sob prescrição. Portanto, os profissionais de saúde devem olhar para essa questão numa perspectiva mais ampla, analisando a situação de restrição de uso do produto, não apenas seguindo a lista da IN n. 02/2014.

Uma recomendação importante para identificar se um produto é isento de prescrição médica ou não é observar as seguintes diferenças, dispostas no Quadro 2.4.

QUADRO 2.4 – Diferença entre produto isento de prescrição médica e de venda sob prescrição medica.

	FITOTERÁPICO ISENTO DE PRESCRIÇÃO MÉDICA	FITOTERÁPICO DE VENDA SOB PRESCRIÇÃO MEDICA
Embalagem	Sem tarja vermelha.	Com tarja vermelha.
Acesso na farmácia	Disponível na área de livre circulação da farmácia, em gôndolas ou prateleiras.	Disponível apenas na área restrita da farmácia, obtido apenas com receituário médico.
Bula	Não possui o texto "venda sob prescrição médica", na seção "dizeres legais".	Possui o texto "venda sob prescrição médica", na seção "dizeres legais".

Fonte: Elaborado pela autoria.

RDC n. 21/2014 – Produtos da medicina tradicional chinesa (MTC)[15]

Apesar da sua relação direta com a utilização de plantas para fins terapêuticos, os produtos objetos da medicina tradicional chinesa não se adéquam ao conceito de "fitoterápico" estabelecido pela Anvisa, uma vez que, além de utilizar matérias-primas vegetais, podem também adotar insumos de origem fúngica (fungos macroscópicos – cogumelos) e minerais, de acordo com técnicas da MTC e integrantes da Farmacopeia Chinesa. A prática da MTC pelo nutricionista ainda carece de regulamentação por parte do CFN, sendo, ainda, um tema de muita discussão em eventos científicos. Um dos aspectos referentes a essa norma é que a dispensação dos produtos só deve ser realizada por meio de prescrição de profissionais habilitados. Assim, ainda fica uma lacuna a ser preenchida pelo sistema CFN/CRN para utilização como componente do cuidado nutricional.

Lei n. 5.991/1973 – Comércio de plantas medicinais[16]

Esta lei rege o controle sanitário do comércio de drogas, medicamentos, insumos farmacêuticos e correlatos, em todo o território nacional, desde 1973. Ela define o estabelecimento conhecido por "ervanaria", que realiza exclusivamente a dispensação de plantas medicinais, porém é um estabelecimento em extinção no Brasil, ficando restrita apenas a farmácias. A diferença desse tipo de acesso para as farmácias vivas é que, neste primeiro caso, trata-se do comércio; no segundo caso, o acesso é gratuito, em decorrência de se tratar do serviço público.

Referências

1. Brasil. Agência Nacional de Vigilância Sanitária. Formulário de Fitoterápicos Farmacopeia Brasileira. 1ª ed. Brasília; 2011. 1-126 p.
2. U.S. Food and Drug Administration Center for Food Safety and Applied Nutrition. (1995). Dietary Supplement Health and Education Act of 1994. Retrieved October 17, 2002. Available from: http:// vm.cfsan.fda.gov/~dms/dietsupp.html.
3. Brasil. Decreto n. 3.029, de 16 de abril de 1999. Aprova o regulamento da Agência Nacional de Vigilância Sanitária e dá outras providências. Brasília, 1999.
4. Brasil. Agência Nacional de Vigilância Sanitária. Consolidado de normas da COFID. Versão V. Brasília, 2015.
5. Brasil. Agência Nacional de Vigilância Sanitária. Resolução Deliberativa de Colegiado n. 67, de 8 de outubro de 2007. Dispõe sobre as boas práticas de manipulação de preparações magistrais e oficinais para uso humano em farmácias. Brasília, 2007.
6. Brasil. Agência Nacional de Vigilância Sanitária. Resolução Deliberativa de Colegiado n. 87, de 21 de novembro de 2008. Altera o regulamento técnico sobre boas práticas de manipulação em farmácias. Brasília, 2008.

CAPÍTULO 2 • LEGISLAÇÃO EM FITOTERAPIA **15**

7. Brasil. Conselho Federal de Nutricionistas. Resolução n. 525, de 25 de junho de 2013. Regulamenta a prática da fitoterapia pelo nutricionista, atribuindo-lhe competência para, nas modalidades que especifica, prescrever plantas medicinais, drogas vegetais e fitoterápicos como complemento da prescrição dietética e dá outras providências. Brasília, 2013.
8. Brasil. Conselho Federal de Nutricionistas. Resolução n. 390, de 27 de outubro de 2006. Regulamenta a prescrição dietética de suplementos nutricionais pelo nutricionista e dá outras providências. Brasília, 2006.
9. Brasil. Agência Nacional de Vigilância Sanitária. Resolução Deliberativa de Colegiado n. 13, de 03 de abril de 2013. Dispõe sobre as boas práticas de processamento e armazenamento de plantas medicinais, preparação e dispensação de produtos magistrais e oficinais de plantas medicinais e fitoterápicos em farmácias vivas no âmbito do Sistema Único de Saúde (SUS). Brasília, 2013.
10. Brasil. Ministério da Saúde. Cadernos de atenção básica – plantas medicinais e fitoterapia na atenção básica. Vol. 31. Brasília, 2012. 154 p.
11. Brasil. Ministério da Saúde. Portaria n. 886, de 20 de abril de 2010. Institui a farmácia viva no âmbito do Sistema Único de Saúde (SUS). Brasília, 2010.
12. Brasil. Agência Nacional de Vigilância Sanitária. Resolução Deliberativa de Colegiado n. 26, de 13 de maio de 2014. Dispõe sobre o registro de medicamentos fitoterápicos e o registro e a notificação de produtos tradicionais fitoterápicos. Brasília, 2014.
13. Brasil. Agência Nacional de Vigilância Sanitária. Instrução Normativa n. 02, de 13 de maio de 2014. Publica a "Lista de medicamentos fitoterápicos de registro simplificado" e a "Lista de produtos tradicionais fitoterápicos de registro simplificado". Brasília, 2014.
14. Brasil. Agência Nacional de Vigilância Sanitária. Resolução Deliberativa de Colegiado n. 98, de 1 de agosto de 2016. Dispõe sobre os critérios e procedimentos para o enquadramento de medicamentos como isentos de prescrição e o reenquadramento como medicamentos sob prescrição, e dá outras providências. Brasília, 2016.
15. Brasil. Agência Nacional de Vigilância Sanitária. Resolução Deliberativa de Colegiado n. 21, de 25 de abril de 2014. Dispõe sobre a fabricação e comercialização de produtos da Medicina Tradicional Chinesa (MTC). Brasília, 2014.
16. Brasil. Lei n. 5.991, de 17 de dezembro de 1973. Dispõe sobre o controle sanitário do comércio de drogas, medicamentos, insumos farmacêuticos e correlatos, e dá outras providências. Brasil, 1973.

Legislação em fitoterapia para nutricionistas 3

Juliana da Silveira Gonçalves
Leandro de Albuquerque Medeiros
Patrícia dos Santos Marques Baldez

Fitoterapia e a nutrição

Neste capítulo, veremos como a fitoterapia e a nutrição se encontraram, o avanço da legislação até os dias atuais e como o profissional deve proceder ao prescrever, de modo racional, plantas medicinais e fitoterápicos para contribuir e promover, com segurança, a saúde dos indivíduos e coletividade.

A fitoterapia ganhou reconhecimento pela Organização Mundial da Saúde e outros órgãos internacionais pela confiabilidade nas evidências científicas de suas finalidades terapêuticas, que incentivaram o uso de plantas medicinais e fitoterápicos dentro dos serviços públicos de saúde[1]. No Brasil, o uso de plantas medicinais foi disseminado desde o seu descobrimento até o século XIX, sendo os fitoterápicos os medicamentos mais utilizados até 1950. A partir dos anos 1960, ficaram em segundo plano, abrindo espaço para os medicamentos sintéticos, e, apenas nos anos 1980, ressurgiu o interesse pelas plantas medicinais e pela pesquisa de extratos vegetais para o desenvolvimento de novos fármacos. Atualmente, o Brasil está entre os países onde mais se utilizam fitoterápicos e plantas medicinais, pois possui facilitadores, como a grande biodiversidade vegetal, com mais de 55 mil espécies de plantas superiores catalogadas, além do baixo custo associado à terapêutica. Isso vem despertando a atenção dos programas de assistência à saúde e de profissionais[2].

O Ministério da Saúde promove o uso adequado desta prática medicinal a partir da implementação de políticas públicas e seus programas, que favoreçam toda a cadeia produtiva. Com a Política Nacional de Práticas Integrativas e Complementares (PNPIC)[3], ampliaram-se as opções terapêuticas aos usuários do Sistema Único de Saúde, com garantia de acesso a plantas medicinais, fitoterápicos e serviços relacionados à fitoterapia, objetivando segurança, eficácia e qualidade na perspectiva da integralidade da atenção à saúde. Nesse mesmo ano, foi aprovada também a Política Nacional de Plantas Medicinais e Fitoterápicos (PNPMF)[4], sendo detalhadas suas diretrizes na Portaria Interministerial n. 2.960/2008[5], que aprova o Programa Nacional de Plantas Medicinais e Fitoterápicos.

Todo profissional de saúde deve compreender bem tais políticas para perceber sua relação com esta prática terapêutica em nosso sistema de saúde. Atualmente, os que possuem habilitação para a prescrição de plantas medicinais/fitoterápicos são os farmacêuticos[6,7], médicos[8], fisioterapeutas[9], biomédicos[10], enfermeiros[11], cirurgiões-dentistas[12], médicos-veterinários[13] e nutricionistas[14,15]. A interface entre a fitoterapia e a nutrição pode ser compreendida em decorrência de alguns aspectos:

- Várias espécies vegetais são consumidas com fins terapêuticos (na prevenção de enfermidades ou recuperação da saúde), mas podem, ao mesmo tempo, compor a dieta habitual, como é o caso do alho (*Allium sativum*), do açafrão-da-terra ou cúrcuma (*Curcuma longa*) e da erva-doce (*Pimpinella anisum*).

- O surgimento das políticas públicas de práticas integrativas e complementares e de plantas medicinais e fitoterápicos, na primeira década do século XXI, que são multidisciplinares ou interdisciplinares em sua natureza.

- A existência de relações potencialmente benéficas das plantas medicinais e fitoterápicos na conduta clínica do nutricionista, como complemento da intervenção dietoterápica.

Esses aspectos justificaram a necessidade de o Conselho Federal de Nutricionistas (CFN) regulamentar essa prática, para delimitação ética e sanitária pelo profissional.

Foi então que, por intermédio de um grupo de trabalho constituído por profissionais da categoria com ampla experiência e formação na área, foi elaborada a primeira normatização: a Resolução CFN n. 402/2007 (Anexo III)[16]. Nesse primeiro momento, a fitoterapia estava caracterizada como uma prática profissional complementar à prescrição dietética, não como uma especialidade da nutrição, sendo permitida a prescrição de plantas *in natura* frescas ou como droga vegetal, bem como nas suas diferentes formas farmacêuticas (infuso, decocto, tintura, alcoolatura e extratos). Nesse momento, ainda não era exigido curso de pós-graduação ou título de especialista na área, apenas competência na prática em si. Ainda estava disposto que os produtos a serem prescritos pelo nutricionista deveriam ser isentos de prescrição médica e todos administrados por via oral.

Com o passar dos anos, observaram-se o crescente interesse da prática pelos nutricionistas e a necessidade de capacitação mais aprofundada e difundida, com a justificativa de a fitoterapia não ser um tema inserido nas Diretrizes Curriculares Nacionais do curso de graduação em nutrição e de a prática, ao longo destes primeiros anos de regulamentação, apresentar necessidade de melhorias, no sentido de minimizar os erros de prescrição. Assim, novos critérios foram elaborados a fim de estimular a qualificação profissional e a prescrição racional.

Assim, foi discutida uma nova proposta, que fez surgir a Resolução CFN n. 525/2013 (Anexo IV)[14], que regulamenta a prática da fitoterapia pelo nutricionista de forma mais detalhada, além de esclarecer que é permitida ao profissional a prescrição de plantas medicinais, drogas vegetais e fitoterápicos manipulados e industrializados como complemento da prescrição dietética. Além de revogar a Resolução CFN n. 402/2007, acrescenta no seu artigo 3° que plantas medicinais e drogas vegetais são de atribuição de qualquer nutricionista, enquanto a competência para a prescrição de fitoterápicos industrializados (medicamentos fitoterápicos e produtos tradicionais fitoterápicos) e manipulados é atribuída apenas ao nutricionista portador de título de especialista emitido pela Associação Brasileira de Nutrição (Asbran) ou certificado de pós-graduação *lato sensu* em fitoterapia, defendendo, ainda, que a qualificação profissional seria determinante num futuro próximo para os nutricionistas e que se tornaria fator decisivo para o profissional prescritor. Nesse momento, a fitoterapia também deixa de ser apenas uma prática profissional e passa a ser uma especialidade reconhecida da nutrição, juntando-se à nutrição clínica, nutrição em esportes, saúde coletiva e alimentação coletiva.

Desde o início do interesse da classe pela fitoterapia, tanto a Resolução n. 402/2007 quanto a n. 525/2013 mantiveram determinantes em comum, exigindo que os produtos prescritos fossem usados (1) apenas por via oral; (2) complementando a prescrição dietética; (3) com indicações de uso relacionadas com o campo de atuação do nutricionista e (4) embasados em ensaios clínicos (eficácia e segurança) ou em uso tradicional reconhecido (efetividade e segurança), levando em consideração as contraindicações e oferecendo orientações que minimizem possíveis efeitos colaterais e reações adversas das interações com outros fitoterápicos, drogas vegetais, medicamentos e até mesmo com alimentos, assim como da toxicidade e das dosagens terapêuticas muito próximas às tóxicas dos produtos prescritos. Para isso, o nutricionista deve ter total conhecimento de todo o contexto terapêutico relacionado aos produtos.

Foi então que, em 2015, o CFN publicou a Resolução n. 556/2015 (Anexo V)[15], que altera trechos das Resoluções n. 416/2008, que institui o registro do título de especialista conferido pela Asbran, acrescentando o título de especialista em fitoterapia, e a n. 525/2013, acrescentando algumas disposições à regulamentação da prática da prescrição, e, no artigo 3º, especifica que o exercício das competências do nutricionista para a prática da fitoterapia determina que a prescrição de plantas medicinais e chás medicinais é permitida a todos os nutricionistas, e a prescrição de medicamentos fitoterápicos, de produtos tradicionais fitoterápicos e de preparações magistrais de fitoterápicos é permitida ao nutricionista portador de título de especialista em fitoterapia outorgado pela Asbran, que teve sua primeira edição do concurso realizada em 2017, tornando mais criteriosa a habilitação para adoção de fitomedicamentos.

Na prática clínica, o nutricionista deve fazer algumas perguntas para guiar a prescrição racional/tradicional de plantas medicinais e de fitoterápicos:

- Há realmente necessidade de complementação da dietoterapia com planta medicinal/fitoterápico (para aumento do aproveitamento biológico da dieta, melhorar a segurança do paciente, otimizar os resultados clínicos da dieta ou melhorar a adesão à dieta)?
- Se sim, existe planta medicinal/fitoterápico de interesse para atender a essa necessidade específica, com base em seu mecanismo de ação e potencial terapêutico documentado em literatura que demonstre eficácia/efetividade e segurança?
- Se sim, estou legalmente habilitado(a) a prescrever o produto pré-selecionado?
- Se sim, os benefícios propostos do produto selecionado justificam os danos possíveis/prováveis à saúde do indivíduo?
- Se sim, os benefícios propostos do produto selecionado justificam os custos possíveis/prováveis ao indivíduo?
- Se sim, o indivíduo possui condições financeiras de adquirir o produto selecionado ou é fornecido pelo SUS?
- Se sim, o tratamento selecionado é conveniente ao indivíduo quanto à via de administração/forma farmacêutica selecionada, horários, frequência e duração do tratamento, de modo que provavelmente ele terá adesão?
- Se sim, o paciente está de acordo em iniciar um tratamento com as plantas medicinais/fitoterápico selecionado?

Esses questionamentos são fundamentais para o norteamento do processo de prescrição com base em princípios bioéticos, exigência para uma boa prática baseada em evidências ou em uso tradicional reconhecido, cumprindo plenamente o que determinam os artigos 5º a 7º da Resolução CFN n. 525/2013[15]. Isso determina, ainda, que a prescrição deve ser feita de maneira legível, contendo:

- O nome do paciente;
- A data da prescrição;
- Identificação completa do prescritor (número do registro do CRN, assinatura, carimbo, endereço e meio de contato);
- Especificações sobre o produto prescrito:

    I – nomenclatura botânica, sendo opcional incluir a indicação do nome popular;

    II – parte utilizada;

    III – forma de utilização e modo de preparo;

    IV – posologia e modo de usar;

    V – tempo de uso (duração do tratamento).

No Anexo VI, estão disponíveis modelos de receituários para prescrição de plantas medicinais e fitoterápicos pelo nutricionista, sintetizando os pontos acima quanto às informações obrigatórias. O Quadro 3.1 resume as regras para prescrição nutricional.

QUADRO 3.1 – Resumo das regras para prescrição de plantas medicinais e fitoterápicos pelo nutricionista.

Contexto	• Plantas medicinais e fitoterápicos relacionados à área de atuação do nutricionista, como complemento da prescrição dietética.
Via de administração	• Oral.
Fundamentação para uso	• Com base em evidências científicas (eficácia e segurança). • Com base em uso tradicional reconhecido (efetividade e segurança).
Restrições	• Não associado a substâncias bioativas isoladas (sendo nutrientes ou não nutrientes), ainda que de origem vegetal. • Apenas produtos isentos de venda sob prescrição médica.
Requisitos para prescrição quanto à formação	• Plantas e chás medicinais: bacharéis em nutrição. • Medicamentos industrializados, produtos tradicionais fitoterápicos (exceto chás medicinais) e preparações fitoterápicas manipuladas: nutricionista especialista em nutrição pela Asbran ou nutricionista matriculado ou pós-graduado (*lato sensu*) em fitoterapia até 14/05/2015, que tenham seu diploma registrado junto ao CRN.

Fonte: Elaborado pela autoria.

Ressalte-se que a prescrição do nutricionista não inclui a prescrição de ativos sob prescrição médica. De acordo com as legislações Resolução RDC n. 89/2004[17]; Instrução Normativa n. 5/2008[18]; Resolução RDC n. 10/2010[19] (Anexo VII); Resolução RDC n. 17/2000[20] e Instrução Normativa n. 02/2014[21], que citam os fitoterápicos que estão classificados sob prescrição médica:

- *Arctostaphylos uva-ursi Spreng* (Uva-ursi);
- *Actacea racemosa L.* (Cimicífuga);
- *Echinacea purpurea Moench* (Equinácea);
- *Ginkgo biloba L.* (Ginkgo biloba);

- *Hypericum perforatum L.* (Hipérico);
- *Piper methysticum G. Forst.* (Kava-kava);
- *Valeriana officinalis* (Valeriana);
- *Serenoa repens (W. Bartram) Small* (Saw palmetto);
- *Tanacetum parthenium (L.) Sch. Bip.* (Tanaceto).

Ainda na Instrução Normativa n. 02/2014[21], há uma restrição de duas plantas que constam como prescrição médica somente para o tratamento da síndrome do intestino irritável, que são a *Mentha × piperita L.* (Hortelã pimenta) e o *Plantago Ovata Forssk.* (Plantago). Para tratamento de demais patologias, são isentas de prescrição médica.

A fitoterapia deve ser aplicada apenas em indivíduos saudáveis (fins preventivos) ou em estados patológicos leves (fins paliativos ou curativos), pois estados de saúde mais complexos ou de maior gravidade exigem uma abordagem multidisciplinar, sendo, portanto, um recurso terapêutico complementar, não a única forma de tratamento. O nutricionista deve, ainda, agir sempre com bom-senso e responsabilidade, sem a presunção de substituir a medicação alopática, mas complementar a prescrição dietética, considerando um caminho alternativo a terapias tradicionais, visando à saúde e bem-estar dos indivíduos e coletividades.

É de suma importância que o profissional nutricionista se mantenha atualizado sobre as legislações acerca do tema, portanto, deve estar sempre acompanhando as publicações da ANVISA e do CFN, para verificar as atualizações sobre as legislações pertinentes à prescrição de fitoterápicos.

Referências

1. Firmo WCA et al. Contexto histórico, uso popular e concepção científica sobre plantas medicinais: Caderno de pesquisa. 2011 Dez;18(Especial): 90-5.
2. Brasil. Avaliação e identificação de áreas e ações prioritárias para a conservação, utilização sustentável e repartição dos benefícios da biodiversidade nos biomas brasileiros. Brasília: MMA/SBF; 2002.
3. Brasil. Ministério da Saúde. Portaria n. 971, de maio/2006 – Aprova a Política Nacional de Práticas Integrativas e Complementares (PNPIC) no Sistema Único de Saúde. Brasília, 2006.
4. Brasil. Ministério da Saúde. Secretaria de Ciência, Tecnologia e Insumos Estratégicos. Programa Nacional de Plantas Medicinais e Fitoterápicos. Brasília, 2006.
5. Brasil. Ministério da Saúde. Portaria Interministerial n. 2.960, de 9 de dezembro de 2008. Aprova o Programa Nacional de Plantas Medicinais e Fitoterápicos e cria o Comitê Nacional de Plantas Medicinais e Fitoterápicos. Brasília, 2008.
6. Brasil. Conselho Federal de Farmácia. Resolução n. 586, de 29 de agosto de 2013. Regulamenta a prescrição farmacêutica e dá outras providências. Brasília, 2013.
7. Brasil. Conselho Federal de Farmácia. Resolução n. 546, de 21 de julho de 2011. Dispõe sobre a indicação farmacêutica de plantas medicinais e fitoterápicos isentos de prescrição e dá outras providências. Brasília, 2011.
8. Brasil. Lei n. 12.842, de 10 de julho de 2013. Dispõe sobre o exercício da medicina. Brasília, 2013.
9. Brasil. Conselho Federal de Fisioterapia e Terapia Ocupacional. Resolução n. 380, de 3 de novembro de 2010. Regulamenta o uso pelo fisioterapeuta das práticas integrativas e complementares em saúde e dá outras providências. Brasília, 2010.
10. Brasil. Conselho Federal de Biomedicina. Resolução n. 214, de 29 de maio de 2014. Dispõe sobre atos do profissional biomédico com habilitação em biomedicina estética e regulamenta a prescrição por este profissional para fins estéticos. Brasília, 2014.
11. Brasil. Lei n. 7.498, de 25 de junho de 1986. Dispõe sobre a regulamentação do exercício da enfermagem, e dá outras providências. Brasília, 1986.
12. Brasil. Conselho Federal de Odontologia. Resolução n. 82, de 25 de setembro de 2008. Reconhece e regulamenta o uso pelo cirurgião-dentista de práticas integrativas e complementares à saúde bucal. Brasília, 2008.

13. Brasil. Lei n. 5.517, de 23 de outubro de 1968. Dispõe sobre o exercício da profissão de Médico Veterinário e cria os Conselhos Federal e Regionais de Medicina Veterinária. Brasília, 1968.
14. Brasil. Conselho Federal de Nutricionistas. Resolução n. 525, de 25 de junho de 2013. Regulamenta a prática da fitoterapia pelo nutricionista, atribuindo-lhe competência para, nas modalidades que especifica, prescrever plantas medicinais, drogas vegetais e fitoterápicos como complemento da prescrição dietética e, dá outras providências. Brasília, 2013.
15. Brasil. Conselho Federal de Nutricionistas. Resolução n. 556, de 11 de abril de 2015. Altera as Resoluções n. 416, de 2008, e n. 525, de 2013, e acrescenta disposições à regulamentação da prática da Fitoterapia para o nutricionista como complemento da prescrição dietética. Brasília, 2015.
16. Brasil. Conselho Federal de Nutricionistas. Resolução n. 402, de 30 de julho de 2007. Regulamenta a prescrição fitoterápica pelo nutricionista de plantas in natura frescas, ou como droga vegetal nas suas diferentes formas farmacêuticas, e dá outras providências. Brasília, 2007.
17. Brasil. Agência Nacional de Vigilância Sanitária. Resolução n. 89, de 16 de março de 2004. Publica a "Lista de registro simplificado de fitoterápicos". Brasília, 2004.
18. Brasil. Agência Nacional de Vigilância Sanitária. Instrução Normativa n. 05, de 11 de dezembro de 2008. Publica a "Lista de medicamentos fitoterápicos de registro simplificado". Brasília, 2008.
19. Brasil. Agência Nacional de Vigilância Sanitária. Resolução da Diretoria Colegiada n. 10, de 09 de março de 2010. Dispõe sobre a notificação de drogas vegetais junto à Agência Nacional de Vigilância Sanitária (ANVISA) e dá outras providências. Brasília, 2010.
20. Brasil. Agência Nacional de Vigilância Sanitária. Resolução Deliberativa de Colegiado n. 17, de 24 de fevereiro de 2000. Dispõe sobre o registro de medicamentos fitoterápicos.
21. Instrução Normativa n. 02, de 13 de maio de 2014. Publica a "Lista de medicamentos fitoterápicos de registro simplificado" e a "Lista de produtos tradicionais fitoterápicos de registro simplificado". Brasília, 2014.

Nutrição e fitoterapia

Catharina Schoen de Borba
Juliana da Silveira Gonçalves

"Que seu remédio seja seu alimento, e que seu alimento seja seu remédio."
(Hipócrates)

O nutricionista é o profissional capacitado para atuar na segurança alimentar da população visando à recuperação da saúde, prevenção de doenças e melhoria na qualidade de vida. De acordo com a Lei do Conselho Federal de Nutricionistas (CFN) n. 8.234, de 1991, regulamentou-se a profissão de Nutricionista como profissional da saúde, designando que este pode fazer parte das equipes multidisciplinares em entidades públicas ou privadas coordenando, supervisionando programas direta ou indiretamente relacionados à alimentação e nutrição[2].

As atribuições estabelecidas de responsabilidade do nutricionista foram descritas em dezembro de 2005, com a Resolução n. 380, em que o CFN instituiu a definição das áreas de atuação do nutricionista, estabelecendo parâmetros numéricos de referências e dando outras providências. O profissional nutricionista tem, entre suas obrigações, competências, responsabilidades e habilidades, zelar pela preservação, promoção e recuperação da saúde do indivíduo[3].

O Conselho Federal de Nutricionistas (CFN) atualizou as legislações anteriores e publicou Resolução CFN n. 600/2018 readequando as áreas de especialidades de atuação do nutricionista. Esta nova resolução dispõe sobre a definição das áreas de atuação do nutricionista e suas atribuições, indica parâmetros numéricos mínimos de referência, por área de atuação, para a efetividade dos serviços prestados à sociedade e dá outras providências[4].

A atuação desse profissional foi se aprimorando e modificando ao longo dos últimos anos, e compreende-se que a ampliação da sua intervenção profissional acrescentou o componente multiprofissional, alargando a dimensão de suas atribuições previstas na lei. A inserção do profissional nos serviços e setores diversificados mostra a ampliação do espaço que a profissão vem ocupando no mercado de alimentação e nutrição[8].

A prática do nutricionista tem se desenvolvido bastante, principalmente em outras funções, ou seja, não voltada apenas para o âmbito hospitalar, a princípio, seu lugar de origem, mas também ampliada em espaços públicos e privados, não com enfoque apenas na doença, mas também na prevenção, por meio da investigação e pesquisas no fator alimentar para a promoção da saúde[1].

A fitoterapia dá espaço para os profissionais de saúde interagirem em caráter multidisciplinar, visando aperfeiçoar os assuntos tratados sobre a fitoterapia a fim de beneficiar os pacientes. Além do médico, o nutricionista também está apto à prescrição de fitoterápicos, complementando a prescrição dietética quando necessário[11].

A fitoterapia é uma palavra de origem grega, caracterizada por sua forma de uso por meio de substrato natural, adquirido a partir da planta medicinal. É uma terapia usada como alternativa no tratamento terapêutico, com finalidade profilática, curativa ou paliativa, a partir da planta fresca da qual se obtêm marcadores/princípios ativos e se fabricam produtos como tinturas, extratos fluidose extratos secos[8].

A prescrição e o campo de atuação do nutricionista em fitoterapia estão em evidência, expansão e crescente valorização entre os profissionais da área. No entanto, para focar como um objeto de trabalho, implica vários aspectos para o exercício profissional, estando, ainda, em processo de evolução. Um dos fatores limitantes é a grande carência na abordagem de fontes, assuntos e práticas referentes à fitoterapia durante a jornada acadêmica e curso de graduação em nutrição. Em virtude da falta de conhecimento e informação para prescrição de fitoterápicos, os nutricionistas, por vezes, não prescrevem, ou então o fazem de maneira equivocada[8,11].

A regulamentação da prescrição fitoterápica se dá por meio da Resolução CFN n. 402/2007, cujo texto não especifica qualquer tipo de especialização como condição para esta prática, limitando-se a recomendar "devida capacitação" para os que optarem pela utilização dos produtos que são objeto da resolução. Ressalte-se que o Conselho Federal de Nutricionistas, com base nessas considerações, editou a Resolução CFN n. 525/2013, que revogou a anteriormente vigente e estabeleceu novas regras para a prática da fitoterapia pelo nutricionista.

A adaptação é necessária e exigida ao longo da carreira no exercício profissional, até porque, durante a prática dietética, vão surgindo atualizações, sendo um exemplo a fitoterapia. A Resolução do CFN, que estabelece parâmetros sobre a prescrição fitoterápica pelo nutricionista, vem sendo alterada para a atual Resolução CFN n. 556/2015, trazendo várias considerações, editadas e estabelecidas novas regras, em que é atribuída competência ao nutricionista na modalidade específica e fazendo prescrição de plantas, chás medicinais, medicamentos fitoterápicos, produtos tradicionais fitoterápicos e preparações magistrais de fitoterápicos como complemento da prescrição dietética, sendo assim, havendo o crescimento de pesquisas, fórmulas e embasamento científico para a prescrição quando houver indicações terapêuticas necessárias na prática clínica[7].

A prescrição de fitoterápicos pelos nutricionistas vem sendo adotada em todo o país, e estes vêm atuando como coadjuvantes na perda de peso, nos cuidados paliativos ou na prevenção de doenças, ainda em formas termogênicas, antioxidantes, entre outras[8].

A prescrição de fitoterápicos só é necessária quando a patologia apresentada tiver indicações terapêuticas e embasamento científico para utilização, em combinação com uma alimentação saudável, buscando uma melhora na qualidade de vida do paciente. Porém a prescrição de fitoterápicos requer bastante cuidado, estabelecendo uma estratégia dietética eficaz[9].

O uso e a indicação da fitoterapia têm a finalidade de auxiliar na prevenção e tratamento de diversas patologias, porém, apesar do grande crescimento da prática da prescrição de plantas medicinais pelo nutricionista, ainda encontram-se em uma fase de desenvolvimento, sendo necessários mais pesquisas e estudos sobre seus respectivos efeitos para uma melhor segurança e eficácia na sua indicação[9].

Existem diversas evidências sobre os benefícios da fitoterapia como coadjuvante em diferentes terapias nutricionais, por exemplo, para auxiliar no tratamento da obesidade, diabetes, câncer, hipercolesterolemia, hipertrigliceridemia etc. Todavia, o nutricionista tem obrigação de enfatizar, em todos os casos, a importância de uma alimentação saudável, equilibrada e adequada para cada paciente e tratamento, independentemente da prescrição de plantas medicinais[10].

Referências

1. Ângelo T, Ribeiro CC. Utilização de plantas medicinais e medicamentos fitoterápicos por idosos. Revista Eletrônica da Fainor. 2014;7(1):18-31.
2. Brasil. Conselho Federal dos Nutricionistas – CFN. Resolução n. 8.234 de 1991. Regulamenta a profissão do nutricionista e determina outras providências. Brasília, DF.
3. Brasil. Conselho Federal dos Nutricionistas – CFN. Resolução CFN n. 380 de 2005. Sobre a definição das áreas do nutricionista e suas atribuições, estabelece parâmetros numéricos de referência, por área de atuação, e dá outras providências. Brasília, DF.
4. Brasil. Brasil. Conselho Federal dos Nutricionistas – CFN. Resolução CFN n. 600 de 2018. Dispõe sobre a definição das áreas de atuação do nutricionista e suas atribuições, indica parâmetros numéricos mínimos de referência, por área de atuação, para a efetividade dos serviços prestados à sociedade e dá outras providências.
5. Brasil. Conselho Federal de Nutricionistas – CFN. Resolução CFN n. 402 de 2007. Regulamenta a prescrição fitoterápica pelo nutricionista de plantas in natura frescas, ou como droga vegetal nas suas diferentes formas farmacêuticas, e dá outras providências. Brasília, DF.
6. Brasil. Conselho Federal de Nutricionistas – CFN. Resolução CFN n. 525 de 2013. Regulamenta a prática da fitoterapia pelo nutricionista, atribuindo-lhe competências para, nas modalidades que especifica, prescrever plantas medicinais, drogas medicinais e fitoterápicos como complemento da prescrição dietética e, dá outras providências. Brasília, DF.
7. Brasil. Conselho Federal dos Nutricionistas – CFN. Resolução CFN n. 556 de 2015. Acrescenta disposições à regulamentação da prática da Fitoterapia para o nutricionista como complemento da prescrição dietética. Brasília, DF.
8. Camargo S, Pereira VBL. A prática da fitoterapia pelo nutricionista: algumas reflexões. Rev. Assoc. Bras. Nutrição, 2013;5(1):69-72.
9. Meza SKL, Pavanelli MF, Tiyo R. Fitoterápicos mais prescritos pelo nutricionista de um munícipio paranaense. In: Encontro Internacional de Produção Científica, 7., 2011, Maringá. Anais....Paraná: Encontro Internacional de Produção Científica Cesumar; 2011.
10. Oliveira IC, Cordeiro PBM. Fitoterápicos como coadjuvantes no tratamento da obesidade. Cadernos UniFOA Edição Especial do Curso de Nutrição. 2013;97-104.
11. Sousa JDR et al. Fitoterápicos mais utilizados por nutricionista em uma farmácia de manipulação no munícipio de Parnaíba, 2012. In: Congresso Piauiense de Saúde Pública, 3, 2013, Parnaíba-PI. Anais... Parnaíba: Congresso Piauiense de Saúde Pública; 2013, p. 11.

Farmacologia 5

Renata Trindade Rigon
Priscila Ferreira Haygert

Introdução

A farmacologia, em seu sentido mais amplo, é a ciência que estuda as drogas*. Tradicionalmente, as drogas eram obtidas de fontes naturais, como plantas, animais e elementos minerais. A palavra "fármaco" vem do grego *pharmakon*, que não se refere apenas a substâncias de uso terapêutico, mas também a veneno, feitiço, influência sobrenatural, de modo que a farmacologia é uma ciência já conhecida na antiguidade.

A farmacologia foi avançando e, hoje, é o principal guia para profissionais da área de saúde, pois eles devem compreender o modo de atuação dos fármacos no organismo. Assim, em sua fundamentação atual, a farmacologia compreende: entendimento histórico, propriedades físico-químicas, composição, bioquímica, efeitos fisiológicos, mecanismo de ação, absorção, distribuição, excreção e terapêutica, relacionadas a substâncias químicas que alteraram a função normal do organismo humano.

A parte clínica consiste no ato de prescrever, permitindo que se efetue a terapêutica medicamentosa mais científica e racional. Essa ação se relaciona diretamente à seleção ideal do fármaco, para prevenir, reverter ou atenuar quadros patológicos. Contudo, existem outros fatores de extrema importância que contribuem na obtenção do sucesso na terapia, pois é fundamental garantir que o medicamento adequado atinja as concentrações necessárias para que o órgão ou tecido seja submetido beneficamente à atuação do fármaco.

A compreensão da farmacologia é um trabalho muito complexo, haja vista que é necessário também preocupar-se em definir a dose do fármaco, via de administração e seus intervalos, para que as concentrações terapêuticas no sítio alvo sejam mantidas. Além disso, é importante estudar e conhecer o resultado decorrente da interação da droga com o sistema biológico, uma vez que o efeito dessa interação pode apresentar diversas gradações, podendo ser benéfica (farmacoterapia, diagnóstico, profilaxia) ou maléfica (toxicidade).

---

* Qualquer substância química que modifica a função fisiológica com ou sem intensão benéfica.

PARTE 1 – FITOTERAPIA APLICADA À NUTRIÇÃO

Atualmente, a farmacologia se apresenta em uma ciência multidisciplinar, que está subdividida em diversos ramos, como a farmacoepidemiologia, farmacoeconomia, psicofarmacologia, farmacologia clínica, toxicologia e farmacogenética. Sua classificação é feita com base na evolução das técnicas e métodos farmacológicos. Dentre as muitas áreas que essa ciência multidisciplinar abrange, abordaremos, neste capítulo, além de conceitos básicos, alguns aspectos referentes às formas farmacêuticas e vias de administração, farmacocinética, farmacodinâmica e farmacovigilância.

Aprendendo conceitos básicos da farmacologia

- Fármaco: qualquer substância, quimicamente caracterizada, capaz de alterar determinada função biológica por meio de suas ações químicas. A natureza física do fármaco pode ser sólida, líquida ou gasosa, determinando, assim, a melhor via de administração.
- Princípio ativo: é a substância responsável pela atividade terapêutica, pertencente ou isolada da droga vegetal.
- Droga: substância ou matéria-prima que tenha finalidade medicamentosa ou sanitária.
- Droga vegetal: parte da planta medicinal usada na terapêutica.
- Planta medicinal: são plantas que possuem substâncias que podem ser usadas para fins terapêuticos.
- Medicamento: produto farmacêutico, tecnicamente obtido ou elaborado, com finalidade profilática, curativa, paliativa ou para fins de diagnóstico.
- Fitoterápico: medicamento cuja obtenção provém do emprego exclusivo de matéria-prima ativa de origem vegetal, oferecendo garantia de qualidade, efeitos terapêuticos, composição padronizada e segurança de uso.
- Forma farmacêutica: forma de apresentação do medicamento (cápsula, comprimido, drágea).
- Fórmula: conjunto dos componentes de uma prescrição ou a composição de uma especialidade farmacêutica.
- Posologia: é a ciência da dosagem, é indicação da dose, frequência e duração correta do tratamento.

Agora que já sabemos um pouco sobre o que é a "Farmacologia" e alguns de seus conceitos básicos, frequentemente abordados quando estudamos essa ciência, precisamos entender de que modo os medicamentos são apresentados e como eles podem ser administrados.

Formas farmacêuticas e vias de administração

A forma farmacêutica compreende a forma física em que o medicamento é apresentado e o modo de preparação de um medicamento. Refere-se ao produto resultante do processo tecnológico, que confere aos medicamentos características adequadas com a finalidade de facilitar a administração, dosificação correta e eficácia terapêutica do medicamento.

O emprego da forma farmacêutica correta, para diferentes substâncias ativas, resulta em importantes e fundamentais resultados, tais como:

- Administração de substâncias ativas em doses muito reduzidas.
- Melhoria das características organolépticas.
- Proteção da substância ativa dos agentes atmosféricos.
- Proteção da substância ativa do meio gástrico.
- Proporciona forma líquida a partir de substâncias sólidas.
- Controle da absorção da substância ativa.
- Possibilidade de administração da substância pela via mais adequada.

Nos fitoterápicos, as formas extrativas são obtidas em condições que nem sempre possibilitam retirar a totalidade das substâncias ativas solúveis no solvente escolhido. Isso se deve a diversos fatores, como tempo, temperatura de maceração, pH do solvente, distribuição granulométrica da droga, umidade residual, teor de substância ativa e velocidade de percolação.

Então, precisamos escolher a melhor forma farmacêutica do medicamento a ser utilizado, objetivando veicular corretamente os princípios ativos que compõem o extrato vegetal, para que, dessa forma, possam ser absorvidos e distribuídos, além de desempenhar o efeito terapêutico, ser metabolizados e eliminados.

Desse modo, podemos dividir esse processo em duas fases: inicialmente, as formas farmacêuticas básicas, que ocorrem após colheita e subsequente processo de secagem, em que parte da planta medicinal desejada, chamada de droga vegetal, é obtida; posteriormente, ocorre a preparação das formas farmacêuticas para dispensação ao paciente, ou seja, a forma farmacêutica final, que pode se caracterizar em diversas apresentações farmacêuticas, podendo apresentar uma formulação como monodroga ou uma composição com mais de uma droga vegetal.

Cuidado! O **sinergismo** é um conceito importante para a farmacologia dos fitoterápicos. Em um contexto de complexidade química, pode-se dizer que a ação de uma mistura química é a soma das ações de seus constituintes. Dessa maneira, a ação de uma mistura, com base na natureza da interação, pode ser maior que a ação de componentes utilizados individualmente. Além disso, um constituinte, quando isolado, pode não ser bioativo ou apresentar apenas uma fração da atividade farmacológica que é exibida quando inserido no fitocomplexo.

Entretanto, independentemente de ser uma monodroga ou um fitocomplexo, toda forma farmacêutica precisa ser introduzida no organismo para que o princípio ativo seja liberado e realize o seu papel terapêutico. Por esse motivo, existem diferentes vias de administração de medicamentos.

A via de administração, como indicado na Figura 5.1, é o local de "entrada" do medicamento, ou seja, é a maneira como o medicamento entra em contato com o organismo. Cada via é indicada para uma situação específica, apresentando vantagens e desvantagens.

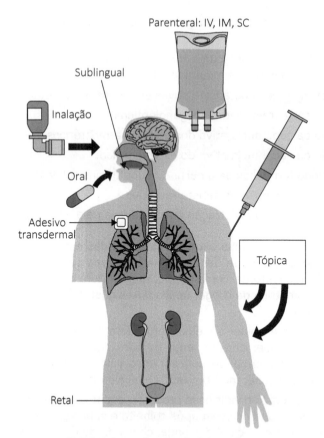

FIGURA 5.1 – Vias de administração.

Fonte: Clark (2013).

A via de administração, em geral, é determinada primariamente pelas propriedades da substância e pelos objetivos terapêuticos esperados, podendo ser subdividida em: via enteral, quando a substância penetra no organismo por meio de qualquer segmento do trato digestivo, por exemplo, uso oral, otológico, nasal, pulmonar, retal, vaginal, oftálmico e tópico; e via parenteral, na qual a substância não penetra no organismo pelo trato digestivo (endovenosa, intramuscular e subcutânea).

Cuidados na via de administração

Quanto aos cuidados na via de administração, todos os profissionais da saúde prescritores de medicamentos e fitoterápicos devem ter conhecimento básico sobre farmacologia e atentar para alguns aspectos, quais sejam:

- Características físico-químicas do extrato vegetal.
- Condições do paciente (idade e estado patológico).
- Ação local e sistêmica.
- Local e velocidade de absorção.

O Quadro 5.1 traz um resumo sobre as formas farmacêuticas dos fitoterápicos, além de indicar suas principais vantagens e desvantagens.

QUADRO 5.1 – Uso interno de medicamentos fitoterápicos.

TIPO	APRESENTAÇÕES	VANTAGENS	DESVANTAGENS
Planta rasurada	• Sacos • Pacotes • Latas	• Acondiciona grandes doses e/ou plantas volumosas	• Não há boa homogeneidade em formulações • Sabor
Pó	• Envelopes	• Acondiciona grandes doses/custo	• Náuseas ou irritabilidade em pessoas sensíveis
	• Cápsulas	• Fácil administração • Fácil transporte	• Maior quantidade de cápsulas/doses • Dificuldade na pediatria • Dificuldade de ingestão • Intolerância gástrica
Extrato seco	• Envelopes	• Precisão na dosagem • Controle microbiológico	• Custo
	• Cápsulas	• Menor quantidade de cápsulas/dose • Biodisponibilidade	• Poucas espécies em oferta no mercado
Extrato seco e/ou pó	• Comprimidos	• Fácil administração • Fácil transporte • Pronta entrega	• Poucas espécies em oferta no mercado • Restrições na formulação individualizada
Tintura	• Frascos (vidro âmbar)	• Biodisponibilidade • Praticidade no uso • Utilizada em outras formas farmacêuticas	• Alto teor alcoólico • Sabor desagradável • Instabilidade na preparação de fórmulas
Extrato	• Frascos (vidro âmbar)	• Biodisponibilidade • Praticidade no uso • Utilizado em outras formas farmacêuticas • Maior precisão na dosagem que a tintura	• Custo • Baixa estabilidade • Sabor desagradável
Tintura e/ou extrato fluido	• Xarope	• Mascara o sabor e aroma das drogas vegetais	• Não pode ser usado por diabéticos (por conter açúcar)

Fonte: Adaptado de Saad (2016).

Farmacocinética

O termo *cinética* se refere ao movimento (Figura 5.2). A farmacocinética, em geral, estuda "o que" o organismo faz com o fármaco. Uma vez administrado por uma das várias vias disponíveis, apresentadas anteriormente, quatro etapas farmacocinéticas determinam a velocidade do início da ação, a intensidade do efeito e a duração da ação do fármaco:

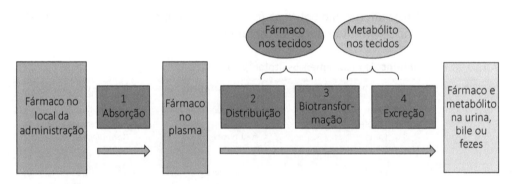

FIGURA 5.2 – Comportamento do fármaco no organismo após sua administração.
Fonte: Adaptada de Moraes (2015).

A farmacocinética lida com as ações de uma droga e seu comportamento no organismo. Portanto, a farmacocinética discute como uma droga é:

Absorvida: Conduzida pelo corpo, ou seja, o fármaco passa do local de administração até o sangue, atravessando barreiras biológicas.

O transporte do fármaco pode ser passivo, por meio da difusão passiva ou filtração, e pode ser ativo, por meio da difusão facilitada, transporte ativo ou endocitose. A biodisponibilidade indica a proporção do fármaco que atinge a circulação sistêmica, em forma quimicamente inalterada, após sua administração. Pode ser influenciada pelo grau de desintegração e dissolução das formas farmacêuticas nos fluidos orgânicos, interações com alimentos ou fármacos, características do paciente e metabolismo de primeira passagem.

> Exemplo: Comprimido de fármaco A: 100 mg de fármaco + excipiente (Laboratório X)
> Comprimido de fármaco B: 100 mg de fármaco + excipiente (Laboratório Y)

A biodisponibilidade pode ser diferente porque os excipientes são distintos. Além disso, se o tamanho das partículas do fármaco for diferente, é possível que a biodisponibilidade seja alterada. Qualquer fator que afete a absorção resulta na alteração da biodisponibilidade do fármaco.

Distribuída: Conduzida a diversos tecidos, através do fluxo sanguíneo. É o processo pelo qual o fármaco, reversivelmente, abandona a corrente circulatória e passa para o interstício e/ou para as células do tecido.

A velocidade e extensão da distribuição dependem do fluxo sanguíneo tecidual, isto é, quanto maior o fluxo, maior a velocidade; além da permeabilidade capilar e ligação do fármaco às proteínas plasmáticas;

Metabolizada: Modificada a uma forma que pode ser excretada. É o processo no qual o fármaco é submetido a reações químicas mediadas por enzimas que convertem o composto originalmente administrado em outro, com a finalidade de que o fármaco se torne mais hidrossolúvel para conseguir ser excretado.

- Reações de fase I: oxidação, redução ou hidrólise. Em geral, essas reações convertem o fármaco original em um metabólito mais polar, podendo ser ativo ou inativo.
- Reações de fase II: metilação, acetilação ou conjugação. Comumente, essas reações resultam em metabólitos inativos.

Excretada: É a passagem do fármaco da circulação para o exterior do organismo, podendo ser excretados através dos rins, fígado, pulmões, suor, leite materno, saliva, fezes e/ou lágrimas.

Resumindo: A absorção do fármaco, desde o local de administração, permite o acesso ao plasma, que pode sair da circulação sanguínea e se distribuir nos líquidos intersticial e intracelular, ser biotransformado no fígado ou outros tecidos e, por fim, junto com seus metabólitos, ser eliminado do organismo por meio da urina, bile ou fezes.

Esse ramo da farmacologia se interessa também pelo início da ação de uma droga, seu nível máximo de concentração e a duração da sua ação. A variável básica desses estudos é a concentração das drogas e dos seus metabólitos nos diferentes fluidos, tecidos e excreções do organismo. Essa concentração está correlacionada com a via de administração, a dose empregada, a eliminação e varia com o tempo de observação, o que vai levar às concentrações de um fármaco em um sítio alvo e provocar efeitos correspondentes, podendo ser:

- Excessiva → Tóxicos
- Máxima permitida → Potencialmente tóxicos
- Ótima → Terapêuticos
- Limiar → Parcialmente eficazes
- Insuficiente → Ausente

As variáveis da farmacocinética permitem ao profissional da saúde elaborar e otimizar os regimes terapêuticos, incluindo as decisões quanto à via de administração de cada forma farmacêutica, quantidade, frequência de cada dose e duração do tratamento.

Cuidado! Existem diversos fatores que influenciam a ação do fármaco, entre eles podemos citar:

1. Fatores relacionados ao fármaco, como formulação, associação farmacêutica, dosagem, interação com alimentos ou fatores intrínsecos ligados ao fármaco (lipossolubilidade, peso molecular, coeficiente de partição, grau de ionização).
2. Fatores ligados ao indivíduo, como idade, genética, sexo, peso, gravidez, tolerância farmacológica, fatores fisiológicos ou patológicos (distúrbios hepáticos, renais, cardíacos, tireoidianos).

Farmacodinâmica

A farmacodinâmica é o estudo dos mecanismos da droga que produzem alterações bioquímicas ou fisiológicas no corpo. Resumidamente, ela descreve o que o fármaco faz no organismo, estuda o alvo, o mecanismo de ação e os efeitos das drogas. No estudo dos fármacos, a farmacodinâmica investiga os locais de ação, assim como seu mecanismo, a relação entre dose da droga e a magnitude de seus efeitos e a variação das respostas às drogas.

A interação ao nível celular entre uma droga e componentes celulares, como as complexas proteínas que compõem a membrana celular, enzimas ou receptores-alvo, constitui a ação de uma droga. A resposta decorrente dessa ação da droga é designada como *efeito da droga*. A droga ou fármaco, para exercer suas ações e produzir seus efeitos, precisa atingir seu local ou alvo específico.

Os efeitos farmacológicos são produzidos pela ligação das moléculas das drogas a determinados componentes das células e tecidos. Esses locais de ligação das drogas são principalmente de natureza proteica e representados especialmente por enzimas, moléculas transportadoras, canais iônicos e receptores, porém ainda existem muitos alvos de ação desconhecidos.

Os receptores são as estruturas moleculares situadas geralmente na superfície, mas também, às vezes, no interior da célula efetora com as quais o fármaco reage para produzir uma determinada resposta. Ademais, os receptores podem ser considerados os elementos de percepção no sistema de comunicações químicas que coordenam a função de todas as diferentes células do corpo, sendo os mensageiros químicos hormônios ou substâncias transmissoras.

Para produzir algum efeito, a droga deve apresentar elevado grau de especificidade de ligação com o seu local de ação, como mostra a Figura 5.3. Nenhuma droga, entretanto, é completamente específica nas suas ações. Na maioria dos casos, a droga pode afetar outros alvos celulares e teciduais além do alvo principal e provocar os conhecidos efeitos colaterais.

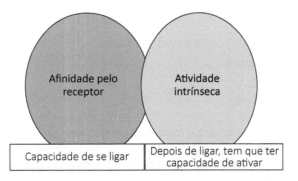

FIGURA 5.3 – Efeito farmacológico.

Fonte: Elaborada pela autoria.

- Afinidade: é a atração mútua ou força de ligação entre um fármaco e o seu objetivo, ou seja, um receptor ou uma enzima.
- Atividade intrínseca: é uma medida da capacidade do fármaco para produzir um efeito farmacológico ao unir-se ao seu receptor.

Interações fármaco-receptor: A ocupação de um receptor por uma molécula de um fármaco pode ou não resultar na ativação desse receptor. Quando falamos em ativação, estamos querendo dizer que o receptor é afetado de tal modo pela molécula ligada a ele que acaba desencadeando uma resposta.

Agonistas totais: têm afinidade pelo receptor. Produzem efeito máximo. Têm atividade intrínseca = 1 (100%).

Agonistas parciais: têm afinidade pelo receptor. Não produzem efeito máximo. Atividade intrínseca entre 0 e 1.

Antagonistas: têm afinidade pelo receptor. Não produzem resposta direta. Atividade intrínseca = 0.

FIGURA 5.4 – Classificação de agonistas e antagonistas.

Fonte: Elaborada pela autoria.

O objetivo do tratamento com um certo fármaco é alcançar e manter a concentração dentro da janela terapêutica enquanto minimiza os efeitos adversos. A dosagem necessária para manter o tratamento deve ser computada e administrada como dose de manutenção, e a concentração do fármaco é mensurada subsequentemente.

Dose: quantidade de fármaco capaz de provocar alterações no organismo. Essa dose pode ser eficaz (DE), letal (DL), ataque ou de manutenção. A DE é dose capaz de produzir o efeito terapêutico desejado, podendo ser classificada em mínima eficaz e máxima tolerada. A DL, por sua vez, é a dose capaz de causar mortalidade. Em ambos os casos (DE e DL), a eficácia pode ser determinada em porcentagem, portanto, DE50 é a dose eficaz em 50% dos tecidos ou pacientes.

Índice terapêutico: A relação entre a DL50 e a DE50 pode ser um indicativo da segurança do fármaco.

Janela terapêutica: Faixa entre a dose mínima eficaz e máxima eficaz.

Farmacovigilância

A farmacovigilância é definida como "a ciência e atividades relativas à identificação, avaliação, compreensão de efeitos adversos ou quaisquer problemas relacionados ao uso de medicamentos, sendo também de sua competência a prevenção destes possíveis efeitos". O objetivo dessa ciência é assegurar que os benefícios oriundos dos medicamentos sejam maiores que os possíveis riscos que podem ocasionar, como apresentado na Figura 5.5.

Essa ciência é uma interface importante na prática clínica, e a regulação de medicamentos pode contribuir para a melhoria da qualidade do arsenal terapêutico disponível e seu uso racional, uma vez que permite a detecção precoce de problemas de segurança desconhecidos e a identificação de fatores de risco.

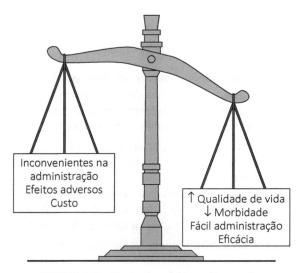

FIGURA 5.5 – Uso racional de medicamentos.

Fonte: Elaborada pela autoria.

A principal ferramenta da farmacovigilância é a notificação espontânea, por parte dos profissionais de saúde, de toda suspeita de reação adversa causada por medicamento ou mesmo de outros problemas relacionados.

Os objetivos específicos de farmacovigilância são:

- Melhorar o cuidado com o paciente e a segurança em relação ao uso de medicamentos e a todas as intervenções médicas e paramédicas.
- Melhorar a saúde pública e a segurança em relação ao uso de medicamentos.
- Contribuir para a avaliação dos benefícios, danos, efetividade e riscos dos medicamentos, incentivando sua utilização de forma segura, racional e mais efetiva.
- Promover a compreensão, educação e capacitação clínica em farmacovigilância e sua comunicação efetiva ao público.

Além dos efeitos adversos, a farmacovigilância também compreende as avaliações dos eventos adversos causados por condições desfavoráveis na qualidade dos medicamentos, as interações medicamentosas, a ocorrência de intoxicações e a inefetividade terapêutica a medicamentos, como desvios de qualidade, perda de eficácia, abuso, intoxicação, uso indevido ou mesmo erros de administração. O medicamento, quando em contato com o sistema biológico, pode ser tanto benéfico quanto maléfico ao indivíduo, tudo vai depender da dose e das condições individuais de cada paciente (Figura 5.6).

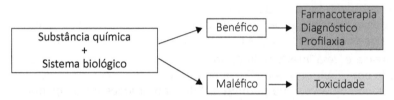

FIGURA 5.6 – Possíveis ações do medicamento.

Fonte: Elaborada pela autoria.

Diferença entre evento adverso e reação adversa

O evento adverso é definido como qualquer ocorrência médica desfavorável que pode ocorrer, ao longo do tratamento, com o uso de um medicamento, mas que não possui obrigatoriamente relação causal com esse tratamento. O conceito de evento adverso é amplo, abrangendo uma série de interferentes relacionados ao uso dos medicamentos.

Mesmo que sejam seguidos todos os parâmetros e critérios de segurança, é possível ocorrer uma reação adversa ao medicamento (RAM), que é definida como qualquer resposta prejudicial, indesejada e não intencional a um medicamento. Tal reação ocorre nas doses normalmente empregadas para profilaxia, diagnóstico ou terapia de doenças. Nesse conceito, pode-se observar a existência de uma relação causal entre o uso do medicamento e a ocorrência do problema. A RAM é considerada, assim, um tipo de evento adverso.

As RAMs ocorrem com mais frequência na presença de um ou mais dos seguintes fatores:

- Extremos de idade: neonatos e idosos, em virtude da imaturidade de enzimas hepáticas (neonatos) e da grande exposição de idosos a medicamentos.
- Gênero: as mulheres apresentam maiores porcentagens de RAMs, relatadas pelas diferenças corpóreas.
- Múltipla medicação: existe uma relação direta entre o número de medicamentos que um paciente toma e a probabilidade do aparecimento de RAMs.

- Estado patológico: doenças do fígado, rins e coração podem afetar a depuração, resultando em acúmulo do medicamento.
- Histórico: são encontradas em pacientes que sofreram anteriormente episódios de RAMs.
- Fatores genéticos: existe um número de polimorfismo genético na população que aponta certos pacientes com maiores riscos.
- Grandes doses: há uma relação direta com as doses administradas do medicamento.

Nenhum medicamento é isento de riscos. Todos têm efeitos colaterais, e, desse modo, necessitam ser cuidadosamente analisados sobre seus benefícios *versus* seu potencial de risco. Além disso, os esforços para melhorar os sistemas de relato de eventos adversos devem receber especial atenção de toda a comunidade de profissionais de saúde. Esse é o único modo de garantir a qualidade e a segurança dos medicamentos. Como mostra a Figura 5.6, o uso racional de medicamentos é uma extensão, desde a prescrição pelo profissional habilitado até a sua eficácia terapêutica.

Segurança versus *eficácia*

Segurança: Está relacionada com a ausência ou intensidade de efeitos adversos ou tóxicos e o uso apropriado da substância. Embora as plantas medicinais e os fitoterápicos tenham um efeito menos agressivo em comparação a seus similares sintetizados, devemos lembrar que o referente pode causar graves danos, por isso deve-se ter muito cuidado com a dose.

Eficácia: Está relacionada à comprovação biológica esperada. Com os fitoterápicos, devemos identificar o seu princípio ativo. Além disso, muitos fitoterápicos têm sua eficácia comprovada por meio de seu uso tradicional.

Interações farmacológicas

Há muitas e variadas, e a regra é: **se está em dúvida, verifique!**

As interações medicamentosas potenciais incluem:

- Efeitos somatórios;
- Potenciação;
- Efeitos antagonistas;
- Absorção diminuída ou aumentada;
- Diminuição ou aumento do metabolismo e da excreção.

As interações medicamentosas podem ocorrer entre drogas e entre drogas e alimentos. Elas podem interferir nos resultados de um teste de laboratório ou produzir incompatibilidades físicas ou químicas. Quanto mais drogas um paciente recebe, maiores são as chances de que venha a ocorrer uma interação medicamentosa.

- Interações farmacodinâmicas são frequentemente previsíveis a partir das ações dos fármacos que interagem.
- Interações farmacocinéticas podem envolver efeitos sobre: absorção, distribuição, metabolismo hepático e excreção renal.

- Interações farmacêuticas ou incompatibilidades medicamentosas ou interações físico-químicas (ocorrem durante a preparação do medicamento a ser administrado, podendo haver uma inativação biológica de um ou ambos os fármacos ou a formação de um novo composto, com atividade diferente da esperada).

As interações medicamentosas são consideradas de grande relevância na farmacologia e ocorrem quando os efeitos de um ou mais medicamentos são alterados por meio da administração simultânea ou anterior de outros ou, ainda, por meio do uso simultâneo com alimentos. Essas interações, quando ocorrem, podem resultar em redução do efeito terapêutico desejado ou em potencialização desse efeito e reações adversas com diferentes níveis de gravidade. Porém, a interação de medicamentos pode ser de grande utilidade em vários tratamentos, sendo benéfica em diversos quadros clínicos.

Essas interações benéficas são indicadas de forma proposital, pois cada medicamento apresenta um mecanismo de ação individual e diferente dos demais, e, assim, promove efeito bastante eficiente perante a doença tratada. As interações medicamentosas, adversas ou benéficas, podem variar de acordo com a idade do paciente, tipo de administração do medicamento, histórico genético, tipo de alimentação, entre outros fatores que devem ser avaliados pelo profissional.

Efeitos combinados das drogas

Diferenças entre drogas vegetais e fármacos sintéticos

Vários medicamentos alopáticos são derivados de moléculas vegetais (**fitofármacos**), todavia há uma grande diferença entre administrar uma substância isolada e a mesma substância como parte de um extrato vegetal. Assim, a investigação do modo de ação dos fitoterápicos se torna mais difícil, por se tratar de uma mistura complexa de princípios ativos e que atua de modo sinérgico.

Com os fitoterápicos, essa tarefa é bastante complexa, uma vez que eles possuem uma grande quantidade de metabólitos secundários que, em altas concentrações, podem causar outras reações. Então, obrigatoriamente, ao realizar o controle de qualidade e o uso racional de uma droga vegetal, precisamos avaliar tanto o que se considera positivo quanto o que pode resultar um efeito negativo.

Conclusão

Na terapêutica moderna, existem milhares de medicamentos destinados a diversas patologias, e a utilização de medicamentos fitoterápicos tem aumentado nos últimos anos, seja pela maior possibilidade de extração de princípios ativos, seja pela maior demanda populacional. O conhecimento e o cuidado na administração de drogas sintéticas e fitoterápicas são de extrema importância. Os profissionais da saúde, responsáveis pela prescrição desses agentes farmacológicos, devem saber identificar possíveis interações medicamentosas, ter consciência sobre os possíveis riscos e eventos adversos, além de conhecer as condições fisiológicas e patológicas do seu paciente.

Referências

1. Allen Jl, Popovich N, Ansel, H. Formas farmacêuticas e sistemas de liberação de fármacos. 8. ed. Artmed; 2007.

2. Anvisa. Conceitos técnicos. Disponível em: http://portal.anvisa.gov.br/conceitos-e-definicoes7 [Acesso em: 16 maio 2017].
3. Brunton LL, Chabner BA, Knollmann BC. As bases farmacológicas da terapêutica, 12. ed. Porto Alegre: AMGH; 2012.
4. Clark MA. Farmacologia ilustrada. 5. ed. Porto Alegre: Artmed; 2013.
5. Craig CR, Stitzel RE. Modern pharmacology with clinical applications. 6. ed. Lippincott Williams & Wilkins; 2004.
6. Goodman SL, Gilman GA. Manual de farmacologia e terapêutica. Porto Alegre: AMGH; 2010.
7. Lullmann H. Farmacologia: texto e atlas. 4. ed. Porto Alegre: Artmed; 2004.
8. Moraes AN. Farmacologia e toxicologia. 2015. Disponível em: http://farma-toxicomedvet.blogspot.com.br/2015/03/farmacocinetica.html [Acesso em: 17 maio 2017].
9. Rang HP, Dale MM. Farmacologia. 7. ed. Rio de Janeiro: Elsevier; 2011.
10. Roberts JA, Taccone FS, Lipman J. Understanding PK/PD. Intensive Care Medicine. 2016;41(1):1-4.
11. Saad GA et al. Fitoterapia contemporânea: tradição e ciência na prática clínica. 2. ed. Rio de Janeiro: Guanabara Koogan; 2016.
12. Schellack G. Farmacologia: uma abordagem didática. São Paulo: Fundamento; 2008.
13. Silva P. Farmacologia. 8. ed. Rio de Janeiro: Guanabara Koogan; 2010.
14. Springhouse Corporation. Farmacologia para enfermagem. Rio de Janeiro: Guanabara Koogan; 2006.
15. Tripathi KD. Essential of medical pharmacology. 7. ed. Jaypee; 2013.
16. Urso R, Blardi P, Giorgi G. A short introduction to pharmacokinetics. European Review for Medical and Pharmacological Sciences. 2002;(6): 33-44.
17. Wannmacher L. Farmacologia clínica para dentistas. 3. ed. Rio de Janeiro: Guanabara Koogan; 2007.
18. Whalen K, Finkel R, Panavelil TA. Farmacologia ilustrada. 6. ed. Porto Alegre: Artmed; 2016.

Bases farmacêuticas 6

Juliana da Silveira Gonçalves
Karine Soares Bello

Introdução

A Resolução da Diretoria Colegiada (RDC) da Agência Nacional de Vigilância Sanitária (Anvisa) n. 67, de 8 de outubro de 2007, dispõe sobre boas práticas de manipulação de preparações magistrais e oficinais para uso humano em farmácias.

No Regulamento Técnico que institui as Boas Práticas de Manipulação em Farmácias (BPMF), constante no Anexo da RDC n. 67/2007, verificam-se algumas definições, entre as quais se destacam:

- Preparação magistral: é aquela preparada na farmácia, a partir de uma prescrição de profissional habilitado, destinada a um paciente individualizado, e que estabeleça em detalhes sua composição, **forma farmacêutica**, posologia e modo de usar.
- Forma farmacêutica: estado final de apresentação que os **princípios ativos** farmacêuticos possuem após uma ou mais operações farmacêuticas executadas com ou sem a adição de **excipientes** apropriados, a fim de facilitar a sua utilização e obter o efeito terapêutico desejado, com características apropriadas a uma determinada via de administração.

A forma farmacêutica é composta de: (I) princípio ativo, que é a matéria prima vegetal; e (II) adjuvantes, que consistem em todo componente de uma formulação que serve para dissolver, suspender ou misturar-se homogeneamente com os outros ingredientes/substâncias utilizados para conferir tamanhos e propriedades adequadas, melhorar a adesão do paciente ao tratamento, conferindo a forma, sabor e odor agradáveis.

A Resolução do Conselho Federal de Nutricionistas (CFN) n. 525, de 25 de junho de 2013, regulamenta a prática da fitoterapia pelo nutricionista, atribuindo-lhe competências para, nas modalidades que especifica, prescrever plantas e chás medicinais, medicamentos fitoterápicos, produtos tradicionais fitoterápicos e preparações magistrais de fitoterápicos como complemento da prescrição dietética.

De acordo com a Resolução CFN n. 525/2013, somente as formas farmacêuticas de uso oral são permitidas para a indicação do nutricionista:

> Art. 7° A prescrição de fitoterápicos e de preparações magistrais, sob responsabilidade do nutricionista detentor de título de especialista outorgado pela ASBRAN e registrado no Conselho Regional onde mantem inscrição principal, deverá atender às exigências dos artigos 4° e 5° desta Resolução, acrescentando-se sempre que disponível na literatura científica, a padronização do marcador da parte da planta prescrita, a forma ou meio de extração, **e a forma farmacêutica, exclusivamente para consumo via oral**.

É importante ressaltar que a prescrição dessas substâncias exige do profissional o estudo de cada um dos princípios ativos, parte das plantas a ser utilizada, modo de preparo, dosagens, contraindicações, reações adversas, entre outros aspectos.

Formas farmacêuticas de uso oral

As formas farmacêuticas de uso oral podem se apresentar no estado final sólido, semissólido ou líquido.

A seguir, apresentar-se-á a classificação de cada estado final das formas farmacêuticas, e as definições trazidas são as constantes na Resolução da Diretoria Colegiada (RDC) n. 49, de 23 de novembro de 2010, que aprovou a 5ª edição da Farmacopeia Brasileira.

Forma farmacêutica sólida

As formas farmacêuticas sólidas podem ser cápsulas, pó, comprimidos, drágeas, pastilhas, entre outras.

• Cápsulas

Cápsula é a forma farmacêutica sólida em que o princípio ativo e os excipientes estão contidos em um invólucro solúvel duro ou mole, de formatos e tamanhos variados, usualmente contendo uma dose única do princípio ativo. Normalmente é formada de gelatina, mas pode também ser de amido ou de outras substâncias.

As cápsulas são classificadas em cápsulas duras ou moles:

- Cápsula dura: é a cápsula que consiste em duas seções cilíndricas pré-fabricadas (corpo e tampa) que se encaixam e cujas extremidades são arredondadas. É tipicamente preenchida com princípios ativos e excipientes na forma sólida. Normalmente é formada de gelatina, mas pode também ser de outras substâncias.
- Cápsula mole: é a cápsula constituída de um invólucro de gelatina, de vários formatos, mais maleável do que o das cápsulas duras. Normalmente são preenchidas com conteúdos líquidos ou semissólidos, mas podem ser preenchidas também com pós e outros sólidos secos.

Tanto as cápsulas duras quanto as moles podem ser de liberação prolongada ou retardada.

A liberação prolongada é o tipo de liberação modificada de formas farmacêuticas que possibilita pelo menos uma redução na frequência de dose quando comparada com o medicamento apresentado na forma de liberação convencional. É obtida por meio de um desenho de formulação especial e/ou método de fabricação.

CAPÍTULO 6 • BASES FARMACÊUTICAS **43**

Por outro lado, a liberação retardada é o tipo de liberação modificada de formas farmacêuticas que apresenta uma liberação retardada do princípio ativo. A liberação retardada é obtida por meio de um desenho de formulação especial e/ou método de fabricação.

As cápsulas duras estão disponíveis em diversos tamanhos, que variam de 1 a 3 cm e representam sua capacidade.

TABELA 6.1 – Capacidade das cápsulas duras.

TAMANHO DA CÁPSULA	CAPACIDADE MÉDIA APROXIMADA
000	750 mg
00	500 mg
0	400 mg
01	350 mg
02	250 mg
03	200 mg
04	150 mg
05	50 mg

Fonte: Adaptada de Farmacotécnica Magistral.

Diferentes tamanhos de cápsulas são designados por números, em que o menor número (000) representa a maior cápsula, e o maior número representa a menor cápsula. Para humanos, é mais comum o emprego das cápsulas 00 a 4. As cápsulas 000 são utilizadas na medicina veterinária, enquanto as cápsulas 5 são muito pequenas.

Para algumas preparações magistrais, são necessários rótulos ou etiquetas com advertências complementares impressas, tais como: «Agite antes de usar», «Conservar em geladeira», "Diluir antes de usar", "Fracionamento da dose: '1 dose = 4 cápsulas'" e outras que auxiliem o uso correto do produto.

De acordo com os diferentes tipos de invólucros, as cápsulas duras podem ser:

- Transparentes: não possuem corantes.
- Opacas: possuem pigmentos incorporados que são insolúveis em água e, portanto, não são absorvidos quando ingeridos.
- Cápsulas vegetais: são formulados com Hidroxipropilmetilcelulose (HPMC), livres de amido, glúten e preservativos. São utilizados na manipulação de matérias-primas higroscópicas e atendem a vegetarianos e a culturas com restrições alimentares.
- Cápsulas de clorofila: composta de HPMC, acrescido de pigmentos naturais à base de clorofila.
- Cápsulas gastrorresistentes: técnica utilizada para que o invólucro resista sem alteração à ação do suco gástrico, desagregando-se no suco intestinal. Os produtos mais utilizados neste revestimento são: goma laca, copolímero de ácido metacrílico, entre outros.

• Pós

Pó é a forma farmacêutica sólida contendo um ou mais princípios ativos secos e com tamanho de partícula reduzido, com ou sem excipientes.

- Pós para preparações extemporâneas (pó granulado): são preparações para substâncias que não são estáveis na presença da água (se degradam facilmente depois de um curto tempo de contato). Assim, é necessário que as substâncias sejam acrescentadas à água filtrada ou fervida somente no momento da administração, para se fazer a solução ou suspensão.

- Bases efervescente, refresco, iogurte, *shakes*, *cappuccinos*, sopas, entre outros: pós que precisam ser misturados a líquidos no momento da ingestão e ingeridos imediatamente. Facilitam a adesão ao tratamento, pois podem veicular uma grande quantidade de ativos.

É importante tomar cuidado com as preparações magistrais com água quente, como cappuccinos, sopas e chás, pois têm ativos que não suportam as altas temperaturas, levando, com isso, à ineficácia do produto.

E cuidado nas preparações magistrais com água quente, como cappuccinos, sopas e chás, pois têm ativos que não suportam a temperatura com isso a ineficácia do produto.

A maioria dessas fórmulas é dispensada por meio de envelopes, que é uma forma de apresentação que permite a veiculação de grande volume de ativos, de modo a favorecer a administração pelo paciente numa única tomada, podendo, ainda, o conteúdo ser flavorizado de acordo com a preferência de cada paciente.

• Extratos

São preparações concentradas, obtidas de drogas vegetais ou animais, frescas ou secas, por meio de um dissolvente apropriado, seguido de sua evaporação total ou parcial e ajuste do concentrado a padrões previamente estabelecidos.

A extração se dá por difusão osmótica – diferença de concentração do conteúdo do interior das células da planta e líquido extrator –, em que as substâncias contidas no interior das células do vegetal são dissolvidas no veículo extrator, após o rompimento das paredes das células.

A extração pode ser feita por decocção, infusão, digestão, maceração, percolação, ou ainda, pela expressão das partes das plantas frescas, de acordo com a técnica indicada para cada caso.

- Extratos secos: são extratos que se apresentam em forma de pó, obtidos pela evaporação do extrato alcoólico ou aquoso, sob temperatura e pressão controladas, não podendo exceder 5% de seu peso em água. Existem vários métodos industriais desenvolvidos para obter extratos secos, como o *spray dryer* e a liofilização. A concentração do extrato seco em relação à droga vegetal não é estabelecida pela farmacopeia brasileira, ficando a critério do produtor. Por outro lado, a farmacopeia chinesa estabelece que o extrato seco deve estar concentrado na faixa de 2:1 a 5:1, em que 5 g da planta correspondem a 1 g do extrato seco. As farmacopeias determinam os excipientes que devem ser utilizados para o ajuste de concentração do extrato para atingir o teor padrão de princípios ativos da planta. Os excipientes recomendados são amido, açúcar, carbonato de magnésio, óxido de magnésio, fosfato tricálcico, ou o resíduo da extração reduzido a pó.

- Extratos secos padronizados: o teor de princípios ativos pode variar muito dentro de uma mesma espécie, em função de fatores como época da colheita, condições de clima e solo, técnicas de manejo etc. Com o objetivo de garantir a qualidade e

CAPÍTULO 6 • BASES FARMACÊUTICAS **45**

a padronização sob o aspecto fitoquímico da droga vegetal, surgiram os extratos vegetais "padronizados". Dessa forma, a indústria de medicamentos poderia desenvolver produtos fitoterápicos que preenchessem os requisitos de qualidade, eficácia e segurança exigidos de qualquer medicamento. Para padronizarmos um extrato de determinada espécie vegetal, devemos utilizar uma ou mais substâncias como marcador, isto é, substâncias ou grupos químicos que, em determinada concentração, caracterizam a espécie em questão. O marcador não é, necessariamente, o princípio ativo da espécie em questão, e, sim, um constituinte químico característico daquela espécie.

• Comprimidos

Comprimido é a forma farmacêutica sólida contendo uma dose única de um ou mais princípios ativos, com ou sem excipientes, obtida pela compressão de volumes uniformes de partículas. Pode ser de uma ampla variedade de tamanhos, formatos, apresentar marcações na superfície e ser revestido ou não.

Os comprimidos de liberação imediata podem ser classificados de acordo com a sua forma de apresentação e administração em:

- Comprimidos convencionais: não possuem revestimento. Após ingeridos, liberam o fármaco em um espaço relativamente curto de tempo, por desintegração e dissolução, com ação iniciada rapidamente.

- Comprimido efervescente: é o comprimido contendo, em adição aos ingredientes ativos, substâncias ácidas e carbonatos ou bicarbonatos, que liberam dióxido de carbono quando o comprimido é dissolvido em água. É destinado a ser dissolvido ou disperso em água antes da administração.

- Comprimido mastigável: é o comprimido formulado para que possa ser mastigado, produzindo um sabor residual agradável na cavidade oral.

- Comprimido orodispersível: é o comprimido que desintegra ou dissolve rapidamente quando colocado sobre a língua.

• Drágeas

Drágeas são comprimidos revestidos com camadas constituídas por misturas de substâncias diversas, como resinas, naturais ou sintéticas, gomas, gelatinas, materiais inativos e insolúveis, açúcares, plastificantes, polióis, ceras, corantes autorizados e, às vezes, aromatizantes e princípios ativos. Têm como função melhorar a deglutição, mascarar sabor e cor desagradáveis de certos medicamentos ou proteger o princípio ativo da umidade do ar.

• Pastilhas

Pastilha é a forma farmacêutica sólida que contém um ou mais princípios ativos, usualmente em uma base adocicada e com sabor. É utilizada para dissolução ou desintegração lenta na boca e pode ser preparada por modelagem ou por compressão. Permite adição de quantidades de fármacos que variam entre 2 e 3 g, dependendo da forma e base utilizadas.

As pastilhas podem ser duras, *soft* ou mastigáveis:

- Pastilhas duras: misturas de sacarose e outros açúcares e/ou carboidratos em estado amorfo.
- Pastilhas *soft*: podem ser preparadas à base de PEG (polietilenoglicol), chocolate, óleo vegetal hidrogenado ou base de açúcar ou goma-arábica.
- Pastilhas mastigáveis (balas gomas, gomas mastigáveis ou "jujubas"): preparadas à base de gelatina glicerinada.

Forma farmacêutica semissólida

As formas farmacêuticas semissólidas podem ser géis. O gel é a forma farmacêutica semissólida de um ou mais princípios ativos que contém um agente gelificante para fornecer firmeza a uma solução ou dispersão coloidal.

Forma farmacêutica líquida

• Elixir

Solução hidroalcoólica de sabor agradável e adocicado, contendo princípios ativos dissolvidos. Necessita ficar bem vedada, para evitar a evaporação do álcool e o aumento da concentração do produto.

• Xaropes

Preparação aquosa caracterizada pela alta viscosidade. Devido a sua alta concentração de sacarose, é contraindicado para pacientes com restrição a ela; nesse caso, a opção seria utilizar sorbitol, contribuindo para a adesão do tratamento. Os xaropes são preparados a partir do xarope simples (base de água destilada + açúcar) e da incorporação de tinturas e/ou extratos fluidos, em uma concentração de até 10% em relação ao peso do excipiente. Os xaropes caseiros são preparados na proporção de mais ou menos 15 g da planta para cada 100 mL de xarope simples. Coloque a planta picada no mel ou na calda de açúcar (3 partes de açúcar para 1 parte de água) e cozinhe em banho-maria durante 45 minutos, mexendo algumas vezes. Coe e guarde em vidro previamente esterilizado com tampa. Guarde em lugar fresco e longe da luz. Essa preparação pode durar até 15 dias na geladeira.

• Suspensões

São preparações líquidas compostas pela dispersão do fármaco insolúvel em um veículo aquoso. Essas preparações precisam ser agitadas antes da medição da dose, para garantir o aporte correto de princípio ativo a ser ingerido.

• Spray

É administrado na forma de líquido finamente dividido por um jato de ar.

• Tinturas

A tintura é a preparação resultante da extração por maceração ou percolação das substâncias medicinais da planta. O veículo utilizado é uma mistura hidroalcoólica em graduações alcoólicas especificadas nas monografias das plantas. As tinturas oficinais se encontram com uma concentração de 20%, isto é, 20 g de droga vegetal para 80 g de veículo hidroalcoólico, à exceção das plantas consideradas heroicas, para as quais se recomenda uma concentração de 10%. As tinturas têm um bom poder de conservação, e seu tempo de validade varia para cada droga vegetal.

• Extratos fluidos

Os extratos fluidos são obtidos pela evaporação do extrato alcoólico ou aquoso a uma temperatura que não exceda 50 °C, até atingir a concentração de 1:1, em que 1 g do extrato fluido corresponde a 1 g da droga vegetal, em peso.

• Maceração

É uma preparação líquida que requer longa imersão e se aplica a qualquer parte da planta. A droga vegetal fica em contato com um solvente (água/álcool/vinho/vinagre) durante um intervalo de tempo que pode variar de 30 minutos a dias. Uma maneira caseira de macerar é colocar a planta em água fria e, em seguida, cobrir o recipiente, deixando-o repousar em lugar fresco durante uma noite. Em geral, as macerações prolongadas são indicadas quando o solvente é o álcool, o vinho ou o vinagre. Esse método pode anteceder a decocção e costuma ser útil para drogas vegetais termolábeis.

Formas farmacêuticas contemporâneas

A particularidade de cada paciente tem estimulado a indústria farmacêutica a diferenciar suas formas farmacêuticas e tornar seus medicamentos mais agradáveis, facilitando a adesão ao tratamento.

• Gomas/jujubas

Forma farmacêutica à base de gelatina e glicerina, sendo utilizada para a administração de medicamentos. As jujubas, devido ao seu diminuto tamanho, à aparência, ao sabor agradável e à consistência macia de mastigar, aumenta a adesão ao tratamento, e particularmente para pacientes pediátricos.

• Chocolates terapêuticos (bombons ou caldas)

Elaborado sem açúcar e sem lactose, sua base contém mais de 50% (cinquenta por cento) de cacau. Os chocolates são excelentes veículos porque mascaram o gosto amargo de alguns ativos, além de possuírem os benefícios do cacau.

Normalmente apresentam cerca de 5 g (considerando o peso do ativo), podendo incorporar até 2 g de insumos. As caldas são veiculadas em flaconetes de 5 a 10 mL de volume total e podem incorporar até um terço de sua composição em ativos.

• Barra de cereal

Forma farmacêutica prática, que pode ser facilmente levada pelo paciente no seu dia a dia. Possui um alto teor de fibras, é ideal para incorporação de ativos supressores do apetite, que promovem saciedade, sendo geralmente recomendada como suplemento nutricional.

• Sucos

São obtidos pela expressão, pela trituração (em pilão) ou pela liquefação (liquidificador ou centrífuga doméstica) da planta fresca. Pode-se adicionar um pouco de água filtrada para facilitar o processo. Devem ser coados em peneira fina ou pano limpo e podem ser adoçados com mel, se necessário. Devem ser consumidos imediatamente após o seu preparo.

• Garrafada ou vinho medicinal

Podem-se utilizar cachaça, álcool de cereais, vinho branco, tinto ou licoroso ou vodca para essa preparação. Colocar plantas moídas ou picadas em um dos veículos mencionados, na proporção de 20 g da planta para 100 mL de cachaça, deixando macerar por 15 a 21 dias, ao abrigo da luz. O recipiente deve ser agitado 1 a 2 vezes/dia para facilitar a extração. Ao fim desse processo, pode-se filtrar ou não o preparado e guardar ao abrigo da luz.

QUADRO 6.1 – Principais características, vantagens e desvantagens das formas farmacêuticas de dispensação.

TIPO	APRESENTAÇÃO	INDICAÇÕES	VANTAGENS	DESVANTAGENS
Pó	Envelopes	Pacientes com dificuldades de engolir cápsulas ou intolerância gástrica.	• Acondiciona grandes doses. • Custo.	• Pode causar náuseas ou irritabilidade em pessoas sensíveis.
	Cápsulas	Pacientes com intolerância ao cheiro e/ou sabor da fórmula.	• Fácil administração e transporte.	• Maior quantidade de doses/cápsulas. • Dificuldade na pediatria. • Dificuldade de ingestão. • Intolerância gástrica.
Extrato seco	Idem ao pó.	Idem ao pó.	• Precisão na dosagem. • Controle microbiológico. • Menor quantidade de doses/cápsulas. • Biodisponibilidade.	• Custo. • Poucas espécies no mercado.
Extrato	Extrato em frascos de vidro.	Pacientes com dificuldades de engolir cápsulas ou intolerância gástrica.	• Biodisponibilidade. • Praticidade de uso. • Utilizado em outras formas farmacêuticas. • Maior precisão na dosagem que a tintura.	• Custo. • Baixa estabilidade. • Sabor desagradável.
Tintura	Tintura em frascos de vidro.	Pacientes com dificuldades de engolir cápsulas ou intolerância gástrica.	• Biodisponibilidade. • Praticidade de uso. • Utilizado em outras formas farmacêuticas.	• Alto teor alcoólico. • Sabor desagradável. • Instabilidade na preparação de fórmulas.
Tintura e/ou extrato fluído	Xarope.	Pediatria e geriatria.	• Mascara sabor e aroma das drogas vegetais.	• Diabéticos.

Fonte: Adaptado de Saad et al. (2016).

Exemplos de fórmulas em suas diferentes formas farmacêuticas:

Fórmula – Pastilha para ansiedade

Griffonia simplicifolia, extrato seco padronizado a no mínimo a 90% de 5HTP, sementes – 50 mg.

Aviar 30 doses em pastilhas sublinguais.

Posologia: Sorver 1 pastilha embaixo da língua, conforme orientação profissional.

Fórmula – Chocolate para compulsão

Crocus sativus, extrato seco padronizado a 0,3% de safranal, estigma – 90 mg.

Aviar 30 doses em bombom com no mínimo 70% de cacau.

Posologia: Consumir 2 bombons ao dia, um pela manhã e outro no final do dia ou conforme orientação profissional.

Fórmula – Extrato seco padronizado para celulite

Camellia sinenesis, extrato seco padronizado a 95% de polifenóis, folha – 400 mg.

Pycnogenol, extrato seco padronizado a 75% de proantocianidinas, casca – 100 mg.

Aesculus hippocastanum, extrato seco padronizado a 20% de glicosídeos triterpênicos calculados como escina, sementes – 100 mg.

Aviar 30 doses em cápsulas transparentes.

Posologia: Consumir 1 dose, pela manhã, por 30 dias ou conforme orientação profissional.

Fórmula – *Spray* para compulsão por doces

Griffonia simplicifolia, extrato seco padronizado a 90% de 5-hidroxitriptofano, sementes – 25 mg.

Gymenma silvestre, extrato seco padronizado a 75% de ácido gimnêmico, folhas – 25 mg.

Garcínea cambogia, extrato seco padronizado a 50% de ácido hidroxicítrico, fruto – 50 mg.

Veículo q.s.p.* – 1 mL (aroma a escolher).

Aviar em frasco de 20 mL.

Posologia: Borrifar na boca até 4 vezes/dia ou conforme orientação profissional.

Fórmula – Tintura calmante

Passiflora incarnata, extrato seco padronizado em 0,5% de vitexina, partes áreas –50%.

Melissa officinallis, extrato seco padronizado a 5% de ácido rosmarínico, folhas – 50%.

Aviar em 60 mL.

Posologia: Gotejar 30 gotas em um copo com água e beber imediatamente diariamente pela manhã e/ou a noite ou conforme orientação profissional.

Fórmula – Chá termogênico

Camellia sinensis, extrato seco padronizado a no mínimo, 95% de polifenóis, folhas – 250 mg.

Citrus aurantium, extrato seco padronizado a 6% de sinefrina, casca – 200 mg.

---

* q.s.p.: significa "quantidade suficiente para", e é utilizado para indicar quanto de excipiente, veículo ou base utilizaremos para completar o volume final desejado.

Aviar 30 doses em pó para preparo de bebida instantânea.

Posologia: Diluir o conteúdo do sachê em 1 L de água gelada ou quente e beber durante o dia ou conforme orientação profissional.

Fórmula – Goma calmante

Melissa oficinallis, extrato seco padronizado a 5% de a 5% de ácido rosmarínico, folhas – 300 mg.

Goma de gelatina sabor abacaxi q.s.p – 1 unidade.

Aviar 30 doses em balas de gelatina.

Posologia: Administrar uma unidade de manhã e uma unidade à noite antes de adormecer ou conforme orientação profissional.

• *Chás*

O chá é a forma fitoterápica mais antiga e popular que se conhece. Constitui uma forma fácil de manipulação devido ao uso de água fervente como agente extrator. É considerada segura em termos da extração dos possíveis marcadores farmacológicos, como também é rara a observação de ocorrência de efeitos indesejáveis com a utilização desta forma, pela própria característica extrativa que envolve o método.

Os chás podem ser obtidos pela planta fresca, com a planta na forma de droga vegetal, que geralmente se apresenta rasurada, sendo o processo de fragmentação da droga vegetal por meio de moinhos. É uma forma preliminar à pulverização, também utilizada como ponto de partida para processos extrativos como maceração e digestão.

O chá pode ser simples, quando em sua composição encontra-se somente uma espécie vegetal, e composto, quando se encontram várias espécies vegetais.

Um aspecto importante no preparo de chás compostos é o número de drogas vegetais que pode ser associado. Alguns autores não estabelecem um número exato de espécies que pode ser associado numa formulação. Já outros autores relatam que não se deve ultrapassar o número de cinco espécies.

Uma das observações que deve ser levada em consideração na formulação de chás compostos é a interação fitoquímica entre as espécies que os compõem. No momento da extração, podem ocorrer reações indesejáveis por incompatibilidade entre os princípios ativos, o que pode levar à ocorrência de precipitações ou até impedimento da extração de determinados ativos.

Para conseguirmos preservar as qualidades da droga vegetal utilizada, algumas recomendações devem ser seguidas no preparo:

- As plantas frescas devem ser lavadas rapidamente em água corrente antes de serem utilizadas.
- São indicadas vasilhas de vidro, porcelana, barro ou aço inoxidável para aquecer a água.
- Evitar o uso de vasilhas de alumínio.
- Utilizar água tratada e/ou filtrada.
- O chá deve ser consumido no mesmo dia do preparo.
- Fazer infuso para folhas, flores e plantas aromáticas.
- Fazer decocção para cascas, raízes e sementes.

• Infusão

Conhecida popularmente como chá caseiro e, em várias citações científicas, como extrato aquoso por infusão. Para o preparo da infusão, é despejada água fervente em um recipiente (xícara de vidro ou porcelana com capacidade mínima de 150 mL), sob 2 colheres de chá da planta seca ou 1 colher de chá da planta fresca, por exemplo. São consideradas 95 partes de água para 5 partes da planta. Espera-se de 5 a 10 minutos, abafando o recipiente, sendo a forma ideal para folhas, flores e ramos finos. O tempo de exposição é importante para a obtenção dos princípios ativos. A desvantagem deste método é que a extração do princípio ativo é parcial e não se aplica a plantas que contêm órgãos sólidos duros e constituintes.

> Exemplo de prescrição:
> *Baccharis trimera (Carqueja):* 2,5 g (2,5 colheres de chá) das partes áreas
> 150 mL de água pré-fervente para cada dose (em mL)
> Modo de preparo: Para infusão, aqueça a água a uma temperatura que não haja fervura, ou seja, quando pequenas bolhas começam a se formar no fundo da panela (de preferência, de vidro). Coloque a água na xícara (de preferência, de cerâmica branca ou de vidro) com a dose da planta. Deixe tampada por X minutos, coe e beba imediatamente.
> Posologia: 1 xícara de 150 mL, de 2 a 3 vezes ao dia, por 2 dias.

• Decocção

É o processo de cozimento das plantas medicinais que são colocadas em recipiente adequado (não metálico). Essa técnica é utilizada para plantas que contêm princípios ativos mais compactos e de natureza lenhosa, como cascas, raízes e folhas muito resistentes. São consideradas 10 partes da planta para 150 de água. Os intervalos de tempo médico estabelecidos para as ervas em fogo brando são: 2 minutos para flores e folhas; 7 minutos para raízes e caules; e 10 minutos para toda planta. A extração por decocção permite um melhor aproveitamento dos compostos bioativos das plantas, com desvantagens de um gosto forte e mais amargo, que prejudica a palatabilidade. Pelo aquecimento prolongado em temperaturas elevadas, as drogas vegetais podem sofrer alteração dos seus princípios ativos. Deve-se ter cuidado com a presença de substâncias termolábeis para que estas não se percam no processo de extração.

> Exemplo de prescrição:
> *Cinnamomum verum (Canela):* 0,5 a 2 g (1 a 4 colheres de café) da casca.
> 150 mL de água pré-fervente para cada dose (em mL)
> Modo de preparo: Para decocção, leve a água e a planta ao fogo e deixe cozinhar em panela de vidro tampada por X min. Coe e beba quando estiver morno.
> Posologia: 1 xícara de 150 mL, 2 a 6 vezes ao dia, por 3 dias.

Com a mesma planta, ou parte dela, podem ser preparados diversos derivados, levando-se em consideração os seguintes fatores: o modo de preparação, propriedades físicas, características organolépticas, concentração dos princípios ativos, propriedades farmacológicas e suas finalidades. Dada a grande variedade das formas de apresentação para o uso dos fitoterápicos, ressaltando-se aquelas mais comuns no uso caseiro, nas preparações galênicas e na indústria de fitomedicamentos.

QUADRO 6.2 – Formas de apresentação mais comuns para uso dos fitoterápicos.

Infusão	Colocar água fervente na planta e deixar em repouso por 5 a 10 minutos.
Decocção	Ferver em fogo baixo por 10 a 20 minutos. Depois, deixar em repouso por 10 a 15 minutos. Usada para raízes, cascas e sementes.
Maceração	Preparação a frio. Deixar a planta amassada com algum solvente (água/álcool/vinho/vinagre) por 7 a 24 horas ou dias.
Tintura	Maceração da erva em álcool ou vinho.
Extrato fluido	Preparações obtidas a partir de 1.000 g de erva seca. Não sofre ação do calor.
Extrato seco	Pó homogêneo mais concentrado com boa padronização.
Pó	Droga vegetal moída. Muita variabilidade na biodisponibilidade do princípio ativo, com menor concentração.
Xaropes	2/3 do peso da planta em açúcar ou mel. Coloca-se para ferver, não ultrapassando a temperatura de 80 ºC. Após a solubilização, filtra-se sobre gaze, conservando em frasco âmbar.
Cápsulas/comprimidos	Feitas com o pó, óleo ou extrato seco da planta.
Gotas	Forma galênica para utilização de tinturas, extratos fluidos ou óleos essenciais.

Fonte: Adaptado de Alonso (1998); Teske & Trentini (2001); Kalluf (2015).

O modo de preparo das drogas vegetais e a correta utilização das diferentes formas de apresentação das plantas garantem uma melhor ação terapêutica das drogas vegetais.

TABELA 6.2 – Quantidade média para utilização das plantas em medidas caseiras.

PARTE DA PLANTA	1 COLHER DE CAFÉ	1 COLHER DE CHÁ	1 COLHER DE SOBREMESA	1 COLHER DE SOPA
Folhas e flores (secas)*	800 mg	1,5 g	3 g para cascas e raízes	6 g
Casca	1,5 g	Até 3 g	Até 6 g	Até 12 g
Pós	0,5 a 1 g (colher rasa)	1 a 2 g (colher rasa)	3 a 5 g (colher rasa)	5 a 10 g (colher rasa)
Líquidos**	2 mL (colher rasa) ou 40 gotas	5 mL (colher rasa) ou 100 gotas	10 mL (colher rasa) ou 200 gotas	15 mL (colher rasa) ou 300 gotas

*Para folhas e flores em plantas *in natura*, a quantidade costuma ser o dobro em comparação a folhas e flores secas.
**Na forma líquida, cada 1 mL equivale a 20 gotas.
Fonte: Adaptada de Ferro (2006) e Kalluf (2015).

Receituário:

A prescrição deve conter os seguintes itens:

- Legibilidade e ausência de rasuras e emendas.
- Identificação da instituição ou do profissional prescritor com o número de registro no respectivo Conselho Profissional, endereço do seu consultório ou da instituição a que pertence.
- Identificação do paciente.
- Identificação da substância ativa segundo a DCB ou DCI concentração/dosagem, forma farmacêutica, quantidades e respectivas unidades.
- Modo de usar ou posologia.

CAPÍTULO 6 • BASES FARMACÊUTICAS **53**

- Duração do tratamento.
- Local e data da emissão.
- Assinatura e identificação do prescritor.

A ausência de qualquer um dos itens supracitados pode acarretar o não atendimento da prescrição. Para melhor entendimento da correta prescrição, pode-se observar no Anexo VI.

Considerações finais

De acordo com Kalluf (2015), as formulações magistrais trazem inúmeras possibilidades de formas de apresentação com os fitoterápicos, sempre respeitando a prescrição, tipo de planta, conservação, sinergismo e o melhor custo-benefício.

A escolha correta da base farmacêutica a ser utilizada é o principal ponto para o sucesso terapêutico.

Referências

1. Alonso JR. Tratado de fitomedicina – bases clínicas y farmacológicas. Argentina: Isis Ediciones SRL; 1998.
2. Batistuzzo JAO; Itaya M; Eto Y. Formulário Médico Farmacêutico. 5ª ed. Atheneu; 2015.
3. Brasil. Anvisa. Agência Nacional de Vigilância Sanitária. Resolução da Diretoria Colegiada (RDC) n. 49, de 23 de novembro de 2010, Farmacopeia Brasileira, 5ª Edição.
4. Brasil. Anvisa. Agência Nacional de Vigilância Sanitária. Resolução da Diretoria Colegiada (RDC) n. 67, de 8 de outubro de 2007.
5. Brasil. Conselho Federal de Nutrição. Resolução do Conselho Federal de Nutricionistas (CFN) n. 525, de 25 de junho de 2013.
6. Brasil. Farmacopeia dos EUA do Brasil: código farmacêutico brasileiro. 2. ed. São Paulo: Indústrias Gráficas Siqueira; 1959.
7. China. Pharmacopoeia of the People's Republic of China. Appendix 1. General Requeriments for Preparations; 1999.
8. Coimbra R. Manual de fitoterapia. 2. ed. Belém: Cejup; 1994.
9. Costa AF. Farmacognosia. 4. ed. Lisboa: Fundação Calouste Gulbenkian; 1986.
10. Deutsch G; Marques D. Aprendendo a formular: um novo olhar sobre a sua prescrição. Rio de Janeiro: Grupo 5W; 2017.
11. Ferro D. Fitoterapia: conceitos clínicos. São Paulo: Atheneu; 2006.
12. Kalluf L. Fitoterapia funcional: dos princípios ativos à prescrição de fitoterápicos. 2. ed. São Paulo: AçãoSet; 2015.
13. Pujol AP. Manual de Nutricosméticos: Receitas e Formulações para a Beleza. 2 ed. SC: Ed. do Autor; 2016.
14. Ribeiro E. Plantas medicinais e complementos bioterápicos. Alto do Forte: Vida Editores; 1992.
15. Saad GA, Léda PHO, Sá IM, Seixlack ACC. Fitoterapia contemporânea: tradição e ciência na prática clínica. 2. ed. Rio de Janeiro: Guanabara Koogan; 2016.
16. Tavares JC. Formulário médico-farmacêutico de fitoterapia. 4 ed. São Paulo: Pharmabooks; 2016.
17. Teske M, Trentini AMM. Herbarium – Compêndio de fitoterapia. 4 ed. Curitiba: Herbarium Laboratório Botânico; 2001.

Interações fitoterápicos × medicamentos × nutrientes

7

Adriana Scherer Russowsky
Cintia Weide

Muitos pacientes e profissionais da área da saúde assumem que suplementos e fitoterápicos são completamente seguros porque são "naturais". Contudo, alguns problemas de saúde podem derivar de potenciais interações de plantas medicinais com outras medicações. Os prescritores devem se preocupar com as possíveis interações medicamento × fitoterápicos e se são de fato significantes. A possibilidade de interações é enorme, principalmente na população de idosos, por serem os maiores consumidores de medicamentos. Isso se associa ao fato de terem conhecimento empírico da fitoterapia tradicional e fazerem **uso** constante de inúmeras plantas, tanto na forma de chás como tinturas e outros extratos.

A combinação de um grande número de medicamentos com fitoterápicos torna exponencialmente alto o risco de uma interação. Basicamente, sabemos que as interações droga × fitoterápico ocorrem com base em estudos de casos, com poucos estudos clínicos, baseados em modelos animais ou *in vitro*. Existem relativamente poucas interações documentadas em estudos farmacocinéticos ou clínicos.

Outro desafio nessa avaliação é a variabilidade de conteúdo dos diversos suplementos disponíveis no mercado, muitas vezes contendo duas ou mais plantas. A predisposição para interações aumenta, bem como a dificuldade de controle químico, físico-químico, farmacológico e toxicológico dos extratos vegetais. Dentre os adeptos da fitoterapia, é comum o pensamento de que as plantas medicinais de uso comum já foram testadas cientificamente em humanos, e, na grande maioria das vezes, isso não ocorre.

Quando utilizadas como medicamentos, as plantas medicinais são xenobióticos, isto é, um composto estranho ao organismo humano nele inserido com finalidades terapêuticas. Como todo corpo estranho, os produtos de sua biotransformação são potencialmente tóxicos e precisam ser excretados.

Inúmeras alterações nas concentrações plasmáticas dos fármacos podem ser observadas por sua interação com fitoquímicos presentes nas plantas medicinais. Dessa forma, podem ocasionar mudanças no seu perfil de eficácia e segurança.

As interações ocorrem de duas maneiras: de forma farmacocinética e farmacodinâmica. As farmacocinéticas são as mais comuns e ocorrem quando a absorção, a distribuição, o metabolismo ou eliminação de uma droga são alterados, por exemplo, quando os níveis plasmáticos de um medicamento são aumentados devido ao outro composto químico inibir enzimas metabolizadoras, como as isoenzimas do sistema Citocromo P 450 (CYP450). Esse sistema é envolvido no metabolismo oxidativo de xenobióticos. O corpo humano tem mais de 30 enzimas desse sistema, porém somente 6 são relevantes para as interações: 1A2, 2C19, 2E1, 2C9, 2D6, 3A4. A enzima 3A4 é particularmente envolvida no metabolismo de mais de 50% de todos os medicamentos. Fitoterápicos como a erva-de-são-joão (*Hypericum perforatum*) e o alho (*Allium sativum*) alteram essa enzima e interagem com uma longa lista de drogas convencionais alopáticas.

Já as interações farmacodinâmicas podem ser previstas baseadas na farmacologia do medicamento ou do fitoterápico, envolvendo mudanças na ação das drogas. Estas interações acontecem quando os efeitos farmacológicos de dois produtos são opostos ou somatórios. Por exemplo, quando a droga e o fitoterápico apresentam ambos ação hipoglicemiante, existe a chance de uma interação farmacodinâmica somatória. Quando uma droga for capaz de reduzir a pressão arterial e um fitoterápico de aumentar, existe uma interação farmacodinâmica antagônica.

Devido às possíveis interações, alguns fitoterápicos foram classificados como de prescrição médica exclusiva, de acordo com a Resolução 89, de 16 de março de 2004, expedida pela Agência Nacional de Vigilância Sanitária – Anvisa. São eles: *Arcostaphylus uva-ursi* (Uva-ursi), *Cimicifuga racemosa* (cimicífuga), *Echinacea purpurea* (Equinacea), *Ginkgo biloba* (Ginkgo), *Hypericum perforatum* (erva-de-são-joão), *Piper methysticum* (Kawa Kawa), *Serenoa repens (Saw-palmetto), Tanacetum parthenium* (Tanaceto) e *Valeriana officinalis* (Valeriana).

Dos fitoterápicos de livre prescrição, alguns apresentam relativa importância na relação interação medicamento × fitoterápico. O alho, assim como a erva-de-são-joão, induz o CYP 3A4. Dessa forma, interage com medicamentos metabolizados por essa enzima, como drogas anticoagulantes e antiplaquetárias, anti-hipertensivos e alguns antirretrovirais. Devemos lembrar que nem todas as preparações com alho apresentam interações.

Já com relação ao chá-verde (*Camellia sinensis*), pesquisas demonstram que as duas maiores catequinas encontradas em sua composição, a epicatequina galato (ECG) e a epigalocatequina galato (EGCG), inibem polipeptídeos orgânicos ânion transportadores (OATP). Os OATPs são normalmente encontrados no intestino delgado e fígado, sendo responsáveis pela captação de fitoquímicos e fármacos. Dessa forma, o chá-verde pode reduzir a absorção de drogas que utilizam esse mesmo mecanismo de ação, como alguns antialérgicos (fexofenadina) e antibióticos (fluoroquinolonas). Além disso, existem interações com anfetaminas e cocaína, pois a cafeína encontrada no chá-verde se soma aos efeitos relacionados ao sistema nervoso central. Existem ainda evidências de que a cafeína também possa inibir o metabolismo da clozapina.

O *Citrus aurantium* (laranja-amarga), normalmente utilizado com o propósito de emagrecimento, contém um estimulante chamado sinefrina. Quando combinado com outros estimulantes como a cafeína, resulta em alterações em eletrocardiogramas, aumentando o risco de arritmias ventriculares. Portanto, não é recomendada a sua associação com outras drogas que possuam a mesma ação estimulante. Esse fitoterápico também não deve ser administrado concomitantemente com midazolam, pois é capaz de inibir significativamente o CYP 3A4, aumentando os níveis séricos do midazolam e seus efeitos adversos.

O licorice (*Glycyrrhiza glabra*), utilizado para estímulo da glândula adrenal em pacientes que fazem uso de corticosteroides por longo tempo, pode reduzir os efeitos de terapias anti-hipertensivas, pois aumenta a pressão arterial numa maneira dose-dependente. Seu uso em longo prazo pode induzir a perda de potássio sérico, portanto, a associação com diuréticos depletores de potássio, como a furosemida e hidroclorotiazida, podem induzir a hipocalemia.

Alguns fitoterápicos, até a atualidade, não apresentam interações conhecidas, como é o caso da alcachofra (*Cynara scolymus*) e da maca peruana (*Lepidium meyenii*). Esse fato provavelmente é relativo à falta de estudos científicos. As pesquisas com plantas medicinais são onerosas, sujeitas a diversas variáveis (como o cultivo da própria planta, sujeita ao clima e as condições de solo e cultivo), e esse campo da ciência está em constante evolução. Outras interações estão descritas no Quadro 7.1.

QUADRO 7.1 – Guia rápido de plantas medicinais e possíveis interações medicamentosas.

FITOTERÁPICO	NOME POPULAR	INTERAÇÕES MEDICAMENTOSAS
Allium sativum	Alho	• Anticoagulantes • Anti-hipertensivos • Antirretrovirais
Aloe vera	Babosa	• Antidiabéticos • Anticoagulantes • Antiplaquetários • Digoxina • Diuréticos • Laxativos
Angelica sinensis	Dong-quai	• Anticoagulantes • Antiplaquetários • Estrógenos
Berberis vulgaris	Berberina	• Antidiabéticos • Anticoagulantes • Antiplaquetários • Anti-hipertensivos • Amitriptilina • Ciclosporina • Depressores do SNC • Haloperidol • Losartana • Midazolam • Tramadol • Venlafaxina
Borago officinalis	Borragem	• Anestesias • Anticoagulantes • Anti-hipertensivos • Carbamazepina • Fenobarbital
Capsicum annuum	Capsiate	• Antidiabéticos • Anticoagulantes • Anti-hipertensivos • Antiplaquetários • Ácido acetil salicílico • Teofilina

(Continua)

58 PARTE 1 – FITOTERAPIA APLICADA À NUTRIÇÃO

(Continuação)

QUADRO 7.1 – Guia rápido de plantas medicinais e possíveis interações medicamentosas.

FITOTERÁPICO	NOME POPULAR	INTERAÇÕES MEDICAMENTOSAS
Carduus marianus	Cardo mariano	• Amitriptilina • Antidiabéticos • Antifúngicos • Antirretrovirais • Eritromicina • Haloperidol • Lovastatina • Morfina • Risperidona • Tamoxifeno
Cassia cinnamon	Canela	• Antidiabéticos • Drogas hepatotóxicas
Cassia sena	Sene	• Contraceptivos • Digoxina • Diuréticos • Estrógenos • Varfarina
Cissus quadrangularis	Cissus	• Antidiabéticos
Citrus sinensis	Morosil®, laranja-doce	• Antibióticos fluoroquinolonas • Antibióticos quinolonas • Antifúngicos • Cimetidina e Ranitidina • Eritromicina • Fexofenadina • Ivermectina • Pravastatina • Verapamil
Crocus sativus	Açafrão	• Anti-hipertensivos • Bloqueadores de canais de cálcio
Ganoderma lucidum	Reishi	• Anticoagulantes • Antidiabéticos • Antiplaquetários • Anti-hipertensivos
Glycyrrhiza glabra	Licorice, Alcaçuz, Regaliz	• Anti-hipertensivos • AINES • Corticosteroides • Dexametasona • Diuréticos • Digoxina • Estrógenos • Fenobarbital • Losartana • Midazolam • Tamoxifeno
Harpagophytum procumbens	Garra do diabo	• AINES • Amitriptilina • Antifúngicos • Cimetidina • Diazepam • Inibidores de bomba de prótons • Losartana • Triazolam • Ranitidina • Varfarina

(Continua)

CAPÍTULO 7 • INTERAÇÕES FITOTERÁPICOS × MEDICAMENTOS × NUTRIENTES **59**

(Continuação)

QUADRO 7.1 – Guia rápido de plantas medicinais e possíveis interações medicamentosas.

FITOTERÁPICO	NOME POPULAR	INTERAÇÕES MEDICAMENTOSAS
Ilex paraguariensis	Erva-mate	• Antibióticos quinolonas • Antidepressivos IMAO • Anticoagulantes • Antiplaquetários • Agonistas beta-adrenérgicos • Cimetidina • Clozapina • Cocaína • Efedrina • Lítio • Fenobarbital • Verapamil
Mucuna pruriens	Mucuna	• Anestesia • Antidiabéticos • Antipsicóticos • Antidepressivos IMAO • Antidepressivos tricíclicos • Metildopa
Panax ginseng	Ginseng	• Álcool • Anticoagulantes • Antidiabéticos • Antifúngicos • Bloqueadores de canais de cálcio • Cafeína • Corticoides • Estrógenos • Fluoxetina • Imunossupressores • Losartana • Midazolam
Passiflora incarnata	Passiflora	• Barbitúricos • Depressores do SNC • Lorazepam
Peumus boldus	Boldo	• Álcool • Anticoagulantes • Antiplaquetários • Drogas hepatotóxicas • Tacrolimo
Plantago psyllium	*Psyllium*	• Antidiabéticos • Carbamazepina • Digoxina • Lítio
Rhodiola rosea	Rosa de ouro	• Antidiabéticos • Anti-hipertensivos • Antifúngicos • Antirretrovirais • Corticosteroides • Escitalopram • Fexofenadina • Imunossupressores • Lovastatina • Verapamil

(Continua)

(Continuação)

QUADRO 7.1 – Guia rápido de plantas medicinais e possíveis interações medicamentosas.

FITOTERÁPICO	NOME POPULAR	INTERAÇÕES MEDICAMENTOSAS
Rosmarinus officinalis	Alecrim	• Anticoagulantes • Antiplaquetários • Aspirina
Tanacetum parthenium	Tanaceto	• Anticoagulantes • AINES
Trifolium pratense	*Red clover*, Trevo vermelho	• Anticoagulantes • Antidiabéticos • Antiplaquetários • Amitriptilina • Antifúngicos • Contraceptivos • Fexofenadina • Haloperidol • Inibidores de bomba de prótons • Losartana • Metotrexato • Tamoxifeno • Verapamil
Trigonella faenum	Feno grego	• Antidiabéticos • Anticoagulantes • Antiplaquetários • Teofilina • Varfarina
Vitex agnus castus	Árvore da castidade	• Agonistas dopaminérgicos • Antipsicóticos • Contraceptivos • Estrógenos • Metoclopramida
Withania somnifera	*Ashwagandha*	• Antidiabéticos • Anti-hipertensivos • Benzodiazepínicos • Depressores SNC • Imunossupressores
Zingiber officinale	Gengibre	• Anticoagulantes • Antiplaquetários • Bloqueadores dos canais de cálcio

Fonte: Adaptada de www.drugs.com.

Considerações finais

É importante que os profissionais da saúde estejam atentos com relação às interações no uso de fitoterápicos com medicamentos, percebidas na anamnese em consultório. Uma ação de grande valia é a notificação de reações observadas, incentivando e auxiliando na coleta de dados e informações quanto a essas intercorrências, visto serem necessárias mais pesquisas abrangendo as interações de fitoterápicos com medicamentos alopáticos.

Referências

1. Ahlawat KS, Khatkar BS. Processing, food applications and safety of aloe vera products: a review. Journal of Food Science and Technology. 2011;48(5):525-33.

2. Ahmmed SM, Mukherjee PK, Bahadur S et al. Interaction potential of Trigonella foenum graceum through cytochrome P450 mediated inhibition.Indian Journal of Pharmacology. 2015;47(5):530-4.
3. Alexandre RF, Bagatini F, Simões CMO. Interações entre fármacos e medicamentos fitoterápicos à base de ginkgo ou ginseng.Revista Brasileira de Farmacognosia. 2008;18(1):117-26.
4. Aman U, Subhan F, Shahid M et al. Passiflora incarnata attenuation of neuropathic allodynia and vulvodynia apropos GABA-ergic and opioidergic antinociceptive and behavioural mechanisms. BMC Complementary and Alternative Medicine. 2016;16:77-85.
5. Beer AM, Neff A. Differentiated evaluation of extract-specific evidence on cimicifuga racemosa's efficacy and safety for climacteric complaints. Evidence-based Complementary and Alternative Medicine: eCAM. 2013;-(2013): 1-21.
6. Carneiro, ALC, Comarella L. Principais Interações entre plantas medicinais e medicamentos. Revista Saúde e Desenvolvimento. 2016;9(5):1-19.
7. Cordeiro CHG, Chung MC, Do Sacramento LVS. Interações medicamentosas de fitoterápicos e fármacos: hypericum perforatum e piper methysticum. Revista Brasileira de Farmacognosia. 2005;19(1):272-5.
8. Gagnier JJ, Chrubasik S, Manheimer E. Harpgophytum procumbens for osteoarthritis and low back pain: a systematic review. BMC Complementary and Alternative Medicine. 2004;4-13.
9. Ishaque S, Shamseer L, Bukutu C, Vohra S. Rhodiola rosea for physical and mental fatigue: a systematic review. BMC Complementary and Alternative Medicine. 2012;(29):12-70.
10. Kaur P, Sharma N, Singh B, Kumar S, Kaur S. Modulation of genotoxicity of oxidative mutagens by glycyrrhizic acid from Glycyrrhiza glabra L. Pharmacognosy Research. 2012;4(4):189-195.
11. Khalilzadeh E, Vafaei Saiah G, Hasannejad H et al. Antinociceptive effects, acute toxicity and chemical composition of Vitex agnus-castus essential oil. Avicenna Journal of Phytomedicine. 2015;5(3):218-230.
12. Khazdair MR, Boskabady MH, Hosseini M, Rezaee R, Tsatsakis AM. The effects of crocus sativus (saffron) and its constituents on nervous system: a review. Avicenna Journal of Phytomedicine. 2015;5(5):376-391.
13. Mejía-Teniente L, de Dalia Durán-Flores F, Chapa-Oliver AM et al. Oxidative and molecular responses in capsicum annuum L. after hydrogen peroxide, salicylic acid and chitosan foliar applications.International Journal of Molecular Sciences. 2013;14(5):10178-10196.
14. Mikaili P, Maadirad S, Moloudizargari M, Aghajanshakeri S, Sarahroodi S. Therapeutic uses and pharmacological properties of garlic, shallot, and their biologically active compounds. Iranian Journal of Basic Medical Sciences. 2013;16(10):1031-1048.
15. Motawi TK, Hamed MA, Shabana MH, Hashem RM, Aboul Naser AF. Zingiber officinale acts as a nutraceutical agent against liver fibrosis.Nutrition & Metabolism. 2011;8:40-5.
16. Nicoletti M.A et al. Principais interações no uso de medicamentos fitoterápicos. Infarma. 2007;19(1/2):32-40.
17. Oliveira JA, da Silva ICG, Trindade LA et al. Safety and tolerability of essential oil from cinnamomum zeylanicum blume leaves with action on oral candidosis and its effect on the physical properties of the acrylic resin.evidence-based Complementary and Alternative Medicine: eCAM. 2014;(1):189-195.
18. Pan D, Zhang D, Wu J, et al. Antidiabetic, antihyperlipidemic and antioxidant activities of a novel proteoglycan from ganoderma lucidum fruiting bodies on db/db mice and the possible mechanism. Miele C ed. PLoS ONE. 2013;8(7):e68332.
19. Da Silveira PF Bandeira MAM, Arrais PSD. Farmacovigilância e reações adversas às plantas medicinais e fitoterápicos: uma realidade.Revista Brasileira de Farmacognosia. 2008;18(4):618-626.
20. Zhang WL, Zheng KYZ, Zhu KY et al. Chemical and biological assessment of angelica roots from different cultivated regions in a chinese herbal decoction danggui buxue tang evidence-based Complementary and Alternative Medicine: eCAM. 2013;483286.
21. Zhu HJ, Brinda BJ, Chavin KD, Bernstein HJ, Patrick KS, Markowitz JS. An assessment of pharmacokinetics and antioxidant activity of free silymarin flavonolignans in healthy volunteers: a dose escalation study. Drug Metabolism and Disposition. 2013;41(9):1679-1685.

Fitoterapia contemporânea

8

Maria Angélica Fiut

Introdução

Escolheu-se intitular este capítulo de fitoterapia contemporânea emprestando-se do título do livro de mesmo nome, escrito por médicos e farmacêuticos já consagrados na fitoterapia[1]. Esta escolha se deve ao fato de que o termo "fitoterapia contemporânea" é entendido entre o alinhamento da tradição associado à ciência, utilizando-se de elementos das medicinas tradicionais como uma forma de individualização da prescrição de plantas medicinais.

Neste capítulo, pretendemos colocar pontos importantes das medicinas tradicionais, principalmente da Medicina Tradicional Chinesa (MTC), para melhor apropriação da fitoterapia. Costumo dizer em sala de aula que: se utilizarmos apenas o conhecimento científico sobre as plantas, estamos sendo limitados. Por exemplo: teremos várias plantas gastroprotetoras que atuam por mecanismos exatamente iguais no organismo. Mas qual é a melhor? Qual devo escolher?

Utilizando os conhecimentos adquiridos da MTC, consigo, por meio da semiologia dos pacientes, escolher a planta medicinal que irá, neste caso, reduzir a acidez gástrica, mas também será uma planta mais refrescante, ou mais quente, ou mais antiestagnante do que a outra.

A pergunta central é: o que mais posso buscar na planta medicinal quando a estudo? Uma planta gastroprotetora, antioxidante e anti-inflamatória, mas também uma planta fria, quente, tônica, uma planta medicinal que atuará no sintoma do paciente, mas também uma planta que o equilibrará para que este sintoma não reapareça. Portanto, convido o leitor a trilhar primeiro um caminho pela tradicionalidade, depois um caminho com base na MTC, para, a partir deste lugar, buscar o aprofundamento na evidência.

As plantas são utilizadas pelas suas propriedades medicinais há milênios, sendo tão antiga quanto a própria civilização humana. Seja utilizando-se da fitoterapia ou da descoberta de novos fármacos, a contribuição do reino vegetal é grande. Fitoterapia é o termo utilizado para a terapêutica que utiliza as plantas medicinais, terapêutica essa relatada em sistemas medicinais milenares em todo o mundo (medicina chinesa, tibetana, indiana-ayurvédica)[2].

A Organização Mundial da Saúde (OMS) considera as plantas medicinais um importante instrumento de assistência à saúde e coloca a Medicina Tradicional (MT) como uma proposta oficinal de atenção em saúde. Diante disso, nos anos 1970, a OMS criou o "Programa de Medicina Tradicional" e, em 2002, lançou a "Estratégia da OMS para a Medicina Tradicional para 2002-2005", contemplando diagnóstico, desafios e potencialidades da MT, assim como o papel e os objetivos da Organização. Nesse documento, a OMS se propôs a respaldar os países de modo a[2]:

- Integrar a Medicina Tradicional/Medicina Complementar Alternativa (MT/MCA) nos sistemas nacionais de saúde, desenvolvendo e implementando políticas e programas nacionais.
- Promover a segurança, eficácia e qualidade da MT/MCA, ampliando a base de conhecimento sobre essas medicinas e fomentando a orientação sobre pautas normativas e de controle de qualidade.
- Aumentar a disponibilidade e acessibilidade da MT/MCA, com ênfase ao acesso pelas populações pobres.
- Fomentar o uso racional da MT/MCA tanto pelos provedores quanto pelos consumidores.

No Brasil, seguindo a escala mundial, em 2006, foi aprovada a Política Nacional de Práticas Integrativas e Complementares no SUS (PNPIC), por meio da Portaria n. 971, de 3 de maio de 2006[3], contemplando, entre outras práticas tradicionais, a MTC e a fitoterapia. As práticas integrativas e complementares foram ampliadas por meio das Portarias n. 849, de 27 de março de 2017, e n. 702, de 21 de março de 2018, em que outros serviços como yoga, meditação e biodança foram incluídos no atendimento do SUS[4]. Todas as ações decorrentes das políticas nacionais voltadas à integração das práticas integrativas e complementares ao SUS, principalmente quando se utilizam plantas medicinais e derivados como recurso terapêutico, perpassam pelo entendimento e valorização da multiculturalidade e interculturalidade, por gestores e profissionais de saúde, para maior equidade e integralidade da atenção[5].

Neste contexto, cabe destacar que o conhecimento da medicina tradicional, tratamento e práticas deve ser respeitado e preservado, e, quando possível, inserido no atendimento em saúde.

Sistemas médicos tradicionais

Medicina Tradicional é definida como: "a soma de todos os conhecimentos teóricos e práticos, explicáveis ou não, utilizados para diagnóstico, prevenção e tratamentos físicos, mentais ou sociais, baseados exclusivamente na experiência e observação e transmitidos verbalmente ou por escrito de geração a geração"[6].

Os principais sistemas médicos tradicionais são:

- Greco-romano: também chamado de teoria dos humores, Hipócrates sistematizou vários conceitos que vinham sendo elaborados na medicina grega (a doutrina dos 4 humores). Nesta teoria, a recuperação do paciente se baseia no equilíbrio do humor excedente ou alterado. Os quatro humores são: temperamento melancólico, temperamento fleumático, temperamento sanguíneo e temperamento colérico. Galeno juntava várias plantas medicinais em fórmulas próprias para tratar os humores[1].

* Afro-brasileiro: de herança africana, o uso de plantas medicinais nos terreiros de religião afro-brasileira atribui o tratamento das doenças a orixás específicos. De acordo com este sistema, plantas e outros elementos terapêuticos e alimentícios são riquezas que os deuses proporcionaram ao homem. Dentro da ótica ritualística, as plantas medicinais são divididas de acordo com os elementos: água, fogo, terra e ar e os respectivos orixás[7].

* Indígena: em tribos indígenas, atribui-se à figura do pajé/xamã os conhecimentos sobre as doenças e as curas, e, entre outras terapêuticas, as plantas medicinais são utilizadas. O momento no qual mais se utilizam as plantas é em cerimônias ritualísticas[7].

* Oriental (ayurvédica e medicina chinesa): a medicina ayurvédica se utiliza de várias abordagens para o tratamento dos indivíduos, e, além de plantas medicinais, são utilizados meditação, yoga, dieta, entre outras técnicas. Atribuem-se a esta medicina três humores, chamados de Doshas, que classificam os indivíduos em: Vata, Pitta e Kapha. Na visão ayurvédica, o desequilíbrio no Dosha gera alterações patológicas[1].

A MTC caracteriza-se por um sistema médico integral, originado há milhares de anos na China, cujo fundamento aponta a teoria do Yin-Yang, divisão do mundo em duas forças ou princípios fundamentais, interpretando os fenômenos em opostos complementares. O objetivo desse conhecimento é obter meios de equilibrar essa dualidade[1].

Por que vamos trabalhar com MTC?

A MTC é um sistema médico reconhecido pela OMS como um dos sistemas mais organizados e eficientes entre as medicinas tradicionais, muito bem preservado e bem documentado ao longo dos séculos, e, além disso, permite maior adaptabilidade a diversas situações do paciente[1]. É importante ressaltar que não pretendemos formar o leitor em MTC e nem utilizar formulações fechadas em fitoterapia chinesa. A proposta é utilizarmos os conceitos semiológicos da MTC para, a partir disto, trabalharmos principalmente com plantas do ocidente, plantas brasileiras ou já adaptadas a nossa região.

A MTC é um sistema médico que tem como base a interação entre o ser humano, a natureza, a manutenção e a prevenção da saúde, que visam harmonizar o estado de saúde por meio do equilíbrio. Nesse contexto, o homem é visto como parte integrante da natureza, um elemento regido por leis. A base da Medicina Tradicional Chinesa parte do princípio da mutação e da constante transformação[8,9].

A interpretação dos sinais e sintomas está relacionada aos órgãos, vísceras, tendões, músculos etc., desencadeando alterações funcionais e emocionais, indicando o tipo de desequilíbrio daquele corpo no momento da investigação. O diagnóstico pode ser realizado pela inspeção da língua, pela palpação do pulso, pelo apetite e paladar, características das fezes e urina, entre outros, e o estado emocional e de saúde do paciente também deve ser observado[1,8-9].

Para a execução do diagnóstico completo, a medicina tradicional chinesa leva em consideração as condições socioculturais em que a pessoa se encontra, seu estado emocional, hábitos alimentares, sexuais e atividades físicas. O processo terapêutico é pautado na compreensão taoista de cosmos em três teorias: a Teoria do Yin/Yang (aspectos opostos complementares), a Teoria dos Meridianos (canais de energia) e a Teoria dos Cinco Elementos (Fogo, Metal, Terra, Água e Madeira)[1,8,9].

• *Polaridade universal*[1,10-12]

A teoria do Yin/Yang é baseada em forças opostas, complementares, indissociáveis e interdependentes. Essa teoria, quando aplicada ao corpo humano, faz uma diferenciação entre órgãos (Zang) e vísceras (Fú), sendo que os primeiros apresentam características Yin, e os segundos, características Yang.

Cada parte do corpo é Yin ou Yang, sendo o ventre e a parte inferior Yin, o dorso e a parte superior Yang. Os líquidos corporais e o sangue são Yin, e o Qi (energia e força vital) é Yang.

Quando aplicada às manifestações da natureza, essa teoria faz diferenciação entre o céu que está no alto (Yang) e a terra que está embaixo (Yin). A água é fria e escorre (Yin), e o fogo é quente e ascende (Yang). Quanto às transformações, o Yang torna-se o Qi, e o Yin torna-se a matéria.

Assim, podemos dizer que Yin é: frio, inércia, baixo, interior, escuridão, matéria, vazio; e Yang é quente, movimento, alto, exterior, luz, energia, plenitude. Todos temos um lado Yin e um lado Yang em nosso corpo, e em temperamentos espalham-se os predomínios Yin e Yang, que podem variar durante o dia.

• *Conceitos de energia*[1,10,12-15]

A energia na MTC se estende para três estruturas: a essência, o Qi e o sangue e líquidos corporais. Quanto à essência, podemos dizer que é a energia estocada própria dos órgãos e vísceras. Seu enfraquecimento causa emagrecimento, debilidade, infertilidade e prejuízo das funções do cérebro.

O Qi é a energia vital (sopro, ar, impulso), que pode ser ancestral (recebemos de nossos pais), adquirido (vem dos alimentos e respiração) e protetor (circula externamente).

Quanto ao sangue e fluidos corporais, na MTC, eles nutrem órgãos e vísceras e banham os tecidos. Se o sangue enfraquece, há deficiência geral e prejuízo das funções do organismo. A falta de fluidos corporais gera secura, e o excesso causa edema.

• *Os cinco elementos*[1,10,11,14-17]

Os cinco elementos na MTC são: fogo, terra, metal, água e madeira. Eles estão relacionados respectivamente a cores, sabores, emoções, estados da natureza e a órgãos específicos.

Cada um dos órgãos *zang* (sólidos) está ligado a um órgão *fu* (oco) por um canal e a um órgão dos sentidos.

O bloqueio do Qi num órgão *zang* pode afetar o órgão *fu* a ele relacionado e, da mesma forma, o bloqueio do Qi em um órgão *fu* terá um efeito em seu órgão *zang* associado.

QUADRO 8.1 – Os cinco elementos e suas associações.

ELEMENTO	FOGO	TERRA	METAL	ÁGUA	MADEIRA
Cor	Vermelho	Amarelo	Branco	Preto	Verde
Sabor	Amargo	Doce	Picante	Salgado	Ácido
Emoção	Alegria	Preocupação	Tristeza	Medo	Raiva
Estado natureza	Verão	Canícula	Outono	Inverno	Primavera
Órgão principal (zang)	Coração	Baço/pâncreas	Pulmão	Rins	Fígado
Órgão secundário (fu)	Intestino delgado e vasos	Estômago e músculo	Intestino grosso e pele	Bexiga e ossos	Vesícula biliar e articulações
Órgão dos sentidos	Língua	Boca	Nariz	Ouvido	Olhos

Fonte: Adaptada de Saad (2016); Curvo (1998); Botsaris (2007); Capra (1986); Fahrnow (2003); Harmananda (1991); Hong-Yen (1982).

Os cincos elementos se "alimentam" e se controlam mutuamente, zelando por um equilíbrio sadio no ciclo de geração e dominação. Esse sistema garante a todos os elementos seu espaço, como os membros de uma comunidade harmônica, ligados pelo dar e receber[15].

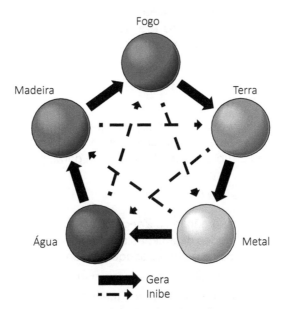

FIGURA 8.1 – Diagrama dos cinco elementos.

Fonte: Adaptada de Wu Xing (2017).

Funções dos órgãos Zang na MTC e suas relações com os elementos[10,11,14-16,19]

• *Fígado*

O fígado é o órgão *Zang* que mantém o livre fluxo de Qi nas vísceras, ele armazena e controla o sangue, além de controlar as articulações. Ele se abre nos olhos e seu sabor é o ácido. O sabor ácido irá relaxar o fígado e reduzir a irritabilidade. Os principais harmonizadores na medicina chinesa possuem sabor ácido, como o gengibre.

• Coração

No coração reside a mente. O coração tranquiliza *SHEN* (o espírito) e tem a função de controlar a circulação e os vasos. Impulsiona o sangue e se abre na língua, manifestando-se na face. Seu sabor é o amargo, que reduz o calor e seca a umidade, com ação reagrupante (se acumula no tubo digestivo para ser eliminado nas fezes). A carqueja e o boldo possuem esta função.

• Baço/pâncreas

Esta estrutura na medicina chinesa é um órgão só e tem a função de transformar e transportar os alimentos e líquidos, além de manter o sangue nos vasos. Seu sabor é o doce, nutre os músculos e se manifesta na boca. O doce tonifica e harmoniza, sendo a raiz de alcaçuz um grande exemplo de planta tonificante e harmonizadora.

• Pulmão

O pulmão controla a respiração e domina o Qi defensivo, dispersando e descendendo o Qi e os líquidos. Aquece os músculos e a pele e se abre no nariz. O sabor picante fortalece o sangue e "consola o pulmão entristecido". Os principais sudoríferos são de sabor picante, como o alho.

• Rim

O rim protege a essência e controla a reprodução, controla os orifícios e domina os ossos. Tem efeito tônico e se abre nos ouvidos, manifestando-se no pelo. O sabor salgado suaviza a dureza e elimina a turvacidade. As algas, em geral, possuem sabor salgado.

Horário de cada órgão na MTC[10,11,14-16,19]

Na medicina chinesa, cada órgão, seja *Zang* ou *Fu*, possui um horário específico que podemos relacionar com atividades destinadas a estes órgãos. Sempre que possível, devemos respeitar essas situações e procurar adequá-las ao modo de vida de cada pessoa.

- 03:00-05:00: Pulmão – Melhor horário para meditar.
- 05:00-07:00: Intestino grosso – Este é o melhor horário para esvaziar o intestino.
- 07:00-09:00: Estômago – Tomar um abundante café da manhã.
- 09:00-11:00: Baço/pâncreas – Se você não tiver tomado um bom café da manhã, o baço é incapaz de fazer o seu trabalho bem, e você pode ter a energia reduzida. Este horário ainda é indicado para o café da manhã.
- 11:00-13:00: Coração – Evitar estresse físico e emocional. Relaxar e comer alimentos leves. Não deve ser feita atividade física nem ficar em ambiente muito quente.
- 13:00-15:00: Intestino delgado – Fase de assimilação do alimento, deve-se evitar o trabalho pesado ou mentalmente estressante. A primeira parte desta faixa horária é ainda um bom momento para se alimentar.

- 15:00-17:00: Bexiga – Este é o melhor momento para fazer as coisas mais importantes e difíceis do dia, como estudar e trabalhar.
- 17:00-19:00: Rins – Para melhorar a energia, deve-se comer algo salgado (não muito) para estimular os rins em suas funções.
- 19:00-21:00: Pericárdio/circulação – Fazer uma prática que ajuda a relaxar e induzir o sono, como meditar, praticar atividade física, fazer sexo. Comer pouco.
- 21:00-23:00: Meridiano triplo aquecedor – O Triplo Aquecedor é o nome coletivo do aquecedor superior, médio e inferior. O aquecedor superior engloba o diafragma, coração e pulmão, o aquecedor médio engloba o estômago e o baço, e o aquecedor inferior engloba o fígado, rim, bexiga e os intestinos. Durante este tempo, devemos adormecer.
- 23:00-01:00: Vesícula biliar – Neste momento, você precisa dormir, ou então vai esgotar as reservas de energia.
- 01:00-03:00: Fígado – Descansar durante este tempo para desintoxicar o corpo.

Recursos semiológicos e diagnósticos em MTC[1,10,12-17,19-21]

De acordo com o exposto, podemos utilizar as informações da medicina chinesa para uma classificação do paciente. Utilizando as teorias de dualidades tão presentes na MTC, faremos uma conversa com a medicina ocidental, pois a semiologia do paciente na MTC vai além do que será proposto aqui. Pretende-se colocar uma classificação básica e de fácil entendimento, para você, a partir de hoje, poder começar a aplicar os conhecimentos adquiridos e, depois disso, buscar o aperfeiçoamento, se julgar válido na sua prática.

Diferenciação dos quadros segundo parâmetros tradicionais da MTC:
- Quadros do tipo deficiência e frio
- Quadros do tipo excesso e calor
- Quadros do tipo estagnação ou bloqueio

Quadros do tipo deficiência e frio

O paciente que se encaixa neste quadro normalmente é mais astênico, depressivo e ansioso. Tem uma maior sensibilidade ao frio, uma baixa atividade metabólica, pouca sede e sua ingestão de alimentos é constante e em pequenas quantidades. Possui uma digestão mais lenta, uma tendência à dispepsia, a hipotireoidismo e à hipotensão. Se o paciente for constipado, será uma constipação intestinal por deficiência de peristaltismo.

Para este paciente, precisamos usar fitoterápicos, alimentos e condimentos que irão estimular a termogênese, o sistema nervoso central (SNC), a digestão e a peristalse. Os alimentos precisam ser mais proteicos, ricos em carboidratos complexos e bem cozidos. Fitoterápicos: *Camelia sinensis, Ilex paraguariensis, Zingiberis officinalis, Cinnamomum cassia, Capsicum annum.*

Quadros do tipo excesso e calor

Estes pacientes costumam ser mais agitados, insones, sensíveis ao calor, com maior sede e apetite, possuem digestão rápida, uma tendência à gastrite e à hipertensão arterial. Se este paciente for constipado, será uma constipação com fezes ressecadas.

Para equilibrar este paciente, precisamos utilizar plantas e alimentos que regulem e acalmem o SNC, melhorem o sono e reduzam a ansiedade. Precisamos promover a saciedade, reduzir a absorção de carboidratos e lipídios e equilibrar o sistema digestório. Trabalharemos preferencialmente com alimentos crus e frios. Fitoterápicos: *Mentha* sp., *Maytenus ilicifolia, Taraxacum officinalis, Spirulina* sp.

Quadros do tipo estagnação

Este paciente normalmente apresenta uma instabilidade psíquica que pode vir acompanhada de uma depressão associada à ansiedade e irritabilidade. Costuma apresentar uma forte relação psicossomática, cefaleias, dismenorreia, TPM, dispepsias associadas ao SNC e a disfunções hepatobiliares. Apresenta inflamações e distúrbios circulatórios, como arteriosclerose e varizes, e normalmente este paciente é constipado.

Para este paciente, as palavras centrais são circulação e inflamação, sendo necessário desinflamá-lo e utilizar plantas que favoreçam a circulação de sangue e fluidos. Precisamos ainda regular o SNC, reduzir a ansiedade e a irritabilidade, equilibrar as funções hepatobiliares e o sistema digestório. Devemos utilizar fitoterápicos, condimentos e alimentos com atividades hepato e gastroprotetoras, colagogas, coleréticas, antioxidantes, com afinidade por receptores hormonais e anti-inflamatórios. Os alimentos mais indicados são legumes e verduras amargos, brotos, grãos e cereais integrais. Ter uma dieta pobre em gordura e utilizar alimentos grelhados e cozidos. Fitoterápicos: *Curcuma longa, Cynara scylimus, Angelica sinensis, Aesculum hippocastanum.*

Exame físico[1,10,12-17,19-21]

Para auxiliar na classificação do paciente nos quadros que vimos acima, podemos utilizar alguns elementos da medicina chinesa, como exames de língua e pulso. É importante também deixar claro que faremos uma classificação básica desses dois elementos, pois na MTC é possível identificar tipos de pulso e características na língua além das que serão abordadas aqui.

A língua é o prolongamento do coração, e o estado do Qi e do sangue do coração estão nela refletidas. Um corpo da língua normal indica que a língua está recebendo um suprimento suficiente de sangue do coração.

Entre os órgãos Yang, o estômago é o que mais influencia a língua, sendo responsável pela produção da saburra lingual e por enviar fluidos até ela. Portanto, a cor tende a ser mais pálida se os fluidos não estiverem chegando de forma correta. A cor normal da língua depende do suprimento normal de sangue do coração e dos fluidos do estômago.

Quanto ao tamanho, a língua pode ser normal, aumentada e diminuída. Uma língua aumentada indica deficiência de yang, e uma língua diminuída indica deficiência de yin.

Quanto à cor, pode ser rósea, pálida e vermelha. Uma língua pálida indica deficiência, e uma língua vermelha indica calor.

Quanto à saburra, pode ser clara, branca e amarela. A saburra tem ligação direta com a digestão. Uma saburra clara indica digestão normal, uma saburra branca revela o predomínio do quadro de frio, e uma saburra amarela representa um quadro de calor.

A análise do pulso arterial radial também ajuda a identificar o quadro do paciente. Um pulso forte pode identificar um quadro de excesso, enquanto um fraco, de deficiência. Um pulso rápido pode estar relacionado a um quadro de calor, enquanto um lento sugere

CAPÍTULO 8 • FITOTERAPIA CONTEMPORÂNEA **71**

um quadro de frio. O pulso irregular, sem ritmo, costuma estar presente no quadro de estagnação.

A avaliação da língua e pulso não é uma tarefa fácil, e a prática leva ao aperfeiçoamento. Só é possível saber se um pulso é forte, fraco, rápido ou lento observando e treinando.

Todos estes elementos, sinais e sintomas vistos aqui contribuem para a classificação do paciente de acordo com a MTC, mas é importante dizer que o paciente transitará em mais de um quadro e que a combinação deles também é possível. Um paciente pode ser classificado como sendo de deficiência e frio com sinais de estagnação, ou estagnado com sinais de excesso, por exemplo.

Após a classificação do paciente, o passo seguinte é escolher quais plantas podemos utilizar para equilibrá-lo, seja para tonificar e aquecer, seja para acalmar e esfriar ou para desestagnar. A seguir, as plantas serão colocadas em grupos de acordo com a MTC para melhor aplicar suas propriedades.

Classificando as plantas de acordo com a MTC[1,8,11,21-23]

Segundo suas ações, as plantas podem ser classificadas na MTC de acordo com suas propriedades térmicas: quente, frio, morno, fresco e neutro; quanto aos sabores: ácido, doce, amargo, salgado e picante; e quanto a direções: ascendente, descendente, submersão e circulante.

As plantas consideradas mornas ou quentes são o Yang na natureza. Aquecem o baço e o estômago, restabelecendo, assim, o Yang, com ações estimulantes e fortificantes. Já as plantas com propriedades fria ou fresca removem o calor da inflamação patogênica, possuem ações inibidoras, antibióticas e sedativas.

Plantas com sabores picantes promovem efeitos de dispersão e promoção, enquanto as de sabor doce tonificam e regulam. Já as de sabor amargo possuem efeito fortificante e purgante, as de sabor ácido são adstringentes, e as salgadas têm efeitos suavizantes e purgantes.

As plantas com propriedades ascendentes e circulantes são classificadas com o efeito para cima e para fora, usadas na ativação do Yang, que induz a transpiração e dispersam o frio e o vento. Já as plantas descendentes e de submersão, com o efeito para baixo e para dentro, tranquilizam, causam contração, auxiliam no alívio da tosse, interrompem a êmese e promovem a diurese e a purgação.

Ervas sudoríferas que eliminam as condições externas

São ervas usadas em agressões do exterior, provocadas por frio, calor e umidade. A energia perversa fica localizada na camada superficial do corpo. Combatem gripes, resfriados e dores musculares. As plantas usadas, em geral, têm sabor picante.

Estas ervas são divididas em dois grupos: ervas sudoríferas amornantes, em que o paciente relata sensação de frio, mas sem febre (gengibre, alho); ervas sudoríferas refrescantes quando há febre (badana, soja).

Ervas que transformam a fleuma e aliviam a tosse e a dispneia

Fleuma na MTC corresponde ao espessamento do fluido corporal, que fica viscoso e atrapalha os processos corporais. Alguns sinais de fleuma são tosse com secreção abundante e língua pegajosa.

Estas ervas são divididas em três grupos: ervas que transformam a fleuma, com quadro de frio, tosse de muco branco (canela); ervas que transformam a fleuma, com quadro de calor, tosse com expectoração amarela (guaco); ervas que aliviam a tosse e a dispneia, tosse com falta de ar (alcaçuz).

Ervas que eliminam o calor

Usadas em pacientes de excesso e calor, são plantas que dispersam o calor e esfriam o interior. São divididas em cinco grupos: ervas que eliminam o calor intenso, são plantas muito frias (hortelã); ervas que refrescam o calor no sangue, são plantas circulantes e refrescantes (centella); ervas que drenam calor e umidade, são plantas diuréticas, para edema (cabelo de milho); ervas que clareiam o calor e eliminam toxinas, são plantas antitóxicas e refrescantes, que eliminam "toxinas do calor" (dente-de-leão); ervas que drenam o calor do verão, são plantas usadas na desidratação (folhas de lótus).

Ervas antirreumáticas que eliminam vento e umidade

Estas ervas eliminam o vento e a umidade dos músculos, tendões, articulações e ossos. Utilizadas em dor e dormência nas articulações e músculos (mulungu, unha-de--gato, pimenta).

Ervas que aquecem o interior e expulsam o frio

Utilizadas em pacientes de deficiência e frio, são plantas que aquecem o interior e expelem o frio (canela, cravo e gengibre).

Ervas aromáticas que transformam a umidade

São ervas que também atuam na umidade, ou acúmulo de líquidos, mas seu mecanismo de ação é por "transformação", ou seja, fazendo com que o líquido acumulado seja incorporado fisiologicamente pelo corpo. São utilizadas em pacientes com sintomas de digestão lenta, peso no abdome e diarreia pastosa (magnólia, cardamomo).

Ervas que aliviam a estagnação alimentar

São ervas que atuam a nível baço-pâncreas e do estômago, auxiliando os processos de transporte e transformação quando existem alimentos acumulados nas vísceras. São utilizadas em pacientes com saburra espessa da língua, empanzinamento (arroz fermentado, cevada germinada, broto de alfafa).

Ervas que drenam por via baixa

São plantas que atuam nas impurezas, mecanismos de excreção via fezes e urina. Estas ervas são divididas em três grupos: laxativos suaves ou ervas que umedecem os intestinos – são usadas na constipação intestinal por deficiência (alcachofra); ervas que purgam o calor – são usadas na constipação por excesso (psyllium); plantas diuréticas – usadas em edema e em excesso, normalmente quadros de ascite (cavalinha).

Ervas que promovem a circulação de Qi

São as plantas empregadas para facilitar a circulação de energia Qi no organismo e eliminar quadro de estagnação (angelica, laranja-da-terra, tiririca).

Ervas que regulam o sangue

Plantas que atuam na estagnação e extravasamento (sangramentos). Estas ervas são divididas em três grupos: ervas que promovem circulação de sangue e previnem estagnação (cúrcuma); ervas hemostáticas, usadas em hemorragias (raiz de lótus); ervas aromáticas que abrem os orifícios, combate a fleuma que está obstruindo os orifícios (cânfora).

Ervas tranquilizantes

Estas plantas assentam e acalmam o espírito (*Shen*). São divididas em dois grupos: substâncias que acalmam, assentam o espírito, são sedativas mais intensas, usadas em quadros de excesso (passiflora, mulungu); ervas que nutrem o coração e acalmam a mente, têm ação de nutrir o coração em quadros de deficiência (crataego).

Ervas tônicas do Qi e do sangue

São plantas usadas principalmente em quadros de deficiências. São divididas em dois grupos: tônicas do Qi – são plantas que aumentam a energia geral do corpo, usadas em pacientes com cansaço e fadiga (ginseng); tônicas do sangue – têm a ação de nutrir o sangue, na palidez, na fadiga e na amenorreia (angelica).

Ervas tônicas do yin e do yang

São plantas principalmente adaptogênicas, usadas para restabelecer e melhorar a imunidade do paciente. Estas ervas são divididas em dois grupos: tônicas do yin, que são de natureza refrescante e nutritiva, utilizadas em quadros de emagrecimento (raiz de aspargo); tônicas do yang, que são de natureza amornante e tônica, usadas em quadros de impotência e perda de libido (tribulus).

Ervas adstringentes que previnem as perdas

As perdas na medicina chinesa são causadas pela saída de substâncias vitais do corpo. Usadas em casos de diarreia crônica e sudorese excessiva (noz-moscada, goiaba).

O Quadro 8.2 apresenta algumas plantas medicinais e sua classificação quanto às propriedades térmicas e sabor.

QUADRO 8.2 – Plantas medicinais, sabores e propriedades térmicas.

Aesculum hippocastanum	Amargo	Neutro
Agaricus blazei	Doce	Neutro
Allium sativus	Picante	Amornante
Angelica sinensis	Doce/amarga/picante	Amornante

(Continua)

(Continuação)

QUADRO 8.2 – Plantas medicinais, sabores e propriedades térmicas.

Astragalus membranauceus	Doce	Amornante
Baccharis trimera	Amargo	Refrescante
Bauhinia forficata	Doce	Neutro
Camellia sinensis	Amargo	Quente
Capsicum anuum	Picante	Quente
Cassia nomame	Doce	Neutro
Centella asiatica	Amargo	Neutro
Cinnamomum cassia	Doce	Quente
Citrus aurantium	Ácido	Refrescante
Citrus sinensis	Doce	Neutro
Coffea robusta	Amargo	Quente
Cordia salicifolia	Amargo	Neutro
Crataegus oxycantha	Doce	Neutra
Crocus sativus	Doce	Neutro
Curcuma longa	Picante/amargo	Amornante
Cyamopsis tetragonolobus	Doce	Neutro
Cynara scolymus	Amargo	Refrescante
Equisetum arvensis	Doce	Neutro
Erythrina mulungu	Doce	Neutra
Evodia rutaecarpa	Doce/picante	Quente
Foeniculum vulgaris	Doce/picante	Amornante
Fucus vesiculosus	Salgado	Neutro
Garcinia camboja	Amargo	Neutro
Glycyrrhiza glabra	Doce	Neutro
Griffonia simplicifolia	Amargo	Neutro
Gymnema sylvestre	Doce	Refrescante
Hibiscus sabdariffa	Ácido	Refrescante
Ilex paraguariensis	Amargo	Quente
Irvingia gabonenses	Doce	Refrescante
Lepidium meyenii	Amargo	Amornante
Magnolia officinalis	Doce	Amornante
Maytenus ilicifolia	Amargo	Refrescante
Mentha sp.	Picante	Fria
Monascus purpureus	Amargo	Neutro
Mucuna pruriens	Doce	Neutro
Panax ginseng	Amargo	Amornante
Passiflora incarnata	Amargo	Refrescante
Paullinia cupana	Doce	Quente
Peumus boldus	Amargo	Refrescante
Phaseulus vulgaris	Salgado	Neutro

(Continua)

(Continuação)

QUADRO 8.2 – Plantas medicinais, sabores e propriedades térmicas.

Phellodendro amurense	Amargo	Neutro
Piper nigrum	Picante	Quente
Plantago psyllium	Doce	Refrescante
Ptycopetalum alcaloide	Doce	Quente
Rosmarinus officinalis	Picante	Amornante
Rubus idaeus	Doce	Frio
Silybum marianum	Amargo	Neutro
Spirulina maxima	Amargo	Frio
Taraxacum officinalis	Amargo	Neutro
Tribulus terrestres	Amargo	Neutro
Uncaria tomentosa	Amargo	Neutro
Undaria pinnatifida	Salgado	Refrescante
Zea mays	Doce	Refrescante
Zengiberis officinalis	Picante/ácido	Neutro/amornante

Fonte: Adaptada de Saad (2016); Esmot (2017); Botsaris (2007); Tiabian (1982); Garran (2013); Lorenzi (2008).

Considerações finais

Procurou-se demonstrar, no decorrer deste capítulo, a importância das práticas tradicionais para a saúde. Esperamos que com sucesso. Cabe destacar que a MTC não se restringe apenas à fitoterapia, ela inclui, ainda, práticas corporais (lian gong, chi gong, tui-na, tai-chi-chuan), práticas mentais (meditação), orientação alimentar, acupuntura, todas relacionadas à prevenção de agravos e de doenças, à promoção e à recuperação da saúde, e muitas delas já incorporadas na PNPIC no nosso país.

Lembrando que precisamos respeitar costumes, genética e limites. Saúde é equilíbrio. Quando estamos equilibrados, temos uma boa resposta muscular, dormimos e acordamos melhor e temos uma boa defesa orgânica. Com o olhar da tradicionalidade e especialmente de alguns conceitos da MTC, propõe-se ao leitor buscar na evidência e dentro de sua prática o melhor do herbalismo ocidental e oriental.

Referências

1. Saad GL, Leda PH, Sá IM, Seixlack AC. Fitoterapia contemporânea: tradição e ciência na prática clínica. 2. ed. Rio de Janeiro: Guanabara Koogan; 2016.
2. Ministério da Saúde, Brasil. Secretaria de Atenção à Saúde. Práticas integrativas e complementares. Plantas medicinais e fitoterapia na saúde da família. Secretaria de Atenção à Saúde Departamento de Atenção Básica. Brasília: Ministério da Saúde; 2012.
3. Ministério da Saúde, Brasil. Portaria n. 971 de 03 de maio de 2006. Disponível em: http://189.28.128.100/dab/docs/legislacao/portaria971_03_05_06.pdf. 2006 [Acesso em 24 julho 2017].
4. Ministério da Saúde, Brasil. Portaria n. 849 de 27 de março de 2017. Disponível em: http://189.28.128.100/dab/docs/portaldab/documentos/prt_849_27_3_2017.pdf. 2006. [Acesso em 24 julho 2017].
5. Departamento de Atenção Básica (DAB), Secretaria de Atenção à Saúde. Disponível em: http://dab.saude.gov.br/portaldab/ape_pic.php. [Acesso em: 24 julho de 2017].
6. WHO. Traditional medicine and modern health care-progress report by director-general. Forty Fourth World Health Assembly. 22 March 1991.
7. Almeida MZ. Plantas medicinais. 2. ed. Salvador: EDUFBA; 2003.
8. ESMOT – Escola de Medicina Oriental e Terapêuticas. Fitoterapia chinesa. Portugal [Acesso em 25 julho 2017]. Disponível em: http://www.medicinachinesapt.com/fitoterapia_chinesa.html.
9. Ferreira CS, Luz MT. Shen: categoria estruturante da racionalidade chinesa. História, Ciências, Saúde. Manguinhos, Rio de Janeiro, 2007;14(3):863-875.

10. Curvo J. A dieta do yin e do yang para gordos, magros e instáveis. Rio de Janeiro: Rocco; 1998.
11. Botsaris AS. Fitoterapia chinesa e plantas brasileiras. 3. ed. Rio de Janeiro: Ícone; 2007.
12. Boorhem RL. Regras terapêuticas. Rio de Janeiro: IARJ; 1980.
13. Capra F. O tao da física. São Paulo: Cultrix; 1985.
14. Capra F. O ponto de mutação. São Paulo: Cultrix; 1986.
15. Fahrnow IM et al. Os 5 elementos na alimentação equilibrada. São Paulo: Ágora; 2003.
16. Harmananda S. Chinese herbology: a professional training program. Oregon: Institute for Traditional Medicine and Preventive Health Care; 1991.
17. Hong-Yen H et al. The chemical constituents of oriental herbs. California: Oriental Healing Arts Institute; 1982.
18. Wu Xing. Disponível em: https://pt.wikipedia.org/wiki/Wu_Xing. [Acesso em 27 de julho 2017].
19. Okert M. The theoretical foundations of chinese medicine. MIT, Cambridge; 1978.
20. Paeth F. Pulsologia tradicional chinesa. Rio de Janeiro, ABA; 1982.
21. Tiabian S. Atlas of tongue traditional chinese medicine diagnosis. Beijing, Peoples Health; 1982.
22. Garran TA. Fitoterapia com ervas medicinais com os princípios da medicina tradicional chinesa: um guia abrangente para terapeutas, estudiosos e interessados no assunto. São Paulo: Pensamento; 2013.
23. Lorenzi H, Matos EJA. Plantas medicinais no brasil: nativas e exóticas. 2 ed. São Paulo: Instituto Plantarum; 2008.

Parte 2

FITOTERAPIA NOS SISTEMAS CORPORAIS

"Para cada doença existe uma planta."
(Provérbio russo)

Fitoterapia no sistema respiratório 9

Juliana da Silveira Gonçalves

Introdução

O sistema respiratório permite o transporte do oxigênio (O_2) para o sangue, a fim de ser distribuído para as células, e a retirada do dióxido de carbono (CO_2), dejeto do metabolismo celular, do sangue para o exterior. Ele está envolvido na fala e nele ocorre ainda o olfato e, implicado com este, a percepção de sabores mais apurados[1].

O sistema respiratório pode ser dividido em uma porção condutora, que conduz o ar para os locais onde se dão as trocas gasosas, uma porção respiratória, onde se dão as trocas gasosas, e, ainda, uma porção transitória entre essas duas porções, com ambas as funções. A porção condutora é formada por: cavidade nasal, faringe, laringe, traqueia, brônquios primários (principais ou extrapulmonares), brônquios secundários (ou lobares), brônquios terciários (ou segmentares), bronquíolos (primários) e bronquíolos terminais. A porção transitória consiste nos bronquíolos respiratórios, e a porção respiratória nos ductos e sacos alveolares[2].

A Organização Mundial de Saúde (OMS) estima que quatro milhões de pessoas com Doenças respiratórias crônicas (DRC) podem ter morrido prematuramente em 2005, e as projeções são de aumento considerável do número de mortes no futuro[3].

As DRC são doenças crônicas tanto das vias aéreas superiores como das inferiores. Representam um dos maiores problemas de saúde mundialmente. A asma, a rinite alérgica e a doença pulmonar obstrutiva crônica (DPOC) são as DRC mais comuns. Centenas de milhões de pessoas de todas as idades sofrem dessas doenças e de alergias respiratórias em todos os países do mundo, e mais de 500 milhões delas vivem em países em desenvolvimento. As DRC estão aumentando, em prevalência, particularmente entre as crianças e os idosos. Elas prejudicam a qualidade de vida e podem provocar incapacidade nos indivíduos afetados, causando grande impacto econômico e social. As limitações físicas, emocionais e intelectuais que surgem com a doença, com consequências na vida do paciente e de sua família, geram sofrimento humano[4].

Muitos dos fatores de risco para DRC preveníveis já foram identificados, e medidas eficazes de prevenção foram estabelecidas. O estabelecimento de uma linha de cuidado para as DRC pode ser efetivo para a redução da morbimortalidade devido a essas doenças. Entretanto, no Brasil, habitualmente, o sistema de saúde desenvolve ações de forma fragmentada[4].

Nessa perspectiva, esse capítulo tem como relevância a possibilidade de fortalecer as evidências sobre o uso de recursos terapêuticos complementares no tratamento de gripes e resfriados, como as plantas medicinais.

Asma

É uma doença inflamatória crônica, caracterizada por hiper-responsividade das vias aéreas inferiores e por limitação variável ao fluxo aéreo, reversível espontaneamente ou com tratamento, manifestando-se clinicamente por episódios recorrentes de sibilância, dispneia, aperto no peito e tosse, particularmente à noite e pela manhã ao despertar. Resulta de uma interação entre genética, exposição ambiental a alérgenos e irritantes, e outros fatores específicos que levam ao desenvolvimento e manutenção dos sintomas[5]. O Brasil ocupa a oitava posição mundial em prevalência de asma, com estimativas para crianças e adolescentes escolares variando de menos de 10 a mais de 20% em diversas cidades estudadas, dependendo da região e da faixa etária consideradas[4].

Doença pulmonar obstrutiva crônica (DPOC)

É uma doença com repercussões sistêmicas, prevenível e tratável, caracterizada por limitação do fluxo aéreo pulmonar, parcialmente reversível e geralmente progressiva. Essa limitação é causada por uma associação entre doença de pequenos brônquios (bronquite crônica obstrutiva) e destruição de parênquima (enfisema). Estimativas sobre a prevalência de doença pulmonar obstrutiva crônica (DPOC) têm sido baseadas primariamente nas estatísticas de mortalidade, o que configura um subdiagnóstico. Ainda assim, essas estimativas mostram que a morbimortalidade por DPOC está se elevando em muitas regiões. A DPOC afeta 210 milhões de pessoas, é a quarta causa de mortalidade e representa 4,8% dos óbitos em todo o mundo[4].

Gripe

A gripe, também chamada de *influenza*, é uma infecção viral do trato respiratório causada pelo vírus *influenza*, com transmissão elevada e tendência a se disseminar facilmente em epidemias sazonais, em que podem ocorrer complicações ao evoluírem para uma pneumonia. Manifesta-se por febre alta, calafrios, dor de garganta, cefaleia, coriza, fraqueza, dor muscular e, por vezes, diarreia. Doença autolimitada, é comumente confundida com o resfriado, devido aos seus sintomas muito semelhantes, no entanto, o resfriado é menos intenso e menos frequente que o resfriado[6].

Rinite

Pode ser considerada a doença de maior prevalência entre as doenças respiratórias crônicas e problema global de saúde pública, acometendo cerca de 20 a 25% da população em geral[4]. É o processo inflamatório da mucosa nasal. Os sintomas mais comuns são coriza, congestão nasal e gotejamento pós-nasal. A inalação de alérgenos costuma ser a causa mais comum (rinite alérgica), mas a rinite também pode ser produto de infecções virais, bacterianas ou fúngicas, assim como da inalação de irritantes respiratórios ou de fatores hormonais[6].

De acordo com o estudo International Study of Asthma and Allergies in Childhood (ISAAC), realizado no Brasil, a prevalência média de sintomas relacionados à rinite é de 29,6% entre adolescentes e 25,7% entre escolares, estando o País no grupo de países com as maiores taxas mundiais de prevalência, tanto em asma como em rinite. A asma acomete cerca de 300 milhões de indivíduos em todo o mundo e frequentemente está associada à rinite[7].

Resfriado

É uma infecção das vias aéreas superiores, causada por vírus – rinovírus (RV). É um dos problemas de saúde mais comuns nos ambulatórios, especialmente nos períodos de inverno. Costuma circular na população durante todo o ano, e seu período de incubação é estimado em 1,9 dia[6].

Sinusite

Por definição, é uma inflamação dos seios paranasais associada a processos infeccio-sos (virais, bacterianos ou fúngicos), alérgicos ou irritativos. Frequentemente, a sinusite está associada à rinite, asma, bronquite, amigdalite e faringite[6].

Atualmente, prefere-se a denominação rinossinusite, já que a concha nasal média (turbinada) penetra o seio etmoidal, o que faz com que o comprometimento da cavidade nasal também afete os seios da face na maior parte das vezes. Entretanto, como o termo rinossinusite só vem sendo usado há pouco mais de uma década, o termo sinusite ainda é utilizado como sinônimo, em função da tradição[4].

Tosse

Define-se como tosse persistente a presença desse sintoma por pelo menos três semanas. Suas principais causas são rinossinusopatias (rinite e rinossinusite), asma e refluxo gastroesofágico. A presença de tosse é indicativa da existência de alguma doença e, portanto, sua etiologia deve ser pesquisada[4].

Fitoterápicos no sistema respiratório

Mikania glomerata Spreng[8]

Nomenclatura popular: Guaco.

Parte utilizada: Folha.

Indicação: O guaco é empregado nas afecções do aparelho respiratório: bronquite crô-nica, asma e tosses; nas dores de origem reumática; nos quadros febris; externamente, é indicado nas dermatites, nos ferimentos e nas afecções da orofaringe.

Contraindicações: Não se recomenda na gravidez e lactação por não existirem dados de inocuidade nestas situações.

Princípios ativos: Princípio amargo: guacina; cumarinas; taninos; saponinas; guacosídeo; substâncias resinosas; terpenos: ácido caurenoico e ácido grandiflórico.

Formas farmacêuticas: Cápsulas, chás, tintura e xarope.

Doses recomendadas:

- Infusão: 3 g (1 colher de sopa) para 1 xícara de água fervente (150 mL) 3 vezes ao dia.
- Xarope (15 a 20%): 10 a 40 mL ou 1 a 2 colheres de sopa 2 a 3 vezes ao dia.
- Tintura (1:5): 5 a 20 mL ao dia.
- Extrato fluido: 1 a 4 mL diários.

Precauções: Altas doses podem causar vômito e diarreia. O uso prolongado pode ocasionar acidentes hemorrágicos, por haver aparecimento de efeito antagonista com a vitamina K.

Efeitos adversos: Altas doses podem provocar taquicardia, náuseas, vômito, diarreia e hipertensão.

Interações medicamentosas: A presença da cumarina pode potencializar o efeito de medicamentos anticoagulantes, podendo provocar hemorragia. Interage com anti-inflamatórios.

Evidências científicas: O guaco é uma espécie muito empregada em afecções respiratórias, principalmente pela sua ação antitussígena e broncodilatadora. As cumarinas presentes na planta, como principal componente, contribuem para o efeito broncodilatador e antiespasmódico[9]. O mecanismo de ação pode estar relacionado com a inibição da musculatura lisa respiratória, como foi demonstrado em estudos *in vitro* com extrato aquoso e hidroalcoólico (100 μg/mL) injetados na traqueia isolada em cobaias. Sob doses de 320 mg/mL, também se observou inibição de 30% sobre as concentrações induzidas por acetilcolina em ratos. Os mesmos resultados obtidos no músculo liso brônquico humano pré-contraído com K+. No íleo de cobaias, registrou-se similar efetividade anticontrátil por indução histamínica[10-12].

As cumarinas também exercem efeito expectorante e antisséptico, reforçado pelos sesquiterpenos e diterpenos do óleo essencial[13]. Freitas et al. (2008)[14] demonstraram que o pré-tratamento com extratos de guaco reduz os parâmetros de inflamação e estresse oxidativo no pulmão de ratos.

Eucalyptus globulus Labill[8]

Nomenclatura popular: Eucalipto.

Parte utilizada: Folhas e óleo essencial.

Indicação: Os óleos essenciais do eucalipto lhe conferem propriedades antissépticas e expectorantes e em uso externo é cicatrizante. Os ácidos fenólicos estão associados à atividade hipoglicemiante em coelhos[15]. O eucalipto é indicado para gripes, resfriados, para desobstrução das vias respiratórias e como adjuvante no tratamento de bronquite e asma[16].

Contraindicações: Gravidez e lactação. Menores de 12 anos. Pessoas que estão ingerindo algum tipo de analgésico ou tranquilizante podem apresentar uma aceleração da atividade destes fármacos, pois o eucalipto acelera o metabolismo hepático destes medicamentos. Pode causar agitação e gastrite em pessoas sensíveis[16].

Princípios ativos: Óleo essencial (0,8 a 1%), eucaliptol ou cineol, alfa e beta pineno, alfa terpinol, borneol. Taninos, ácidos fenólicos e flavonoides.

Formas farmacêuticas: Extrato, xarope, chás e tintura.

Doses recomendadas:

- Infusão: 2 g (1 colher de sobremesa) das folhas para 150 mL de água, até 3 vezes por dia.
- Tintura (1:8): com etanol a 35%, dose de 1 a 3 mL por dia.
- Xarope: preparado com 10% do extrato fluido, de 3 a 4 colheres de sopa por dia.
- Extrato seco (5:1): até 1 g ao dia, divididos em duas a três administrações.
- Extrato fluído (1:1): 20 a 30 gotas, 2 a 3 vezes ao dia.

Precauções: Doses altas do óleo são tóxicas para pacientes que recebem terapia hipoglicemiante.

Efeitos adversos: Pode causar náuseas, vômitos e diarreia. Irritação cutânea em pessoas com hipersensibilidade ao óleo.

Interações medicamentosas: A essência do eucalipto produz, no fígado, aumento na velocidade de metabolização de vários medicamentos por indução enzimática do citocromo P450. Há relatos da potencialização de fármacos hipoglicemiantes em pacientes diabéticos[17]. O óleo essencial, em ratos, demonstrou, em doses de 3,25 e 6 mg/kg, modificar o efeito de diazepam (2 mg/kg), reduzindo seu efeito relaxante muscular, mas potencializando a atividade ansiolítica[18].

Evidências científicas: O óleo essencial do eucalipto exibe, em diferentes modelos, tanto por via oral como inalatória, ação expectorante, fluidificante e antisséptica da secreção brônquica. Independentemente de sua via de administração, é eliminado principalmente por via pulmonar, o que justifica seu extenso uso em doenças das vias respiratórias[19,20]. Seus princípios ativos mentol e cânfora produzem a sensação refrescante na mucosa nasal[21].

Glycyrrhiza glabra L[8]

Nomenclatura popular: Licorice, alcaçuz.

Parte utilizada: Raiz.

Indicação: Afecções gastrointestinais, tais como: gastrite, úlceras gastrointestinais, refluxo gastresofágico, espasmos gastrointestinais e prisão de ventre; nas afecções respiratórias: tosse, bronquite e asma; no reumatismo e na artrite. Externamente é indicado na estomatite e na blefaroconjuntivite.

Contraindicações: Hipersensibilidade e hipertensão arterial. Diabetes, uma vez que aumenta a meia-vida dos corticosteroides que têm ação anti-insulínica. Hipopotassemia: o alcaçuz pode potencializar a ação de mineralocorticoides, aumentando as perdas renais de potássio. Cirrose hepática e hepatite colestática: a glicirrizina, assim como outras saponinas do alcaçuz, é excretada preferencialmente por via biliar. Insuficiência renal: os efeitos mineralocorticoides do alcaçuz podem interferir na concentração plasmática de potássio e aumentar a pressão arterial. Gravidez e lactação, por conter compostos com ação estrogênica. Pacientes com glaucoma, insuficiência cardíaca congestiva e ex--etilistas devem consultar um profissional antes do uso.

Princípios ativos: Flavonoides, saponinas sesquiterpênicas, como a glicirrizina ou ácido glicirrízico.

Formas farmacêuticas: Podem-se apresentar em diferentes formas: extrato seco, pó, rasurada, extrato fluido e tintura. A dose média diária do alcaçuz é aproximadamente de 2 a 5 g de substância pulverizada, correspondente a 50 a 200 mg de glicirrizina. Não se recomenda ultrapassar a dose de 100 mg de glicirrizina por dia, devido ao risco de indução de um quadro similar ao hiperaldosteronismo. Recomenda-se que o uso contínuo não ultrapasse 6 semanas sem que haja avaliação médica.

Doses recomendadas:

- Pó: 5 a 15 g/dia.
- Decocção: 2 a 4 g em uma xícara de água (150 mL), 3 vezes ao dia após as refeições.
- Extrato fluido (1:1): 2 a 4 mL (30 a 50 gotas), 3 vezes ao dia.
- Tintura (1:5): 50 a 100 gotas, até 3 vezes ao dia.
- Extrato seco (5:1): de 0,2 a 1 g diariamente.
- Extrato seco padronizado a 4% de glicirrizina: 400 mg, 2 a 3 vezes ao dia.
- Extrato seco padronizado a 10% ácido glicirrízico: 500 a 1.500 mg ao dia.

Precauções: O uso crônico, em doses altas, causa pseudo-hiperaldosteronismo secundário, que resulta em hipertensão arterial, hipopotassemia e edema. Pode causar efeitos semelhantes aos dos glicocorticoides.

Efeitos adversos: Estudos em seres humanos revelam baixa biodisponibilidade do extrato da raiz do alcaçuz, considerando com baixo potencial de efeitos adversos. Há casos de pessoas que consumiram dosagens altas de alcaçuz, ou seja, doses superiores a 1 g de glicirrizina por dia, por períodos de 1 ano ou mais, que desenvolveram quadro compatível com miopatia proximal e hipopotassemia.

Interações medicamentosas: Possíveis interações podem ocorrer em associação com diuréticos tiazídicos (pois aumenta o risco de surgimento de hipopotassemia); anticoncepcionais orais (relatos de hipopotassemia, edema e hipertensão arterial); digoxina (redução dos níveis de potássio sérico com riscos de intoxicação digitálica); hipoglicemiantes orais (redução da tolerância à glicose); anti-hipertensivos (redução do efeito por retenção de sal e água); ibuprofeno e ácido acetilsalicílico (diminuição da irritação gastrointestinal causada por esses medicamentos)[21].

Evidências científicas: A glicirrizina demonstrou atividade anti-inflamatória, antitussígena e expectorante, por meio de estímulo e mobilização de secreções[22]. A ação antitussígena da glicirrizina foi demonstrada pela supressão de tosse induzida por estímulos elétricos e químicos sobre nervo laríngeo superior em animais[23].

Estudo em cobaias demonstrou que o uso de alcaçuz reduziu 81% a tosse induzida por ácido cítrico com dose de 50 mg/kg. No mesmo estudo, a codeína alcançou efeito antitussígeno de somente 62%[24]. Outra pesquisa com bronquite alérgica experimental, observando-se efeitos imunorreguladores mediados pelo ácido glicirrízico, e melhora sintomática, os efeitos se deram pela modulação de citocinas e aumento de linfócitos[25].

Malva sylvestris L[8,26]

Nomenclatura popular: Malva.

Partes utilizadas: Folhas e flores.

Indicação: Tratamento de dor de dente, dores do trato genital, dermatites, pele inflamada, ferimentos, queimaduras, problemas de estômago, diarreia, reumatismo, hemorroidas, constipação, tosse, dor de garganta, as amígdalas, bexiga e acne.

Contraindicações: A infusão e decocção das folhas também são descritos como abortivos, assim sendo contraindicado na gestação[27].

Princípios ativos: Mucilagens, ácidos graxos, alcaloides, flavonoides, fitoesteroides e aminoácidos.

Formas farmacêuticas: Decocção, infusão, cataplasma, vapor, loções, xarope e maceração.

Doses recomendadas:
- Infusão: 2 g (1 colher de sobremesa) em 150 mL (xícara de chá) até 4 vezes ao dia.
- Decocção das folhas: 30 a 50 g/L, utiliza-se como laxante ou hipoglicemiante.
- Extrato fluido (1:1): 1 g = 40 gotas, sendo 1 colher de café 3 vezes ao dia.
- Xarope a 2%: pode-se elaborar a partir do extrato fluido, dose de 2 a 5 mL diários.
- Tintura (1:8): usa-se etanol 35%, dose de 2 a 5 mL ao dia.

Efeitos adversos: Em geral, é muito tolerada.

Interações medicamentosas: Monitorar o uso concomitante com estímulos físicos e psíquicos, psicotrópicos, agonistas beta e alfa-andrenérgicos[28].

Evidências científicas: A planta inteira exibe propriedades terapêuticas, mas, em geral, os efeitos farmacológicos da malva são atribuídos às folhas e flores, principalmente devido à presença de alguns flavonoides e mucilagens nessas partes[29]. O extrato fluido é indicado para tosse e doenças inflamatórias da mucosa[30], e popularmente as partes aéreas da malva para uso são preparados como infusão, decocção, ou ainda fervida com leite para amidalite, caxumba, febre, asma, cálculo renal, gripe, resfriado, câncer, bronquite, tosse, doenças ginecológicas, hemorroida, abortivo (raiz)[31].

A administração do extrato aquoso de malva associado ao extrato de alecrim em infecções crônicas das vias respiratórias foi avaliada em estudo clínico não controlado, com 120 pacientes de ambos os sexos, com idades entre 11 e 76 anos. Em 77% da amostra, a combinação foi positiva em relação à facilidade de expectoração de mucosa e diminuição de infecção[32].

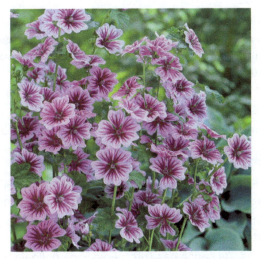

FIGURA 9.1 – Foto da *Malva sylvestris* L[33].

Fonte: Plantify. Disponível em: http://www.plantify.co.uk/Malva-sylvestris-Zebrina/plant-1237.

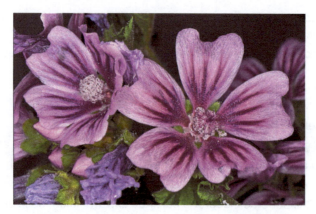

FIGURA 9.2 – Foto das flores da *Malva sylvestris L*[34].

Fonte: Plant fibers, fruits and greens. Disponível em: http://waynesword.palomar.edu/traug99b.htm.

Polygala senega L[8]

Nomenclatura popular: Polígala.

Partes utilizadas: Raiz e rizoma.

Indicação: É reconhecida pela sua atividade secretolítica e expectorante da raiz, nos processos catarrais das vias respiratórias. Atualmente, tem merecido relevância em atividades antitumoral e hipoglicemiante.

Contraindicações: Não se recomenda o extrato via oral em casos de gastrite, úlcera gastroduodenal e durante a gestação.

Princípios ativos: Saponinas triterpênicas bidesmosidicas, fitoesteróis, ácido salicílico e éster metílico.

Formas farmacêuticas: Extratos fluído e seco, chás (infusão e decocção), xarope e tintura.

Doses recomendadas:

- Infusão: 4,5 g de raízes secas para 150 mL de água. Tomar de 2 a 3 xícaras ao dia.
- Decocção: 0,5 a 1 g da planta finamente cortada ou grosseiramente pulverizada em água (150 mL). Para estimular secreções bronquiais, consumir até 3 vezes ao dia. Em casos mais graves, a cada 2 horas.
- Extrato fluido (1:1): 0,4 a 1 mL a cada 6 horas.
- Extrato seco (5:1): 150 a 300 mg ao dia.
- Xarope: preparado com 5 a 10% do extrato fluido em 100 g de xarope simples, consumir 1 a 2 colheres de sopa ao dia.
- Tintura (1:10): 45 gotas, de 2 a 3 vezes ao dia.

Efeitos adversos: Em altas doses ou o uso da raiz fresca, produz efeitos eméticos e diarreicos. Devido à presença de saponinas, podem provar doenças gastrintestinais.

Interações medicamentosas: A atividade hipoglicemiante da planta pode interferir com medicamentos antidiabéticos.

Evidências científicas: As saponinas triterpênicas da polígala produzem efeito fluidificante, mucolítico e balsâmico na mucosa brônquica, o que facilita a expectoração em caso de bronquite e traqueíte[35]. Sua ação por irritação da mucosa gástrica, produz secreção reflexa de muco nos bronquíolos[36]. Entretanto, as saponinas contribuem para redução da tensão superficial do muco, diminuindo sua viscosidade[37].

Os primeiros estudos foram realizados entre 1941[38] e 1946[39]. O primeiro trabalho, um estudo observacional prévio realizado em pacientes com bronquiectasias, nos quais a administração oral de um extrato fluido de raiz de polígala havia reduzido a viscosidade do muco[38]. Após a administração intergástrica do extrato fluido da raiz de polígala (0,1 a 10 L/kg) em gatos, coelhos e porcos-da-índia, foi possível observar um aumento na produção de fluido no trato respiratório. Depois de 3 a 4 horas, o máximo de incremento secreolítico foi de 173% em gatos, 186% nos porcos e não se observou nos coelhos[39].

Outra pesquisa mostrou que o uso do xarope de polígala em cães anestesiados aumentou significativamente o volume da produção de fluidos respiratórios a partir de 5 a 30 minutos após sua administração. Após 2 horas, o volume do fluido foi de 0,114 mL, em comparação com 0,01 mL que mostrou o grupo controle[40].

Thymus vulgaris L[8]

Nomenclatura popular: Tomilho.

Parte utilizada: Sumidade florida seca (o caule com as brácteas e flores).

Indicação: Ação espasmolítica nas vias respiratórias, exercendo efeito relaxante do músculo liso brônquico, que justifica o uso como antitussígeno. Outras atividades: expectorante, antimicrobiana e antioxidante.

Contraindicações: O óleo essencial não deve ser utilizado em casos de úlceras gastroduodenais e com precaução na gravidez e lactação. Também é contraindicado para crianças menores de 2 anos, nem em casos de hipertireoidismo.

Princípios ativos: Óleos essenciais (timol, terpineol, alfa e beta pineno, limoneno, felandreno, canfeno, tujona, geraniol, linalol, borneol), taninos, princípios amargos, flavonóides.

Formas farmacêuticas: Chás, xarope, tintura e extrato.

Doses recomendadas:

* Infusão: 1 a 4 g para cada 150 mL de água, consumir de 2 a 3 xícaras ao dia.
* Extrato seco (10:1): 0,5 a 1 g diariamente, divididos em 2 a 3 administrações.
* Extrato fluido (1:1): 0,5 a 3 g por dose (1 g = 40 gotas). Prescreve-se de 2 a 10 g ao dia, divididos em 2 a 3 utilizações.
* Xarope: preparado com base em 5 a 10% do extrato fluido. Usar uma colher de sopa diariamente.
* Tintura (1:5): 45% em álcool, de 2 a 6 mL até 3 vezes ao dia.

Precauções: Devido à toxicidade do timol, deixou-se de utilizá-lo como antiparasitário em humanos[41].

Efeitos adversos: O consumo da infusão do tomilho é geralmente bem tolerado[42]. Os extratos ricos em timol administrados via oral podem causar náuseas, vômitos, dores gástricas, diarreia, cefaleia, hipotermia, fraqueza muscular, confusão metal e colapso cardiorrespiratório[43]. Embora o timol seja 25 vezes mais potente que o fenol, pode ser irritante das mucosas gástrica e urinária. Desse modo, recomenda-se não utilizar doses superiores a 15 g/dose nem em prazos maiores de 30 dias consecutivos[41,44,45].

Interações medicamentosas: O extrato etéreo de folhas de tomilho administrado em camundongos em doses de 200 mg/kg por via intraperitoneal potencializou os efeitos de barbitúricos[46].

Evidências científicas: Experiência em animais demonstraram que as propriedades antitussígenas são intensificadas pelos heterosídeos do luteol[47]; da mesma forma, os flavonoides timonina, cirsilineol e 8-metoxi-cirsilineol demonstraram *in vitro* potente atividade broncoespasmolítica. Essa é a razão de muitos preparados broncoespasmolíticos serem elaborados com extratos fluidos de tomilho (rico nestes flavonoides), conservando a utilidade terapêutica e sendo menos arriscado ao organismo[48,49].

O uso via oral do extrato etanólico (30%) das folhas e flores de tomilho demonstrou em gatos efeito antitussígeno quando administrado em doses de 1 mL/kg, e, em doses de 0,25 mL/kg, mostrou ação expectorante[50].

Estudo experimental com óleo essencial mostrou aumento da secreção da mucosidade brônquica e maior eficácia do transporte e movimento ciliares nos brônquios. Essa atividade ocorre devido a uma ação reflexa induzida por ligeira irritação gástrica, e, por outro lado, a uma atividade direta sobre a mucosa brônquica, sendo importante destacar que o óleo é eliminado também pelos pulmões[49].

Em um estudo multicêntrico com aproximadamente 7.783 indivíduos, sendo aproximadamente 2.000 crianças menores de 12 anos, todas com bronquite crônica, foram divididos em 2 grupos. Um grupo recebeu um preparado de ervas (60 mg de prímula e 160 mg de tomilho), e o outro grupo N-acetilcisteína ou ambroxol. Ao longo de 10 dias, foi possível observar que o grupo que recebeu o fitoterápico apresentou resposta clínica significativamente maior quando comparada ao outro grupo, inclusive com melhor tolerância[51].

Outros fitoterápicos indicados no sistema respiratório

Allium sativum L. (Alho) – Capítulo 10

Aloe vera (Babosa) – Anexo VIII

Mentha piperita (Hortelã pimenta) – Capítulo 22

Origanum vulgare L. (Orégano) – Anexo VIII

Rosmarinus officinalis L. (Alecrim) – Capítulo 21

Sambucus nigra (Sabugueiro) – Anexo VIII

Salix alba L. (Salgueiro) – Capítulo 14

Zingiber officinale Roscoe (Gengibre) – Capítulo 18

Sugestões de fórmulas

Fórmula 1 – Expectorante

Thymus vulgaris L, extrato seco 10:1, partes áreas – 100 mg

Eucalyptus globulus Labill, extrato seco 5:1, folhas – 500 mg

Aviar X doses em cápsulas. Posologia: Consumir até 2 doses a cada 8 horas ou conforme orientação profissional.

Fórmula 2 – Antitussígeno

Thymus vulgaris L, extrato seco 10:1, partes áreas – 100 mg

Eucalyptus globulus Labill, extrato seco 5:1, folhas – 100 mg

Rosmarinus officinalis L, extrato seco 8:1, folhas – 200 mg

Glycyrrhiza glabra L, extrato seco padronizado a 4% de glicirrizina, raiz – 300 mg

Aviar X doses em cápsulas. Posologia: Consumir 3 doses ao dia ou conforme orientação profissional.

Fórmula 3 – Xarope mucolítico

Thymus vulgaris L, extrato fluido 1:1, partes áreas – 5 g

Polygala senega L, extrato fluido 1:1, raiz – 2 g

Malva sylvestris L, extrato fluido 1:1, flores – 1 g

Xarope simples q.s.p – 100 mL

Aviar 100 mL em xarope.

Posologia: Para adultos, 1 colher de sopa a cada 8 horas. Para crianças de 6 a 10 anos, 1 colher de sobremesa a cada 8 horas.

Considerações finais

As plantas para fins medicinais são popularmente utilizadas em patologias das vias respiratórias. Algumas infecções do sistema respiratório são acompanhadas ou caracterizadas por tosse, irritação da garganta, congestão nasal e presença de muco. O uso de fitoterápicos demonstra uma melhora significativa destes sintomas, sem apresentar toxicidade ou efeitos adversos, sendo uma das melhores opções para prevenção e tratamento, levando em consideração seu custo benefício. Muitas destas espécies são usadas na forma de chás, o que mostra efeito e alívio imediato dos sintomas.

Referências

1. Kierszenbaum AL. Histologia e biologia celular: uma introdução à patologia. 2. ed. Rio de Janeiro: Elsevier; 2008.
2. Junqueira LC; Carneiro J. Histologia básica. 11. ed. Rio de Janeiro: Guanabara Koogan; 2008.
3. World Health Organization. Chronic respiratory diseases. Disponível em: http://www.who.int/respiratory/copd/burden/en/index.html. [Acesso em 25 de outubro de 2017].
4. Brasil. Ministério da Saúde. Secretaria de Atenção à Saúde. Departamento de Atenção Básica. Doenças respiratórias crônicas/Ministério da Saúde, Secretaria de Atenção à Saúde, Departamento de Atenção Básica. Brasília: Ministério da Saúde; 2010.
5. Busse WW, Lemanske RF. Asthma. N Engl J Med 2001;344(5):350-62.
6. Campos HS. Gripe ou resfriado? sinusite ou rinite? Jornal Brasileiro de Medicina. 2014;102(1):14-50.
7. Solé D, Wandalsen GF, Camelo-Nunes IC, Naspitz CK. Prevalence of symptoms of asthma, rhinitis, and atopic eczema among brazilian children and adolescents identified by the International Study of Asthma and Allergies in Childhood (ISAAC) Phase 3. J Pediatr. 2006;82(5):341-6.
8. Alonso JR. Tratado de fitofármacos e nutracêuticos. 1. ed. São Paulo: AC Farmacêutica; 2016.
9. Napimoga MH, Yatsuda R. Scientific evidence for mikania laevigata and mikania glomerata as a pharmacological tool. J Pharm Pharmacol. 2010;62(7):809-20.
10. Soares de Moura R, Costa SS, Jansen JM, Silva CA, Lopes CS, Bernardo-Filho M, Nascimento da Silva V, Criddle DN, Portela BN, Rubenich LM, Araujo RG, Carvalho LC. Bronchodilator activity of mikania glomerata sprengel on human bronchi and guinea-pig trachea. J Pharm Pharmacol. 2002;54(2):249-56.
11. Lopes C, Carvalho R et al. Efecto de mikania glomerata en la musculatura lisa respiratória. WOCMAP II. P-325, Mendoza, Argentina; 1997.
12. Leite M, Silva M, Lino C, Viana G, Matos F. Atividade broncodilatadora em mikania glomerata, justicia pectoralis e torresea cearensis. XII Simpósio de Plantas Medicinais no Brasil; 2002.
13. Santos T, Tommassini T et al. Estudo da atividade antimicrobiana da Mikania glomerata. XIV Simpósio de Plantas Medicinais no Brasil; 1996.
14. Freitas TP, Silveira PC, Rocha LG, Rezin GT, Rocha J, Citadini-Zanette V, Romão PT, Dal-Pizzol F, Pinho RA, Andrade VM, Streck EL. Effects of mikania glomerata spreng. and mikania laevigata schultz bip. ex Baker (Asteraceae) extracts on pulmonary inflammation and oxidative stress caused by acute coal dust exposure. J Med Food. 2008;11(4):761-6.
15. Fetrow CW, Ávila JR. Manual de medicina alternativa para profissional. Rio de Janeiro: Guanabara Koogan; 2000.
16. Brasil. Resolução n. 10 de 9 de março de 2010. Dispõe sobre a notificação de drogas vegetais junto à Agência Nacional de Vigilância Sanitária (Anvisa) e dá outras providências.
17. Newall C, Anderson L, Phillipson J. Herbal medicines. The Pharmaceutical Press. London; 1996.
18. Quílez AM, Saenz MT, García MD. Uncaria tomentosa (Willd. ex. Roem. & Schult.) DC. and eucalyptus globulus labill. interactions when administered with diazepam. Phytother Res. 2012;26(3):458-61.

19. Caceres A, Alvarez AV, Ovando AE, Samayoa BE. Plants used in Guatemala for the treatment of respiratory diseases. 1. Screening of 68 plants against gram-positive bacteria. J Ethnopharmacol. 1991;31(2):193-208.
20. Burrow A, Eccles R, Jones AS. The effects of camphor, eucalyptus and menthol vapour on nasal resistance to airflow and nasal sensation. Acta Otolaryngol. 1983;96(1-2):157-61.
21. Salvi RM, Heuser ED. Interações: medicamentos x fitoterápicos: em busca de uma prescrição racional. Porto Alegre: EdiPUCRS; 2008.
22. Li W, Asada Y, Yoshikawa T. Antimicrobial flavonoids from glycyrrhiza glabra hairy root cultures. Planta Med. 1998;64(8):746-7.
23. Wang Z. Recent advances in chinese herbal medicine. Academia China de Ciencias Médicas. Pekín; 1996.
24. Nosalova G, Fleskova D, Jurecek L, Sadlonova V, Ray B. Herbal polysaccharides and cough reflex. Respir Physiol Neurobiol. 2013;187(1):47-51.
25. Ma C, Ma Z, Liao XL, Liu J, Fu Q, Ma S. Immunoregulatory effects of glycyrrhizic acid exerts anti-asthmatic effects via modulation of Th1/Th2 cytokines and enhancement of CD4(+) CD25(+)Foxp3+ regulatory T cells in ovalbumin-sensitized mice. J Ethnopharmacol. 2013;148(3):755-62.
26. Brasil. Ministério da Saúde. Monografia da espécie malva sylvestris L (malva). Brasília: Ministério da Saúde; 2015.
27. Bulut G, Tuzlaci E. Folk medicinal plants of Bayrami (Çanakkale-Turkey). Journal of Pharmacy of Istanbul University. 2008;40(1):87-99.
28. Panizza ST; Veiga RS; Almeida MC. Uso tradicional de plantas medicinais e fitoterápicos. Conbrafito, 2012.
29. Gasparetto JC, Martins CA, Hayashi SS, Otuky MF, Pontarolo R. Ethnobotanical and scientific aspects of malva sylvestris L.: a millennial herbal medicine. J Pharm Pharmacol. 2012;64(2):172-89.
30. Hiçsönmez Ü, Ereeş F, Özdemir C, Özdemir A, Çam S. Determination of major and minor elements in the malva sylvestris L. from turkey using ICP-OES techniques. Biol Trace Elem Res. 2009;128(3):248-57.
31. Kültür S. Medicinal plants used in Kidotlessrklareli Province (Turkey). Journal of Ethnopharmacology. 2007;111(2):341-64.
32. Piñeros JC, Montanã BE, García BH. Extractos naturales de plantas medicinales. Fdo Editorial Universitario. Escuela de Medicina Juan Corpas. Colômbia, 1988.
33. Plantify. Disponível em: http://www.plantify.co.uk/Malva-sylvestris-Zebrina/plant-1237 [Acessado em 19 de janeiro de 2018].
34. Plant fibers, fruits and greens. Disponível em: http://waynesword.palomar.edu/traug99b.htm [Acessado em 19 de janeiro de 2018].
35. Peris J, Stübing G, Vanaclocha B. Fitoterapia aplicada. Valencia: Edit Micof S.A. Colegio Farmac.; 1995.
36. Brandley P. British herbal compendium. Vol 1. Bournemonuth: British Herbal Medicine Association; 1992.
37. Hostettmann K, Marston A. Saponins. Cambridge University Press, 1995.
38. Basch FP, Holinger PH, Poncher HG. Physical and chemical properties of sputum; II influence of drugs, steam, carbon dioxide and oxygen. Am J Dis Child. 1941;62(6):1149-1171.
39. Boyd EM; Palmer ME. The effect of quillaia, senega, squill, grindelia, sanguinaria, chionanthus and dioscorea upon the output of respiratory tract fluid. Acta Pharmacol Toxicol (Copenh). 1946;2(3):235-46.
40. Misawa M, Yanaura S. Continuous detonation of tracheobronchial secretory activity in dogs. Japanese J Pharmacol. 1980;30:221-9.
41. Robbers J, Speedie M, Tyler V. Pharmacognoy and pharmacobiotechnology. Brasil: Premier; 1997.
42. Posadzki P, Watson LK, Ernst E. Adverse effects of herbal medicines: an overview of systematic reviews. Clin Med. 2013;13(1):7-12.
43. Pellecuer JD. Aromaterapia y toxicidad de los aceites esenciales. Natura Medicatrix. 1995;37:36-40.
44. Gernosén R. Farmacopea caribenha. Santo Domingo: Traml; 1996.
45. Brinker F. Herb contraindications and drugs interactions. 2 ed. USA: Eclectic Medical Publication; 1998.
46. Han YB, Kuk Hyu KH, Woo WS. Effect of spices on hepatic microsomal enzyme function in mice. Archives of Pharmacal Research. 1984;7(1): 53-56.
47. Panizzi L, Flamini G, Cioni PL, Morelli I. Composition and antimicrobial properties of essential oils of four Mediterranean Lamiaceae. J Ethnopharmacol. 1993;39(3):167-70.
48. Escop. Thymi herba. Monographs on the medicinal uses of plant drugs. exeter. U.K. European Scientific Cooperative on Phytotherapy, 1997.
49. Cañigueral S, Vila R. Planta medicinales y drogas vegetales para infusión y tisana. España: OEMF; 1998.
50. Leslie GB, Salmon G. Repeated dose toxicity studies and reproductive studies on nine bio-strah herbal remedies. Swiss Med. 1979;1(1/2):1-3.
51. Ernst E, März R, Sieder C. A controlled multi-center study of herbal versus synthetic secretolytic drugs for acute bronchitis. Phytomedicine. 1997;4(4):287-93.

Fitoterapia no sistema cardiovascular 10

Camila Mocelin de Luna
Juliana da Silveira Gonçalves

Introdução

Segundo dados da Organização Mundial de Saúde (OMS), as Doenças Cardiovasculares (DCV) são responsáveis pela maior causa de morte no mundo civilizado e industrializado. No Brasil, elas lideram também o *ranking* de óbitos, representando 29%. Somente em 2016, estimou-se um total de 349.938 mil mortes cardiovasculares[1].

O coração é o responsável pelo bombeamento de sangue, que banha todas as células do nosso corpo. A cada batimento, o sangue é bombeado para fora do coração por intermédio das câmaras esquerdas do coração e transportado pelas artérias, finalmente chegando às capilares em todos os tecidos, tais como a pele e outros órgãos do corpo. Depois de haver entregado o oxigênio e os nutrientes e coletado os resíduos do metabolismo, tais resíduos são removidos por meio do fígado durante a circulação, e o sangue é trazido de volta às câmaras direitas do coração através de um sistema de veias crescente[2].

Denomina-se Doença Cardiovascular os distúrbios que afetam o sistema circulatório, ou seja, o coração e os vasos sanguíneos (artérias, veias e capilares), sendo empregado mais frequentemente para as doenças associadas à aterosclerose.

A grande maioria destas doenças resulta de problemas crônicos (multifatoriais), como diabetes, dislipidemias, hipertensão arterial e obesidade, desenvolvidos no decorrer de anos, principalmente por maus hábitos alimentares e sedentarismo, sendo agravados, ainda, pelo abuso de álcool e fumo. Estes fatores de risco para doenças cardiovasculares são chamados de fatores de risco modificáveis. Existem outros fatores, como genética (história familiar), idade e sexo, que são chamados de fatores de risco não modificáveis, mas que podem ser controlados por meio de hábitos de vida saudáveis.

As transformações econômicas, sociais, sanitárias e culturais, aliadas ao crescente urbanismo e dificuldade de mobilidade social, vêm mudando o perfil da população brasileira em um grande número de obesos. O Brasil ocupa o quarto lugar entre os países com maior prevalência de obesidade. Ela está associada a enfermidades cardiovasculares como hipertensão arterial sistêmica (HAS), doença arterial coronariana (DAC), diabetes *mellitus* (DM), dislipidemia e a alguns tipos de câncer[3].

Cada vez mais, o padrão alimentar é reconhecido como fator principal para prevenção de problemas cardiovasculares, o uso de temperos naturais, como ervas, especiarias e condimentos, aliados a uma alimentação à base de vegetais e frutas, que contêm substâncias antioxidantes, entre outras, que contribuem para proteção e prevenção do desenvolvimento de doenças cardiovasculares.

Hipertensão arterial

O coração bombeia continuamente sangue para a aorta. Como o bombeamento cardíaco é pulsátil, a pressão arterial alterna entre a pressão sistólica (fase de sístole, na qual ocorre a contração dos músculos cardíacos e a ejeção do sangue), ocorrendo pico de 120 mmHg, e a pressão diastólica (fase de diástole, na qual ocorre o relaxamento dos músculos do coração e o sangue entra no coração), em que ocorre a queda para cerca de 80 mmHg[4].

A hipertensão arterial sistêmica (HAS) caracteriza-se pela elevação sustentada dos valores de pressão arterial (PA) ≥ 140 mmHg e/ou 90 mmHg. Frequentemente, está associada a distúrbios metabólicos, alterações funcionais e/ou estruturais de órgãos-alvo, sendo agravada pela presença de outros fatores de risco, como dislipidemia, obesidade abdominal, intolerância à glicose e diabetes *mellitus* (DM). Tem relação forte e independente com eventos fatais e não fatais, tais como: morte súbita, acidente vascular encefálico (AVE), infarto agudo do miocárdio (IAM), insuficiência cardíaca (IC), doença arterial periférica (DAP) e doença renal crônica (DRC). Assim, representa um dos mais importantes fatores de risco cardiovascular (CV), pois, além da sua direta associação com a morbidade e a mortalidade cardiovasculares e renais, é uma doença de alta prevalência e apresenta baixas taxas de controle, apesar de um grande número de medicações anti-hipertensivas disponível para o seu tratamento[5-8].

Dislipidemias

A dislipidemia é uma desordem no metabolismo dos lipídios que provoca alterações nas concentrações de lipoproteínas plasmáticas, ou seja: colesterol total, HDL, LDL e triglicérides[9].

O depósito de lipoproteínas na parede arterial é proporcional à concentração das lipoproteínas no plasma. Além do aumento da permeabilidade às lipoproteínas, outra manifestação da disfunção endotelial é o surgimento de moléculas de adesão leucocitária na superfície endotelial, processo estimulado pela presença de LDL oxidada (LDL-ox)[10].

O papel da dislipidemia na deflagração da aterosclerose coronariana está bem estabelecido. Em especial, níveis elevados do colesterol total e LDL, redução nos níveis do colesterol HDL e aumento dos níveis de triglicérides podem induzir à doença coronariana. O risco de aterosclerose coronariana aumenta, significativa e progressivamente, em indivíduos com níveis de colesterol total e LDL acima dos patamares de normalidade[9].

Aterosclerose

A aterosclerose é uma doença inflamatória crônica de origem multifatorial que ocorre em resposta à agressão endotelial, acometendo principalmente a camada íntima de artérias de médio e grande calibres[11].

A formação da placa aterosclerótica inicia-se com a agressão ao endotélio vascular devido a diversos fatores de risco, como dislipidemia, hipertensão arterial ou tabagismo. Essas placas são conhecidas como ateromas. Este processo se inicia desde a infância, mas as manifestações clínicas ocorrem mais tarde, na vida adulta. A doença aterosclerótica coronariana é o principal vetor de mortalidade. Entretanto, as doenças cerebrovasculares (ligadas aos vasos que irrigam o cérebro) e vasculares periféricas (ligadas aos vasos dos membros inferiores e superiores – pés e braços) são também importantes fatores de morbimortalidade. Os fatores de risco que têm sido identificados são dislipidemia, hipertensão arterial, diabetes, tabagismo e sedentarismo[9].

Infarto agudo do miocárdio

O Infarto agudo do miocárdio (IAM) é a necrose do músculo cardíaco devido ao suprimento sanguíneo inadequado prolongado, ocorrendo à falta de oxigênio e nutrientes no músculo cardíaco[12].

O resultado do processo aterosclerótico é a formação de placas que causam estreitamento luminal da coronária, reduzindo o fluxo sanguíneo para o miocárdio. A exposição de colágeno e fragmentos de tecido conjuntivo da região subendotelial, no momento da lesão, promove a adesão e agregação plaquetária com ativação da cascata de coagulação, resultando na formação do trombo[13].

O infarto agudo do miocárdio (IAM) é a principal causa de morte no mundo, ocorrendo óbito em 60% dos casos no período de 1 hora após o evento. Segundo Datasus no Brasil, 300 mil pessoas por ano sofrem um IAM e, destas pessoas, 80 mil morrem por ano.

Acidente vascular encefálico

O acidente vascular encefálico (AVE) é uma lesão cerebral devido à falta de vascularização em uma determinada região. Isto ocorre em função de um espasmo ou ruptura vascular ou coágulos[12].

O AVE pode ser causado por dois mecanismos: isquemia ou hemorragia. O primeiro ocorre quando falta suprimento sanguíneo no cérebro, frequentemente causado pela formação de uma placa aterosclerótica ou pela presença de um coágulo que chega às artérias cerebrais, por meio da circulação de outra parte do corpo, produzindo a oclusão e isquemia. Já o hemorrágico ocorre devido à ruptura de um vaso sanguíneo e consequente extravasamento do sangue. A hemorragia pode ser intracerebral ou subaracnóidea. Em ambos os casos, a falta de suprimento sanguíneo causa infarto na área suprida pelo vaso, e as células morrem[14].

A maioria das doenças cerebrovasculares pode ser atribuída à hipertensão e à aterosclerose, sendo essa a principal responsável pelos acidentes vasculares encefálicos isquêmicos[9].

Arritmias cardíacas

O coração é dotado de sistema especial para gerar impulsos elétricos rítmicos que causam contrações rítmicas do miocárdio e conduzir esses impulsos rapidamente por todo o coração. Este sistema também faz com que as diferentes porções do ventrículo se contraiam quase simultaneamente, o que é essencial para gerar pressão com o máximo de eficiência nas câmaras ventriculares (sístole e diástole). Esse sistema rítmico e condutor do coração é suscetível a danos por doenças cardíacas, especialmente a isquemia dos tecidos cardíacos, por causa de circulação coronária deficiente[4].

Mais de 20 milhões de brasileiros sofrem algum tipo de arritmia cardíaca, doença responsável por mais de 300 mil mortes súbitas todos os anos no país, segundo dados da Sociedade Brasileira de Arritmias Cardíacas[15].

Uma arritmia é uma variação do ritmo cardíaco normal. Entre eles, podem ser citados uma redução da frequência cardíaca abaixo de 60 bat/min (bradicardia), uma aceleração acima de 100 bat/min (taquicardia) ou ainda batimentos prematuros ou falhas dos batimentos[12].

O resultado com frequência é ritmo cardíaco bizarro ou sequências anormais e contrações das câmaras cardíacas, podendo, muitas vezes, afetar gravemente a eficiência do bombeamento cardíaco, chegando até a causar morte[4].

Fitoterápicos nas doenças cardiovasculares

Allium sativum L.[16,19,22].

Nomenclatura popular: Alho comum, alho bravo, alho hortense, alho do reino, alho manso, alho ordinário.

Parte utilizada: Bulbo.

Indicação: Antioxidante, Dislipidemias, Hipertensão arterial e prevenção de vasculopatia aterosclerótica, Gripes, resfriados e afecções pulmonares, Disenterias e parasitoses, Leucorreia: candidíase e tricomoníase.

Contraindicações: Uso cuidadoso em dispepsias, não usar em gastrites e úlcera gastroduodenal; é contraindicado também durante a amamentação, pois altera o sabor do leite e provoca cólicas no lactente.

Princípios ativos: Contém aliina, alicina, (ajoeno, vinilditiinas, oligosulfidos e polisulfidos), ácidos fosfórico e sulfúrico (S-alil-cisteína, S-alilmercaptocisteína e S-metilcisteína), vitaminas e sais minerais.

Formas farmacêuticas: Droga vegetal (planta *in natura*), óleo, pó seco, extrato seco e tintura.

Doses recomendadas:

- Infusão: 2 ou 3 dentes de alho amassados em uma xícara de água (150 mL), tomar 1 vez ao dia por 3 semanas.
- Óleo de alho: 2 a 5 mg/dia.
- Extrato seco padronizado em 10 a 13% de alicina: 300 a 1000 mg, 3 vezes por dia.
- Tintura (1:5 em álcool 45%): 2 a 4 mL, 3 vezes ao dia.

Precauções: Pessoas com acne e com doenças de pele devem ter cuidado, pois a alicina sai pelos poros e, com o suor, pode irritar a pele que já apresenta problemas. Causa odor no hálito e na pele.

Efeitos adversos: O consumo de grandes quantidades pode aumentar o risco de hemorragias pós-operatórias e causar irritações gástricas e náuseas. Pode também haver reações alérgicas em pessoas sensíveis.

Interações medicamentosas: Interações com anticoagulantes como varfarina e fluindiona, reduzindo a biodisponibilidade. Intensifica o efeito de drogas hipoglicemiantes (insulina, clorpropamida e glipizida), provocando hipoglicemia. Diminui níveis plasmáticos dos medicamentos inibidores de protease, como o saquinavir e ritonavir, (HIV), aumentando os desconfortos gastrointestinais do medicamento. Reduz a biodisponibilidade da clorzoxazona (miorrelaxante)[16,19].

Evidências científicas: A maioria dos estudos, tanto epidemiológicos como clínicos e de laboratório, demonstra que o alho pode ter efeitos positivos sobre os fatores de risco cardiovascular, já que reduz a hiperlipidemia, a hipertensão arterial e previne a formação de trombos. Com base em seu potencial antiarterosclerótico, pesquisadores têm apoiado o uso do *A. sativum* para prevenção de doenças cardiovasculares[16].

Em um estudo de revisão, selecionaram-se artigos entre os anos de 1993 e 2014, com número amostral de pesquisas variando entre 15 e 192 artigos, tendo sido empregadas, nas intervenções, doses desde a forma crua até extrato padronizado, que variaram entre 5 e 7.200 mg de alho total; destes, 58%, aproximadamente, indicaram benefícios da utilização do alho sobre o controle do perfil lipídico, principalmente no que diz respeito à alteração de colesterol total e lipoproteína de baixa densidade, sugerindo que a substância alicina, presente em relação à quantidade do alho cru, pó ou extrato total, seria a principal moduladora dos efeitos observados sobre o perfil lipídico. Observou-se que a redução de colesterol total variou entre 4,2 e 12,1%, e a variação na redução de lipoproteína de baixa densidade entre 6,6 e 17,6%. Com isso, o *Allium sativum* parece ser uma alternativa eficaz e segura sobre a redução da hipercolesterolemia[17].

Cynara scolymus L.[16,19,22].

Nomenclatura popular: Alcachofra, alcachofra-comum, alcachofra-de-comer, alcachofra-hortícula, alcachofra-cultivada, alcachofra-hortense, alcachofra-rosa, cachofra.

Parte utilizada: Folha.

Indicação: A *Cynara scolymus* possui propriedades terapêuticas, como hepatoprotetora, anticarcinogênica, antioxidante, antimicrobiana, anti-HIV, antifúngica, anti-inflamatória, estimulante da flora intestinal e melhora no desempenho de atletas. Também age na aterosclerose, dislipidemias, colelitíase, discinesias biliares, diurético, dispepsias e síndrome do intestino irritável.

Contraindicações: Na gravidez, por insuficiência de dados, durante a lactação, devido à presença de substâncias amargas que podem alterar o sabor e a consistência do leite materno. No caso de obstrução das vias biliares e em crianças menores de 12 anos, também por insuficiência de dados.

Princípios ativos: Lactonas sesquiterpênicas (cinaropicrina). Ácidos fenólicos (cinarina, éster do ácido cafeico, ácidos clorogênico e neoclorogênico). Antocianinas. Flavonoides livres e glicosilados. Sais minerais. Inulina.

Formas farmacêuticas: Droga vegetal (planta seca), pó seco, extrato seco padronizado, extrato fluido, chá e tintura.

Doses recomendadas: extrato seco padronizado em 2% de cinarina para patologias e extrato seco padronizado em 1% de ácido cafeoilquínico para atletas.

- Infusão da droga vegetal (planta seca): 2 g em 150 mL de água fervente, tomar 3 vezes por dia.
- Droga vegetal pó seco 5:1 (encapsulada): 200 a 500 mg, 3 vezes ao dia.
- Extrato seco padronizado em 2% de cinarina: 200 a 625 mg ao dia.
- Extrato fluido (1:1 em álcool etílico 25%): 2,0 mL, 3 vezes ao dia.
- Tintura (1:5 em álcool 45%): 2 a 8 mL, 3 vezes ao dia.

Precauções: O uso concomitante com diuréticos em casos de hipertensão arterial ou cardiopatia deve ser realizado sob estrita supervisão médica, dada a possibilidade de haver descompensação da pressão arterial, ou, se a eliminação de potássio for considerável, pode ocorrer potencialização de fármacos cardiotônicos. A ocorrência de hipersensibilidade para *C. scolymus* foi relatada, devido à presença de lactonas sesquiterpênicas, como a cinaropicrina. Não existem estudos disponíveis para recomendar o uso em menores de 12 anos ou durante a gravidez. Não deve ser utilizado por mulheres grávidas sem orientação médica.

Efeitos adversos: Pode provocar dermatite de contato em função da presença de lactonas sesquiterpênicas. Foram encontrados relatos de casos de diarreia leve com espasmos abdominais, queixas epigástricas, como náuseas e azia.

Interações medicamentosas: Interações com diuréticos. As interações mais graves poderão ser verificadas com diuréticos de alça (furosemida) e tiazídicos (clortalidona, hidroclorotiazida, indapamida)[16,19,22].

Evidências científicas: A ação hipolipemiante da alcachofra, já conhecida por meio de estudos antigos e confirmada por ensaios clínicos mais recentes, foi comprovada em experimentos com animais, conduzido por Gebhardt (1995), que demonstraram que a Alcachofra possui várias ações complementares que influenciam no metabolismo lipídico[19].

Em um estudo realizado com 143 pacientes com um valor inicial de 280 mg/dl de colesterol total, foi analisada a ação de um extrato seco obtido por meio das folhas frescas de alcachofras, contra um placebo em um estudo multicêntrico, duplo-cego e randomizado. O tratamento teve duração de 6 semanas, com uma dose diária de 1.800 mg. Os estudos mostraram uma excelente tolerabilidade e estatisticamente um significativa superioridade do extrato de alcachofra sobre o placebo. O teor de colesterol total diminuiu 18,5% contra 8,5% do placebo, o colesterol LDL em 22% contra 6,3%[20].

O exercício físico de alta intensidade diminui o potencial antioxidante intracelular. Nesse sentido, o estudo de Skarpanska-Stejnborn et al. (2008) avaliou o efeito da suplementação do extrato de alcachofra (400 mg, 3 vezes ao dia, por 5 semanas) em remadores submetidos a treinamento de alta intensidade. Os resultados mostraram que a suplementação de alcachofra aumentou a capacidade antioxidante e reduziu o colesterol sanguíneo. Embora não exista comprovação científica, pessoas que usam *Cynara scolymus* apresentam aumento do nível de testosterona. A literatura científica referente a este tema é limitada, e os resultados dos estudos existentes não apresentam conclusões claras.

Crataegus oxyacantha[16,19].

Nomenclatura popular: Cratego, espinheiro-alvar, espinheiro-branco.

Partes utilizadas: Folha, flor e fruto.

Indicação: Insuficiência cardíaca graus I e II, principalmente associada à insuficiência coronariana leve ou moderada, dislipidemias, hipertensão arterial, aterosclerose, angina, arritmias, recuperação pós-infarto, espasmos musculares, irritabilidade, insônia, angústias, distúrbios do climatério e distonias neurovegetativas.

Contraindicações: Seu uso é contraindicado na gravidez e lactação, assim como associado com medicamentos para a impotência sexual e outros vasodilatadores coronarianos. Dentro dos conceitos da medicina tradicional chinesa, também não é recomendado o uso na constipação intestinal e esofagite de refluxo.

Princípios ativos: Os constituintes químicos são procianidinas oligogoméricas (catequina, epicatequina e procianidina B_2), flavonoides (quercetina, hoperosídeo, rutina, luteolina-O-glicosídeo e derivados do apugenol como a vitexina, vitexina-2"-O--L-rhamnosídeo, monoacetil-vitexina-rhamnosídeo"), compostos fenólicos (ácidos cafeico e clorogênico), fitoesteróis (beta-sitosterol), triterpenoides (ácido oleanoico, ácido ursólico e ácido crataególico), taninos, aminas (betafenetilamina, tiramina e acetilcolina) e sais minerais.

Formas farmacêuticas: Droga vegetal (planta seca), pó seco, extrato seco padronizado e tintura.

Doses recomendadas:

- Infusão da droga vegetal (planta seca): 1 a 2 g em 150 mL de água fervente, tomar 2 a 3 vezes por dia (10 a 15 minutos após o preparo).
- Droga vegetal pó seco 5:1 (encapsulada ou sachê): 500 mg a 2 g, 1 a 4 vezes por dia.
- Extrato seco padronizado 1,5% de vitexina: 300 mg, 2 a 3 vezes ao dia.
- Tintura (1:5 em 45% de álcool etílico): 1 a 2 mL, 3 vezes ao dia.

Precauções: Foi encontrada toxicidade em um número pequeno de casos, causando *rash* cutâneo, cefaleia, sudorese, tontura, sonolência, palpitações, agitação e sintomas digestivos.

Efeitos adversos: Cansaço, sudorese, náuseas e *rash* cutâneo, bradicardia e hipotensão arterial, desconforto gastrointestinal, principalmente em altas doses.

Interações medicamentosas: Embora estudos mostrem que o extrato de *Crataegus* possa ser usado junto com a digoxina, deve-se ter cuidado com o uso concomitante de heterosídeos cardiotônicos, benzodiazepínicos, medicamentos anti-hipertensivos, antianginosos e antiarrítmicos, podendo potencializar ou inibir os efeitos destes[16].

Evidências científicas: Atualmente, *Crataegus* está sendo usado como alternativa para o tratamento de hipertensão, hiperlipidemias, angina, arritmia e os primeiros estágios da insuficiência cardíaca congestiva. Estudos mostram que as proantocianidinas e os flavonoides exercem propriedades farmacológicas, antioxidantes, efeito inotrópico positivo (aumento da amplitude de contração, assim como aumento da força de contração do miocárdio), efeito anti-inflamatório, antiagregação plaquetária, vasodilatação e protetor do endotélio[21].

Olea europaea L.[22,23].

Nomenclatura popular: Oliveira.

Partes utilizadas: Folhas e azeites.

Indicação: Popularmente indicado em casos de hipertensão arterial, aterosclerose, diabetes, bronquite, asma e enfisema.

Contraindicações: É contraindicada a utilização como colagogo quando existe obstrução das vias biliares. Ainda que não tenham sido registrados casos de contraindicação durante a gravidez e amamentação, deve ser prescrito com precaução nesses casos, até que sejam obtidos dados sobre a segurança.

Princípios ativos: Iridoides (oleuropeósido e derivados), princípios amargos (olivamarina), flavonoides (rutina, pigmentos flavônicos), óleos essenciais, taninos, colina, derivados terpênicos, proteínas, sais minerais, ácidos orgânicos e vitaminas.

Formas farmacêuticas: Droga vegetal (planta *in natura*), chá, óleo, pó seco, extrato seco e tintura.

Doses recomendadas:

- Extrato seco padronizado em 17 a 20% de oleuropeína: 0,5 a 2 g ao dia.
- Tintura (1:5): 15 a 20 mL diários.
- Infusão: Uma colher de sopa por xícara (150 mL) de folhas frescas, infundindo por 10 minutos. Três xícaras ao dia, antes das refeições.
- Azeite: 30 a 60 g diariamente.

Efeitos adversos: Até o momento não foi observado dentro das doses usuais.

Interações medicamentosas: O azeite de oliva tem um efeito favorecedor da absorção de vitaminas lipossolúveis. Por outro lado, o efeito estimulante tireóideo observado em ratos a partir do extrato aquoso poderia interferir com tratamento anti-hipotireoidico com base em levotiroxina ou tri-iodotironina[24]. O ácido oleico aumenta a atividade do fármaco trastuzumabe nos tratamentos do câncer de mama[25]. Eventualmente, pode haver interações com tratamento anti-hipertensivos e hipoglicemiantes.

Evidências científicas: A oliveira foi muito citada como agente anti-hipertensivo em 1938 na França, o que motivou novas pesquisas. O azeite de oliva forma parte da dieta mediterrânea, que demonstrou cientificamente reduzir o risco cardiovascular[26].

O efeito hipotensivo do extrato aquoso de *Olea europaea L.* é demonstrado por meio de estudos por inibir a enzima conversora de angiotensina, efeito atribuído ao metabólito oleacina. Já seu metabólito oleuropeósido demonstrou possuir ação vasodilatadora[22].

O oleoeuropeosídeo, que foi isolado na década de 1920 das folhas da oliveira, apresentou atividade hipotensora importante em ratos, devido à vasodilatação periférica prolongada na aorta isolada, associada à atividade diurética dos flavonoides, possivelmente em sinergia com outros componentes[27].

Um estudo realizado em seres humanos e hipertensos e não hipertensos, com extrato aquoso com as folhas da *Olea europaea L.*, demonstrou provocar efeito hipotensor significativo, sendo mais acentuado em indivíduos hipertensos sem apresentar efeitos adversos[28].

Um estudo clínico duplo-cego, randomizado, paralelo e controlado ativo foi conduzido para avaliar o efeito anti-hipertensivo, bem como a tolerabilidade do extrato de folha de Oliveira em comparação com captopril® em pacientes com hipertensão no estágio 1. O grupo Olive recebeu extrato de folhas de azeitona (*Olea europaea L.*) (foi administrado oralmente na dose de 500 mg, duas vezes ao dia, ao longo das oito semanas). E no outro grupo, o captopril® foi administrado no regime de dosagem de 12,5 mg duas vezes ao dia no início. Após duas semanas, se necessário, a dose de captopril® seria titulada para 25 mg duas vezes ao dia, com base na resposta do sujeito ao tratamento. A avaliação da pressão arterial (PA) foi realizada em todas as semanas de tratamento; enquanto de perfil lipídico em um intervalo de 4 semanas. Após 8 semanas de tratamento, ambos os grupos experimentaram uma redução significativa da PA. Observou-se uma redução significativa do nível de triglicerídeos no grupo Olive, mas não no grupo captopril®. Em conclusão, o extrato de folha de *Olea europaea*, na dose de 500 mg duas vezes ao dia, foi igualmente eficaz na redução das pressões arteriais sistólica e diastólica em indivíduos com hipertensão no estágio 1 quando comparado ao uso de captopril®[29].

Há fortes evidências de que o azeite de oliva pode exercer efeitos benéficos sobre a função endotelial, bem como os marcadores de inflamação e função endotelial, representando, assim, um ingrediente-chave que contribui para os efeitos protetores cardiovasculares de uma dieta mediterrânea[30].

Hibiscus sabdariffa[22]

Nomenclatura popular: Hibisco.

Parte utilizada: Flor, constituída pelo cálice e pelo calículo.

Indicação: A espécie possui propriedades anti-inflamatórias e demulcentes (protege as membranas mucosas e alivia as irritações), úteis em casos de constipação e irritação das vias respiratórias. Tem ação antiespasmódica, diurética, digestiva, laxante suave, corante e aromatizante. Atenua espasmo e cólicas uterinas e gastrointestinais; aumenta a diurese e favorece a digestão lenta e difícil. Possui, ainda, propriedade anti-hipertensiva e calmante. As antocianidinas proporcionam efeito vasodilatador periférico e angioprotetor. A infusão do cálice e brácteas das flores é usada para problemas digestivo estomacais, como refrescante intestinal, diurético e protetor de mucosas (bucal, bronquial e pulmonar).

Contraindicações: Não há muitos relatos na literatura de contraindicações. No entanto, portadores de doenças cardíacas graves devem limitar o consumo, devido à eliminação de eletrólitos que pode ocorrer com seu uso. Não é recomendado seu uso, sem orientação médica, durante a gravidez e lactação, pois foi identificada certa ação mutagênica em estudos preliminares.

Princípios ativos: Ácidos orgânicos (ácido tartárico, ácido cítrico, ácido málico e ácido hibístico); pigmentos; vitamina C; glucosídeos; mucilagens; flavonoides (hibiscina, hibiscetina entre outros); antocianinas.

Formas farmacêuticas: Droga vegetal (planta *in natura*), pó seco, chá, extrato seco e tintura.

Doses recomendadas:

- Infusão: 1 colher de sopa dos cálices jovens dessecados para uma xícara de água (150 mL), de 2 a 4 xícaras diárias, após as refeições.
- Extrato fluído: 30 gotas, 3 vezes ao dia.
- Extrato seco (2:1): 100 mg até 3 vezes ao dia, antes das principais refeições.
- Extrato seco solúvel: dissolver 6 g (1 colher sobremesa) em 200 mL de água.

Efeitos adversos: Normalmente é bem tolerado. A ingestão aguda em humanos do extrato aquoso até 10 g não gerou toxicidade[31].

Interações medicamentosas: Foi observada redução na quantidade excretada de diclofenaco em urina de pessoas que ingerem bebidas à base dos cálices secos de hibiscos[32].

Evidências científicas: As antocianidinas do hibisco demonstram exercer efeito vasodilatador periférico e angioprotetor em animais. Tanto a infusão como a decocção de seus cálices exerceram em animais propriedades hipotensoras arteriais sistólica e diastólica, sem relatos de efeitos adversos. Já os flavonoides dos cálices exibiram atividades espasmolíticas, hipotensora e diurética suave, os compostos polifenólicos das folhas mostraram atividade antiaterosclerótica ao inibir a oxidação de LDL[33,34].

A atividade relaxante sobre o músculo liso vascular do extrato aquoso foi evidenciada em ratos nos anéis da aorta isolados, demonstrando inibição do influxo na liberação dos canais receptor-dependentes, e por uma inibição na liberação de cálcio dos estoques intracelulares. No entanto, este extrato aquoso, quando usado continuamente, pode aumentar em ratos a atividade de algumas enzimas[35].

Um estudo em ratos evidenciou que o extrato aquoso dos cálices de *Hibiscus sabdariffa* tem ação anti-hipertensiva não mediada por inibição do sistema nervoso simpático, que exerce papel fundamental vasodilatador direto pelas vias colinérgicas e histaminérgicas[36]. Outra pesquisa em ratos com hipertensão por oclusão temporária da artéria renal mostrou que a infusão das pétalas de hibiscos exerce ação anti-hipertensiva e protetora[37].

Já ação anti-hipertensiva foi evidenciada em seres humanos em diferentes tipos de ensaios. Em ensaio clínico controlado com 54 indivíduos com hipertensão secundária moderada, eles foram divididos em 2 grupos e receberam por 15 dias infusões com cálices do hibisco. O grupo tratado com 31 pacientes mostrou ao longo da pesquisa uma queda de 11,2% na pressão sistólica e 10,7% da pressão diastólica, resultados considerados estatisticamente significativos quando comparado ao outro grupo[38].

Em outro ensaio clínico randomizado, com pacientes com hipertensão de leve a moderada, com duração de 4 semanas, eles foram divididos em 2 grupos. Um grupo recebeu 50 mg de Captopril®, o outro infusão com 10 g de cálices em 0,5 mL de água de *Hibiscus sabdariffa* (9,6 mg de antocianinas) antes do café da manhã. Foi constatado efeito hipotensor, com boa tolerabilidade em ambos os grupos, não se observando diferenças significativas de eficácia entre a infusão e o captopril®[39].

Um outro estudo clínico randomizado demonstrou a eficácia anti-hipertensiva em pacientes com hipertensão graus I e II. Um grupo (n = 100) recebeu extrato seco dos cálices de hibisco (250 mg de antocianinas por dose), e o outro 10 mg de lisinopril. Pacientes que receberam o extrato tiveram quedas nos valores de pressão arterial de 146,48/97,77 mmHg a 129,89/85,96 mmHg, com 65,12% de eficácia e 100% de tolerabilidade. Resultado inferior ao obtido com o lisinopril, demonstrando, em seu mecanismo de ação, atividade inibitória sobre a enzima de conversão da angiotensina (ACE) por parte principalmente das antocianinas, com tendência para reduzir os níveis de sódio, sem alterar os de potássio[40-41].

Outras fitoterápicos indicados no sistema cardiovascular

Angelica sinensis (Angélica) – Capítulo 22

Cymbopogon citratus (Capim-limão) – Anexo VIII

Crocus sativus (Crocus) – Capítulo 22

Curcuma longa L. (Açafrão) – Capítulo 18

Erythrina mulungu (Mulungu) – Anexo VIII

Glyyrrhiza glaba (Alcaçuz) – Capítulo 9

Matricaria chamomilla L. (Camomila) – Capítulo 16

Ocimum canum L. (Alfavaca) – Anexo VIII

Passiflora incarnata L. (Maracujá) – Capítulo 16

Persea americana Mill. (Abacateiro) – Anexo VIII

Piper nigrum L. (Pimenta preta) – Anexo VIII

Solanum melongena (Berinjela) – Anexo VIII

Vaccinium mysrtillus (Mirtilo) – Anexo VIII

Vitis vinifera L. (Uva) – Capítulo 21

Sugestões de fórmulas

Fórmula 1

Crataegus oxyacantha, extrato seco padronizado 1,5% de vitexina, folhas – 300 mg.

Passiflora incarnata, extrato seco padronizado em 0,5% de vitexina, partes áreas – 100 mg.

Aviar X doses em cápsulas.

Posologia: Consumir 2 doses ao dia, uma dose pela manhã e a outra no final do dia, por X dias ou conforme orientação profissional.

Fórmula 2

Allium sativum L., extrato seco padronizado em a 13% de alicina, bulbo – 400 mg.

Aviar X doses em cápsulas.

Posologia: Consumir 2 doses ao dia, uma dose antes do almoço e a outra antes do jantar, por X dias ou conforme orientação profissional.

Fórmula 3

Curcuma longa, extrato seco padronizado em 95% curcuminoides, rizoma – 250 mg.

Piper nigrum L., extrato seco padronizado em 98% piperina, fruto – 5 mg.

Aviar X doses em cápsulas.

Posologia: Consumir 2 doses ao dia, uma dose antes do almoço e a outra antes do jantar, por X dias ou conforme orientação profissional.

Fórmula 4

Cynara scolymus L. extrato seco padronizado em 2% de cinarina, folhas – 200 mg.

Angelica sinensis, extrato seco padronizado em 1% de ligustilídeo, raiz – 200 mg.

Aviar X doses em cápsulas.

Posologia: Consumir 2 doses ao dia, uma dose pela manhã e a outra no final do dia, por X dias ou conforme orientação profissional.

Considerações finais

Embora na cardiologia moderna cientificamente orientada tenha-se alcançado uma alta eficiência nos diagnósticos e na terapia, esta ainda não resultou em uma nítida melhora na morbidade. Isto pode se basear, sobretudo, no fato de a prevenção não merecer a devida atenção durante décadas, e apenas recentemente vir sendo discutida de maneira mais frequente[18].

O diagnóstico precoce das doenças cardiovasculares e o tratamento nos seus estágios iniciais, ou sua prevenção (sempre que possível), são tarefas das mais prementes no momento. Principalmente no último caso, a fitoterapia pode ter grande alcance e atuação[18].

O uso de fitoterápicos nas doenças do sistema cardiovascular é uma alternativa a uma série de drogas tradicionais, que muitas vezes desenvolvem reações negativas. Os fitofármacos, na ausência de efeitos colaterais visíveis, proporcionam a possibilidade de uma ação mais ampla no processo patológico.

Referências

1. Sociedade Brasileira de Cardiologia. Disponível em: http://www.cardiometro.com.br/. [Acessado em agosto 2017].
2. Sociedade Brasileira de Cardiologia. Atlas, Corações do Brasil: v. 1, 2005. Disponível em: http://www.prefeitura.sp.gov.br/cidade/secretarias/upload/saude/arquivos/programas/Atlas_CoracoesBrasil.pdf. [Acessado em agosto, 2017].

102 PARTE 2 – FITOTERAPIA NOS SISTEMAS CORPORAIS

3. Abeso. Associação Brasileira para o Estudo da Obesidade e da Síndrome Metabólica. Diretrizes brasileiras de obesidade 2009/2010/ABESO. 3 ed. Itapevi: A.C. Farmacêutica; 2009.
4. Guyton, Hall. Tratado de fisiologia médica. 12. ed. Rio de Janeiro: Elsevier; 2011.
5. Lewington S, Clarke R, Qizilbash N, Peto R, Collins R. Prospective Studies Collaboration: age-specific relevance of usual bloodpressure to vascular mortality: a meta-analysis of individual data for one million adults in 61 prospective studies. Lancet. 2002;360(9349):1903-13. Erratum in: Lancet. 2003;361(9362):1060.
6. Weber MA, Schiffrin EL, White WA, Mann S, Lindbolm LH, Venerson JG et al. Clinical practice guidelines for the management of hypertension in the community: a statement by the American Society of Hypertension and the International Society of Hypertension. J Hypertens. 2014;32(1):3-15.
7. Task force for the management of arterial hypertension of the European Society of Hypertension; Task Force for the management of arterial hypertension of the European Society of Cardiology. 2013 ESH/ESC Guidelines for the management of arterial hypertension. Blood Press. 2013;22(4):193-278.
8. Sociedade Brasileira de Cardiologia. Departamento de Hipertensão Arterial. VI Diretrizes brasileiras de hipertensão. Rev. Bras. Hipertens. 2010;17(1):4-62.
9. Sociedade Brasileira de Cardiologia. Outubro 2013;101(1):4.
10. Hansson GK. Inflammation, atherosclerosis, and coronary artery disease. N Engl J Med. 2005;352(16): 1685-95.
11. Ross R. Atherosclerosis: an inflammatory disease. N Engl J Med. 1999;340(2):115-26.
12. Escott-Stump S. Nutrição relacionada ao diagnóstico e tratamento. 4ª ed. São Paulo: Manole; 1999.
13. Cuppari et al. Guia de nutrição: nutrição clínica no adulto. 2ª ed. Barueri: Manole; 2005.
14. Cohen H. Neurociência para fisioterapeutas. 2ª ed. São Paulo: Manole; 2001.
15. Sociedade Brasileira de Arritmias Cardíacas (SOBRAC). Disponível em: http://www.sobrac.org/home/?p=20938. [Acessado em agosto de 2017].
16. Saad GA et al. Fitoterapia contemporânea: tradição e ciência na prática clínica. 2ª ed. Rio de Janeiro: Guanabara Koogan; 2016.
17. Silva PL, Silva EM, Carmo MGT, Cardoso FS. Rev. Aten. Saúde. Jul. Set. 2016;14(49):78-83.
18. Wu and Hsieh Chinese Medicine 2011, 6:32 Disponível em: http://www.cmjournal.org/content/6/1/32. Page 3 of 5.
19. Fintelmann V. Manual de fitoterapia. 11ª ed. Rio de Janeiro: Guanabara Koogan; 2014.
20. Englisch W, Beckers CHR, Unkauf M, Ruepp M, Zinserling V. Efficacy of artichoke dry extract in patients with hyperlipoproteinemia. Arzneim. Forsch./Drug Res. 50 (I)(2000):260-5.
21. Hindawi Publishing Corporation Evidence-Based Complementary and Alternative Medicine. Volume 2013, Article ID 149363, 16 pages http://dx.doi.org/10.1155/2013/149363.
22. Alonso JR. Tratado de fitofármacos y nutraceuticos. Rosário, Argentina: Corpus Libros; 2004. 1360p.
23. Cavalheiro CV. Composição química de folhas de oliveira (Olea europaea L.) da região de Caçapava do Sul, RS. Ciência Rural. 2014;44(10):1874-9.
24. Al-Qarawi AA, Al-Damegh MA, ElMougy SA. Effect of freeze dried extract of Olea europaea on the pituitary-thyroid axis in rats. Phytother Res. 2002;16(3):286-7.
25. Menendez JA, Vellon L, Colomer R, Lupu R. Oleic acid, the main monounsaturated fatty acid of olive oil, suppresses Her-2/neu (erbB-2) expression and synergistically enhances the growth inhibitory effects of trastuzumab (Herceptin) in breast cancer cells with Her-2/neu oncogene amplification. Ann Oncol. 2005;16(3):359-71.
26. Owen RW, Giacosa A, Hull WE, Haubner R, Würtele G, Spiegelhalder B, Bartsch H. Olive-oil consumption and health: the possible role of antioxidants. Lancet Oncol. 2000;1:107-12.
27. Zarzuelo A, Duarte J, Jiménez J, Gonzáles M, Utrilla M. Vasodiltator effect of olive leaf. Planta Med. 1991;57(5):417-9.
28. Cherif S, Rahal N, Haouala M, Hizaoui B, Dargouth F, Gueddiche M, Kallel Z, Balansard G, Boukef K. A clinical trial of a titrated Olea extract in the treatment of essential arterial hypertension. Journal de Pharmacie de Belgique. 1996;51(2):69-71.
29. Susalit E, Agus N, Effendi I, Tjandrawinata RR, Nofiarny D, Perrinjaquet-Moccetti T, Verbruggen M. Olive (Olea europaea) leaf extract effective in patients with stage-1 hypertension: comparison with Captopril. Phytomedicine. 2011;15:18(4):251-8.
30. Schwingshackl L, Christoph M, Hoffmann G. Effects of olive oil on markers of inflammation and endothelial function-A systematic Review and Meta-Analysis. Nutrients. 2015;7(9):7651-75.
31. Beltrán-Debón R, Alonso-Villaverde C, Aragonès G, Rodríguez-Medina I, Rull A, Micol V, Segura-Carretero A, Fernández-Gutiérrez A, Camps J, Joven J. The aqueous extract of Hibiscus sabdariffa calices modulates the production of monocyte chemoattractant protein-1 in humans. Phytomedicine. 2010;17(3-4):186-91.
32. Fakeye TO, Adegoke AO, Omoyeni OC, Famakinde AA. Effects of water extract of Hibiscus sabdariffa, Linn (Malvaceae) 'Roselle' on excretion of a diclofenac formulation. Phytother Res. 2007;21(1):96-8.
33. Onyenekwe PC, Ajani EO, Ameh DA, Gamaniel KS. Antihypertensive effect of roselle (Hibiscus sabdariffa) calyx infusion in spontaneously hypertensive rats and a comparison of its toxicity with that in Wistar rats. Cell Biochem Funct. 1999;17(3):199-206.
34. Chen JH, Wang CJ, Wang CP, Sheu JY, Lin CL, Lin HH. Hibiscus sabdariffa leaf polyphenolic extract inhibits LDL oxidation and foam cell formation involving up-regulation of LXRα/ABCA1 pathway. Food Chem. 2013;141(1):397-406.

35. Olatunji AL, Adebayo JO, Adesokan AA, Olatunji VA, Soladoye VA. Chronic Administration of Aqueous Extract of Hibiscus sabdariffa. Enhances Na^+-K^+-ATPase and Ca^{2+}-Mg^{2+}-ATPase Activities of Rat Heart. Pharmaceutical Biology. 2005; 44(3): 213-16.
36. Adegunloye BJ, Omoniyi JO, Owolabi OA, Ajagbonna OP, Sofola OA, Coker HA. Mechanisms of the blood pressure lowering effect of the calyx extract of Hibiscus sabdariffa in rats. Afr J Med Med Sci. 1996;25(3):235-8.
37. Odigie IP, Ettarh RR, Adigun SA. Chronic administration of aqueous extract of Hibiscus sabdariffa attenuates hypertension and reverses cardiac hypertrophy in 2K-1C hypertensive rats. J Ethnopharmacol. 2003;86(2-3):181-5.
38. Haji Faraji M, Haji Tarkhani A. The effect of sour tea (Hibiscus sabdariffa) on essential hypertension. J Ethnopharmacol. 1999; 65(3):231-6.
39. Herrera-Arellano A, Flores-Romero S, Chávez-Soto MA, Tortoriello J. Effectiveness and tolerability of a standardized extract from Hibiscus sabdariffa in patients with mild to moderate hypertension: a controlled and randomized clinical trial. Phytomedicine. 2004;11(5):375-82.
40. Herrera-Arellano A, Miranda-Sánchez J, Avila-Castro P, Herrera-Alvarez S, Jiménez-Ferrer JE, Zamilpa A, Román-Ramos R, Ponce-Monter H, Tortoriello J. Clinical effects produced by a standardized herbal medicinal product of Hibiscus sabdariffa on patients with hypertension. A randomized, double-blind, lisinopril-controlled clinical trial. Planta Med. 2007; 73(1):6-12.
41. Ojeda D, Jiménez-Ferrer E, Zamilpa A, Herrera-Arellano A, Tortoriello J, Alvarez L. Inhibition of angiotensin convertin enzyme (ACE) activity by the anthocyanins delphinidin-and cyanidin-3-O-sambubiosides from Hibiscus sabdariffa. J Ethnopharmacol. 2010;127(1):7-10.

Fitoterapia no sistema digestório 11

Juliana da Silveira Gonçalves

Introdução

O tubo gastrintestinal tem a função de transportar o alimento, a água e os eletrólitos para o meio interno. O sistema digestório degrada o alimento em moléculas pequenas, absorvíveis pelas células, que são usadas no desenvolvimento e na manutenção do organismo e nas suas necessidades energéticas. Durante o processo digestivo, os nutrientes são absorvidos, e tudo aquilo que não é aproveitado pelo organismo será eliminado pelas fezes[1-3].

O sistema digestório é constituído pela cavidade oral, pela faringe, pelo tubo diges-tório (esôfago, estômago, intestino delgado, intestino grosso e canal anal) e seus anexos (pâncreas, fígado e vesícula biliar)[3,4].

A digestão se inicia na cavidade oral pelo ato da mastigação e pela ação de enzimas secretadas pelas glândulas salivares. Na boca, o alimento passa por um processo de digestão mecânica, realizado pelo movimento da língua (músculo) e a ação dos dentes (trituração e maceração) e por um processo de digestão química, por conta da ação enzimática contida na saliva (amilase salivar)[1,5].

Após o alimento ser deglutido, cabe ao esôfago transportar o alimento da boca até o estômago, órgão tubular que transporta o alimento por movimentos peristálticos, em que a mistura dos alimentos com enzimas, ácido clorídrico e pepsina produzidos pelas células gástricas forma um composto chamado de quimo, que passa em pequenas quantidades para o intestino delgado e sofre ação das enzimas intestinais[1,5].

Para que a digestão ocorra adequadamente, é necessário que a função mecânica (motilidade) e a produção de fluidos pelo estômago, fígado e pâncreas sejam reguladas. Se a motilidade estiver muito aumentada, a passagem rápida de nutrientes e água pelo tubo digestivo dificultará sua digestão e absorção. As alterações da motilidade são fre-quentes e representadas por espasmos esofágicos, lentidão no esvaziamento gástrico, constipação intestinal e diarreia[1].

Muitas das patologias relacionadas ao sistema digestório têm como causa alguma das alterações acima citadas, e as patologias mais comuns encontradas na prática clínica serão abordadas neste Capítulo, com os principais fitoterápicos prescritos.

Dispepsia

É caracterizada por sintomas relacionados ao aparelho digestório alto, sem causa orgânica estrutural ou bioquímica, que se apresentam persistente ou recorrentemente por mais de 12 semanas, no período de um ano. É a manifestação de diferentes doenças, mas principalmente das doenças pépticas, ou seja, das doenças determinadas pela disfunção cloridropéptica: a doença do refluxo gastroesofágico (DRGE), a úlcera péptica gastroduodenal e a dispepsia funcional[1,6,7].

Observam-se bons resultados nos tratamentos das dispepsias funcionais com o uso de plantas medicinais de ações coleréticas, colagogas, eupépticas e reguladoras do sistema emocional, possibilitando que a origem dos sintomas esteja relacionada com a disfunção na produção ou na liberação da bile e outras secreções produzidas pelas células do estômago, intestino e pâncreas, assim como na regulação na contratilidade da musculatura lisa e no aspecto emocional[1].

Gastrite

É a inflamação da mucosa do estômago, que tem como principal fator etiológico o *Helicobacter pylori*, com grande prevalência (cerca de 50% na população mundial). Tem distribuição universal e aumenta conforme a idade[8]. Não se definiu exatamente a razão exata da relação com o *H. pylori* e a gastrite crônica, contudo acredita-se que seja predeterminada pelos fatores socioeconômicos, ambientais e práticas culturais, além de possível predisposição genética. Diversos estudos sugerem que o fator genético tem menor influência do que os fatores relacionados às condições de moradia[9]. Atualmente, observa-se um grande benefício nos pacientes com gastrite que fazem uso de plantas medicinais como uma alternativa de tratamento.

Fitoterápicos para dispepsias e gastrite

Maytenus ilicifolia Mart.ex Reissek e Maytenus aquifolia Mart.[10,11]

Nomenclatura popular: Espinheira-santa.

Parte utilizada: Folhas

Indicações: Antidispéptico, antiácido e protetor da mucosa gástrica.

Contraindicações: Não deve ser usado durante a gravidez, lactação (há indícios de que o uso de espinheira-santa causa redução do leite materno) e em crianças menores de seis anos.

Princípios ativos: Terpenos, flavonoides e taninos.

Formas farmacêuticas: Cápsulas ou comprimidos contendo extrato seco.

Doses recomendadas:

- Extrato seco padronizado em 3,5% de taninos totais: 350 mg ao dia.
- Extrato seco: 860 mg de 2 a 3 vezes ao dia.
- Infusão: 3 g para 150 mL de água. Tomar 150 mL do infuso, logo após o preparo, 3 a 4 vezes ao dia.
- Tintura (1:5): 10 a 30 mL diariamente.

Precauções: Suspender o uso quando realizar exames de medicina nuclear.

Efeitos adversos: Alguns casos raros de hipersensibilidade são descritos, nesse caso, deve ser suspenso o uso e acompanhado o paciente. Não foram relatados, até o momento, efeitos adversos graves ou que coloquem em risco a saúde dos pacientes utilizando extratos de *M. ilicifolia* nas doses recomendadas. Nos estudos clínicos realizados, foram descritos um caso de aumento do apetite com o uso do medicamento e um relato de mal-estar indefinido, boca seca, gosto estranho na boca, náusea, tremor nas mãos e poliúria, mas isso ocorreu em sujeitos de pesquisa que receberam dosagens até 10 vezes maiores que a usual humana. No estudo, foi descrito redução do leite materno[12-14].

Interações medicamentosas: Até o momento, nenhum estudo foi desenvolvido avaliando a interação de extratos de *M. ilicifolia* com medicamentos. A legislação brasileira não recomenda a administração concomitante de *M. ilicifolia* com bebidas alcoólicas e outros medicamentos.

Evidências científicas: Devido à larga utilização popular de *M. ilicifolia* no tratamento de úlceras gástricas, a maior parte dos estudos farmacológicos não clínicos desenvolvidos encontra-se nessa área[10].

Segundo o uso popular, combate gastrites e dispepsias, além de ações tônicas, analgésicas, antissépticas, cicatrizantes, diuréticas e laxativas atribuídas a essa erva por meio de alguns estudos de uma ação contra úlcera e gastrite. No caso do tratamento de úlceras e gastrites, pode ser preparada tanto na forma de emplastros de suas folhas, decocto, por infusão, como na forma de chás e extratos. Sua ação na úlcera péptica e gastrite envolve mais de um mecanismo de ação, e seus efeitos gastroprotetores ainda não estão conclusivamente esclarecidos. Estudos relacionaram sua riqueza em tanino e epigalocatequina, que inibem a ATPase de membrana potássio-dependente das células da mucosa gástrica responsáveis pela secreção de ácido clorídrico no estômago, e esse mecanismo se processa por inibição competitiva[14,15].

Embora ainda desconhecido, o mecanismo de ação da *M. ilicifolia* na hiperacidez pode estar relacionado a sua interferência na liberação e efetividade das substâncias secretagogas ácido-base[16].

Foi observada potente redução da hipersecreção gástrica acompanhada por redução na liberação de NO_2, sugerindo importante papel do mecanismo óxido nítrico dependente[17]. Sugere-se que a inativação da bomba H+K+ ATPase e a modulação das interações NO_2-dependente são os principais mecanismos de ação gastroprotetora[17,18]. Com o estudo, demonstrou-se que a diminuição da secreção basal ocorre de modo dose-dependente na mucosa gástrica de sapos, por ação inibitória dos receptores histamínicos H_2, o que foi também demonstrado com a cimetidina, conhecido antagonista dos receptores da histamina H_2[16]. Essa ação pode estar relacionada com os taninos condensados do extrato[16,19]. Triterpenos ativos em *Maytenus* sp. também são capazes de estimular a produção de fatores de proteção, como muco, ou de manter o nível ótimo de prostaglandinas gástricas na mucosa[20].

Em 12 estudos, foram avaliados diferentes extratos em concentrações variáveis nos diversos modelos de indução de úlcera gástrica (indometacina, estresse por imobilização a frio, etanol, aspirina e reserpina), em mucosas de rato, camundongo e sapo, tanto em estudos agudos como crônicos. Em todos os estudos foram avaliadas as folhas, sendo sete exclusivos de *M. ilicifolia*, um com amostras separadas, e um estudou uma amostra de proporções iguais das duas espécies[18-20]. Com os estudos, obteve-se efeito antiulcerogênico relevante, comparável à cimetidina. Também foi relatado significante aumento no volume de secreção e pH gástrico com os extratos testados em relação ao controle, provavelmente pelos polifenóis presentes, flavonoides e taninos predominantes nos extratos aquosos e esteroides e triterpenos nos extratos acetônicos e acetato de etila[13,21].

Os flavonoides de *M. ilicifolia*, incluindo quercetina e catequinas, apresentaram efeito antiulcerogênico e/ou inibidor da secreção ácido-gástrica tanto *in vivo* como *in vitro*[17]. Ainda, frações contendo tri e tetraglicosídeos flavônicos mauritianina e o derivado tetra-glicosilado do kaempferol podem estar relacionadas ao efeito gastroprotetor da espécie[22].

Peumus boldus[10,11]

Nomenclatura popular: Boldo-do-chile, boldo-verdadeiro.

Parte utilizada: Folhas.

Indicações: Indicado como colagogo, colerético e nas dispepsias funcionais.

Contraindicações: Contraindicado para menores de 6 anos, se pacientes com histórico de hipersensibilidade e alergia a qualquer um dos componentes do fitoterápico. Nos casos de obstrução das vias biliares, cálculos biliares, infecções ou câncer de ducto biliar e câncer de pâncreas, devido aos efeitos colagogo e colerético. Pacientes com quadro de afecções severas no fígado, como hepatite viral, cirrose e hepatite tóxica não deverão fazer uso desse fitoterápico. Não deve ser usado durante a gravidez e lactação, devido à presença do alcaloide esparteína, que tem atividade oxitócica na gestação e devido à presença de alcaloides e risco de neurotoxicidade na amamentação.

Princípios ativos: Derivados da aporfina: boldina, isoboldina, laurotetanina e laurolit-sina; Óleo essencial: eucaliptol, cineol, ascaridol, p-cimeno, linalol, eugenol e terpineol; Flavonoides: ramnetol, isoramnetol; Taninos e cumarina.

Formas farmacêuticas: Infuso; Cápsulas ou comprimidos contendo extrato seco.

Doses recomendadas:

- Infusão: 1 a 2 g da droga em 150 mL de água. Consumir de 10 a 15 minutos após o preparo, 2 vezes ao dia.
- Extrato seco: 50 a 100 mg, 2 a 3 vezes ao dia.
- Extrato seco padronizado 0,1% de boldina: 750 a 1500 mg, 3 vezes ao dia.
- Extrato fluido (1:1): em álcool a 45%. De 10 a 25 gotas, 3 vezes ao dia, antes das refeições.
- Tintura (1:10): em álcool a 60°. De 0,5 a 2 mL, 3 vezes ao dia, antes das refeições.
- Pó: 1 a 2 g, até 3 vezes ao dia antes das refeições.

Precauções: Não ingerir doses maiores do que as recomendadas. O uso desse fitoterápico não deve ultrapassar quatro semanas consecutivas, e ele não deve ser utilizado por lactantes e mulheres grávidas sem orientação médica.

Efeitos adversos: Nas doses recomendadas, não são conhecidos efeitos adversos ao fitoterápico. Doses acima das recomendadas causam irritação nas vias urinárias, vômitos e diarreia.

Interações medicamentosas: Não foram encontrados dados descritos na literatura consultada até o momento.

Evidências científicas: As atividades colerética e antiespasmódica foram demonstradas por estudos *in vitro* e em órgãos isolados. Em estudos não clínicos em ratos, verificou-se a ação colerética do fitoterápico contendo *Peumus boldus*, medida pelo aumento da secreção de bile pela vesícula biliar. Os preparados contendo *P. boldus* aumentam a secreção biliar e fluidificam a bile, sem alterar a sua composição[23]. Os constituintes alcaloídicos estão associados à atividade colerética do fitoterápico[24]. O alcaloide boldina

CAPÍTULO 11 • FITOTERAPIA NO SISTEMA DIGESTÓRIO **109**

age como relaxante da musculatura lisa intestinal, de acordo com estudos realizados em órgãos isolados[25].

Outros fitoterápicos indicados

Angelica sinensis (Angelica) – Capítulo 22

Baccharis trimera (Carqueja) – Anexo VIII

Casearia sylvestris (Guaçatonga) – Anexo VIII

Cynara scolymus L (Alcachofra) – Capítulo 10

Foeniculum vulgare Mill (Funcho) – Anexo VIII

Matricaria chamomilla L. (Camomila) – Capítulo 16

Melissa officinalis (Melissa) – Capítulo 16

Mentha piperita (Hortelã-pimenta) – Capítulo 22

Rosmarinus officinalis L. (Alecrim) – Capítulo 21

Silybum marianum L. (Cardo mariano) – Capítulo 18

Solanum melongena (Berinjela) – Anexo VIII

Taraxacum officinale (Dente-de-leão) – Anexo VIII

Zingiber officinale Roscoe (Gengibre) – Capítulo 18

Sugestões de fórmulas

Fórmula 1 – Colagoga

Taraxacum officinale, extrato seco 5:1, raiz – 150 mg.

Cynara scolymus L., extrato seco padronizado em 2% de cinarina, folhas – 150 mg.

Solanum melongena, extrato seco 5:1, fruto – 180 mg.

Peumus boldus, extrato seco padronizado 0,1% de boldina, folhas – 20 mg.

Aviar X doses em cápsulas. Posologia: Consumir de 1 a 2 doses, 30 minutos antes de cada refeição ou conforme orientação profissional.

Fórmula 2 – Colerética-colagoga

Solanum melongena, extrato seco 5:1, fruto – 180 mg.

Peumus boldus, extrato seco padronizado 0,1% de boldina, folhas – 20 mg.

Rosmarinus officinalis L., extrato seco 5:1, folhas – 50 mg.

Curcuma longa L, extrato seco padronizado a 95% de curcuminoides, rizoma – 150 mg.

Aviar X doses em cápsulas. Posologia: Consumir de 1 a 2 doses, de 30 minutos a 1 hora antes de cada refeição ou conforme orientação profissional.

Fórmula 3 – Hepatoprotetora

Cynara scolymus L., extrato seco padronizado em 2% de cinarina, folhas – 100 mg.

Solanum melongena, extrato seco 5:1, fruto – 100 mg.

Peumus boldus, extrato seco padronizado 0,1% de boldina, folhas – 20 mg.

Rosmarinus officinalis L., extrato seco 5:1, folhas – 50 mg.

Silybum marianum L., extrato seco padronizado de 70 a 80% de silimarina, fruto – 150 mg.

Aviar X doses em cápsulas. Posologia: Consumir de 3 doses, 30 minutos antes de cada refeição ou conforme orientação profissional.

Fórmula 4 – Digestiva

Melissa officinalis, extrato seco 5:1, folhas – 200 g.

Zingiber officinale Roscoe, extrato seco padronizado em 5% de Gengirol, rizoma – 100 g.

Angelica sinensis, extrato seco padronizado em 1% de ligustilídeo, raiz – 80 mg.

Mentha piperita, extrato seco 5:1, folhas – 150 mg.

Aviar X doses em cápsulas. Posologia: Consumir de 3 doses, 30 minutos antes de cada refeição ou conforme orientação profissional.

Constipação

Constipação intestinal ou obstipação intestinal é uma condição com patogênese multifatorial, na qual a frequência e/ou a quantidade de defecação se apresenta de forma reduzida, ou seja, uma alteração funcional do trânsito intestinal (no intestino grosso), devido a uma deficiência da intensidade dos movimentos peristálticos, resultando em um atraso na evacuação[26,27].

Não existe uma definição de abrangência universal para constipação, pois depende, em grande parte, dos hábitos de cada indivíduo[27,28]. Fundamentando-se nas queixas dos pacientes, ela pode ser referida como fezes endurecidas, esforço excessivo no ato evacuatório, evacuações infrequentes, sensação de evacuação incompleta e até mesmo demora excessiva no toalete[28].

Se considerarmos a frequência e o volume das deposições, podemos definir como constipação até mesmo situações de 3 a 5 deposições semanais, cada com peso inferior a 35 g[27,28].

É uma condição multifatorial, sendo, na maioria das vezes, decorrente da ingesta inadequada de fibras e água[28], mas também pode estar associada a redução do reflexo de evacuações, sedentarismo, efeitos colaterais de medicamentos, tensão nervosa, ansiedade, hipotireoidismo, diabetes, gestação e desequilíbrio da microbiota intestinal[26].

Fitoterápicos na constipação

Rhamnus purshiana DC.[10,11]

Nomenclatura popular: Cáscara-sagrada.

Parte utilizada: Cascas secas.

Indicações: Indicado para tratamento de curto prazo da constipação intestinal ocasional.

Contraindicações: Não deve ser administrado a pacientes com obstrução intestinal e estenose, atonia, doenças inflamatórias do cólon (colite ulcerosa, síndrome do intestino irritável, doença de Crohn), apendicite, desidratação grave e depleção de eletrólitos ou constipação intestinal crônica. Como acontece com outros laxantes estimulantes, a cáscara-sagrada também é contraindicada em pacientes com dores, cólicas, hemorroidas, nefrite ou quaisquer sintomas de distúrbios abdominais não diagnosticados, como dor, náuseas ou vômitos. Contraindicada para menores de 10 anos, grávidas, lactantes, nos casos de insuficiência hepática, renal e cardíaca e pacientes com histórico de hipersensibilidade e alergia a qualquer um dos componentes do fitoterápico.

Princípios ativos: Os constituintes são glicosídeos hidroxiantracênicos (6 a 9%). Desses, 80 a 90% de cascarosídeos A-D. Glicosídeos antracênicos e antraquinonas.

Formas farmacêuticas: Cápsulas e comprimidos contendo a droga vegetal, na forma de pó, ou extratos secos. Tintura, chá, extrato fluido e outras preparações líquidas e sólidas.

Doses recomendadas:

- Decocção: de 1 a 2 g da casca seca em 150 mL de água, em dose única diária ao deitar.
- Extrato seco padronizado em 1% de cascarosídeos: 100 a 500 mg, 2 vezes ao dia, ou dose única ao deitar.
- Extrato seco (5:1): de 50 a 100 mg, até 2 vezes ao dia.
- Extrato fluido (1:1): prescreve-se a razão de 0,5 a 2 g ao dia.
- Tintura: como laxante, de 1 a 10 mL ao dia. Como purgante, de 15 a 25 mL ao dia.
- Pó: como laxante, de 100 a 500 mg ao dia. Como purgante, de 1 a 2 g ao dia.

Precauções: Administrar preferencialmente ao deitar, ou em duas doses divididas, uma de manhã e uma à noite. Não devem ser utilizados de forma contínua por mais de 1 a 2 semanas, devido ao risco de desequilíbrio eletrolítico.

Efeitos adversos: Doses únicas podem resultar em câimbras e desconforto do trato gastrintestinal, o que pode necessitar de redução da dosagem. A sobredosagem pode conduzir a espasmos abdominais, cólicas e dor, bem como a formação de fezes aquosas. Abuso de laxantes a longo prazo pode levar a desequilíbrio eletrolítico (hipocalemia e hipocalcemia), acidose metabólica, má absorção de nutrientes, perda de peso, albuminúria e hematúria.

Interações medicamentosas: O trânsito intestinal acelerado pode resultar na absorção reduzida de fármacos administrados oralmente. O desequilíbrio eletrolítico causado, como hipocalemia (redução do potássio sérico), pode potencializar os efeitos dos glicosídeos cardiotônicos. A hipocalemia resultante do abuso de laxantes a longo prazo também pode potencializar os efeitos de fármacos antiarrítmicos, provocando mudanças do ritmo cardíaco, por afetar os canais de potássio.

Evidências científicas: A cáscara-sagrada está incluída no grupo farmacoterapêutico dos laxantes estimulantes ou irritantes (de contato)[10]. Foi demonstrado que os efeitos laxantes da cáscara-sagrada se devem principalmente aos glicosídeos antraquinônicos, cascarosídeos A-D[29,30]. Após administração oral da cáscara-sagrada, os glicosídeos hidroxiantracênicos não são absorvidos na parte superior do intestino, mas são hidrolisados no cólon por bactérias intestinais para formar os metabólitos farmacologicamente ativos. Esses metabólitos são parcialmente absorvidos no cólon e atuam como estimulante e irritante no trato gastrintestinal[31-34]. O mecanismo de ação é duplo: primeiro, há estimulação da motilidade do cólon, resultando num aumento da propulsão e aceleração do trânsito das fezes através do cólon (que reduz a absorção de fluido a partir da massa fecal); segundo, existe aumento da permeabilidade paracelular através da mucosa do cólon, provavelmente devido à inibição do transportador sódio/potássio adenosina trifosfatase ou inibição dos canais de cloreto. Com o aumento da permeabilidade, há aumento do teor de água no cólon[31,32,35].

O efeito laxante da cáscara-sagrada geralmente é observado até 6 a 8 horas após a administração oral. Os glicosídeos antracênicos são predominantemente excretados nas fezes, mas também o são na urina, produzindo coloração alaranjada. Antraquinonas e antranóis são excretados no leite materno[32].

Estudo realizado em idosos sugere que o tratamento com cáscara-sagrada, quando comparado ao placebo, leva ao alívio da constipação e ao aumento da motilidade intestinal[36]. Outra pesquisa comprovou que o uso da cáscara-sagrada para correção da constipação habitual, em que atua como laxativo, restaura também a tonicidade natural do cólon[37]. O uso da cáscara-sagrada, entre outros efeitos, pode favorecer um melhor estado de saúde, por estar associado com o aumento da frequência dos movimentos intestinais e, consequentemente, determinando maior fluxo da massa fecal, diminuindo, assim, a constipação intestinal[38].

Senna alexandrina Mill.[10,11]

Nomenclatura popular: Sene, sena.

Parte utilizada: Folhas e frutos.

Indicações: Tratamento de constipação intestinal ocasional.

Contraindicações: Contraindicado para menores de 12 anos, grávidas e lactantes e pacientes com histórico de hipersensibilidade e alergia a qualquer um dos componentes do fitoterápico. Não deve ser utilizado em casos de constipação intestinal crônica, distúrbios intestinais, tais como obstrução e estenose intestinal, atonia, doenças inflamatórias intestinais (doença de Crohn, colite ulcerativa, colopatias inflamatórias) e dores abdominais, desidratação severa, hemorroidas, apendicite, hipocalemia, doença inflamatória pélvica, período menstrual, cistite, insuficiência hepática, renal ou cardíaca. Contraindicado para pacientes com náuseas, vômito ou quando algum sintoma agudo ou crônico não diagnosticado estiver presente.

Princípios ativos: Extrato padronizado em 10% de senosídeo. Antraquinonas: glicosídeos de diantrona, os senósidos C e D (heterodiantrona de rína aloe-emodina). Antraquinonas livres: reína, aloe-emodina, crisofanol e seus glicósidos. Carboidratos: polissacarídeos. Mucilagem: galactose, arabinose, ramnose, ácido galacturônico, manose, frutose, glicose, pinitol e sacarina. Flavonoides: isoramnetina e kaempferol. Glicosídeos: 6-hidroximusizina e tinevelina. Outros componentes: ácido crisofânico, ácido salicílico, saponinas, resina, manitol, tartarato duplo de sódio e potássio. Óleo volátil.

Formas farmacêuticas: Infusão, Cápsulas e comprimidos contendo a droga vegetal e extratos padronizados em senosídeos.

Doses recomendadas:

- Infusão: 1 a 2 g de folhas por xícara de 150 mL de água (dose máxima de 5 g de folhas por xícara). Consumir 1 xícara ao dia, de preferencia à noite, ao deitar.
- Extrato seco padronizado em 10% de senosídeo: 100 mg ao dia. Ingerir 2 doses, à noite, ao deitar ou dose única.
- Extrato seco: 100 a 300 mg, de 1 a 4 vezes ao dia.
- Pó: 0,5 a 2 g ao dia (dose máxima de 3 g).

Precauções: Contraindicado por mais de duas semanas sem supervisão médica. Em caso de hipersensibilidade, recomenda-se descontinuar o uso e consultar o médico. Sangramento retal ou insuficiência de peristalse, decorrentes do uso prolongado, podem indicar condições graves. Metabólitos ativos passam para o leite materno em pequenas quantidades.

Efeitos adversos: O uso da *S. alexandrina* pode ocasionar desconforto no trato gastrintestinal, com presença de espasmos e cólicas abdominais, e, sendo esse o caso, diminuir a dose. As antraquinonas podem alterar a cor da urina para amarelo-escura ou marrom-avermelhada, o que desaparece com a suspensão do uso do fitoterápico. O uso crônico ou superdosagem pode resultar em diarreia, com distúrbios hidroeletrolíticos, acidose ou alcalose metabólica, albuminúria, hematúria e principalmente hipocalemia. A deficiência de potássio pode conduzir a disfunções cardíaca e neuromuscular, lentidão, inibição do peristaltismo intestinal e má absorção, além de dependência, com possível necessidade de aumento da dose, podendo resultar no agravamento da constipação intestinal. O uso prolongado também está associado à redução na concentração de globulinas séricas, perda de peso e desenvolvimento de caquexia. Em casos raros, pode levar a nefropatia e edema. Há relato de hepatite após o abuso crônico desse fitoterápico.

Interações medicamentosas: O aumento do peristaltismo intestinal, em virtude da utilização de *S. alexandrina*, pode reduzir a absorção de fármacos administrados oralmente e anticoncepcionais orais. A hipocalemia, decorrente da utilização prolongada, pode potencializar os efeitos dos glicosídeos cardiotônicos e as arritmias cardíacas ou os efeitos antiarrítmicos, quando do uso concomitante de fármacos antiarrítmicos. O uso simultâneo de *S. alexandrina* com outros medicamentos ou drogas vegetais que induzem à hipocalemia, como diuréticos tiazidas, adrenocorticosteroides ou raiz de alcaçuz, pode exacerbar o desequilíbrio eletrolítico, resultando em disfunções cardíacas e neuromusculares. Pode haver interação da *S. alexandrina* com o nifedipino e indometacina e outros anti-inflamatórios não hormonais.

Evidências científicas: O efeito do extrato de *Senna alexandrina* está relacionado aos derivados antraquinônicos, senosídeos A e B. Em estudo realizado com senosídeos A e B em animais, substâncias que são encontradas no extrato de *Senna alexandrina*, concluiu-se que, após a sua administração (12,5 a 200 mg/kg) em ratos, a defecação normal foi acelerada em 3 a 4 horas, e a excreção de fezes macias foi evidente a partir de 4 a 5 horas, alcançando seu pico máximo após 5 a 7 horas. Além disso, o tempo de trânsito no intestino grosso foi dose e tempo dependente no tratamento com os senosídeos A e B. Grande mudança foi observada no tempo de trânsito intestinal. Após duas horas da administração das substâncias, o tempo de trânsito passou de 6 horas no grupo controle para 90 minutos no grupo tratado. A redução máxima foi observada no grupo tratado após 4 horas, em que o tempo de trânsito foi reduzido para 30 minutos com dose de 50 mg/kg[39].

Em estudo clínico desenvolvido com 21 pacientes, com média de 38 anos (entre 19 e 85 anos), cujo tempo de acompanhamento da constipação foi de 3 a 80 meses, com média de 33 meses, foi utilizado extrato padronizado de *S. alexandrina*. A maioria dos pacientes (81%) respondeu com rapidez ao tratamento com apenas uma drágea do fitoterápico e, em média, foi necessário menos de uma drágea por dia durante o período de observação, que foi de 28 dias, para assegurar o ritmo de defecação normal[40].

Já 34 pacientes de uma clínica ginecológica, na maioria gestantes, na faixa etária de 18 a 62 anos, foram submetidas ao tratamento oral com geleia produzida com as folhas de *S. alexandrina* durante três semanas, com a posologia de uma colher de chá à noite, antes de dormir. As pacientes foram avaliadas comparando a evolução de variáveis como: tempo para defecar, número de evacuações por semana, presença de gases, qualidade das fezes e sensação de esvaziamento total do reto após a evacuação, registradas antes (uma semana de observação) e depois do tratamento. Todas as variáveis evoluíram de modo significativamente favorável. Na avaliação global da eficácia, os resultados foram considerados satisfatórios em 88,2% dos casos na opinião do médico, e em 82,3% dos casos na opinião dos pacientes[41].

Outros fitoterápicos indicados

Cynara scolymus (Alcachofra) – Capítulo 10

Foeniculum vulgare Mill. (Funcho) – Anexo VIII

Malva sylvestris (Malva) – Capítulo 9

Plantago major L. (Tanchagem) – Anexo VIII

Taraxacum officinale (Dente-de-leão) – Anexo VIII

Sugestões de fórmulas

Fórmula 1 – Laxativa

Peumus boldus, extrato seco padronizado 0,1% de boldina, folhas – 20 mg.

Senna alexandrina Mill., extrato seco padronizado em 10% de senosídeo, partes áreas – 150 mg.

Foeniculum vulgare Mill., extrato seco 5:1, fruto – 50 mg.

Aviar X doses em cápsulas. Posologia: Consumir de 1 a 2 doses, antes de dormir ou conforme orientação profissional.

Fórmula 2 – Laxativa

Senna alexandrina Mill., extrato seco padronizado em 10% de senosídeo, partes áreas – 100 mg.

Plantago major L., extrato seco 5:1, folhas – 150 mg.

Aviar X doses em cápsulas. Posologia: Consumir de 1 a 2 doses, antes de dormir ou conforme orientação profissional.

Diarreia

A diarreia pode ser definida pela ocorrência de três ou mais evacuações amolecidas ou líquidas nas últimas 24 horas. A diminuição da consistência habitual das fezes é um dos parâmetros mais considerados[42]. Suas implicações, no que tange à alteração funcional que produz no ritmo intestinal, seguida da consequente perda hidroeletrolítica e suas complicações, determinam que essa patologia deva ser tratada rapidamente[27].

Em geral, nos casos de diarreia, usam-se plantas ricas em taninos, devido a sua capacidade adstringente. Taninos são substâncias polifenólicas, solúveis em água, caracterizadas pela capacidade de precipitar proteínas. Ao precipitar proteínas, os taninos formam uma capa protetora sobre a mucosa intestinal[27,43].

Fitoterápicos na diarreia

Plantago ovata[11,44]

Nomenclatura popular: Psyllium.

Parte utilizada: Semente.

Indicações: Auxiliar no tratamento de diarreias. Laxativa, levemente hipoglicemiante, hipolipidemiante e auxiliar no tratamento de ácido úrico elevado. As sementes podem ser usadas durante a gestação e amamentação.

Contraindicações: Não se deve administrar na presença de obstruções esofágica, intestinal ou ileal.

Princípios ativos: L-arabinose, D-xilose, ácido galacturônico, fibras, mucilagens, óleos.

Formas farmacêuticas: Pó, decocção, extrato.

Doses recomendadas:

- Pó: das sementes, de 5 a 10 g diários (divididos em 2 a 3 vezes).
- Decocção: 10 g em 200 mL de água. Ferver por 5 minutos. Consumir de 2 a 3 vezes ao dia para adultos. Para crianças entre 3 e 6 anos, a dose é de 3 g até 3 vezes ao dia. Já para crianças a partir de 6 anos ou mais, podem usar a metade da dose de adultos.
- Macerado: 1 colher de sopa de sementes trituradas em meio copo de água. Deixar em maceração por 30 minutos e tomar em jejum ou antes de dormir.
- Extrato fluido (1:1): em álcool a 25°, de 6 a 15 mL, diariamente, em até 3 a 4 vezes.

Precauções: É muito importante uma ingestão adequada de água para o bom funcionamento intestinal.

Efeitos adversos: Possibilidade de causar flatulência ou sensação de obstrução do esôfago ou intestino.

Interações medicamentosas: Não administrar junto com medicamentos e suplementos alimentares, pois compromete a sua absorção. Monitorar uso no tratamento de diabéticos e em pacientes com estenose esofágica e intestinal.

Evidências científicas: De acordo com a Comissão Europeia da Alemanha, o psyllium também é indicado como tratamento auxiliar em casos de diarreias, embora nesta circunstância não se deva consumir líquidos[11], pois age absorvendo líquidos intestinais e formando uma barreira protetora antissecretora sobre o lúmen intestinal[45].

Em um ensaio clínico aberto, aleatório e com grupos cruzados, com 25 indivíduos com diarreia, comparou-se o efeito do *Plantago ovata* e do cálcio com um fármaco. Destes, 19 pacientes completaram os dois ciclos de tratamento do estudo. Os resultados indicam que ambos os tratamentos diminuíram a frequência das evacuações pela metade. O fitoterápico e o cálcio foram significativamente superiores ao medicamento quanto à concentração da urgência e à consistência das fezes[46].

Já nove voluntários com diarreia induzida por fenolftaleína receberam tratamento em sequência aleatória com placebo, psyllium (9 e 30 g/dia), policarbofila de cálcio ou farelo de trigo. O tratamento com psyllium aumentou a consistência das fezes, o que não se observou nos outros[47]. O uso de *Plantago ovata* também foi eficaz no tratamento de diarreia crônica em crianças (n = 23) e um estudo aberto não controlado[48].

Psidium guajava L.[10,11,44]

Nomenclatura popular: Goiabeira.

Parte utilizada: Folhas e cascas secas.

Indicações: Tratamento da diarreia aguda não infecciosa e enterite por rotavírus.

Contraindicações: Hipersensibilidade ou alergia à droga vegetal.

Princípios ativos: Flavonoides, terpenoides (sesquiterpenos e triterpenos) e taninos.

Formas farmacêuticas: Cápsulas ou comprimidos contendo a droga vegetal ou extrato seco e infuso.

Doses recomendadas:

- Extrato seco: 250 a 350 mg de 3 a 4 vezes por dia.

- Infusão das folhas: 2 g (colher de sobremesa) em 150 mL de água. Utilizar 1 cálice (30 mL) após a evacuação, no máximo 10 vezes ao dia.
- Suco: a ingestão de suco de goiaba com finalidade terapêutica é estimada em 240 mL a cada 4 a 6 horas.

Precauções: Não exceder a dose recomendada ou a duração do tratamento.

Efeitos adversos: Alergia aos componentes do fitoterápico.

Interações medicamentosas: Não foram encontrados dados descritos na literatura consultada até o momento.

Evidências científicas: Os estudos pré-clínicos e clínicos encontrados sobre as folhas da *Psidium guajava* respaldam a possibilidade de que sejam usadas formalmente na medicina como medicamento antidiarreico, por sua ação espasmolítica e antissecretora. O mecanismo de ação seria dado pela presença de quercetina, que é liberada por hidrólise de seus heterosídeos no trato digestivo[11].

A infusão das folhas inibiu a diarreia induzida por citrato de sódio e laurilsulfoacetato de sódio quando administrado por lavagem gástrica de ratos na dose de 10,0 mL/kg de peso corporal[49]. A administração intragástrica do extrato das folhas em ratos na dose de 200 mg/kg de peso corporal preveniu a diarreia induzida por óleo de rícino[50,51]. O extrato das folhas inibiu o reflexo peristáltico induzido eletricamente do íleo de cobaias isolado na concentração de 100 μg/mL[52].

O uso da infusão de folhas de *P. guajava* foi eficaz no tratamento de enterite rotaviral infantil, mostrando redução no tempo do trânsito intestinal, cessando a diarreia, associado à diminuição no conteúdo de sódio e glicose nas fezes[53]. O uso da tintura das folhas de *P. guajava* a 20% causou efeito antidiarreico importante em pacientes com diarreia aguda simples[54].

Outros fitoterápicos indicados

Anacardium ocidentale (Cajueiro) – Anexo VIII

Cymbopogon citratus (Capim-limão) – Anexo VIII

Foeniculum vulgare Mill. (Funcho) – Anexo VIII

Matricaria chamomilla L. (Camomila) – Capítulo 16

Punica granatum L. (Romã) – Capítulo 18

Thymus vulgaris L. (Tomilho) – Capítulo 9

Sugestões de fórmulas

Fórmula 1 – Antidiarreica

Thymus vulgaris L, extrato seco (10:1), parte área – 200 mg.

Psidium guajava L, extrato seco, casca – 350 mg.

Aviar X doses em cápsulas. Posologia: Consumir até 3 vezes ao dia ou conforme orientação profissional.

Fórmula 2 – Antidiarreica

Psidium guajava L., extrato seco, casca – 350 mg.

Matricaria chamomilla L., extrato seco padronizado a 1,2% de apigenina das partes áreas – 250 mg.

Aviar X doses em cápsulas. Posologia: Consumir até 3 vezes ao dia ou conforme orientação profissional.

Considerações finais

O uso de fitoterápicos para o tratamento ou prevenção de diferentes patologias dos distúrbios digestivos vem sendo assunto de grande destaque, pois encontramos uma grande variedade de plantas que tem sido empregada em decorrência dos efeitos sobre a cinética e a secreção digestivas. Esse reconhecimento de benefícios na utilização de fitoterápicos para o tratamento de perturbações digestivas não deve deixar de lado o cuidado que se deve ter em relação às possíveis reações adversas e toxicidade das preparações.

Referências

1. Saad G et al. (org.). Fitoterapia contemporânea: tradição e ciência na prática clínica. 2. ed. Rio de Janeiro: Guanabara Koogan; 2016.
2. Junqueira LC, Carneiro J. Histologia básica: texto e atlas. 12. ed. Rio de Janeiro: Guanabara Koogan; 2013.
3. Guyton AC; Hall JE. Tratado de fisiologia médica. 10. ed. Rio de Janeiro: Guanabara Koogan; 2011. 973 p.
4. Ovalle WK; Nahirney PC. Netter bases da histologia. Rio de Janeiro: Elsevier; 2008.
5. Guedes MRA. Ensino de anatomia e fisiologia do sistema digestório humano mediado por sala ambiente. Dissertação de Mestrado Profissional em Ensino em Ciências da Saúde e do Meio Ambiente do UniFOA. Volta Redonda; 2015.
6. Silva FM. Dispepsia: caracterização e abordagem. Rev Med. 2008;87(4):213-23.
7. Ford AC, Moayyedi P. Current guidelines for dyspepsia management. Dig Dis. 2008;26(3):225-30.
8. Miszputen S. Gastroenterologia. São Paulo, Manole; 2007.
9. Kodaira M. Aspectos epidemiológicos do helicobacter pylori na infância e adolescência. Rev Saúde Pub. 2002;36(3):356-369.
10. Brasil. Agência Nacional de Vigilância Sanitária. Memento fitoterápico da farmacopeia brasileira. Brasília: Anvisa; 2016.
11. Alonso JR. Tratado de fitofármacos e nutracêuticos. 1 ed. São Paulo: AC Farmacêutica; 2016.
12. Tabach R; Carlini EA; Moura YG. Um novo extrato de maytenus ilicifolia mart ex-reiss. Revista Racine. 2002;71(1):38-41.
13. Geocze S, Vilela MP, Chaves BDR, Ferrari AP, Carlini EA. Tratamento de pacientes portadores de dispepsia alta ou de úlcera péptica com preparações de espinheira-santa (Maytenus ilicifolia). (CEME) CdM, editor. Estudo de ação antiúlcera gástrica de plantas brasileiras (maytenus ilicifolia "espinheira-santa" e outras). Brasília, DF: CEME/MS; 1988.
14. Santos-Oliveira R; Coulaudcunha S, Colaço W. Revisão da maytenus ilicifolia mart. ex reissek, celastraceae. Contribuição ao estudo das propriedades farmacológicas. Rev Bras Farmacol. 2009;19(2B):650-9.
15. Mariot MP, Barbieri RL. Divergência genética entre acessos de espinheira-santa (maytenus ilicifolia mart. ex reissek e m. aquifolium mart.) com base em caracteres morfológicos e fisiológicos. Rev. Bras. Pl. Med., 2010;12(3):243-9.
16. Ferreira PM, Oliveira CN, Oliveira AB, Lopes MJ, Alzamora F, Vieira MA. A lyophilized aqueous extract of maytenus ilicifolia leaves inhibits histamine-mediated acid secretion in isolated frog gastric mucosa. Planta. 2004;219(2):319-324.
17. Baggio CH, Freitas CS, Otofuji GM, Cipriani TR, Souza LM, Sassaki GL et al. Flavonoid-rich fraction of maytenus ilicifolia mart. ex. reiss protects the gastric mucosa of rodents through inhibition of both H+,K+ -ATPase activity and formation of nitric oxide. Journal of Ethnopharmacology. 2007;113(3):433-40.
18. Lopes GC, Blainski A, Santos PVP, Diciaula MC, Mello JCP. Development and validation of an HPLC method for the determination of epicatechin in Maytenus ilicifolia (Schrad.) Planch., Celastraceae. Revista Brasileira de Farmacognosia. 2010;20(5):789-785.
19. Carlini EA, Braz S. Efeito protetor do liofilizado obtido do abafado de Maytenus sp. (Espinheira-santa) contra úlcera gástrica experimental em ratos (CEME) CdM, editor. Estudo de ação antiúlcera gástrica de plantas brasileiras (Maytenus ilicifolia "Espinheira-santa" e outras). Brasília: CEME/MS; 1988.
20. Lewis DA, Hanson PJ. Anti-ulcer drugs of plant origin. Progress in Medicinal Chemistry. 1991;28(3):201-231.
21. Carvalho ACB. Plantas medicinais e fitoterápicos: regulamentação sanitária e proposta de modelo de monografia para espécies vegetais oficializadas no Brasil. 2011. Tese (Doutorado em Ciências da Saúde) – Programa em Pós-Graduação em Ciências da Saúde, Universidade de Brasília, Brasília; 2011.
22. Leite JPV, Braga FC, Romussi G, Persoli RM, Tabach R, Carlini EA et al. Constituents from maytenus ilicifolia leaves and bioguided fractionation for gastroprotective activity. Journal of the Brazilian Chemical Society. 2010;21(2):248-254.
23. Salati R, Lugli R, Tamborino E. Valutazione delle proprieta coleretiche di due preparati contenente estratti di boldo e cascara. Gastroenteroly. 1984;30:269-272.
24. Newall CA, Anderson LA, Phillipson JD. Herbal medicines: a guide for health care professionals. London: The Pharmaceutical Press; 1996.

25. Bruneton, J. Pharmacognosy, phytochemistry, medicinal plants. Paris: Lavoisier Publishing; 1995.
26. Pujol AP. Manual de nutricosméticos: receitas e formulações para beleza. 2. ed. Camboriú: Ed. do Autor; 2016.
27. Kalluf K. Fitoterapia funcional: dos princípios ativos à prescrição de fitoterápicos. 2. ed. São Paulo: Ação Set; 2015.
28. Alves JG. Constipação intestinal. JBM. 2013;101(2):31-7.
29. Rhamnus p. The United States farmacopeia 24: national formulary 19. Disponível em: http://pesquisa. bvsalud.org/bvsms/resource/pt/mis-23000.
30. György I, Azevedo MS, Manso C. Reactions of inorganic free radicals with liverprotecting drugs. Radiation Physical Chemistry. 1990;36:165-7.
31. Blumenthal M. Rhamnus purshiana: the complete german commission e monographs. Austin, TX: American Botanical Council; 1998.
32. Láng I. Hepatoprotective and immunomodulatory effects of antioxidant therapy. Acta Medica Hungarica. 1988;45:287-295.
33. de Witte P; Lemli L. The metabolism of anthranoid laxatives. Hepatogastroenterology. 1990;37(6):601-5.
34. Blaschek W. Hägers handbuch der pharmazeutischen Praxis. Folgeband 2:Drogen A-K. 5. ed. Berlin: Springer-Verlag; 1998.
35. De Witte P. Metabolism and pharmacokinetics of the anthranoids. Pharmacology. 1993;47(1):86-97.
36. Petticrew M, Watt I, Sheldon T. Systematic review of the effectiveness of laxatives in the elderly. Health Technol Assess. 1997;1(13):I-IV;1-52.
37. Robbers JE, Speedie MK, Tyler VE. Farmacognosia/biotecnologia. Editorial Premier; 1997.
38. Santos Junior JCM. Laxantes e purgativos: o paciente e as constipações intestinais. Rev. Bras. Coloproct. 2003;23(2):130-4.
39. Leng-Peschlow E. Dual effect of orally administered sennosides on large intestine transit and fluid absorption in the rat. J Pharm Pharmacol. 1986;38:606-610.
40. Ortiz EL. The encyclopedia of herbs, spices, & flavorings hardcover, 1992.
41. Sá JCB. Efeito laxativo de uma preparação gelatinosa de pó de folhas de sene em pacientes ginecológicos/ obstétricos. Folha Med. 1994;108:93-97.
42. Morais MB, Tahan S, Mello CS. Diarreia aguda: probióticos e outros coadjuvantes na terapêutica. Atualidades em clínica cirúrgica intergastro e trauma. 3. ed. São Paulo: Atheneu; 2013.
43. Botsaris AS. Fórmulas mágicas. 4. ed. Rio de Janeiro: Nova Era; 2006.
44. Panizza ST, Veiga RS, Almeida MC. Uso tradicional de plantas medicinais e fitoterápicos. Conbrafito; 2012.
45. Cañigueral SVR, Wichtl M. Plantas medicinales y drogas vegetales para infusión y tisana. España: OEMF Internacional; 1998.
46. Qvitzau S, Matzen P, Madsen P. Treatment of chronic diarrhoea: loperamide versus ispaghula husk and calcium. Scand J Gastroenterol. 1988;23(10):1237-40.
47. Eherer AJ, Santa Ana CA, Porter J, Fordtran JS. Effect of psyllium, calcium polycarbophil, and wheat bran on secretory diarrhea induced by phenolphthalein. Gastroenterology. 1993;104(4):1007-12.
48. Smalley JR, Klish WJ, Campbell MA, Brown MR. Use of psyllium in the management of chronic nonspecific diarrhea of childhood. J Pediatr Gastroenterol Nutr. 1982;1(3):361-3.
49. Lutterodt GD. Inhibition of microlaxinduced experimental diarrhoea with narcotic-like extracts of Psidium guajava leaf in rats. Journal of Ethnopharmacology. 1992;37:151-7.
50. Olajide OA; Awe SO; Makinde JM. Pharmacological studies on the leaf of Psidium guajava. Fitoterapia. 1999;70:25-31.
51. Tona L, Kambu K, Mesia K, Cimanga K, Apers S, De Bruyne T, Pieters L, Totté J, Vlietinck AJ. Biological screening of traditional preparations from some medicinal plants used as antidiarrhoeal in Kinshasa, Congo. Phytomedicine. 1999;6(1):59-66.
52. Lozoya X, Meckes M, Abou-Zaid M, Tortoriello J, Nozzolillo C, Arnason JT. Quercetin glycosides in psidium guajava L. leaves and determination of a spasmolytic principle. Arch Med Res. 1994;25(1):11-15.
53. Lian-Bo W, Zhi-Jun L, Bao-Tian C, Sheng-Yun S, Tu L, Yun-Fei G, Jiiai L. Clinical study on treatment of infantile rotaviral enterites with guava leaf. CJIM. 2001;7:86-9.
54. Echemendia CE, Moron RFJ. Tintura de hojas de Psidium guajava L. en pacientes con diarrea aguda simple. Revista Cubana de Plantas Medicinales. 2004;9:340-356.

Fitoterapia no sistema endócrino 12

Camila Leandra Bueno de Almeida Spinelli
Juliana da Silveira Gonçalves
Marina Jagielski Goss

Introdução

O termo endócrino designa a secreção interna de substâncias biologicamente ativas[1]. O sistema endócrino é constituído por glândulas e tecidos orgânicos responsáveis pela secreção interna de substâncias químicas que controlam funções biológicas denominadas hormônios[2].

Os hormônios influenciam praticamente todas as funções metabólicas do corpo humano. São substâncias químicas (mensageiros) produzidas e secretadas pelas glândulas endócrinas e que, lançadas na corrente sanguínea, coordenam o funcionamento do organismo como um todo. Algumas funções que controlam são: atividades de órgãos completos, níveis de sais, açúcares e líquidos no sangue, o uso e armazenamento de energia, o crescimento e o desenvolvimento de um determinado organismo, sua reprodução, suas características sexuais etc.[2-5].

O sistema endócrino é constituído por um conjunto de glândulas localizadas em diferentes áreas do corpo, como a tireoide, as gônadas e as glândulas suprarrenais, e pelos hormônios por elas sintetizados, tais como a tiroxina, os estrogênios e progestagênios, a testosterona e a adrenalina[3,5-7].

Inúmeras são as patologias decorrentes desses defeitos durante a formação das glândulas, por exemplo, as patologias relacionadas às glândulas da tireoide e do pâncreas[8], que serão abordadas neste capítulo.

As paratireoides secretam o hormônio responsável pelo equilíbrio metabólico de cálcio e fósforo no organismo e constituem quatro pequenas glândulas localizadas atrás da tireoide. Já a tireoide regula o metabolismo, ou seja, a proporção e a maneira pela qual os alimentos são transformados em energia. Secreta os hormônios tiroxina e tri-iodotironina, que controlam o crescimento e a taxa metabólica, e a calcitonina, que canaliza o cálcio no sangue para ser armazenado nos ossos. É responsável também pela produção de calor corporal e energia muscular, pelo crescimento e desenvolvimento, e pela distribuição e reserva de água e sais no corpo[7].

O pâncreas atua como glândula exócrina e endócrina. Como glândula exócrina, produz vários sucos digestivos, ricos em enzimas, que passam do canal pancreático para o intestino delgado e atuam na digestão dos alimentos. Como glândula endócrina, produz hormônios que fluem diretamente para a corrente sanguínea. O pâncreas é pontilhado por pequenos aglomerados de células (ilhotas de Langerhans) que secretam dois tipos de hormônios: a insulina e o glucagon. O equilíbrio entre esses dois hormônios é que controla o nível de glicose no sangue[7].

Diante desse contexto, discutiremos os mecanismos envolvidos nos distúrbios da tireoide (hipotireoidismo) e pâncreas (diabetes *mellitus*), assim como evidências do uso de fitoterápicos no tratamento ou auxílio do manejo desses distúrbios.

Diabetes *mellitus*

O diabetes *mellitus* (DM) é uma doença crônica caracterizada basicamente pelo excesso de glicose (principal fonte de energia do nosso organismo, mas, quando em excesso, pode trazer várias complicações à saúde) no sangue e produção deficiente de insulina pelo pâncreas, sendo representado em 90% dos casos da síndrome pelo diabetes *mellitus* tipo 2 (DM2), que geralmente aparece na idade adulta, sendo caracterizada por hiperglicemia crônica, distúrbios do metabolismo de carboidratos, lipídios e proteínas[9-11].

Sabe-se que o DM não é uma doença isolada, e, sim, um grupo de distúrbios metabólicos com um ponto em comum: a hiperglicemia, resultante de alterações na secreção e ação de insulina[12]. O controle inadequado da doença possibilita alterações micro e macrovasculares que levam à disfunção, dano ou falência de vários órgãos[13].

Atualmente, estima-se que a população mundial com diabetes é da ordem de 382 milhões de pessoas, e que deverá atingir 471 milhões em 2035. Cerca de 80% desses indivíduos com DM vivem em países em desenvolvimento, onde a epidemia tem maior intensidade, com crescente proporção de pessoas afetadas em grupos etários mais jovens, coexistindo com o problema que as doenças infecciosas ainda representam[14].

A classificação proposta pela Organização Mundial da Saúde (OMS)[1] e pela Associação Americana de Diabetes (ADA)[2] e aqui recomendada inclui quatro classes clínicas: DM tipo 1 (DM1), DM tipo 2 (DM2), outros tipos específicos de DM e DM gestacional[15].

Diabetes mellitus *tipo 1*

Forma presente em 5 a 10% dos casos, é o resultado da destruição de células beta-pancreáticas com consequente deficiência de insulina. Na maioria dos casos, essa destruição de células beta é mediada por autoimunidade, porém existem casos em que não há evidências de processo autoimune, sendo, portanto, referidos como forma idiopática de DM1[16-20].

Diabetes mellitus *tipo 2*

Forma presente em 90 a 95% dos casos e caracteriza-se por defeitos na ação e secreção da insulina. Em geral, ambos os defeitos estão presentes quando a hiperglicemia se manifesta, porém pode haver predomínio de um deles. A maioria dos pacientes com essa forma de DM apresenta sobrepeso ou obesidade, e cetoacidose raramente se desenvolve de modo espontâneo, ocorrendo apenas quando se associa a outras condições, como infecções. O DM2 pode ocorrer em qualquer idade, mas é geralmente diagnosticado após os 40 anos. Os pacientes não dependem de insulina exógena para sobreviver, porém podem necessitar de tratamento com insulina para obter controle metabólico adequado[16-22].

Por ser uma doença crônica, de tratamento contínuo, é alvo para a busca de novos métodos de tratamento[23]. O uso de terapias alternativas para o tratamento de enfermidades crônico-degenerativas representa importante ganho nos investimentos humanos e financeiros empregados na área da saúde no Brasil[24], e uma alternativa de tratamento despertou o interesse de pesquisadores, aumentando-se, com isso, as pesquisas referentes às plantas medicinais[25].

Até 2010, poucos estudos relacionam o uso e a eficácia de fitoterápicos como adjuvantes no tratamento do diabetes[26]. Portanto, pesquisas em que se avaliem a eficácia do uso de fitoterápicos como adjuvantes no tratamento do DM2 são importantes para a redução de custos ao sistema de saúde vigente e melhoria da qualidade de vida da população[27].

A utilização de recursos alternativos para o tratamento do DM, como o uso de drogas vegetais, é interessante se empregado adequadamente. Esta medida sugere ao paciente diabético um tratamento complementar mais barato e geralmente mais acessível. Além disso, contribui para diminuir ou evitar as injeções diárias de insulina, que são invasivas e desconfortáveis no tratamento, afetando a qualidade de vida de milhões de pessoas[28].

Fitoterápicos no diabetes mellitus

Bauhinia forticata[29,30]

Nomenclatura popular: Pata-de-vaca.

Parte utilizada: Folhas.

Indicação: Utilizado como auxiliar no tratamento do diabetes. Diurética, antidiarreica, cicatrizante e calmante suave. Auxilia na eliminação de cálculos renais.

Contraindicação: Não usar em pacientes com hipotireoidismo, em especial durante tratamentos muito prolongados. Não foi demonstrada a inocuidade dessa espécie na gravidez e lactação.

Princípios ativos: Saponinas, taninos, trigonelina, terpenoides, traços de fenóis, flavonoides (rutina e quercetina) e alcaloides.

Formas farmacêuticas: Extratos, pó, chá e tintura.

Doses recomendadas:

- Extrato seco padronizado a 5% taninos: 250 mg ao dia.
- Pó: 400 mg, até 2 vezes ao dia.
- Infusão: 3 g para cada 150 mL de água. De 2 a 3 xícaras diárias, preferencialmente depois das refeições.
- Tintura: 30 a 50 gotas até 3 vezes ao dia.

Efeitos adversos: Não são relatados efeitos adversos com uso popular até o momento.

Interações medicamentosas: Pode interagir com hipoglicemiantes orais e insulina.

Evidências científicas: *Bauhinia forficata*, popularmente chamada e conhecida como pata-de-vaca, é largamente empregada na medicina popular. A espécie é nativa do Sul do Brasil, Paraguai, Argentina e Uruguai, desenvolve-se principalmente no entorno das matas, onde pode ser encontrada sob a forma de arbusto ou árvore, com aproximadamente seis metros de estatura[31]. Suas folhas, além de consideradas antidiabéticas, também possuem propriedades diuréticas e hipocolesterolemiantes, utilizadas nas práticas caseiras da medicina popular contra cistites, parasitoses intestinais, elefantíase e como auxiliar no tratamento do diabetes[32].

Os primeiros relatos acerca da atividade antidiabética de *B. forficata* foram descritos aproximadamente na década de 1920[33,34], e, desde então, os extratos aquosos de suas folhas, assim como de raízes e caules, têm sido amplamente utilizados ao longo do tempo no tratamento de diabetes em diversos países, incluindo o Brasil[35]. Somado a isto, muitos estudos científicos têm sido desenvolvidos para avaliação de sua propriedade hipoglicemiante e antidiabética.

Borges, Bautista e Guilera[36] catalogaram as plantas medicinais utilizadas como antidiabéticas no Brasil durante o período de 1986 e 2002. Os autores concluíram que a *Bauhinia forficata* foi a planta que mais obteve citações na literatura e que teve seu efeito hipoglicemiante comprovado. Até 2010, poucos estudos relacionam o uso e a eficácia de fitoterápicos como adjuvantes no tratamento do diabetes[37]. Atualmente, vários estudos vêm demonstrando haver redução significativa na glicemia de jejum em indivíduos diabéticos após a ingestão crônica do chá de *B. forficata*[38,39].

Um estudo analisou, por 75 dias, 20 portadores de DM tipo II usuários dos serviços da Unidade Básica de Saúde (UBS) dos municípios do estado do Rio Grande do Sul (Dois Lajeados e Vespasiano Corrêa). Destes usuários, 10 participantes fizeram o uso de infusão da planta, e os outros 10 não utilizaram o fitoterápico. A respeito da dieta, 50% alegam seguir uma dieta controlada, tendo como principal restrição o consumo de doces, enquanto os demais afirmaram não seguir dieta controlada. Os dados obtidos demonstraram que os participantes do grupo que fizeram o uso da infusão obtiveram uma diminuição significativa no seu perfil glicêmico[38].

Zacaron et al.[40] analisaram 43 indivíduos, em que o grupo controle era na maioria homens (54,5%), e, no teste, a maior parte foi mulheres (57%). A faixa etária variou de 32 a 77 anos. Os participantes foram separados aleatoriamente, por sorteio, em dois grupos: grupo teste (22 indivíduos), usuários da infusão da planta medicinal *B. forficata*, e grupo controle (21 sujeitos), cujos componentes não ingeriram a referida infusão. Os participantes mantiveram sua dieta habitual e o uso de medicações normalmente. O grupo teste acabou sendo formado por indivíduos que apresentaram média inicial de hemoglicoteste (HGT) igual a 201,8 mg/dL, superior à dos sujeitos do controle (174,9 mg/dL), embora esta diferença não seja estatisticamente significativa. A média do HGT, no fim dos seis meses de acompanhamento dos grupos teste e controle, também não apresentou diferença estatística significativa, porém, percebe-se que o grupo teste (40,47 mg/dL) teve uma diminuição maior do que o controle (29,09 mg/dL). Após a utilização do chá, verificou-se a comparação dos valores de HGT do grupo teste, no qual houve diminuição significativa de seus valores, fato que não ocorreu com o grupo controle, que não apresentou variação significativa.

Em uma pesquisa elaborada por Heller et al.[26], com 54 indivíduos usuários de UBS de 6 municípios do estado do Rio Grande do Sul, o grupo 1 (intervenção) foi orientado a utilizar a infusão da *Bauhinia forficata* 3 vezes ao dia, e o grupo 2 (controle) não recebeu nenhum tipo de fitoterápico ou placebo. Do total da amostra, 40 do sexo feminino e 14 do masculino, cuja média de idade foi de 64 anos. Na comparação entre os grupos, verifica-se uma diferença estatisticamente significativa nas variáveis peso e IMC. As

CAPÍTULO 12 • FITOTERAPIA NO SISTEMA ENDÓCRINO **123**

demais análises não apresentaram diferença significativa entre os grupos após o período do estudo.

Em outro estudo, realizado por Vanzetto et al.[41], a população estudada foi composta por 37 indivíduos, entre 40 e 78 anos, de ambos os gêneros, separados em dois grupos, por meio de randomização, denominados: grupo 1 – intervenção, composto por 18 indivíduos que receberam chá para a infusão de *B. forficata*, durante oito meses; e grupo 2 – controle, constituído por 19 indivíduos, que não ingeriram o fitoterápico, somente participaram da avaliação bioquímica e antropométrica para parâmetros de controle. A avaliação antropométrica revelou uma média de peso de 85 kg para homens e 76 kg para as mulheres. No IMC, verificou-se que não houve variação estatística significativa entre ambos os sexos, no entanto, houve variação estatística significativa na taxa de eutrofia, sobrepeso e obesidade.

Outro estudo avaliou o efeito da infusão da *Bauhinia forficata* no perfil glicêmico e outras variáveis bioquímicas, além do estado nutricional, de pacientes com DM2. A amostra total foi de 55 participantes, distribuídos nas três cidades do Vale do Taquari, no Rio Grande do Sul. O IMC foi avaliado trimestralmente, e não foram observadas diferenças significativas entre os grupos e entre as coletas. Para verificar a ação hipoglicemiante da planta, foram feitas as medições quinzenais da glicemia de jejum. Os dados do estudo apontam que não houve diferenças significativas entre o grupo controle e o grupo que recebeu a infusão durante os 10 meses da pesquisa[27].

De acordo com as pesquisas, os efeitos do uso de decocção com folhas de *B. forficata* demonstraram redução significativa da glicose na urina e no soro em pacientes que o utilizam.

Momordica charantia L.[29,30]

Nomenclatura popular: Melão-de-são-caetano.

Parte utilizada: Principalmente as folhas e, em menor proporção, os caules e frutos.

Indicação: Hipoglicemiante, hipotensor, lipolítico, termogênico e anorexígeno. Auxiliar no tratamento de diarreia, febrífugo, antirreumático e inseticida.

Contraindicação: Não administrar seus extratos dos frutos ou suco durante a gestação[42,43].

Princípios ativos: Saponinas (momordicinas I, II e III), fitoesteroides, lactonas sesquiterpênicas, carotenoides, ácidos orgânicos, ácidos graxos, proteínas e aminoácidos.

Formas farmacêuticas: Extratos, sucos, chás e tintura.

Doses recomendadas:

- Extrato seco padronizado a 10% charantina, fruto: 500 mg, 2 vezes ao dia.
- Decocção: de 2 a 4 g dos frutos em 150 mL de água. Administrar 2 a 3 xícaras (150 mL) ao dia.
- Tintura (1:10): etanol 35%, empregam-se 10 g de frutos secos em álcool 70° p/p para 100 mL. Doses de 2 a 4 mL diariamente.

Precaução: É recomendável não utilizar por período maior que 30 dias consecutivos.

Efeitos adversos: A ingestão excessiva dos frutos de melão-de-são-caetano pode ser tóxica, especialmente em crianças. Entretanto, em um ensaio de atividade hipoglicemiante em seres humanos, a decocção do fruto, administrada por via oral em 500 mg, não apresentou toxicidade[44]. A charantina pode gerar vômitos, diarreias e efeito hipotensor. Já a cucurbitacina apresenta importante ação hipotensora, além de ser emética e catártica[45,46]. Em alguns ensaios clínicos de atividade hipoglicemiante, observou-se paradoxalmente com alguns extratos dessa espécie elevação da glicemia[47]. Apesar de haver antecedentes abortivos em animais, até o presente momento não foram observados casos de abortos em mulheres[48].

Interações medicamentosas: Algumas pessoas que fizeram uso de condimentos ou ingredientes elaborados com o melão-de-são-caetano podem potencializar a ação hipoglicemiante de alguns medicamentos via oral[49]. Pacientes em uso de insulina devem ajustar a dose diária em caso de ingestão concomitante dos sucos dos frutos de melão-de-são caetano[43].

Evidências científicas: As ações farmacológicas do melão-de-são-caetano se centram, principalmente, no campo do diabetes, tendo sido contabilizada grande quantidade de trabalhos *in vivo* e *in vitro* nos últimos anos, especialmente com o suco fresco ou extratos da fruta imatura. Também merecem destaque as atividades antimicrobiana, hipolipemiante e anti-HIV[29].

A fim de esclarecer os mecanismos de ação hipoglicemiante da planta, foram realizadas diferentes pesquisas. O extrato aquoso do fruto verde e fresco, em doses de 1 mg/mL, induziu *in vitro* a produção e a secreção de insulina em tecido pancreático. Por sua vez, foi observado aumento do conteúdo de glicogênio hepático e muscular, junto ao aumento na captação de glicose pelos tecidos[50]. Entretanto, os compostos momordina e ácido oleânico-3-glicuronídio demonstraram inibir em ratos o esvaziamento gástrico e a captação de glicose no intestino delgado, interferindo na passagem da glicose desde o estômago até o intestino[51]. Uma pesquisa realizada em 1993 demonstrou em animais que o uso de *Momordica charantia* L. aumenta a utilização de glicose pelo fígado, diminui a gliconeogênese mediante a inibição de duas enzimas e aumenta a oxidação de glicose por meio de uma via direta. No fígado, os extratos de melão-de-são-caetano diminuíram a expressão de um gene, o que contribui para atenuar as complicações do diabetes[52].

Os frutos e sementes de melão-de-são-caetano contêm um polipeptídio considerado, do ponto de vista estrutural, similar à insulina bovina, sendo chamado de insulina P. Quando administrada por via subcutânea em pacientes com diabetes tipo I, demonstrou atividade hipoglicemiante, exercendo sua ação entre 30 e 60 minutos, sendo no grupo diabético juvenil o pico máximo alcançando em 4 a 8 horas após o uso. Não se observou reação de hipersensibilidade à substância[50]. Em outro ensaio clínico, constatou-se, além do efeito hipoglicemiante, retardo no surgimento de complicações oftalmológicas e neurológicas[53]. Estudo comparativo com 25 pacientes com DM tipo II, entre a ingestão do suco de melão-de-são-caetano e um medicamento, mostrou menor concentração de ácido siálico, um importante marcador das complicações vasculares no diabetes[54].

O suco obtido dos frutos, administrado por via oral em diferentes doses em coelhos, ratos e cães com diabetes experimental, provocou hipoglicemia. Nos coelhos, doses de 6 mL/kg pareceram ser mais eficazes, alcançando seu pico máximo após 2 horas da administração; em cães, o efeito máximo foi alcançado em 3 horas[55,56]. Por sua vez, a administração de 250 mg/kg via intragástrica do extrato etanólico (95% de toda planta) em ratos em jejum, mostrou efeito hipoglicemiante, que se prolonga durante 18 horas[57]. O mesmo extrato e dose, por duas semanas, provocou diminuição significativa em coelhos[58]. Foi possível também constatar em 20 cães diabéticos o benefício da administração de cápsulas com 200 mg/kg de extrato de *Momordica charantia* L., a cada 12 horas, por 2 meses, junto à fibra dietética e insulina. O resultado foi superior ao observado no grupo de animais que recebeu somente a dieta e insulina[59].

O uso do extrato do fruto em seres humanos mostrou, em diferentes ensaios clínicos, ação hipoglicemiante[53,60]. O uso de 230 mL/dia dos extratos do suco imaturo por 8 semanas evidenciou melhora do teste de tolerância à glicose em pacientes com DM2[54,61]. Do mesmo modo, a administração de 100 mL do suco em 18 adultos saudáveis, 30 minutos antes de um teste de sobrecarga à glicose, induziu atividade anti-hiperglicemiante em 73% da amostra[50]. Além disso, a administração, em jejum, de uma suspensão aquosa homogeneizada da polpa do fruto em pacientes com DM2 moderado reduziu significativamente a glicemia[62].

Outros fitoterápicos indicados no diabetes mellitus

Allium sativum (Alho) – Capítulo 10

Cinnamomum verum (Canela) – Anexo VIII

Curcuma longa L. (Açafrão) – Capítulo 18

Gymnema silvestre (Gymnema) – Capítulo 17

Hibiscus sabdariffa (Hibiscus) – Capítulo 10

Punica granatum (Romã) – Capítulo 18

Silybum marianum (Cardo mariano) – Capítulo 18

Stevia rebaudiana (Estévia) – Anexo VIII

Sugestões de fórmulas

Fórmula 1 – Modulador glicêmico

Gymnema silvestre, extrato seco padronizado a 75% de ácidos gimnêmicos, folhas – 250 mg.

Aviar em X doses em cápsulas. Posologia: Consumir 1 dose antes do almoço e do jantar ou conforme orientação profissional.

Fórmula 2 – Modulador glicêmico

Cinnamomum verum, extrato seco padronizado a 10% de polifenóis, casca – 150 mg.

Silybum marianum, extrato seco padronizado a 80% de silimarina, fruto – 250 mg.

Punica granatum, extrato seco padronizado a 40% de ácido elágico, pericarpo da casca – 200 mg.

Aviar em X doses em cápsulas. Posologia: Consumir 1 dose antes das refeições ou conforme orientação profissional.

Fórmula 3 – Modulador glicêmico

Cinnamomum verum, extrato seco padronizado a 10% de polifenóis, casca – 150 mg.

Momordica charantia L, extrato seco padronizado a 10% charantina, fruto – 150 mg.

Bauhinia forticata, extrato seco padronizado a 5% taninos, folhas – 150 mg.

Gymnema silvestre, extrato seco padronizado a 75% de ácido gimnêmico, folhas – 100 mg.

Aviar em X doses em cápsulas. Posologia: Consumir 1 dose, de 2 a 3 vezes ao dia antes das refeições ou conforme orientação profissional.

Distúrbios da tireoide

A tireoide humana produz endógena e principalmente os hormônios tiroxina (T4) e tri-iodotironina (T3).

No hipertireoidismo, o excesso de hormônio da tireoide promove um estado hipermetabólico caracterizado pelo aumento no gasto energético de repouso, perda de peso, níveis reduzidos de colesterol, aumento da lipólise e gliconeogênese. Por outro lado, no hipotireoidismo, há redução dos níveis de hormônio da tireoide, associada ao hipometabolismo, representado por redução do metabolismo energético basal, aumento de peso e dos níveis de colesterol, lipólise reduzida e redução da gliconeogênese. Os hormônios da tireoide influenciam as principais vias metabólicas responsáveis pelo controle no equilíbrio energético, regulando o armazenamento e o gasto de energia[63-65].

O iodo é essencial para o funcionamento da tireoide, já que é um importante componente para formação de seus hormônios. Entretanto, já se sabe que o controle da ingestão do iodo é muito importante, já que tanto a deficiência quanto o excesso desse mineral promovem efeito supressor na função da glândula[66]. Enquanto pequenas doses de iodo – na gama de microgramas – parecem estimular a função tireoidiana, por meio da indução das iodinases e das enzimas de síntese de tiroxina, grandes doses, na faixa de 500 mg/dia, têm efeito supressor da função da glândula[67].

A ingestão diária de iodo recomendada para a população adulta, não gestante nem lactante, é de 150 μg, sendo o nível máximo tolerável para a mesma população de 1.100 μg ao dia[68]. O iodo pode ser encontrado principalmente em peixes ou produtos do mar e sal iodado. Embora o excesso de exposição ao iodo geralmente não resulte em consequências clínicas aparentes, a disfunção tireoidiana pode ocorrer em indivíduos vulneráveis que apresentem fatores de risco específicos, incluindo a presença de doença da tireoide antecedente, idosos, fetos e neonatos. Como o hipotireoidismo induzido por iodo ou hipertireoidismo pode ser subclínico ou manifesto, deve-se suspeitar de excesso de exposição ao iodo se a etiologia da disfunção tireoidiana não for discernível[69].

A terapia de reposição hormonal é a maneira mais efetiva de tratamento disponível para a disfunção tireoidiana. A reposição do hormônio da tireoide tem sido usada há mais de 100 anos no tratamento do hipotireoidismo, não havendo dúvida sobre sua eficácia geral.

No entanto, possíveis efeitos adversos, como alterações cardiovasculares e redução da densidade óssea, ou mais graves, como agranulocitose, podem ocorrer em alguns pacientes. Desse modo, infere-se a necessidade de pesquisar modalidades seguras de tratamento que sejam igualmente eficazes[70]. Alguns compostos de plantas e/ou fitoterápicos utilizados no tratamento da disfunção da tireoide e que têm uma ação direta na glândula em condições de hipotireoidismo, assim como plantas que atuam para o alívio do hipertireoidismo, serão apresentadas a seguir, seguindo os subtítulos relacionados ao mecanismo de atuação que impactam na tireoide, sendo as algas ricas em minerais, inclusive o iodo, sendo, portanto, alternativa para melhorar a função tireoidiana quando consumidas em quantidades apropriadas.

Fitoterápicos nos distúrbios da tireoide

Fucus vesiculosus[29]

Nomenclatura popular: Fucus

Parte utilizada: Toda a planta.

Indicação: Hipotireoidismo, obesidade, adiposidades localizadas, bulimia, úlceras gastroduodenais, hiperlipidêmicas, mal-estar e diarreias. É especialmente eficaz em pacientes com menos de 30 anos.

Contraindicação: É contraindicado para pacientes em tratamento com hormônios tireóideos e com agentes antitireoidianos. Ansiedade, insônia, taquicardia paroxística, hipertensão arterial, cardiopatias. Não prescrever formas de dosagens com conteúdo alcoólico para administração oral a pacientes em processo de desintoxicação alcóolica. Hipertireoidismo, gravidez, lactação.

Princípios ativos: Extrato padronizado em 1,5% de iodo. Polissacarídeos mucilaginosos: algina, fucoidina, lamirano ou laminarina; polifenóis. Oligoelementos e sais minerais: abundante iodo (em forma de sais e unido a proteínas e lipídios), potássio, bromo, cloro, magnésio, cálcio, ferro, silício. Manitol, princípios amargos. Vitaminas e provitaminas A e D, lipídios (glucosidialilglicéridos).

Formas farmacêuticas: Pela possibilidade de conter metais pesados e a dificuldade de quantificar seu conteúdo em iodo, recomenda-se prescrever somente formas galênicas estandarizadas e especialidade com o devido controle sanitário, preferivelmente em forma de cápsulas ou comprimidos entéricos, ou associadas a corretores organolépticos.

Doses recomendadas: Extrato seco padronizado em 1,5% de iodo: 10 a 330 mg ao dia.

Precaução: Quando se utiliza sob a forma descontrolada (frequentemente como automedicação para perder peso) ou em caso de hipersensibilidade pessoal, pode produzir um quadro de intoxicação (iodismo), devido a uma hiperatividade tireóidea, caracterizada por um quadro de ansiedade, insônia, taquicardia e palpitação.

Efeitos adversos: O consumo de grandes quantidades pode aumentar o risco de hemorragia pós-operatória e causar irritações gástricas e náuseas. Pode também haver reações alérgicas em pessoas sensíveis.

Interações medicamentosas: Pode interferir nos tratamentos hormonais para normalizar a glândula da tireoide. Também há relatos de que pode reduzir a absorção normal de ferro no intestino.

Evidências científicas: A partir de seu extrato, em 1811, foi descoberto o elemento químico iodo. Sabe-se hoje que a planta é muito rica nesse mineral, sendo composta por cerca de 0,05% de iodo, podendo chegar a até 0,2%. Sabe-se, entretanto, que seu consumo diário e excessivo pode suprimir a função tireoidiana[71,72]. Assim, o Fucus tem comprovada ação no tratamento da baixa atividade da glândula da tireoide e bócio[73].

Achados da literatura sugerem que a influência da atividade da Fucus vesiculosus nos hormônios da tireoide parece ter relação direta com o iodo. Porém, deve-se tomar cuidado com a dose, pois um estudo clínico, utilizando suplementação de algas, observou que, na dose de 660 μg, quatro vezes ao dia, houve redução no T3 com aumento de TSH, inferindo uma inibição da atividade da tireoide, podendo estar relacionada ao excesso da ingestão desse mineral[74].

Com a regulação da função da tireoide, ocorre melhora de todos os sintomas associados. Esta planta pode ser muito útil na redução do excesso de peso ocasionado por problemas da tireoide[73].

Alguns pesquisadores indicam especificamente para reduzir a gordura em pacientes obesos, tendo atividade ainda mais marcante em pacientes com predisposição linfática. Possui pequena ou nenhuma influência na redução de peso corporal de indivíduos de hábitos saudáveis ou sem predisposição sanguínea. Nestes casos, a regulação da dieta é a única alternativa[73].

A superdosagem pode provocar tremores, aumento da frequência cardíaca e da pressão arterial. Sugere-se que seja supostamente nefrotóxica em doses mais elevadas

PARTE 2 – FITOTERAPIA NOS SISTEMAS CORPORAIS

que as habituais, podendo também agravar situações de hipoglicemia ou hiperglicemia, devendo ser usada com cautela nos casos de diabetes. Sua utilização deve ser feita avaliando os efeitos individuais, assim como os parâmetros bioquímicos marcadores de função tireoidiana para avaliar um quadro de intoxicação chamado de iodismo. Nesse caso, a tireoide pode apresentar uma hiperatividade, caracterizada por ansiedade, insônia, taquicardia e palpitações[75]. Também é citado o *Fuccus vesiculosus* como acelerador do metabolismo de glicose e ácidos graxos, diurético e estimulante do trânsito intestinal, diminuindo a absorção de lipídios[76].

O Fucus mostrou influência sobre mulheres que têm desordens menstruais, como menorragia e leucorreia, devido à flacidez dos tecidos uterinos[73]. Ainda, pode fazer parte do tratamento da celulite, pois atua na melhora da função intestinal, agindo na diminuição da absorção de lipídio[76].

Outros fitoterápicos indicados para os distúrbios da tireoide

Chlorella vulgari (Clorela) – Anexo VIII

Spirulina máxima Stech. e gartner (Espirulina) – Anexo VIII

Moringa oleifera Lam (Moringa) – Anexo VIII

Sugestões de fórmulas

Fuccus visiculosis, extrato seco padronizado em 1,5% de iodo, toda planta – 300 mg.

Aviar X doses em cápsulas. Posologia: Consumir 1 dose ao dia em jejum, antes do café da manhã ou conforme orientação profissional.

Associar com:

Selênio – 50 μg

Vitamina D – 800 UI

Aviar X doses em cápsulas. Posologia: Consumir 1 dose ao dia em jejum, antes do café da manhã ou conforme orientação profissional.

Considerações finais

O emprego da fitoterapia é uma ferramenta importante na prática clínica pelos profissionais da área da saúde e vem sendo assunto de grande destaque na literatura científica atual, devido às diversas propriedades de ações observadas nas plantas medicinais.

Com base nos estudos atuais, temos evidências suficientes de que os fitoterápicos, quando prescritos e utilizados de uma forma correta e segura, trazem, sim, inúmeros benefícios para pacientes que sofrem de alguma patologia relacionada ao sistema endócrino, principalmente das patologias citadas neste capítulo, sendo os fitoterápicos uma ótima opção para tratamentos alternativos e como substitutos de medicamentos sintéticos.

Referências

1. Greenspan FS, Strewler GJ. Endocrinologia básica & clínica. 5. ed. Rio de Janeiro: Guanabara Koogan; 2000.
2. Guyton AC, Hall JE. Tratado de fisiologia médica. 11. ed. Rio de Janeiro: Elsevier; 2006.
3. Birkett JW, Lester JN. Endocrine disrupters in wastewater and sludge treatment processes. 1st ed. USA: IWA Publishing; Lewis Publishers CRC Press LLC; 2003.

CAPÍTULO 12 • FITOTERAPIA NO SISTEMA ENDÓCRINO

4. Lintelmann J, Katayama A, Kurihara N, Shore L, Wenzel A. Pure appl. endocrine disruptors in the environment (IUPAC Technical Report. Chem. 2003;75(5):631-81.
5. Shimada K, Mitamura K, Higashi T. Gas chromatography and high-performance liquid chromatography of natural steroids. J Chromatogr A. 2001;935(1-2):141-72.
6. López de Alda MJ, Barceló D. Review of analytical methods for the determination of estrogens and progestogens in waste waters. Fresenius J Anal Chem. 2001;371(4):437-47.
7. Sumpter JP, Johnson AC. Lessons from endocrine disruption and their application to other issues concerning trace organics in the aquatic environment. Environ Sci Technol. 2005;39(12):4321-32.
8. Knobel M, Nogueira CR, Medeiros-Neto G. Genética molecular do hipotireoidismo congênito. Arq Bras Endocrinol Metab. 2001;45(1):24-31.
9. Skyler JS. Diabetes mellitus: pathogenesis and treatment strategies. J Med Chem. 2004;47(17):4113-7.
10. Silva MER. Como diagnosticar e tratar diabetes mellitus tipo 2. Revista Brasileira de Medicina. 2007;64(7):23-32.
11. Pontieri FM, Bachion MM. Ciência e saúde coletiva: crenças de pacientes diabéticos acerca da terapia nutricional e sua influência na adesão ao tratamento. 15. ed. Goiás: Associação Brasileira de Pós-Graduação em Saúde Coletiva; 2013. 314 p.
12. Kohen-Avramoglu R, Theriault A, Adeli K. Emergence of the metabolic syndrome in childhood: an epidemiological over-view and mechanistic link to dislipidemia. Clin Biochem. 2003;36(6):413-20.
13. Rodrigues TC, Lima MHM, Nozawa MR. O controle do diabetes mellitus em usuários de unidade básica de saúde. Ciência, Cuidado e Saúde. 2006;5(1):1-9.
14. International Diabetes Federation. IDF diabetes atlas. Belgium: IDF; 2013.
15. World Health Organization. The world health organization report 2002: reducing risks, promoting healthy life. Geneve: WHO; 2002.
16. Palmer JP, Asplin CM, Clemons P et al. Insulin antibodies in insulin- dependent diabetics before insulin treatment. Science. 1983;222:1337.
17. Baekkeskov S, Aanstoof H, Christgau S et al. Identification of the 64K autoantigen in insulindependent diabetes as the GABA-synthesizing enzyme glutamic acid decarboxilase. Nature. 1990;347:151.
18. Rabin DU, Pleasic SM, Shapiro JA et al. Islet cell antigen 512 is a diabetes-specific islet autoantigen related to protein tyrosine phosphatases. J Immunol. 1994;152:3183.
19. Gorus KF, Goubert P, Semakula C et al. IA-2-autoantibodies complemente GAD65-autoantibodies in new-onset IDDM patients and help predict impending diabetes in their siblings. The Belgian Diabetes Registry. Diabetologia. 1997;40:95.
20. Baekkeskov S, Aanstoot HJ, Christgau S et al. Identification of the 64K autoantigen in insulin-dependent diabetes as the GABA-synthesizing enzyme glutamic acid decarboxylase. Nature. 1990;347:151.
21. Alberti KGMM, Zimmet PZ, for the World Health Organization Consultation. Definition, diagnosis and classification of diabetes mellitus and its complications. Part 1: diagnosis and classification of diabetes mellitus. Report of a WHO Consultation. Geneva: WHO; 1999.
22. American Diabetes Association. Diagnosis and classification of diabetes mellitus. Diabetes Care. 2013;36(1):67-74.
23. Cecílio AB, Resende LR, Costa A, Cotta MM, Giacomini LF, Luíza C. Espécies vegetais indicadas no tratamento do diabetes. Revista Eletrônica de Farmácia. 2008;(3):23-7.
24. Souza CD, Felfili JM. Uso de plantas medicinais na região de Alto Paraíso de Goiás, GO, Brasil. Acta. Bot. Bras. 2006;20(1):135-42.
25. Kalluf LJH. Fitoterapia funcional: dos princípios ativos à prescrição de fitoterápicos. 1ª ed. São Paulo: VP Editora; 2008.
26. Heller M, Dal Bosco SM, Rempel C, Moreira TR. Variações metabólicas em indivíduos em utilização de Bauhinia forficata. Con Scientia e Saúde. 2013;12(3):419-25.
27. Pozzobon A, Rempel C, Hoerlle J, Strohschoen AG, Dal Bosco SM, Carreno I. Avaliação do efeito da Bauhinia forficata no perfil glicêmico e verificação dos níveis séricos do cortisol de portadores de diabetes mellitus tipo 2, usuários de unidades básicas de saúde no vale do Taquari, RS. Caderno Pedagógico. 2012;9(2):9-23.
28. Santos TM, Rieder A. Plantas do gênero Bauhinia e suas potencialidades hipoglicemiantes e antidiabética: um estudo analítico. Revista Citino. 2013;3(2):35-48.
29. Alonso JR. Tratado de fitofármacos e nutracêuticos. 1 ed. São Paulo: AC Farmacêutica; 2016.
30. Paniza ST, Veiga RS, Almeida MC. Uso tradicional de plantas medicinais e fitoterápicos. Conbrafito; 2012.
31. Polo CM, Cintra RMGC, Dias LCGD. O nutricionista e a fitoterapia: conhecendo e avaliando o uso de plantas medicinais pela população. Revista Nutrição em Pauta. 2015;132:10-16.
32. Rosa RL, Barcelos ALV, Bampi G. Investigação do uso de plantas medicinais no tratamento de indivíduos com diabetes melito na cidade de Herval D' Oeste – SC. Rev. Bras. Pl. Med. 2012;14(2):306-310.
33. Lorenzi H, Matos FJA. Plantas medicinais no Brasil: nativas e exóticas cultivadas. Nova Odessa, São Paulo: Instituto Plantarum; 2012, 512p.
34. Juliane C. Ação hipoglicemiante da pata-de-vaca. Rev Med Pharm Chim Phys. 1929;2(1):165-9.
35. Juliane C. Ação hipoglicemiante da Bauhinia forficata. Novos estudos experimentais. Rev. Sudam Endocrin Immol Quimiot. 1931;14:326-334.

36. Borges KB, Bautista HB, Guilera S. Diabetes: utilização de plantas medicinais como forma opcional de tratamento. Revista Eletrônica de Farmácia. 2008;5(2):12-20.
37. Brasil. Ministério da Saúde. Relação nacional de Plantas Medicinais de Interesse ao SUS (Renisus). Brasília: Ministério da Saúde; 2009.
38. Moraes EA, Périco E. Avaliação do perfil glicêmico de portadores de diabetes mellitus tipo II em UBS que utilizam infusão de folhas de Bauhinia forficata. ConScientiae Saúde. 2010;9(4):569-574.
39. Silva MCC, Santana LA, Mentele R, Ferreira RS, Miranda A, Silva-Lucca RA, Sampaio MU, Correia MTS, Oliva MLV. Purification, primary structure and potential functions of a novel lectin from Bauhinia forficata seeds. Process Biochemistry. 2012;47:1049-1059.
40. Zaccaron C, Rempel C, Strohschoen AG, Dal Bosco S, Moreschi C. Efeito da planta medicinal Bauhinia forticata nos indivíduos diabéticos tipo 2. ConScientia Saúde. 2014;13 (2):171-8.
41. Vazetto FT, Rempel C, Strohschoen AG, Dal Bosco S, Hoerlle JL, Pozzobon A et al. Perfil antropométrico de pacientes com diabetes tipo 2 em uso de Bauhinia forficata. ConScientia e Saúde. 2011;10 (4):621-6.
42. Saksena S. Study of antifertility activity of the leaves of Momordica linn (Karela). Indian Journal of Physiology and Pharmacology; 1971.
43. Brinker F. Herb contraindications and drug interactions. 2. ed. Oregon: Eclectic Medical Publications; 1998.
44. Khan AH, Burney A. A preliminary study of the hypoglycaemic properties of indigenous plants. J Pak Med Res. 1962;2:100-16.
45. Lewis W, Lewis E. Medical botany plants effecting man's health. New York: John Wiley & Sons; 1977.
46. Afonso H, Tablada RP, Quesada NP, Velázques N, Acosta BP, Sánches L. Plantas tóxicas. La Habana, Cuba: Capitán San Luis; 2000.
47. Akhtar MS, Athar MA, Yaqub M. Effect of momordica charantia on blood glucose level of normal and alloxan-diabetic rabbits. Planta Med. 1981;42(3):205-12.
48. Raman A, Lau C. Anti-diabetic properties and phytochemistry of Momordica charantia L. (Cucurbitaceae). Phytomedicine. 1996;2(4):349-62.
49. Aslam M, Stockley IH. Interaction between curry ingredient (karela) and drug (chlorpropamide). Lancet. 1979;1(8116):607.
50. Welihinda J, Arvidson G, Gylfe E, Hellman B, Karlsson E. The insulin-releasing activity of the tropical plant momordica charantia. Acta Biol Med Ger. 1982;41(12):1229-40.
51. Matsuda H, Murakami T, Shimada H, Matsumura N, Yoshikawa M, Yamahara J. Inhibitory mechanisms of oleanolic acid 3-O-monodesmosides on glucose absorption in rats. Biol Pharm Bull. 1997;20(6):717-9.
52. Shih CC, Shlau MT, Lin CH, Wu JB. Momordica charantia ameliorates insulin resistance and dyslipidemia with altered hepatic glucose production and fatty acid synthesis and AMPK phosphorylation in high-fat-fed mice. Phytother Res. 2014; 28(3):363-71.
53. Srivastava Y, Venkatakrishna-Bhatt H, Verma Y, Venkaiah K, Raval BH. Antidiabetic and adaptogenic properties of Momordica charantia extract: An experimental and clinical evaluation. Phytother Res. 1993;7(4):285-329.
54. Rahman Malik SA, Bashir M, Khan R, Iqbal M. Serum sialic acid changes in non-insulin-dependant diabetes mellitus (NIDDM) patients following bitter melon (Momordica charantia) and rosiglitazone (Avandia) treatment. Phytomedicine. 2009;16:401-5.
55. Handa S, Chawla A. Hypoglycemic plants: a review. Fitoterapia. 1989;60:195-224.
56. Sitasawad SL, Shewade Y, Bhonde R. Role of bittergourd fruit juice in stz-induced diabetic state in vivo and in vitro. J Ethnopharmacol. 2000;73(12):71-9.
57. Chandrasekar B, Mukherjee B, Mukhrjee SK. Blood sugar lowering potentiality of selected Cucurbitacae plants of indian origin. Indian J Med Res. 1989;90(4):300-5.
58. Kar A, Choudhary BK, Bandyopadhyay NG. Comparative evaluation of hypoglycaemic activity of some Indian medicinal plants in alloxan diabetic rats. J Ethnopharmacol. 2003;84(1):105-8.
59. Thungrat T, Pusoonthornthum P, Fish K, Yibchok-anun S. Treatment of canine diabetes mellitus using Momordica charantia capsule and a restricted-fat high-fiber diet. Journal of Medicinal Plants Research 2010; 4(21):2243-51.
60. Grover JK, Yadav S, Vats V. Medicinal plants of India with anti-diabetic potential. J Ethnopharmacol. 2002;81(1):81-100.
61. Leatherdale BA, Panesar RK, Singh G, Atkins TW, Bailey CJ, Bignell AH. Improvement in glucose tolerance due to Momordica charantia (karela). Br Med J (Clin Res Ed). 1981;282(6279):1823-4.
62. Ahmad N, Hassan MR, Halder H, Bennoor KS. Effect of momordica charantia (Karolla) extracts on fasting and postprandial serum glucose levels in NIDDM patients. Bangladesh Med Res Counc Bull. 1999;25(1):11-13.
63. Mullur R, Liu Y-Y, Brent GA. Thyroid hormone regulation of metabolism. Physiological Reviews. 2014;94(2):355-382.
64. Nogueira CR, Kimura ET, Carvalho GA, Sgarbi JA, Ward LS, Maciel LMZ, et al. Hipotireoidismo: Diagnóstico. Primeiras diretrizes clínicas na saúde suplementar: versão preliminar. 1. ed. Rio de Janeiro: Agência Nacional de Saúde Suplementar & Associação Médica Brasileira; 2009.
65. Reid JR, Wheeler SF. Hyperthyroidism: diagnosis and treatment. Am Fam Physician. 2005;72(4):623-30.
66. Stansbury J, Saunders P, Winston D. Promoting healthy thyroid function with iodine, bladderwrack, guggul and iris. Journal of Restorative Medicine. 2012;8:83-90.

CAPÍTULO 12 • FITOTERAPIA NO SISTEMA ENDÓCRINO **131**

67. Zimmermann MB, Boelaert K. Iodine deficiency and thyroid disorders. The Lancet Diabetes & Endocrinology. 2015;3(4):286-295.
68. Leung AM, Braverman LE. Consequences of excess iodine. Nature reviews Endocrinology. 2014;10(3): 136-142.
69. Pasquali R, Baraldi G, Biso P, Piazzi S, Patrono D, Capelli M, et al. Effect of physiological doses of triiodothyronine replacement on the hormonal and metabolic adaptation to short-term semistarvation and to low-calorie diet in obese patients. Clin Endocrinol. 1984;21:357-67.
70. Vandana B, Kavya N, Shubhashree MN, Sulochana B. Herbal approach to management of thyroid disease: a review. Journal of Ayurvedic and Herbal Medicine. 2017;3(1):48-52.
71. McGregor B. Extra-thyroidal factors impacting thyroid hormone homeostasis: a review. Journal of Restorative Medicine. 2015;4(1):40-9.
72. Arbaizar B, Llorca J. Fucus vesiculosus induced hyperthyroidism in a patient undergoing concomitant treatment with lithium. Actas Esp Psiquiatr. 2011;39(6):401-3.
73. Tavares JC. Formulário médico farmacêutico de fitoterapia. 3. ed. Pharmabooks; 2012.
74. Clark CD, Bassett B, Burge MR. Effects of kelp supplementation on thyroid function in euthyroid subjects. Endocr Pract. 2003;9:363-969.
75. Ferro D. Aspectos clínicos da fitoterapia: posologia, anamnese e validação científica. In: Fitoterapia: conceitos clínicos. São Paulo: Atheneu; 2008.
76. Arena EP. Guia prático de fitoterapia em nutrição. São Paulo: Metha/Humana Alimentar; 2008.

Fitoterapia no sistema urinário 13

Juliana da Silveira Gonçalves
Luciana Melo de Farias
Lays Arnaud Rosal Lopes Rodrigues

Introdução

O sistema urinário, cuja função principal é auxiliar na homeostase, controlando a composição e o volume hídrico do sangue é formado por dois rins, dois ureteres, uma bexiga e uma uretra[1].

Dentre as patologias mais comuns que acometem esse sistema, destacam-se as Infecções do Sistema Urinário (ISU), que se referem à presença de patógenos microbianos no trato urinário[2]. Situam-se entre as mais frequentes infecções bacterianas do ser humano, figurando como a segunda infecção mais comum na população em geral[3,4].

Nas crianças, particularmente no primeiro ano de vida, a ISU é muito comum, igualmente no sexo feminino e masculino, e, no entanto, esta patologia é predominante entre os adultos principalmente em pacientes do sexo feminino devido à atividade sexual, gestação e menopausa. Além disso, o comprimento da uretra e a localização próxima da abertura anal com o vestíbulo vaginal estão associados a essa maior prevalência no sexo feminino[5-8].

Além das ISU, a urolitíase (formação de cálculos renais) também é uma patologia bastante comum, que afeta de 10 a 12% da população em países industrializados. Sua incidência tem aumentado nos últimos anos, e a idade de início está diminuindo. Além disso, a taxa de recorrência é alta, mais de 50% após 10 anos. Fatores genéticos, metabólicos, ambientais e dietéticos estão envolvidos na patogênese da urolitíase[9-11].

Infecção do trato urinário

Os agentes etiológicos mais frequentemente envolvidos com ISU são, em ordem de frequência: a *Escherichia coli*, o *Staphylococcus saprophyticus*, espécies de *Proteus* e de *Klebsiella* e o *Enterococcus faecalis*. A colonização pode ser assintomática, sem agressão tecidual ou sintomática; esta última geralmente é classificada pelo local da infecção: na bexiga: cistite; nos rins: pielonefrite; ou na urina: bacteriúria. Clinicamente, a pielonefrite costuma se diferenciar da cistite pela presença de sintomas sistêmicos[2-4,6,12-14].

PARTE 2 – FITOTERAPIA NOS SISTEMAS CORPORAIS

As ISU que ocorrem em um trato geniturinário normal e sem instrumentação prévia, tais como cateteres uretrais, são consideradas "sem complicações". Já as infecções "complicadas" são diagnosticadas em tratos geniturinários com anormalidades estruturais ou funcionais, incluindo instrumentação[2].

A pielonefrite pode provocar um quadro de inflamação glomerular, caracterizando a glomerulonefrite aguda pós-infecciosa, que surge, em geral, uma ou duas semanas após uma infecção. Caracteriza-se pelo aparecimento repentino de hematúria, algumas vezes proteinúria e diminuição da filtração glomerular. Ocorre retenção de água, ocasionando hipertensão arterial, edema e diminuição do volume urinário[15].

Urolitíase

A formação de cálculos renais (urolitíase) é um processo complexo que resulta de uma sucessão de vários eventos físico-químicos, incluindo supersaturação, nucleação, crescimento, agregação e retenção nos rins[16].

A cristalização e a subsequente formação de cálculos podem ocorrer com muitos solutos na urina. Para que os cristais se formem, a urina deve estar supersaturada, o que significa que as concentrações são maiores do que a solubilidade termodinâmica dessa substância. Os níveis de supersaturação urinária correlacionam-se com o tipo de cálculo formado, e a redução da supersaturação é efetiva para prevenir essa recorrência. O oxalato de cálcio (CaOx) é o componente predominante da maioria dos cálculos renais, representando mais de 80% das ocorrências[9,16-18].

Anormalidades metabólicas como hipercalciúria, hipocitratúria, hiperoxalúria, hiperuricosúria e diátese gotosa podem alterar a composição ou a saturação da urina, de modo a aumentar a formação de pedras[16,19].

Dentre as muitas aplicações de fitoterápicos, inclui-se o uso desses agentes para tratar condições do sistema urinário, e este capítulo abordará os fitoterápicos indicados para auxiliar na prevenção e tratamento de patologias comuns no trato urinário.

Fitoterápicos no sistema urinário

Vaccinium macrocarpon Ait.

Nomenclatura popular: *Cranberry*, *cranberry* americano, arando americano, mirtilo-vermelho.

Parte utilizada: Fruto.

Indicações: Como auxiliar na prevenção e tratamento sintomático de infecções do sistema urinário[22,24]. Os frutos dos *cranberries* (geralmente como suco) são usados como terapia alternativa de infecções do sistema urinário, especialmente em grupos de alto risco, como pessoas idosas[22] e gestantes.

Contraindicações: Não deve ser usado em pessoas com hipersensibilidade aos componentes da formulação. Não há indicações para o uso dos produtos de *cranberry* para crianças[24].

Princípios ativos: Possuem uma grande variedade de compostos bioativos – flavonóis (quercetina 3-galactosídeo), flavan-3-ol (catequina e epicatequina), antocianinas (cianidina 3-glicosídeo, cianidina-3-arabinosídeo, peonidina 3-galactósido e peonidina-3--arabinósido), taninos (elagitaninos e proantocianidinas) e os derivados do ácido fenólico (ácido férrico, ácido p-cumárico, cumarilglucose, feruloyl glucose, cafeoil glucose, ácido clorogênico, ácido elágico e ácidos p-hidroxibenzoicos)[21,25].

Formas farmacêuticas: Sucos, extratos, cápsulas, xaropes, comprimidos[21].

Doses recomendadas:

- Extrato seco padronizado a 25% de antocianinas de: 500 a 1.000 mg ao dia[26].
- Extrato seco solúvel: Dissolver 6 g (1 colher de sobremesa) em 200 mL de água diariamente.
- Fruto desidratado: 1 a 2 colheres de sopa ao dia. Pode ser consumido com iogurtes, leite, vitaminas ou sucos.
- Suco: 360 a 960 mL/dia de suco de *cranberry* (para tratamento de ISU em adultos)[24].

Precauções: O processamento do *cranberry* para elaboração de comprimidos e cápsulas pode reduzir a quantidade do composto ativo proantocianidina, resultando em produtos com baixo efeito bacteriano antiadesão na urina[27]. À medida que a atividade antiadesão diminui ao longo do tempo, recomenda-se que os produtos à base de *cranberry* sejam consumidos pela manhã e à noite[27]. Diabéticos devem ter atenção, pois o suco é rico em açúcares. Durante a gestação e lactação, deve ser usado com cautela. Pessoas com pielonefrite, litíase urinária ou insuficiência renal devem usar os produtos de *cranberry* após consultar o médico[24].

Efeitos adversos: *Cranberries* têm poucos efeitos adversos, e, quando existentes, são observados principalmente sintomas gastrointestinais (constipação, diarreia, azia), sintomas vaginais (comichão e secura) e enxaqueca[22,29].

Interações medicamentosas: O uso concomitante de *cranberry* e varfarina deve ser evitado[30].

Evidências científicas: O *cranberry* (*Vaccinium macrocarpon Ait.*) é um fruto originário da América do Norte e pertence à família das Ericaceae. Foi cultivado pela primeira vez por volta de 1816 em Massachusetts, Nova Jersey, Wisconsin, Washington e Oregon[20]. Além de ser amplamente consumido na forma de sucos e molhos, o *cranberry* tem sido usado há muitas décadas para prevenção e tratamento de ISUs, devido ao seu efeito antimicrobiano, especialmente no que se refere a bactérias responsáveis por infecções do sistema urinário não complicadas[21-23].

O uso de *cranberry* é indicado para profilaxia de ISUs recorrentes, pode ser recomendado na prevenção da cistite e para a preservação da eficácia de antibióticos atuais[31-33].

Vários estudos apontam as proantocianidinas do tipo A (PAC-A), presentes no *cranberry*, como o composto ativo mais importante para o tratamento de ISU. As proantocianidinas são responsáveis pela inibição da adesão das fímbrias de *E. coli*, *que*, sem essa adesão, não pode infectar a superfície mucosa do aparelho urinário[20,21,27,34].

O *cranberry* (geralmente na forma de suco) é usado como terapia alternativa de infecções do sistema urinário, especialmente em grupos de alto risco, como pessoas idosas[22]. McMurdo et al. compararam a eficácia do extrato de *cranberry* com a profilaxia antibiótica de baixa dose, utilizando o antibiótico Trimetoprim na prevenção de ISUs recorrentes em 137 mulheres mais velhas, durante 6 meses. O Trimetoprim teve uma vantagem muito limitada sobre o extrato de *cranberry* na prevenção de ISUs recorrentes, apresentando ainda mais efeitos adversos[31].

Em uma revisão sistemática realizada por Jepson et al., que incluiu 24 estudos, não foram encontradas evidências sobre os efeitos do suco de *cranberry* ou outros produtos derivados do *cranberry* (comprimidos e cápsulas) na prevenção de ISU, provavelmente devido à redução do composto ativo[21]. Esses mesmos autores publicaram anteriormente uma outra revisão com 14 estudos adicionais, e sugeriram que o suco de *cranberry* é menos eficaz do que o indicado em outras publicações[35].

Phyllanthus niruri

Nomenclatura popular: : Quebra-pedra, erva-pombinha, arrebenta-pedra.

Parte utilizada: Partes aéreas.

Indicação: É indicada para infecções genitais e urinárias, promove a eliminação da pedra em pacientes com cálculos renais, bem como a normalização dos níveis de cálcio em pacientes com hipercalciúria. Além disso, também é indicado para redução do excesso de ácido úrico em pessoas com hiperuricemia[38-40].

Contraindicações: É pouco tóxico. No entanto, pode apresentar efeito abortivo e deve ser evitado por mulheres grávidas[38,41].

Princípios ativos: Apresenta vários compostos bioativos, como lignanas, filantina, hipofilantina, flavonoides, glicosídeos, taninos, alcaloides, triterpenos, fenil propanoides, esteroides e ácido ricinoleico[36,38,42-44]. Dentre essas substâncias, verificou-se que os triterpenos inibem a citotoxicidade induzida pelo oxalato de cálcio. Além disso, esses compostos reduzem a excreção de constituintes formadores de pedra e a deposição de cristais nos rins[45-47]. As lignanas e filantinas são apontadas por sua atividade de redução do excesso de ácido úrico[48].

Formas farmacêuticas: Planta fresca (*in natura*).

Dose recomendada: Infusão de 3 g (1 colher de sopa) em 150 mL (1 xícara de chá), ingerir 1 xícara (chá) de 2 a 3 vezes ao dia.

Precauções: A atividade antifertilidade de *Phyllanthus niruri* foi testada em ratos albinos machos. Foi demonstrada uma diminuição significativa em níveis de frutose no fluido seminal (que consiste na fonte de energia para os espermatozoides), diminuição na contagem de espermatozoides, aumento na motilidade espermática e diminuição dos níveis de testosterona.

Efeitos adversos: Voluntários humanos que receberam grandes doses orais de *Phyllanthus niruri niruri* (20 g/dia, na forma de chá) não apresentaram efeitos adversos clínicos ou bioquímicos detectáveis, com excelente tolerabilidade[40]. No entanto, em concentrações elevadas, pode apresentar diarreia e hipotensão[49].

Interações medicamentosas: Não há relatos até o momento.

Evidências científicas: É uma erva de campo anual, pertencente à família Euphorbiaceae, e amplamente difundida por todos os países tropicais e subtropicais do mundo[36]. Caracterizada como pequena erva de haste ereta, fina e ramosa, com 40 a 70 cm de altura, com ramificação herbácea ascendente, apresenta folhas ovais, flores amarelo-esverdeadas pequenas e numerosas, e os frutos são muito pequenos (2 a 3 mm) e secos[37,38].

Estudos realizados com o extrato de *Phyllanthus niruri* demonstram que ele apresenta a capacidade de evitar o crescimento de cálculos e também de alterar a forma e a textura dos cálculos[50].

O efeito do extrato aquoso de *Phyllanthus niruri* sobre o processo de cristalização do oxalato de cálcio (CaOx) na urina humana foi investigado por Barros Schor e Boim, que verificaram a inibição do crescimento e da agregação de cristais de oxalato de cálcio

(CaOx) em um modelo *in vitro* de cristalização da urina humana. Além disso, o extrato aquoso de *Phyllanthus niruri* impediu um aumento no tamanho e número dos cálculos formados em um modelo animal[51].

Nishiura et al. realizaram um estudo de caso controle randomizado em que foram administradas cápsulas contendo um extrato aquoso a 2% de *Phyllanthus niruri* (cápsula de 450 mg, 3 vezes ao dia), durante 3 meses, em indivíduos com formação de cálculo. Foi observado que o extrato induziu uma significativa redução no cálcio urinário médio em indivíduos hipercalciúricos; no entanto, não foram verificadas diferenças significativas na eliminação de cálculos e/ou alívio da dor entre os grupos tratados com extrato em relação aos não tratados[40].

No entanto, a administração regular (2 g por dia durante 3 meses) de um extrato de *Phyllanthus niruri*, após a realização de tratamento para pedras nos rins, resultou na redução do surgimento de novas pedras e uma menor necessidade de realizar o tratamento novamente[45].

Echinodorus macrophyllus (Kunth) Micheli e *Echinodorus grandiflorus (Cham. & Schltdl.) Micheli*

Nomenclatura popular: Chapéu-de-couro, erva-do-campo, erva-do-brejo, erva-de--pântano e chá-mineiro.

Parte utilizada: Folhas.

Indicações: Possuem ação diurética, são usados em doenças renais e das vias urinárias. São indicados em situações de retenção de líquidos (edema), em processos inflamatórios, e possuem propriedades antirreumática, antiartrítica e anti-hipertensiva[49,55,59,60].

Contraindicações: Não devem ser utilizadas por pessoas com insuficiências renal e cardíaca[49] e por gestantes[52].

Princípios ativos: As folhas apresentam componentes biologicamente ativos de diferentes classes químicas, como polifenóis, monoterpenos, diterpenos, triterpenos, ésteres carboxílicos, ácidos graxos, esteroides e derivados de carotenoides. Na espécie *Echinodorus macroplylus*, forma isolados diterpenos labdânicos, clerodânicos e cembrânicos. Nas folhas de *Echinodorus grandiflorus*, foram encontrados diterpenos (do tipo clerodânico e cembrânico), flavonoides (C-heterosídeos de flavonas), derivados do ácido o-hidroxicinâmico (ácidos caftárico e chicórico), arilpropanoides (ácidos cafeico, ferúlico e isoferúlico[54,56,61,62].

Formas farmacêuticas: Planta fresca (*in natura*), droga vegetal (folhas secas contendo, no mínimo, 2,8% de derivado do ácido hidroxicinâmico)[63].

Doses recomendadas[49]:

- Infusão: 1 g de folhas em 150 mL de água, tomar 1 xícara de chá (150 mL) 3 vezes ao dia.
- Pó das folhas: 300 a 600 mg, 3 vezes ao dia.
- Extrato seco: 500 a 1.000 mg ao dia.
- Tintura: Diluir 25 gotas em 150 mL de água, 2 a 3 vezes ao dia.

Precauções: Evitar o uso prolongado da planta em preparações de chás, pois a presença de açúcares redutores e precursores da reação de Maillard sugere que esses metabólitos podem ser um potencial risco à saúde dos pacientes[60].

Efeitos adversos: Consumo acima do recomendado pode causar diarreia[49]. O extrato administrado em doses elevadas pode causar anemia, leucocitose, aumentos de colesterol com possíveis alterações no fígado e nos rins[60].

Interações medicamentosas: Pode haver interação com medicamentos anti-hipertensivos, causando hipotensão[49].

Evidências científicas: Existem mais de quarenta espécies conhecidas do gênero Echinodonus, no entanto, as espécies *Echinodorus macrophyllus* e *Echinodorus gradiflorus* são citadas em várias literaturas de plantas medicinais como chapéu-de-couro, e ambos possuem características botânicas e propriedades médicas similares. É uma planta aquática pertencente à família das Alismataceae, espécie nativa brasileira, comum nas regiões sudeste e centro-oeste, como nos estados de São Paulo e Minas Gerais[52-54].

Ambas as plantas medicinais são usadas na medicina popular como adstringente, diurético, agente no tratamento de doenças do sistema urinário (litíase e nefrite), doenças respiratórias, condições inflamatórias e infecções[55-58].

Suas folhas ricas em flavonoides apresentam ação antioxidante e anti-inflamatória. Em modelo de lesão renal induzida por ciclofosfamida em ratos, a ação antioxidante do fitomedicamento de *Echinodorus macroplylus* (2 g/kg) promoveu renoproteção funcional, observada pela elevação do *clearance* de creatinina e redução dos níveis dos metabólitos oxidativos[58].

Em modelos murinos de insuficiência renal aguda induzida por gentamicina, antibiótico da classe dos aminoglicosídeos, o *Echinodorus macrophyllus*, em doses de 30 mg/kg, reverteu todas as alterações induzidas, como a poliúria e a redução da taxa de filtração glomerular. Portanto, o extrato possui atividade diurética e nefroprotetora[59].

O extrato etanólico do *Echinodorus grandiflorus* foi avaliado em um estudo com ratos Wister machos normotensos e apresentou atividade diurética e hipotensiva significativa. Um outro estudo avaliou os possíveis mecanismos envolvidos na atividade diurética do extrato etanólico, e foi observado que o extrato causou um aumento na diurese e induziu efeitos anti-hipertensivos significativos em ratos, e os possíveis mecanismos envolvidos estão supostamente relacionados à ativação de receptores muscarínicos e bradicinina, com efeitos sobre as prostaglandinas[64,65].

Vaz et al. avaliaram o potencial toxicológico, genotóxico, mutagênico e apoptótico em um ensaio *in vivo* a partir de extrato de *Echinodorus macrophyllus* e concluíram que o extrato não mostrou nenhuma toxicidade aguda, nem mutagenicidade e genotoxicidade, e não houve eventos apoptóticos[66].

Equisetum arvense L.

Nomenclatura popular: Cavalinha.

Parte utilizada: Partes aéreas.

Indicações: A Agência Europeia de Medicamentos estabeleceu o uso da *Equisetum arvense* L. como adjuvante no tratamento de inflamação dos rins e do sistema urinário e infecções. É um medicamento tradicional utilizado para promover a função renal, também indicada em casos de cálculos renais e retenção hídrica[72]. Segundo a RDC n. 10, de 9 de março de 2010, que dispõe sobre a notificação de drogas vegetais junto à Agência Nacional de Vigilância Sanitária (Anvisa), a infusão da cavalinha é indicada para edemas por retenção de líquidos[49].

Contraindicações: Não é indicado seu uso durante a gravidez e a lactação. Contraindicado em situações que há indicação de redução de ingestão de líquidos, como doenças renais graves e doenças cardíacas. Não deve ser usada em casos de gastrite e úlcera gastroduodenal, devido à presença de sais silícicos de taninos. O uso em crianças com menos de 12 anos de idade não é recomendado[72].

Princípios ativos: As partes aéreas da cavalinha contêm potássio, cálcio, ácido silícico e silicatos, são ricas em ácido ascórbico, fitoesteróis, ácidos fenólicos, ácidos poliênicos, ácidos dicarboxílicos, estirilpironas e flavonoides. Quanto à composição de flavonoides, somente as espécies que ocorrem na América do Norte e Ásia contêm 5-O-glucósido de luteolina e seu éster malônico. Os compostos dominantes em plantas europeias são quercetina 3-O-glucósido de quercetina, o 5-O-glucósido pigenina e ácido dicafeoil--meso-tartárico[69,73]. Possui no mínimo de 0,3% dos flavonoides totais, expressos como isoquercitroside. Os flavonoides e o alto teor de potássio, presentes nas preparações de *Equisetum arvense*, podem contribuir para os efeitos diuréticos descritos pela literatura, assim como alguns efeitos antibacterianos (*in vitro*) podem ser observados[72].

Formas farmacêuticas: Planta fresca (infusão ou decocção), comprimidos, extrato seco (aquoso ou hidroetanólico)[28,49,72].

Doses recomendadas:

- Infusão ou decocção: 1 a 5 g da planta triturada em 150 mL de água (5 a 15 minutos), de 3 a 4 vezes ao dia.
- Extrato seco (aquoso): 370 mg, 3 vezes ao dia ou 540 mg 2 vezes ao dia; a dose total deve ser de 1.080 a 1.110 mg/dia[28,72].
- Extrato seco padronizado de 2,0/2,5% de flavonoides: 180 a 500 mg ao dia[28,72].

Precauções: Para preparações (com exceção de chás), é importante assegurar a ingestão adequada de líquidos[72].

Efeitos adversos: Foram relatadas queixas gastrointestinais leves[72]. A ingestão crônica pode reduzir os níveis de vitamina B1 e causar perda de potássio[74].

Interações medicamentosas: Possível interação com o antibiótico trimetoprim (usado por indivíduos com ISU e cistites), que também é um inibidor do CYP2C8, podendo levar a um aumento nas concentrações de trimetoprim no soro, o que pode acarretar efeitos adversos, como erupções cutâneas, distúrbios do trato gastrointestinal e deficiência de folato[75].

Evidências científicas: É uma planta aérea, pertencente à família das Equisetaceae, cujo nome tem origem do latim *equi* (cavalo) e *setum* (cauda). Possui caules sem folhas, com vários ramos finos, similar à cauda de um cavalo. O nome "arvense" se refere a sua característica geral, que se assemelha a uma árvore. Encontra-se distribuída por várias regiões das Américas (Norte, Central e Sul), Ásia e Europa[67-69].

A cavalinha, na medicina popular, é utilizada para aumentar a eliminação de urina (diurético), tuberculose, hemorragias nasais, pulmonares e gástricas, para perda de cabelo e unhas frágeis. Além disso, na literatura são descritas atividades farmacológicas, tais como: anti-inflamatória, antidiabética, antioxidante, antiedema, antimicrobiana, anti--hemorrágica, antianêmica e adstringente[68-71].

Wojnicz et al. realizaram análises qualitativa e quantitativa de extrato de cavalinha e verificaram atividade antibacteriana e antibiofilme de *Escherichia coli* uropatogênica[76].

Em um ensaio clínico randomizado duplo-cego, com 36 homens saudáveis, foi administrado um extrato seco padronizado de *Equisetum arvense* L. (900 mg/dia), que produziu efeito diurético, sem causar alterações significativas na eliminação de eletrólitos[67].

O tratamento oral com doses graduadas do extrato de *Equisetum arvense* L. em ratos Wister, quando comparado ao grupo controle, não apresentou hepatotoxicidade aguda[77].

Um experimento com 36 voluntários avaliou durante 4 dias o efeito diurético de *Equisetum arvense L.* Os voluntários foram divididos em 3 grupos: o grupo A, que recebeu 900 mg do extrato seco de cavalinha; o grupo B, que recebeu 25 mg do medicamento hidroclorotiazida, com ação diurética; e o grupo C (placebo), que recebeu cápsulas com 300 mg de amido. Com relação à avaliação do balanço hídrico (BH) intragrupo, os resultados demonstraram que o grupo A (*E arvense*) apresentou um BH final negativo de -321,81 ± 481,02 mL (*P* < 0,001). O grupo B (hidroclorotiazida) exibiu um BH final de -231,84 ± 726,60 mL, que não foi significativamente diferente do dos outros grupos (*P* = 0,067). O grupo C (placebo) exibiu um BH final positivo de +130,27 ± 534,30 mL, o que não foi significativamente diferente dos demais grupos (*P* = 0,164). Um BH final negativo é um critério importante para estabelecer a presença de diurese. Portanto, um BH final negativo indicou a indução de um efeito diurético por *Equisetum arvense*[78].

Na menopausa, o uso de *Equisetum arvense* está associado ao aumento da reabsorção óssea e à diminuição da densidade óssea. Esse fitoterápico pode ser utilizado na prevenção dessa doença, pois, em estudo que avaliou a suplementação associada com nutrientes mineralizantes para os ossos, observou-se que essa formulação foi mais eficaz na prevenção da perda óssea osteoporótica quando comparada ao medicamento padrão disponível para o tratamento da osteoporose[79].

Outros fitoterápicos indicados no sistema urinário

Cynara scolymus (Alcachofra) – Capítulo 10

Smilax officinalis (Salsaparrilha) – Anexo VIII

Taraxacum officinale (Dente-de-leão) – Anexo VIII

Sugestões de fórmulas

Fórmula 1

Equisetum arvense L., extrato seco 5:1, partes áreas – 100 mg.

Taraxacum officinale, extrato seco 5:1, raiz – 150 mg.

Aviar X doses em cápsulas. Posologia: Consumir até 3 doses ao dia ou conforme orientação profissional.

Fórmula 2

Equisetum arvense L., extrato seco 5:1, partes áreas – 200 mg.

Taraxacum officinale, extrato seco 5:1, raiz – 100 mg.

Echinodorus macrophyllus, extrato seco 5:1, folhas – 100 mg.

Aviar X doses em cápsulas. Posologia: Consumir até 4 doses ao dia ou conforme orientação profissional.

Fórmula 3

Equisetum arvense L., extrato seco 5:1, partes áreas – 150 mg.

Taraxacum officinale, extrato seco 5:1, raiz – 50 mg.

Echinodorus macrophyllus, extrato seco 5:1, folhas – 100 mg.

Aviar X doses em cápsulas. Posologia: Consumir até 4 doses ao dia ou conforme orientação profissional.

Fórmula 4

Equisetum arvense L., extrato seco 5:1, partes áreas – 150 mg.

Taraxacum officinale, extrato seco 5:1, raiz – 100 mg.

Echinodorus macrophyllus, extrato seco 5:1, folhas – 150 mg.

Cynara scolymus, extrato seco padronizado a 2% de cinarina, folhas – 100 mg.

Aviar X doses em cápsulas. Posologia: Consumir até 4 doses ao dia ou conforme orientação profissional.

Fórmula 5

Equisetum arvense L., extrato seco 5:1, partes áreas – 100 mg.

Echinodorus macrophyllus, extrato seco 5:1, folhas – 100 mg.

Aviar X doses em cápsulas. Posologia: Consumir até 3 doses ao dia ou conforme orientação profissional.

Fórmula 6

Echinodorus macrophyllus, extrato seco 5:1, folhas – 200 mg.

Taraxacum officinale, extrato seco 5:1, raiz – 100 mg.

Salix alba, extrato seco padronizado a 3% salicilina, casca – 100 mg.

Solanum melongena, extrato seco 5:1, fruto – 100 mg.

Aviar X doses em cápsulas. Posologia: Consumir até 3 doses ao dia ou conforme orientação profissional.

Considerações finais

O emprego da fitoterapia é uma ferramenta importante na prática clínica de assistência à saúde pelo nutricionista habilitado. Diversas propriedades observadas nos fitoterápicos, tais como o seu efeito antimicrobiano, diurético, ação anti-inflamatória e de regulação da homeostase dos componentes urinários, entre outras, demonstram que os fitoterápicos podem atuar como auxiliares no tratamento e prevenção de patologias do sistema urinário, assim como evitar recorrências. Destaca-se, entretanto, a necessidade de mais estudos para compreensão de possíveis efeitos adversos, interações medicamentosas/nutrientes e doses seguras, a fim de uma prescrição de forma segura.

Referências

1. Tortora GJ, Grabowski SR. Corpo humano: fundamentos de anatomia e fisiologia. 4. ed. Porto Alegre: Artmed; 2003.
2. Foxman B. Epidemiology of urinary tract infections: incidence, morbidity, and economic costs. Disease-a-month. 2003;49(2):53-70.
3. Stamm WE, Hooton TM. Management of urinary tract infections in adults. New England journal of medicine. 1993;329(18):1328-1334.
4. Warren JW, Abrutyn E, Hebel JR, Johnson JR, Schaeffer AJ, Stamm WE. Guidelines for antimicrobial treatment of uncomplicated acute bacterial cystitis and acute pyelonephritis in women. Clinical Infectious Diseases. 1999;29(4):745-759.
5. Hooton TM. Pathogenesis of urinary tract infections: an update. Journal of Antimicrobial Chemotherapy. 2000;46(1):1-7.
6. Valiquette L. Urinary tract infections in women. The Canadian Journal of Urology. 2001;8:6-12.
7. Orenstein R, Wong ES. Urinary tract infections in adults. American Family Physician. 1999;59(5):1225-1234.
8. Koch VH, Zuccolotto SM. Infecção do trato urinário: em busca das evidências. Jornal de Pediatria. 2003;79(1):97-106.
9. Moe OW. Kidney stones: pathophysiology and medical management. The Lancet. 2006;367(9507):333-344.

10. Bartoletti R, Cai T, Mondaini N, Melone F, Travaglini F, Carini M, Rizzo, M. Epidemiology and risk factors in urolithiasis. Urologia Internationalis. 2007;79(1):3-7.
11. Pak CY, Resnick MI, Preminger GM. Ethnic and geographic diversity of stone disease. Urology. 1997;50(4):504-7.
12. Heilberg IP, Schor N. Abordagem diagnóstica e terapêutica na infecção do trato urinário (ITU). Revista da Associação Médica Brasileira. 2003;49(1):109-116.
13. Lopes HV, Tavares, W. Diagnóstico das infecções do trato urinário. Revista da Associação Médica Brasileira. 2005;51(6):306-8.
14. Bianco GL, Machado A, Petry JL, Machado AC, Wagner R, Ott RW, Alvarenga RB. Padrões de sensibilidade e resistência da E. coli frente a nove antimicrobianos em comunidades no Rio Grande do Sul. Infarma-Ciências Farmacêuticas. 2002;14(9/10):82-7.
15. Higgins PM. Acute poststreptococcal glomerulo-nephritis in general practice: the contribution of infection to its onset and course. Epidemiology & Infection. 1996;116(2):193-201.
16. Worcester EM, Coe FL. Nephrolithiasis. Primary Care: Clinics in Office Practice. 2008;35(2):369-391.
17. Asplin J, Parks J, Lingeman J, Kahnoski R, Mardis H, Lacey S, Goldfarb D, Grasso M, Coe F. Supersaturation and stone composition in a network of dispersed treatment sites. The Journal of Urology. 1998;159(6):1821-5.
18. Daudon M, Lacour B, Jungers P. High prevalence of uric acid calculi in diabetic stone formers. Nephrology Dialysis Transplantation. 2005;20(2):468-9.
19. Miller NI., Evan AP, Lingeman JE. Pathogenesis of renal calculi. Urologic Clinics of North America. 2007;34(3):295-313.
20. Foo LY, Lu Y, Howell AB, Vorsa N. The structure of cranberry proanthocyanidins which inhibit adherence of uropathogenic P-fimbriated Escherichia coli in vitro. Phytochemistry. 2000;54:173-181.
21. Jepson RG, Williams G, Craig JC. Cranberries for preventing urinary tract infections. Cochrane Database Syst Rev., 2012.
22. Jepson RG, Mihaljevic L, Craig JC. Cranberries for treating urinary tract infections (review). Cochrane Database of Systematic Reviews, 1998.
23. Peron GA, Anna P, Paola B, Schievano E, Mammi S, Sut S et al. Antiadhesive Activity and Metabolomics Analysis of Rat Urine after Cranberry (Vaccinium macrocarpon Aiton) Administration. J. Agric. Food Chem., 2017;65(28):5657-5667.
24. WHO. World Health Organization. WHO monographs on selected medicinal plants. Geneva, Switzerland: World Health Organization, 2009. Disponível em: http://apps.who.int/medicinedocs/en/d/Js2200e/. [Acesso em 25 julho 17].
25. Côté J, Caillet S, Doyon G, Sylvain JF, Lacroix M. Analyzing cranberry bioactive compounds. Critical Reviews in Food Science and Nutrition. 2010;50:872-888.
26. Upton R, Graff A, Swisher D, eds. Cranberry fruit: vaccinium macrocarpon aiton. In: American herbal pharmacopeia. Santa Cruz, CA: American Herbal Pharmacopeia; 2002.
27. Howell AB, Vorsa N, Marderosian, AD, Foo LY. Inhibition of the adherence of P- fimbriated Escherichia coli to uroepithelial-cell surfaces by proanthocyanidin extracts from cranberries. New Engl. J. Med. 1998;339:1085-6.
28. Brasil. Agência Nacional de Vigilância Sanitária. Formulário de Fitoterápicos da Farmacopeia Brasileira/ Agência Nacional de Vigilância Sanitária. 2. ed. Brasília: Anvisa; 2016.
29. Stapleton AE, Dziura J, Hooton TM, Cox ME, Yarova-Yarovaya, Chen S et al. Recurrent urinary tract infection and urinary escherichia coli in women ingesting cranberry juice daily: a randomized controlled trial. Mayo Clinic Proceedings. Elsevier: 2012;143-150.
30. Grant P. Warfarin and cranberry: an interaction? Journal of Heart Valve. Disease. 2004;13:25-6.
31. McMurdo MET, Argo I, Phillips G, Daly F, Davey P. Does ingestion of cranberry reduce symptomatic urinary tract infections in older people in hospital? A double-blind, placebo-controlled trial. Age and Ageing. 2005;34:256-261.
32. Singh I, Gautam LK, Kaur IR. Effect of oral cranberry extract (standardized proanthocyanidin-A) in patients with recurrent UTI by pathogenic E. coli: a randomized placebo-controlled clinical research study. Int Urol Nephrol. 2016;48:1379-1386.
33. Ledda A, Bottari A, Luzzi R, Belcaro G, Hu S, Dugall M et al. Cranberry supplementation in the prevention of non-severe lower urinary tract infections: a pilot study. Eur Rev Med Pharmacol Sci. 2015;19(1):77-80.
34. Foo LY, Lu Y, Howell AB, Vorsa N. A-type proanthocyanidin trimers from cranberry that inhibit adherence of uropathogenic P-fimbriated Escherichia coli. Journal of Natural Products. 2000;63:1225-8.
35. Jepson RG, Craig JC. Cranberries for preventing urinary tract infections. Cochrane Database of Systematic Reviews; 2008.
36. Calixto JB, Santos AR, Filho VC, Yunes RA. A review of the plants of the genus Phyllanthus: their chemistry, pharmacology, and therapeutic potential. Medicinal Research Reviews. 1998;18(4):225-258.
37. Mellinger CG. Caracterização estrutural e atividade biológica de carboidratos de Phyllanthus niruri (quebra-pedra). Tese (Doutorado – Área de concentração em Ciências Biológicas). Departamento de Bioquímica, UFPR, Curitiba; 2006. 138p.
38. Narendra K, Swathi J, Sowjanya K, Satya, AK. Phyllanthus niruri: a review on its ethno botanical, phytochemical and pharmacological profile. Journal of Pharmacy Research. 2012;5(9):4681-4691.

39. Unander DW, Webster GL, Blumberg BS. Usage and bioassays in Phyllanthus (Euphorbiaceae). IV. Clustering of antiviral uses and other effects. Journal of Ethnopharmacology. 1995;45(1):1-18.
40. Nishiura JL, Campos AH, Boim MA, Heilberg IP, Schor N. Phyllanthus niruri normalizes elevated urinary calcium levels in calcium stone forming (CSF) patients. Urological Research. 2004;32(5):362-6.
41. Weniger BM, Haag-Berrurier M, Anton R. "Plants of Haiti used as antifertility agents". Journal of Ethnopharmacology. 1982;6(1):67-84.
42. Rajeshkumar NV, Joy KL, Girija K, Ramsewak RS, Nair MG, Ramadasan K. Antitumour and anticarcinogenic activity of phyllanthus amarus extract. Journal of Ethnopharmacology. 2002;81:17-22.
43. Xiang-Rong L, Wu Z, Wan-Xing W. Chemical Components and Bioactivities of Phyllanthus niruri L. Natural Product Research & Development. 2007;19(5).
44. Van Dau N. Ha TTT. Chemical composition of Phyllanthus niruri L, Euphorbiaceae. Tap Chi Duoc Hoc-Saigon Then Hanoi. 2007;47:15-18.
45. Malini MM, Lenin M, Varalakshmi P: Protective effect of triterpenes on calcium oxalate crystal-induced peroxidative changes in experimental urolithiasis. Pharmacological Research. 2000;41(4):413-8.
46. Vidya L, Malini MM, Varalakshmi P. Effect of pentacyclic triterpenes on oxalate-induced changes in rat erythrocytes. Pharmacological Research. 2000;42(4):313-6.
47. Vidya L, Lenin M, Varalakshmi P. Evaluation of the effect of triterpenes on urinary risk factors of stone formation in pyridoxine deficient hyperoxaluric rats. Phytotherapy Research. 2002;16(6):514-8.
48. Murugaiyah V, Chan KL. Antihyperuricemic lignans from the leaves of Phyllanthus niruri. Planta Medica. 2006;72(14):1262-7.
49. Brasil. RDC n. 10, de 09 de Março de 2010. Dispõe sobre a notificações de Drogas Vegetais junto à Agência Nacional de Vigilância Sanitária (Anvisa); 2010.
50. Barros ME, Lima R, Mercuri LP, Matos JR, Schor N, Boim MA. Effect of extract of Phyllanthus niruri on crystal deposition in experimental urolithiasis. Urological Research. 2006;34(6):351-7.
51. Freitas AM, Schor N, Boim MA. The effect of Phyllanthus niruri on urinary inhibitors of calcium oxalate crystallization and other factors associated with renal stone formation. BJU international. 2002;89(9):829-834.
52. Toledo MS, Moreles LA, Conci M, Olivo AM, Simplicio TT, Valério D et al. Comparação da fitotoxicidade dos extratos aquosos de Echinodorus macrophyllus (Kunt) Mich. em ratas prenhes. Revista Horticultura Brasileira. 2004;22(2):493.
53. Vidal LS, Alves AM, Kuster RM, Lage C, Leitão, AC. Genotoxicity and mutagenicity of Echinodorus macrophyllus (chapéu-de-couro) extracts. Genet Mol Biol. 2010;33(3):549-557.
54. Leite JP, Pimenta DS, Gomes RS, Dantas-Barros AM. Contribuição ao estudo farmacobotânico da Echinodorus macrophyllus (Kunth) Micheli (chapéu-de-couro) – Alismataceae. Rev Bras Farmacogn. 2007;17(2):242-8.
55. Tanus-Rangel E, Santos SR, Lima JCS, Lopes L et al. Topical and systemic anti-inflammatory effect of echinodorus macrophyllus (Kunt) Micheli (Alismataceae). J M Food. 2010;13(5):1161-6.
56. Silva TM, Miranda RRS, Ferraz VP, Pereira MT, Siqueira EP, Alcântara AFC. Changes in the essential oil composition of leaves of Echinodorus macrophyllus exposed to γ-radiation. Revista Brasileira de Farmacognosia. 2013;23(4):600-7.
57. Silva TM, Dias MD, Pereira MT, Takahashi JA, Ferraz VP, Piló-Veloso D, Alcântara AFC. Effect of the γ-radiation on phenol fractions obtained from the leaves of echinodorus macrophyllus Mich. Radiat Phys Chem. 2012;81:22-6.
58. Nascimento EL, Watanabe M, Fonseca CD, Schlottfeldt FS, Vattimo MFF. Renoproctive effect of the Echinodorus macrophyllus in induced renal injuryna. Acta Paul Enferm. 2014;27(1):12-7.
59. Portella VG, Cosenza GP, Diniz LR, Pacheco LF, Cassali GD, Caliari MV et al. Nephroprotective effect of echinodorus mac-rophyllus Micheli on gentamicin-induced nephrotoxicity in rats. Nephron. 2012;2(1):177-183.
60. Marques AM, Provance Jr. DW, Kaplan MAC, Figueiredo MR. Echinodorus grandiflorus: ethnobotanical, phytochemical and pharmacological overview of a medicinal plant used in Brazil. Food and Chemical Toxicology. 2017;1-16.
61. Tanaka CMA. Constituintes químicos de cinco espécies de echinodorus e avaliação do beta pineno como substrato para obtenção de quirons mais elaborados. Tese de Doutorado da Universidade Estadual de Campinas, Instituto de Química. 2000, 298p.
62. Dias EGE, Valenzuela VCT, Alves MR, Duarte MGR, Garcia EF. Quality and authenticity of leaves of "chapéu-de-couro" (Echinodorus grandiflorus) from suppliers in São Paulo. Rev. Bras. Plantas Med, 2013;15(2):250-256.
63. Brasil. Farmacopeia Brasileira, volume 2/Agência Nacional de Vigilância Sanitária. 5. ed. Brasília: Anvisa; 2010.
64. Prando TBL, Barbosa LN, Gasparotto FM, Araújo VO, Tirloni CAS, Sousa LM et al. Ethnopharmacological investigation of the diuretic and hemodynamic properties of native species of the brazilian biodiversity. J. Ethnopharmacol. 2015;174:369-378.
65. Prando TBL, Barbosa LN, Araújo VO, Gasparotto FM, Sousa LM, Lourenço EL et al. Involvement of bradykinin B2 and muscarinic receptors in the prolonged diuretic and anti-hypertensive properties of echinodorus grandiflorus (cham. & schltdl.) Micheli. Phytomedicine. 2016;23(11):1249-1258.

66. Vaz MSM, Silva MSV, Oliveira RJ, Mota JS, Brait DRH, Carvalho LNB et al. Evaluation of the toxicokinetics and apoptotic potential of ethanol extract from echinodorus macrophyllus leaves in vivo. Regulatory Toxicology and Pharmacology. 2016;82:32-8.

67. Carneiro DM, Freire RC, Honório TCDD, Zoghaib I, Cardoso FFSES, Tresvenzol LMF et al. Randomized, double-blind clinical trial to assess the acute diuretic effect of Equisetum arvense (field horsetail) in healthy volunteers. Evidence-based Complementary and Alternative Medicine; 2014.

68. Do Monte FH, Dos Santos Jr. JG, Russi M, Lanziotti VM, Leal LK, Cunha GM. Antinociceptive and anti-inflammatory properties of the hydroalcoholic extract of stems from Equisetum arvense L. in mice. Pharmacological Research. 2004;49(3):239-243.

69. Sandhu NS, Kaur S, Chopra D. Equietum arvense: pharmacology and phytochemistry – a review. Asia Pac J Pharmacol. 2010;3:146-150.

70. Soleimani S, Azarbaizani FF, Nejati V. The effect of Equisetum arvense L. (Equisetaceae) in histological changes of pancreatic β-cells in streptozotocin induced diabetic in rats. Pak J of Biol Sci. 2007;10(23):4236-4240.

71. Radulovic N, Stojanovic G, Palic R. Composition and antimicrobial activity of Equisetum arvense L. essential oil. Phytotherapy Res. 2006;20(1):85-8.

72. EMA, European Medicines Agency. European Union herbal monograph on Equisetum arvense L., herba. London: Committee on Herbal Medicinal Products; 2016.

73. Mimica-Dukic N, Simin N, Cvejic J, Jovin E, Orcic D, Bozin B. Phenolic compounds in field horsetail (Equisetum arvense L.) as natural antioxidants. Molecules. 2008;13(7):1455-1464.

74. Brasil. Agência Nacional de Vigilância Sanitária. Memento de fitoterápicos da farmacopeia brasileira/ Agência Nacional de Vigilância Sanitária. Brasília: Anvisa; 2016.

75. Sevior DK, Hokkanen J, Tolonen A, Abass K, Tursas L. Pelkonen O et al. Rapid screening of commercially available herbal products for the inhibition of major human hepatic cytochrome P450 enzymes using the N-in-one cocktail. Xenobiotica. 2010;40(4):245-254.

76. Wojnicz D, Kucharska AZ, Sokól-Letowska A, Kicia M, Tichaczek-Goska D. Medicinal plants extracts affect virulence factors expression and biofilm formation by the uropathogenic Escherichia coli. Urological Research. 2012;40(6):683-697.

77. Baracho NC, Vicente BB, Arruda GD, Sanches BC, de Brito J. Study of acute hepatotoxicity of Equisetum arvense L. in rats. Acta Cirúrgica Brasileira. 2009;24(6):449-453.

78. Carneiro DM, Freire RC, Honório TCDD, Zoghaib I, Cardoso FFDS, Tresvenzol LMF, Cunha LCD. Randomized, double-blind clinical trial to assess the acute diuretic effect of Equisetum arvense (field horsetail) in healthy volunteers. Evidence-Based Complementary and Alternative Medicine. 2014;Article ID 760683.

79. Kotwal SD, Smita RB. Anabolic therapy with Equisetum arvense along with bone mineralising nutrients in ovariectomized rat model of osteoporosis. Indian Journal of Pharmacology. 2016;48(3):312.

Fitoterapia no sistema musculoesquelético 14

Jeane Nogueira
Juliana da Silveira Gonçalves

Introdução

Doenças musculoesqueléticas compreendem as enfermidades inflamatórias e degenerativas dos músculos, nervos, tendões, juntas, cartilagens e discos intervertebrais, que podem resultar em dor e limitação funcional[1], e têm muitas patologias com diferentes fisiologias e origens anatômicas[2].

São consideradas a maior causa de limitação funcional na população adulta em vários países e representam a maior causa de recebimento de compensações por dias perdidos no trabalho[2,3].

Em decorrência da importante carga de incapacidade gerada, esses agravos causam expressivo impacto social e econômico. A literatura tem destacado diferentes grupos de risco para o desenvolvimento de distúrbios osteomusculares relacionados ao trabalho, e as doenças mais prevalentes representam um relevante problema de saúde pública[1,3-6].

Dentre as doenças musculoesqueléticas relacionadas ao trabalho, aquelas que acometem a região cervical e/ou os membros superiores, também conhecidas como LER/DORT (lesões por esforços repetitivos/distúrbios osteomusculares relacionados ao trabalho), têm se destacado não só pela frequência com que têm sido diagnosticadas, mas também por atingir indiscriminadamente trabalhadores de diversos ramos de atividade[1,7,8].

A fitoterapia oferece recurso terapêutico para diminuição das dores, dos processos inflamatórios e auxílio destas patologias. Dentre as patologias manejáveis pela fitoterapia, temos contraturas musculares, contusões, tendinites, doenças degenerativas das articulações (osteoartrose), doenças metabólicas, como a gota, e doenças imunologicamente mediadas, como a artrite reumatoide. Muitas têm natureza crônica, levando a um período prolongado de tratamento, que deve associar o uso de fitoterápicos com o uso de medicamentos sintéticos[2].

Osteoartrite

Forma mais comum de doença articular degenerativa, que afeta principalmente quadris, joelhos, mãos e pés, levando à grande incapacidade e perda de qualidade de vida. É a doença reumática mais prevalente entre indivíduos com mais de 65 anos[9,10].

Artrite

É considerada uma doença autoimune inflamatória e crônica que afeta aproximadamente 1% da população adulta mundial. Caracteriza-se pela inflamação do tecido sinovial de múltiplas articulações, acarretando destruição tecidual, dor, deformidades e redução na qualidade de vida do paciente. Sua etiologia é complexa e em grande parte desconhecida, porém estudos demonstram a influência de fatores genéticos e ambientais em sua patogênese. No entanto, o diagnóstico precoce é ainda bastante difícil, diante da heterogeneidade das manifestações clínicas da doença, o que acaba retardando a implantação terapêutica[11].

Gota

Gota é uma artrite inflamatória causada pela cristalização do ácido úrico, que se deposita no interior da articulação e está associada à hiperuricemia. É considerada uma das mais dolorosas formas de artrite, caracterizada pelo surgimento abrupto de dor articular de grande intensidade[12].

Fitoterápicos no sistema musculoesquelético

Harpagophytum procumbens DC. Ex-Meiss[13,14]

Nomenclatura popular: Garra-do-diabo.

Parte utilizada: Raízes secundárias.

Indicações: Alívio de dores articulares moderadas, lombalgia aguda, anti-inflamatório das articulações, artrite reumatoide, artroses, bursites e fibromialgias.

Contraindicações: Pacientes com cálculos biliares, menores de 18 anos, bem como lactantes, grávidas (em função de atividade ocitotóxica apresentada em animais) e pacientes com histórico de hipersensibilidade e alergia a qualquer um dos componentes do fitoterápico. Não deve ser utilizado por pessoas portadoras de úlceras digestivas em atividade e colón irritável[15,16].

Princípios ativos: Possui como marcador químico (sua substância para controle de qualidade) harpagosídeo ou iridoides totais expressos em harpagosídeos.

Forma farmacêutica: Cápsulas e comprimidos gastrorresistentes, tintura e chá.

Doses recomendadas:

- Extrato seco padronizado a 5% de harpagosídeo: 200 a 900 mg ao dia.
- Tintura preparada a 20% (200 g de raiz para 1.000 mL de álcool): administrar de 30 a 50 gotas em 150 mL de água, 3 vezes ao dia.
- Chá: decocção de 150 mL de água (1 xícara de chá) para 200 g de raízes, de 2 a 3 vezes ao dia.

Precauções de uso: Dores articulares acompanhadas de edema das articulações, com eritema ou febre devem ser avaliadas pelo médico. *H. procumbens* deve ser administrado com cautela a pacientes com afecções cardiovasculares. Uso restrito a duas semanas.

CAPÍTULO 14 • FITOTERAPIA NO SISTEMA MUSCULOESQUELÉTICO

Efeitos adversos: podem ocorrer eventuais episódios de diarreia, náusea, dor abdominal, cefaleia, tontura e reações alérgicas cutâneas[17].

Interações medicamentosas: Altas doses podem interagir nos tratamentos antiarrítmicos e anti-hipertensivos[18].

Evidências científicas: Planta medicinal de origem africana, popularmente conhecida como garra-do-diabo, cujo nome provém devido aos ganchos do fruto que possuem formato de arpão e se entrelaçam com facilidade nos animais. Seu principal constituinte, o harpagosídeo, apresentou atividade leve e anti-inflamatória comparável à ação dos medicamentos fenilbutazona e cortisona, com base em modelos experimentais de edema induzido em roedores[13]. Seu uso permite reduzir as doses dos corticoides e anti-inflamatórios não esteroidais[15].

Estudo duplo-cego randomizado verificou que a administração de seis cápsulas (435 mg de pó seco de *H. procumbens*/cápsula) diariamente por quatro meses proporcionou eficácia e segurança comparável à diacereína em pacientes com artrite no joelho e no quadril[19]. Estudos clínicos possibilitaram verificar que os medicamentos contendo extrato de *H. procumbens* devem conter no mínimo 50 mg (dose diária) do iridoide glicosilado, harpagosídeo, para tratamento de osteoartrite e lombalgia[20-22].

Um estudo multicêntrico, randomizado, duplo-cego e grupo-paralelo foi conduzido com 122 pacientes com osteoartrite de quadril e/ou joelho. A duração do tratamento foi de 4 meses, e o critério primário de avaliação foi o escore de dor na escala analógica visual. Foram administrados 2.610 mg de garra-do-diabo ou diacereína 100 mg por dia. Após 4 meses de tratamento, observaram-se melhoras consideráveis nos sintomas da osteoartrite nos dois grupos, sem diferenças significativas para dor, desabilidade funcional ou no escore de Lequesne. Entretanto, o uso de analgésicos e anti-inflamatórios não esteroides (AINEs) foi significativamente reduzido no grupo tratado com *Harpagophytum*, que também mostrou menor frequência de efeitos adversos. Nesse estudo, *Harpagophytum* mostrou-se pelo menos tão efetivo quanto a diacereína no tratamento da osteoartrite de joelho ou de quadril, além de diminuir a necessidade de analgésicos e AINEs[23].

O objetivo de um estudo multicêntrico, observacional, prospectivo e aberto foi avaliar a relevância clínica da eficácia de uma combinação de *Harpagophytum procumbens*, *Curcuma longa* e bromelina no tratamento da dor degenerativa das articulações. O estudo incluiu 42 (36 mulheres, idade média = 67 anos) participantes divididos em 2 grupos: um grupo de participantes acometidos por dor osteoartrítica (OA) crônica (grupo 1), e outro de pacientes com dor OA aguda (grupo 2). O grupo 1 recebeu *Harpagophytum procubens* 300 mg + *Curcuma longa* 200 mg + Bromelina 150 mg, 2 cápsulas, 2 vezes ao dia. Já o grupo 2 recebeu *Harpagophytum procubens* 300 mg + *Curcuma longa* 200 mg + Bromelina 150 mg, 2 cápsulas, 3 vezes ao dia. Os pesquisadores não relataram nenhum efeito adverso, e nenhum dos indivíduos descontinuou o tratamento durante o estudo. A melhora da dor nos joelhos foi clinicamente relevante em pacientes tratados com *H. procumbens*, *C. longa* e bromelina para dor OA crônica e aguda. Considerando seu excelente perfil de tolerância, esta associação pode ser uma alternativa segura aos anti-inflamatórios não esteroidais em pacientes com doenças neurodegenerativas articulares[24].

Uncaria tomentosa (Wild.) DC[13,14]

Nomenclatura popular: Unha-de-gato.

Parte utilizada: Cascas dos talos e córtex da raiz.

Indicações: Como anti-inflamatório e como auxiliar no tratamento sintomático de dores articulares e musculares agudas[25,26].

Contraindicações: Não utilizar durante a gravidez e amamentação e em crianças com idade inferior a 12 anos. Seu uso é desaconselhado para pacientes transplantados devido à possibilidade de rejeição, assim como se recomenda evitar o uso deste fitoterápico um ano antes de se submeter ao transplante. *Uncaria tomentosa* não deve ser administrada a pacientes que se submeterão à quimioterapia, por dois dias antes e dois dias depois deste procedimento, pois pode ocasionar sintomas desagradáveis ao paciente devido ao seu forte poder imunoestimulante[27,28].

Princípios ativos: Alcaloides oxindólicos (rinocofilina, mitrafilina, isoteropodia A, pterodifina, isorincofilina, isomitrafilina) e glicósidos oxindólicos e triterpenos do ácido quinóvico.

Formas farmacêuticas: Cápsulas de extrato seco, tintura, chá da droga vegetal por decocção.

Doses recomendadas:

- Extrato seco padronizado em 4,5 a 5,5% de alcaloides totais: usar 100 a 300 mg 2 vezes ao dia.
- Tintura preparada a 20% (200 g das cascas para 1.000 mL de álcool a 70% [p/p]): administrar de 50 a 100 gotas em 150 mL de água, 3 vezes ao dia.
- Chá por decocção: preparar utilizando 500 mg das cascas para 150 mL de água. Utilizar 1 xícara de 2 a 3 × ao dia.

Precauções de uso: Este fitoterápico deve ser utilizado por, no máximo, oito semanas[28].

Efeitos adversos: O uso pode provocar cansaço, febre, diarreia e constipação intestinal. Evitar o uso concomitante com imunossupressores e em pacientes transplantados ou aguardando transplantes[29].

Interações medicamentosas: Pode interagir e potencializar fármacos antagonistas dos receptores de histamina (H_2), como a cimetidina. Não deve ser administrado em associação com medicamentos metabolizados pela via do citocromo P-450, como varfarina (pode potencializar a ação deste anticoagulante, aumentando o risco de hemorragias), podendo potencializar também os efeitos de estrógenos, teofilina e drogas vegetais, como gengibre[28,30].

Evidências científicas: Sua descrição data de 1830. Em 1950, foi estudada cientificamente, e, somente em 1970, tornou-se mundialmente conhecida por suas atividades terapêuticas[13]. Notavelmente, *Uncaria tomentosa* apresenta uma ampla gama de propriedades medicinais, sendo tradicionalmente empregada para artrite, gastrite, úlcera péptica, asma, anti-inflamatório, antiviral e imunoestimulante[31].

A atividade anti-inflamatória da *Uncaria tomentosa* pode ser explicada pelos mecanismos de ação relacionados ao NF-$_k$beta (Fator de Transcrição Nuclear kappa-beta), que favorece atividades inibitórias sobre o TNF-alfa (Fator de Necrose Tumoral-alfa), regulando sua produção sobre a prostaglandina E_2 (PGE_2), sobre radicais livres (atuando com antioxidante), bem como sobre a expressão de determinados genes envolvidos nos processos inflamatórios[32], como iNOS (Óxido Nítrico Sintetase induzível), levando a uma redução na produção de óxido nítrico[13].

Experiências com animais utilizando chá por infusão de todas as partes da planta mostraram notáveis efeitos anti-inflamatórios. Compostos glicosídicos e triterpenos do ácido quinóvico e alcaloides pentacíclicos também demonstraram efeitos anti-inflamatórios no teste de edemas em pata de ratos induzidas por carragenina[13].

Quarenta pacientes tratados com sulfassalazina ou hidroxicloroquina foram selecionados para participar de um estudo randomizado, com 52 semanas de duração, dividido em 2 fases. Durante a primeira fase do estudo, que durou 24 semanas, os pacientes foram tratados com o extrato de *Uncaria tomentosa* ou placebo. Durante a segunda fase, de 28 semanas, todos os pacientes receberam o extrato de *Uncaria tomentosa*. Após 24 semanas de tratamento com o extrato de *Uncaria tomentosa*, foi observada uma redução maior do número de articulações dolorosas, quando comparado ao tratamento com placebo. Após a segunda fase do tratamento, os pacientes que receberam o extrato de *Uncaria tomentosa* apresentaram redução do número de articulações dolorosas e inchadas de forma superior ao placebo. Os pesquisadores concluíram que, em pacientes tratados com sulfassalazina ou hidroxicloroquina, a terapia com o extrato do alcaloide pentacíclico da *Uncaria tomentosa* demonstrou benefício e segurança no tratamento de pacientes com artrite reumatoide ativa[33].

Salix alba L.[13,34]

Nomenclatura popular: Salgueiro, salgueiro-branco.

Parte utilizada: Cascas.

Indicação: Inflamações, dores, febre, gripes e resfriados. Auxilia no tratamento de reumatismo e outras afecções inflamatórias sistêmicas. É adstringente e sedativo leve.

Contraindicações: Produto não recomendado para uso em crianças e adolescentes menores de 18 anos. Esse fitoterápico não deve ser utilizado junto aos medicamentos anticoagulantes, antiácidos, corticoides e anti-inflamatórios não esteroidais. Não utilizar em pacientes com distúrbios gastrintestinais e sensíveis ao ácido salicílico, asmáticos e/ou com função trombocítica prejudicada. Contraindicado também para gestantes e lactantes.

Princípios ativos: Salicina, flavonoides (apigenina, quercetina, naringina, rutina e isoquercetina) e taninos.

Forma farmacêutica: Droga vegetal, pó e extrato seco (cápsulas).

Doses recomendadas:

- Pó: 1 a 4 g, 3 vezes ao dia.
- Extrato seco padronizado a 3% de salicilina: 200 a 300 mg ao dia.
- Extrato fluido (1:1): com álcool etanol a 25%, de 1 a 2 mL, 3 vezes ao dia.
- Tintura (1:5): com álcool etanol 25%, de 5 a 8 mL, 3 vezes ao dia.
- Decocção: 3 g (1 colher de sopa) em 150 mL de água, 2 a 3 vezes ao dia.

Precauções: O tratamento com esse fitoterápico não deve exceder 4 semanas. Durante o uso desse fitoterápico, não devem ser descartados quadros de hemólise, zumbido, náuseas, vômitos, gastrite e irritação renal.

Efeitos adversos: A salicilina pode causar erupções cutâneas por contato. Os salicilatos eliminados no leite podem causar exantemas maculares em recém-nascidos.

Interações medicamentosas: Evitar o uso concomitante com outros medicamentos anticoagulantes, como varfarina, ácido acetilsalicílico e estrogênios. Seu efeito nocivo sobre a mucosa gástrica aumenta com a ingestão simultânea de álcool, barbitúricos ou outros sedativos.

Evidências científicas: A eficácia anti-inflamatória do salgueiro é resultado da ação de diversos constituintes que atuam em conjunto[35]. Nesses mecanismos de ação, existiria uma ação sinérgica, principalmente entre flavonoides, taninos e derivados salicílicos[36].

Vários estudos têm mostrado que a salicilina em sua forma natural não é um inibidor direto, portanto não haveria aumento do tempo de coagulação ou diminuição no nível de prostaglandina pela ação desta substância. É indiscutível que o efeito analgésico é alcançado após a administração de 60 a 120 mg do extrato é mais fraco quando comparado com o ácido acetilsalicílico e mais lento para aparecer[37,38].

A administração do extrato da casca do salgueiro mostrou benefícios no controle de sintomas articulares, cujo efeito é relacionado com a inibição da síntese de prostaglandinas pela salicilina e derivados[39], inclusive, os metabólitos da salicilina demonstraram atividade anti-inflamatória *in vitro*[40]. Esses efeitos moderados foram constatados por vários testes duplos-cegos, placebos com pacientes reumáticos que receberam extrato seco padronizado de *S. alba* com 240 mg de salicilina[41-43].

Grande parte dos estudos clínicos realizados são com espécies diferentes de *S. alba*, devido à necessidade de se testar concentrações adequadas de salicilina ou de derivados salicílicos totais que sejam coerentes com as exigências das principais farmacopeias. Estudos clínicos mostram ação anti-inflamatória de extrato etanólico da casca superior ao placebo[44,45].

Em um teste clínico, controlado com placebo, 210 pacientes (divididos em 3 grupos) com dores articulares na coluna receberam diferentes doses de um extrato etanólico da casca de salgueiro. Utilizaram-se doses diferentes: 120 e 240 mg/dia, a fim de avaliar qual era mais eficaz. A preparação consistiu em um extrato seco que continha 0,153 mg de salicilina por mg de extrato. Após 4 semanas de estudo, concluiu-se que as duas doses eram superiores ao placebo, e que a dose de 240 mg foi mais eficaz no controle da dor[44].

Em outro estudo clínico, 78 pacientes (n = 39 grupo planta medicinal, e n = 39 grupo placebo) diagnosticados com coxartrose e gonartrose receberam um extrato etanólico com 240 mg de salicilina por dia. Após 2 semanas de tratamento, a preparação da planta no que se refere aos efeitos analgésicos apresentou melhoras moderadas, mas clinicamente significativas[45].

Um ensaio clínico realizado com extrato seco a 15,2% de salicilina da casca, com dose de 1.572 mg/dia, mostrou efeitos analgésicos iguais ao ácido acetilsalicílico e superiores ao placebo em pacientes com dores articulares nos cotovelos, joelhos e nas costas[46]. De acordo com estudos realizados na Itália, os extratos do salgueiro podem ser combinados com extratos da garra-do-diabo em uma formulação mista, com possíveis ações sinérgicas e excelentes resultados anti-inflamatórios[47].

Achillea millefolium L.[13,34]

Nomenclatura popular: Mil-folhas.

Parte utilizada: Partes áreas secas.

Indicação: Para falta de apetite, perturbações digestivas, cólicas, febre e inflamações. É antidispéptico, carminativo, anti-inflamatório, colerético e auxiliar no tratamento de litíase renal. Alivia os sintomas da menopausa, auxilia no tratamento de prostatite, fissuras anais, hemorroidas e dores reumáticas.

Contraindicações: O óleo essencial é contraindicado durante a gravidez e amamentação.

Princípios ativos: Óleo essencial, flavonoides, ácidos fenólicos, taninos, lactonas sesquiterpênicas, fitoesteroides, alcaloides, aminoácidos, heterosídeos cianogênicos, polissacarídeos, vitaminas e sais minerais.

Forma farmacêutica: Infusão, extratos e tintura.

Doses recomendadas:

- Tintura: 5 mL diluídos em meio copo d'água, 3 vezes ao dia entre as refeições.
- Infusão: de 1 a 2 g (1 a 2 colheres de chá) em 150 mL de água. Utilizar até 4 vezes ao dia.
- Extrato fluido (1:1 em álcool a 25%): de 2 a 4 mL, 3 vezes ao dia.
- Extrato seco (5:1): 600 mg, 3 vezes ao dia.
- Xarope: preparado com 5% do extrato fluido, em doses de 20 a 50 g ao dia.

Precauções: Deve ser utilizado com precaução em pacientes epiléticos e em pessoas que apresentem alergia a algum componente desta espécie. Pacientes do sexo masculino em tratamento para fertilidade deverão ter cautela.

Efeitos adversos: Pode causar dermatite de contato, alergia e vertigem. Há relatos de casos de fotossensibilidade.

Interações medicamentosas: Doses excessivas podem interferir em tratamentos com anticoagulantes e anti-hipertensivos.

Evidências científicas: A corroboração das atividades farmacológicas desta planta está em função da constatação da porcentagem de camazulenos presentes no óleo essencial. Entre as propriedades mais importantes, destacam-se a anti-inflamatória, antiespasmódica, diurética, antimicrobiana e cicatrizante[13].

As lactonas sesquiterpênicas conferem à planta propriedades anti-inflamatórias e espasmolíticas[48-51]. O extrato aquoso das partes áreas mostrou eficácia anti-inflamatória no teste de edema em ratos e camundongos induzido por vários agentes[52,53]. No mecanismo de ação, observa-se que os extratos inibem *in vitro* algumas enzimas onde teriam fundamental participação as lactonas sesquiterpênicas e os esteróis[54]. Destaca-se também o efeito anti-inflamatório do uso tópico do extrato aquoso sobre a pele de coelhos[52].

Outros fitoterápicos indicados no sistema musculoesquelético

Boswellia serrata (Boswellia) – Anexo VIII

Curcuma longa L. (Açafrão) – Capítulo 18

Echinodorus macrophyllus (Kunth.) Mich. (Chápeu de couro) – Capítulo 13

Matricaria chamomilla L. (Camomila) – Capítulo 16

Sambucus nigra (Sabugueiro) – Anexo VIII

Smilax L. (Salsaparrilha) – Anexo VIII

Sugestões de fórmulas

Fórmula 1

Harpagophytum procumbens, extrato seco padronizado a 5% de harpagosídeo, raiz – 300 mg.

Achillea millefolium, extrato seco 5:1, folhas – 100 mg.

Equisetum arvense L., extrato seco 5:1, partes áreas – 50 mg.

Aviar X doses em cápsulas. Posologia: Consumir até 3 doses ao dia no início das refeições ou conforme orientação profissional.

Fórmula 2

Harpagophytum procumbens, extrato seco padronizado a 5% de harpagosídeo, raiz – 300 mg.

Salix alba L., extrato seco padronizado a 3% de salicilina, casca – 100 mg.

Curcuma longa L, extrato seco padronizado a 95% de curcuminoides, rizomas – 50 mg.

Zingiber officinale Roscoe, extrato seco padronizado em 5% de gengirol, rizoma – 50 mg.

Aviar X doses em cápsulas. Posologia: Consumir 1 dose a cada 8 h no início das refeições ou conforme orientação profissional.

Fórmula 3

Matricaria chamomilla L., extrato seco padronizado a 1,2% de apigenina, partes áreas – 200 mg.

Harpagophytum procumbens, extrato seco padronizado a 5% de harpagosídeo, raiz – 300 mg.

Smilax officinalis, extrato seco 5:1, raiz – 300 mg.

Aviar X doses em cápsulas. Posologia: Consumir até 3 doses ao dia no início das refeições ou conforme orientação profissional.

Fórmula 4

Boswellia serrata, extrato seco padronizado em 60% de ácido boswélico, resina – 333 mg.

Aviar X doses em cápsulas. Posologia: Administrar 1 dose, 3 vezes ao dia ou conforme orientação profissional.

Fórmula 5

Curcuma longa, extrato seco padronizado em 95% de curcuminoides, rizoma – 500 mg.

Aviar X doses em cápsulas. Posologia: Administrar 1 dose, 2 vezes ao dia ou conforme orientação profissional.

Fórmula 6

Boswellia serrata, extrato seco padronizado em 60% de ácido boswélico, resina – 350 mg.

Curcuma longa, extrato seco padronizado em 95% de curcuminoides, rizoma – 150 mg.

Aviar X doses em cápsulas. Posologia: Administrar 1 dose, 2 a 3 vezes ao dia ou conforme orientação profissional.

Fórmula 7

Curcuma longa, extrato seco padronizado em 95% de curcuminoides, rizoma – 300 mg.

Harpagophytum procumbens, extrato seco padronizado a 5% de harpagosídeo, raiz – 200 mg.

Aviar X doses em cápsulas. Posologia: Para dor crônica, administrar 2 doses, 2 vezes ao dia. Para dor aguda, administrar 2 doses, 3 vezes ao dia ou conforme orientação profissional.

Considerações finais

Está evidenciado na literatura que o uso de plantas medicinais nas patologias musculoesqueléticas exerce um excelente efeito anti-inflamatório e no alívio de dores, de forma segura e eficaz, sem efeitos colaterais e toxicidade. É uma ótima opção para tratamentos alternativos e como substituto de medicamentos sintéticos.

Referências

1. Souza NSS, Santana VS. Incidência cumulativa anual de doenças musculoesqueléticas incapacitantes relacionadas ao trabalho em uma área urbana do Brasil. Cad. Saúde Pública. 2011;27(11):2124-34.
2. Saad GA, Leda PHO, Sá IM. Fitoterapia contemporânea: tradição e ciência na prática clínica. 2. ed. Rio de Janeiro: Guanabara Koogan; 2016.
3. Monteiro MS, Alexandre NMC, Rodrigues CM. Doenças musculoesqueléticas, trabalho e estilo de vida entre trabalhadores de uma instituição pública de saúde. Rev Esc Enferm. 2006;40(1):20-5.
4. Brasil. Ministério da Saúde. Diagnóstico, tratamento, reabilitação, prevenção e fisiopatologia das LER/DORT. Brasília: 2001 (Série A. Normas e Manuais Técnicos, 105).
5. Brasil. Ministério da Saúde. LER/DORT: dilemas, polêmicas e dúvidas. Brasília: 2001. (Série A. Normas e Manuais Técnicos, 104).
6. Fragala G, Bailey LP. Adressing occupational strains and sprains. musculoskeletal injuries in hospitals. AAOHN J. 2003;51(6):253-9.
7. Sato L. LER: objeto e pretexto para a construção do campo trabalho e saúde. Cad Saúde Pública. 2001;17:147-52.
8. Wünsch Filho V. Perfil epidemiológico dos trabalhadores. Rev Bras Med Trab. 2004;2:103-17.
9. Coimbra IB, Pastor EH, Greve JMD, Puccinelli MLC, Fuller R, Cavalcanti FS, Maciel FMB, Honda E. Osteoartrite (artrose): tratamento. Rev Bras Reumatol. 2004;44(6):450-3.
10. Rezende mu, Campos gc, Pailo af. Conceitos atuais em osteoartrite. Acta Ortop Bras. 2013;21(2):120-2.
11. Goeldner i, Skare tl, Reason itm, Utiyama srr. Artrite reumatoide: uma visão atual. J Bras Patol Med Lab. 2011;47(5):495-503.
12. Zhu Y, Pandya BJ, Choi HK. Prevalence of gout and hyperuricemia in the US general population. Arthritis & Rheumatism. 2011;63(10):3136-41.
13. Alonso JR. Tratado de fitofármacos e nutracêuticos. 1 ed. São Paulo: AC Farmacêutica; 2016.
14. Brasil. Agência Nacional de Vigilância Sanitária. Memento fitoterápico da farmacopeia brasileira. Brasília: Anvisa; 2016.
15. Teske M, Trentini AM. Herbarium compêndio de fitoterapia. Herbarium: Curitiba; 1994.
16. Anderson LA, Phillipson JD. Fitoterápicos. 3. ed. Porto Alegre: Artmed; 2012.
17. Manez S, Alcaraz MJ, Paya M, Rios JL. Selected extracts from medicinal plants as anti-inflammatory agents. Pl. Med. 1990;56:656.
18. Williamson E, Baxter K, Driver S. Interações medicamentosas de Stocley: plantas medicinais e medicamentos fitoterápicos. Porto Alegre: Artmed; 2012.
19. Chantre P, Cappelaere A, Leblan D, Guedon D, Vandermander J, Fournie B. Efficacy and tolerance of Harpagophytum procumbens versus diacerhein in treatment of osteoarthritis. Phytomedicine. 2000;7:177-83.
20. Chrubasik S, Conradt C, Black A. The quality of clinical trials with Harpagophytum procumbens. Phytomedicine. 2003;10:613-62.
21. Chrubasik S, Conradt C, Roufogalis BD. Effectiveness of harpagophytum extracts and clinical efficacy. Phytother Res. 2004;18:187-9.
22. Chrubasik JE, Roufogalis BD, Chrubasik S. Evidence of effectiveness of herbal anti-inflammatory drugs in the treatment of painful osteoarthritis and chronic low back pain. Phytother Res. 2007;21:675-83.
23. Leblan D, Chantre P, Fournié B. Harpagophytum procumbens in the treatment of knee and hip osteoarthritis. Four-month results of a prospective, multicenter, double-blind trial versus diacerhein. Joint Bone Spine. 2000;67(5):462-7.
24. Conrozier T, Mathieu P, Bonjean M, Marc JF, Renevier JLJC. A complex of three natural anti-inflammatory agents provides relief of osteoarthritis pain. Altern Their Health Med. 2014;(20 Suppl)1:32-7.
25. Castilhos LG, Rezer JFP, Ruchel JB, Thorstenberg ML, Jaques JAS et al. Effect of Uncaria tomentosa extract on purinergic enzyme activities in lymphocytes of rats submitted to experimental adjuvant arthritis model. BMC Complementary and Alternative Medicine. 2015;15(189):1-11.
26. Aguilar JL, Rojas P, Marcelo A, Plaza A, Bauer R, Eininger E, Klass CA, Merfort I. Anti-inflamatory activity of two different extracts of Uncaria tomentosa. Journal of Ethnopharmacology. 2002;81:271-6.
27. Reinhard KH. Uncaria tomentosa (Willd.) D.C.: cat's claw, una de gato, or saventaro. J Altern Complement Med. 1999;5(2):143-151.
28. Argento A, Tiraferri E, Marzaloni M. Oral anticoagulants and medicinal plants: an emerging interaction. Ann Ital Med Int. 2000;15(2):139-143.
29. Hardin SR. Cat's claw: an amazonian vine decreases inflammation in osteoarthritis. Complement Ther Clin Pract. 2007;13(1):25-8.
30. World Health Organization – WHO. Monographs on selected medicinal plants. Geneva: World Health Organization (3); 2007.
31. Erowele GI, Kalejaiye AO. Pharmacology and therapeutic uses of cat's claw. Am J Health Syst Pharm. 2009;66(11):992-5.
32. Gruenwald J. PDR for herbal medicines. 3. ed. Montvale: Thomson PDR; 2004.
33. Mur E, Hartig F, Eibl G, Schirmer M. Randomized double-blind trial of an extract from the pentacyclic alkaloid-chemotype of Uncaria tomentosa for the treatment of rheumatoid arthritis. The Journal of Rheumatology. 2002;29:678-681.

34. Paniza ST, Veiga RS, Almeida MC. Uso tradicional de plantas medicinais e fitoterápicos. Conbrafito; 2012.
35. Wurm G, Baumann J, Gere U. Beeinflussung des arachidonsäurestoffwechsels durch flavonoide. Dtsch Apotheker Zt. 1982;122:2062-8.
36. Williamson E. Synergy and other interactions in phytomedicines. Phytimedicine. 2001;8:401-9.
37. Drummond EM, Harbourne N, Marete E, Martyn D, Jacquier J, O'Riordan D, Gibney ER. Inhibition of proinflammatory biomarkers in THP1 macrophages by polyphenols derived from chamomile, meadowsweet and willow bark. Phytother Res. 2013;27(4):588-94.
38. Shakibaei M, Allaway D, Nebrich S, Mobasheri A. Botanical extracts from rosehip (Rosa canina), willow bark (Salix alba), and nettle leaf (Urtica dioica) suppress IL-1β-induced NF-κB activation in canine articular chondrocytes. Evid Based Complement Alternat Med. 2012;2012: 509383.
39. Albrecht M, Nahrstedt A, Luepke NP, Theisen NL, Baron G. Anti-inflammatory activity of flavonol glycosides and salicin derivatives from the leaves of populus tremuloides. Planta Med. 1990;56:660.
40. Schilcher H. Phytotherapy in paediatrics: handbook for physicians and pharmacists. Medpharm Scientific Publishers; 1997.
41. Schaffer E. Em antiarrheumatikum der modernen phytotherapie? In: Chrubasik S et al. Rheumatherapie mit phytopharmaka. Struttgart: Hippokrates-Verlag; 1997, p. 1257.
42. Schmid B, Tschirdewahn B, Koetter I, Günaydin I, Lüdtke R, Schaffner W, Heide L. Analgesic effects of willow bark extract in osteoarthritis: results of a clinical double-blind trial. Fact. 1998;3(4):186.
43. Mills SY, Jacoby RK, Chacksfield M, Willoughby M. Effect of a proprietary herbal medicine on the relief of chronic arthritic pain: a double-blind study. Br J Rheumatol. 1996;35(9):874-8.
44. Chrubasik S, Eisenberg E, Balan E, Weinberger T, Luzzati R, Conradt C. Treatment of low back pain exacerbations with willow bark extract: a randomized double-blind study. Am J Med. 2000;109(1):9-14.
45. Schmid B, Lüdtke R, Selbmann K, Kötter I, Tschirdewahn B, Schaffner W, Heide L. Wirksamkeit und Verträglichkeit eines standardisierten Weidenrindenextraktes bei Arthrose-Patienten: Randomisierte, Placebo-kontrollierte Doppelblindstudie. Zeitschrift für Rheumatologie. 2000;59(5):314-320.
46. März RW, Kemper F. Willow bark extract-effects and effectiveness: status of current knowledge regarding pharmacology, toxicology and clinical aspects. Wien Med Wochenschr. 2002;152(15-16):354-9.
47. Menghini A, Menghini L, Miccinilli R. Tre piante ad attivitá antiinflammatoria spirea ulmaria,salix alba, harpagophyton procumbens. Un profilo botanico, farmacologico, clinico e storio-culturale. Abstract S-4. VIII° Congresso Nazionale di Fitoterapia. Siena, Italia; 2002.
48. Verzar-Petri G, Banh-Nhun C. Scientis Pharmac. 1977;45:25-7.
49. Lewis DA. Anti-inflammatory drugs fromm plant and marine sources. Agents Actions Suppl. 1989;27:3-373.
50. Hofmann L, Fritz D, Nitz S, Drawert F. Essential oil composition of three polyploids in the Achillea millefolium. Phytochemistry. 1992;31(2):537-42.
51. Arteche A, Vamaclocha B et al. Fitoterapia: vade-mécum de prescripción. 3. ed. España: Masson; 1998.
52. Goldberg AS, Mueller EC, Eigen E, Desalva SJ. Isolation of the anti-inflammatory principles from Achillea millefolium (Compositae). J Pharm Sci. 1969;58(8):938-41.
53. Shipochliev T, Furnadzhiev G. Spectrum of the antiinflammatory effect of arctostaphylos uva ursi and achillea millefolium. Problemi na V"treshtnata Meditsina. 1984;12(1):99-107.
54. Chandler RF, Hooper SN, Harvey MJ. Ethnobotany and phytochemistry of yarrow, Achillea millefolium, compositae. Economic Botany. 1982;36(2):203-223.

Parte 3

TÓPICOS ESPECIAIS EM FITOTERAPIA

"E os seus frutos servirão de sustento,
e as suas folhas, de remédio."

(Ezequiel 47:12)

Fitoterapia nas doenças neurológicas 15

Flávia Teixeira
Juliana da Silveira Gonçalves
Rakel Braz Mota Tavares de Almeida

Introdução

Doenças neurológicas são assim classificadas por qualquer distúrbio que venha a acometer as porções formadoras do sistema nervoso e periférico[1], que incluem desordens do cérebro, da medula espinhal, dos nervos periféricos e da junção neuromuscular[2].

Ao analisar toda a complexidade anatômica e funcional, compreende-se que os sinais e sintomas das doenças neurológicas possam variar de pessoa para pessoa e podem ocorrer de forma isolada ou combinada. Os principais sinais e sintomas neurológicos observados são: alterações psíquicas; alterações motoras; alterações de sensibilidade; alterações da função dos nervos do crânio e da face; manifestações endócrinas por comprometimento do hipotálamo ou hipófise, que controlam as glândulas endócrinas; alterações no funcionamento cardiovascular, respiratório, digestivo, na sudorese, no controle dos esfíncteres, manifestações de aumento ou diminuição da pressão intracraniana, entre outras diversas alterações[3].

O número de desordens neurológicas atinge aproximadamente 1 bilhão de pessoas no mundo, e a tendência é que esse número duplique nos próximos 20 anos, à medida que a população mundial envelhece[1]. No Brasil, poucos estudos demonstram a incidência atual de todas as doenças neurológicas[4].

A etiologia dessas doenças é variada e, devido a isso, pode acometer desde a fase neonatal até a velhice. No entanto, doenças como Alzheimer, Parkinson e as mais variadas formas de demências são disfunções que acometem, em sua maioria, os idosos[5].

Demência

A demência é uma doença neurodegenerativa que pode afetar o funcionamento cerebral de forma geral, como a memória, raciocínio, orientação, compreensão, capacidade de aprendizagem, linguagem e julgamento[6,7]. A evolução do quadro clínico pode acarretar perda da autonomia e total dependência, evoluindo para complicações clínicas, em função da imobilidade progressiva, disfagia e desnutrição[8]. Dessa forma, a demência atualmente é uma das principais doenças que causam incapacidade[6].

Em 2006, a incidência de demência em idosos brasileiros residentes na comunidade alcançava a taxa de 13,8 por 1.000 habitantes/ano[9]. Hoje, acredita-se que esse valor deve ter aumentado de forma alarmante. É considerada um importante causa de morte nos Estados Unidos, com mais de 71.000 óbitos por ano[10-12]. Pessoas com demência e outras doenças neurológicas podem apresentar comprometimento funcional e cognitivo por um longo período antes da morte e desenvolver disfagia, desnutrição, pneumonia e imobilidade, tornando-se parcial ou totalmente dependentes para as atividades da vida diária[10-12].

O diagnóstico de demência e seus subtipos são divididos em: demência vascular, Alzheimer, hidrocefálica, pseudodemência depressiva, pós-traumática, frontotemporal e demência mista[13]. Sabe-se que o diagnóstico definitivo da maioria das síndromes demenciais depende do exame neuropatológico, mas uma avaliação clínica cuidadosa, incluindo anamnese detalhada, exames físico e neurológico, associado a avaliações bioquímicas e de neuroimagem, podem possibilitar maior precisão no diagnóstico diferencial[14].

As classes de psicofármacos mais utilizadas no tratamento da demência são os antipsicóticos, os benzodiazepínicos, os antidepressivos e os anticonvulsivantes. Embora nem sempre seja fácil determinar qual sintoma responde melhor a uma droga específica, de maneira geral, quando a prática clínica demonstrar que um sintoma é responsivo a uma medicação, o tratamento farmacológico está indicado[15]. Alguns estudos também mostram a fitoterapia como um tratamento alternativo para alguns tipos de demências, como no caso do Alzheimer e Parkinson, que serão abordados neste capítulo.

Alzheimer

A Doença de Alzheimer (DA) é uma desordem neurodegenerativa progressiva manifestada por deterioração da memória associada a declínio neurofuncional, distúrbios comportamentais e sintomas psíquicos. A primeira vez que se falou em Alzheimer foi em 1907, por intermédio do neurologista alemão Alois Alzheimer[16].

Atualmente, sabe-se que essa doença é responsável por 50 a 70% de todas as demências, atingindo, assim, 2% da população dos países industrializados. Geralmente, o acometimento pelo Alzheimer se dá de modo tardio, de incidência por volta dos 60 anos, podendo atingir pacientes com 40 anos, desde que haja recorrência familiar. Sua etiologia é multifatorial, e são considerados fatores genéticos, nutricionais, metabólicos, ambientais e sociais, todos associados à progressão da doença[17].

Dessa forma, parte da avaliação clínica consiste em verificar a capacidade dos indivíduos de manter as atividades cotidianas por meio da avaliação da capacidade funcional. Nessa avaliação, inclui-se principalmente a função cognitiva associada à memória do paciente, pois, nesse caso, diferentemente da demência, o paciente perde sua identidade aos poucos, por ser descaracterizado dos fatos que o formaram por meio de experiências pessoais passadas[18].

Para tratar o Alzheimer, utilizam-se alguns métodos, como a terapêutica específica com fármacos para rever a efeito fisiopatológico; uso de abordagem profilática, que visa ao retardo da demência; além disso, usa-se o tratamento sintomático, que age diretamente sobre disfunções cognitivas, funcionais e comportamentais; e, por último, analisa-se a abordagem complementar, que trata manifestações diferentes e que ocorrem devido ao

CAPÍTULO 15 • FITOTERAPIA NAS DOENÇAS NEUROLÓGICAS

processo da doença, como depressão, psicose, agitação psicomotora, agressividade e distúrbio do sono, podendo ser empregada, neste caso, a fitoterapia[19].

Parkinson

A Doença de Parkinson (DP) é uma enfermidade neurodegenerativa, com diversas manifestações motoras, como tremor de repouso, bradicinesia, rigidez, alterações posturais, distúrbios de equilíbrio e marcha e disfunções não motoras, como cognitivas, neuropsiquiátricas, distúrbios do sono e autonômica[20].

De ponto de vista fisiopatológico, vincula-se com um processo degenerativo em neurônios dopaminérgicos na substância negra que são projetados ao corpo estriado, acarretando uma drástica redução dos níveis de dopamina neste lugar. A degradação do neurotransmissor dopamina gera a aparição de radicais superóxido, peróxido de hidrogênio, radical hidroxila e quinonas reativas, que são potencialmente tóxicas para os neurônios[21].

Sua etiologia se dá em três âmbitos: 1 – paralisia subnuclear progressiva, o que caracteriza um transtorno neurológico progressivo; 2 – atrofia multissistêmica e 3 – demência de corpos de Lewy, na qual se avaliam alucinações visuais, flutuações no nível de atenção e o parkinsonismo. Estima-se que, até 2030, cerca de 7 milhões de pessoas venham a desenvolver o Parkinson em todo o mundo[22].

A avaliação clínica consiste em verificar os sintomas, que são divididos em: motores, como os tremores, sensitivos, em que apresentam dores e dormências, disautonômicos, nos quais a constipação é a principal manifestação, sintomas psiquiátricos, como a depressão, ansiedade e TOC (Transtorno Obsessivo Compulsivo)[23].

O tratamento deve começar logo após o diagnóstico, utilizando-se medicamentos (como levodopa), associados à entacapona, além de fisioterapia, que tem como benefício a melhora da rigidez e da memória motora. Outra forma de tratamento e/ou prevenção desta patologia pode ser por meio da fitoterapia, a fim de complementar a terapêutica farmacológica e fisioterapêutica[24].

Fitoterapia nas doenças neurológicas

Bacopa monnieri[25]

Nomenclatura popular: Brahmi, bacopa.

Parte utilizada: Partes aéreas.

Indicações: Indicado para potencializar a memória, aprendizagem e concentração, diminuir o estresse mental, auxiliando na prevenção à doença de Alzheimer. Anti-inflamatório, sedativo, cardiotônico, antiulceroso, aumenta a vida útil das células da mucosa gástrica, hepatoprotetor, auxilia na síndrome de cólon irritável, antioxidante, vasoconstritor, auxilia no tratamento de bronquite e da epilepsia.

Contraindicações: Não há relatos na literatura até o momento de contraindicações.

Princípios ativos: Bacosídeos, alcaloides, saponinas (bacosídeos), esteróis, açúcares e minerais.

Formas farmacêuticas: Pó e extrato seco.

Doses recomendadas: Extrato seco padronizado em 30% de bacosídeos de 75 a 150 mg, 3 vezes ao dia. A dose máxima reportada em estudos foi de 600 mg por dia.

Efeitos adversos: É bem tolerado dentro das doses terapêuticas. No entanto, em estudos realizados, alguns pacientes relataram sintomas similares ao de uma gripe, aumento da atividade colinérgica e desconforto na digestão.

Interações medicamentosas: Em alguns estudos, apresentou leve sedação e, por isso, aconselha-se atenção em combinação com outros sedativos. Parece que esta planta é capaz de estimular a atividade do T4 em altas doses nos modelos animais, o que teoricamente pode potencializar o efeito de drogas que estimulam a tireoide ou inibir drogas que tenham função supressora na tireoide.

Evidências científicas: A *Bacopa monnieri* (Bm) é uma planta suculenta conhecida na Índia e no Paquistão como Brahmi e utilizada na medicina Ayurvédica há séculos como tônico para memória, anti-inflamatória, analgésica, antipirética, sedativa e antiepilética[25]. Embora esta planta seja geralmente estudada por seu renomado aprimoramento cognitivo, tem uso tradicional no tratamento da ansiedade e insônia[26,27]. Tanto pesquisas em animais quanto clínicas apoiam e evidenciam o uso tradicional de *Bacopa monnieri* para ansiedade[28,29].

É usado como um tônico nervoso, tônico cerebral, potencializador de memória, laxante, adstringente, antipirético, anti-inflamatório e curandeiro da lepra. Também é útil em distúrbios renais, doenças do sangue, tosse, anemia e envenenamento. A planta também é utilizada para várias aplicações na atividade depressora do sistema nervoso central. Além de propriedades de melhoria de memória, tem outros benefícios potenciais, como um efeito facilitador na capacidade de retenção formental[30].

Acredita-se que a melhora cognitiva proporcionada por Bm se deve às suas saponinas, triterpenoides e bacosídeos, que aumentam a transmissão dos impulsos nervosos. Eles reparam neurônios danificados, aumentando a síntese neural e restauram a atividade sináptica[25].

Estudos pré-clínicos neurologicamente focados mostraram que o Brahmi modula acetilcolina, dopamina, serotonina e noradrenalina[31] e aumenta a atividade da proteína quinase dentro do hipocampo[32]. Pesquisas comprovam que o Bm foi capaz de aumentar os níveis de atenção, cognição e memória via supressão da atividade colinérgica[25].

O extrato de *Bacopa monnieri* pode ser capaz de aumentar a formação de memória pela enzima triptofano-hidroxilase (TPH2) e aumentar a expressão do transportador de serotonina (SERT)[33]. A bacopa parece ter algumas interações com o sistema da serotonina, e pode ter efeitos a jusante no sistema colinérgico por meio disso[34,35].

Além disso, observou-se que interseções dendríticas e pontos de ramificação em neurônios proliferaram com a suplementação de *Bacopa monnieri* após 4 a 6 semanas, mas não tiveram quaisquer alterações em duas semanas[36]. Esse efeito de crescimento neuronal ocorre em ratos adultos[37] e em ratos jovens submetidos a surtos de crescimento[38], e ocorre também em áreas do cérebro que se sabem estar envolvidas com a memória, como o hipocampo[36] e a amígdala basolateral[37,38].

Além de melhorar a memória, a bacopa tem sido implicada numerosas vezes na redução da amnésia (perda de memória devido ao estressor) por meio de uma coleção de mecanismos[34,35,39-41]. A *Bacopa monnieri* também foi investigada por sua capacidade de reduzir a morte neuronal dopaminérgica observada nas doenças de Parkinson, conforme evidenciado por uma linhagem geneticamente transfetada[42] e por cérebros de camundongos[43].

CAPÍTULO 15 • FITOTERAPIA NAS DOENÇAS NEUROLÓGICAS **161**

O tratamento com *Bacopa monnieri* a 40 a 80 mg/kg de peso corporal em ratos submetidos a estresse agudo e crônico (para avaliar os efeitos adaptogênicos de Bacopa) constatou que a depleção de dopamina e serotonina associada ao estresse crônico não ocorreu com a suplementação de Bacopa, e a diminuição da noradrenalina não foi afetada[44]. Essa preservação dos níveis de dopamina foi observada com a neurotoxicidade induzida pela rotenona, que normalmente esgotaria a dopamina, mas não na presença de *Bacopa monnieri*[43,45]. Por meio desses estudos, é plausível sugerir que o Bacopa reduz o estresse nos neurônios dopaminérgicos, que, de outra forma, esgotariam a dopamina, embora o mecanismo de proteção seja desconhecido.

Um ensaio clínico randomizado (ECR) duplo-cego de 2001 avaliou o efeito do Brahmi na ansiedade. Foram utilizados 300 mg de Brahmi, demonstrando redução da ansiedade em comparação com placebo após 12 semanas de tratamento[46]. Outro estudo de um mês com 35 pacientes, com neurose de ansiedade diagnosticada, receberam a administração de xarope Brahmi (30 mL por dia em 2 doses divididas, equivalente a 12 g de extrato de Bacopa), resultando em uma diminuição significativa nos sintomas de ansiedade, incapacidade, fadiga mental, além de aumento da memória[47].

Uma pesquisa examinando o efeito de Bacopa sobre a função cognitiva encontrou melhora significativa na ansiedade. Os indivíduos foram randomizados para receber 300 mg de Bacopa ou placebo durante 12 semanas, e a melhora foi mais eficaz após 12 semanas, em comparação com a avaliação na 5ª semana[48].

Um ECR com 54 idosos (idade igual ou acima de 65 anos, média de idade de 73,5 anos) foi randomizado para receber 300 mg/dia de Bacopa ou placebo durante 12 semanas. O grupo que recebeu a planta teve melhora significativa na ansiedade comparado ao placebo, além de melhorias no desempenho cognitivo e na depressão[49]. Outra pesquisa realizada com 60 idosos concluiu que o Bm foi capaz de aumentar os níveis de atenção, cognição e memória via supressão colinérgica[50].

Dados indicam claramente o potencial de *Bacopa monnieri* para modular marcadores endógenos de estresse oxidativo em tecido cerebral de ratos pré-púberes. Com base nesses resultados, supõe-se que a ingestão dietética de pó de folha de BM confere neuroproteção e provavelmente será eficaz como agente profilático/terapêutico para doenças neurodegenerativas[51].

A bacopa, em pessoas saudáveis, tem tido sucesso em afetar beneficamente a retenção de informações aprendidas. Pode ser capaz de reduzir a taxa de esquecimento de curto prazo (ou seja, aumentar a codificação da informação)[52] enquanto aumenta as velocidades de retenção[48]. Além da taxa de aprendizado, o uso de 300 mg de *Bacopa monnieri* por dia mostra melhorar a memória, o aprendizado verbal e a recordação tardia[53]. Isso foi repetido em pessoas saudáveis entre 18 e 60 anos, com 2 doses diárias de 150 mg[54]. Vinte e oito voluntários com idades entre 4 e 18 anos, com QI entre 70 e 90, receberam extrato de BM por 4 meses, concluindo melhora na cognição, concentração e memória[55].

Com relação às pessoas com memória fraca, a dose baixa de Bacopa (125 mg por dia) parece ser um pouco eficaz[56]. Bacopa também foi implicado em ajudar crianças de 6 a 12 anos com Transtorno do Déficit de Atenção com Hiperatividade (TDAH), mas este estudo usou uma mistura de outras ervas (*Melissa officinalis, Centella asiática, Paeoniae alba, Ashwagandha* e *Spirulina platensis*), e a causalidade não pode ser colocada em nenhum isolado[57]. Esses dois estudos são menos capazes de ser extrapolados para pessoas saudáveis, mas ainda devem ser observados.

Um estudo publicado em 2012 teve como objetivo investigar o efeito neuroprotetor dos bacosídeos e as saponinas ativas de *Bacopa monnieri* contra a neurodegeneração associada à idade e seu impacto sobre a prevenção do Alzheimer. A dose ideal de bacosídeos sem efeito adverso foi selecionada por triagem de sua atividade dependente de dose no envelhecimento, lipofuscina biomarcador e neurotransmissor acetilcolina em ratas fêmeas Wistar com cérebro envelhecido. A dose terapêutica selecionada de bacosídeos (200 mg/kg) foi administrada via oral por 3 meses, em ratas de meia-idade e idade avançada e investigados sua ação protetora contra alterações associadas à idade no sistema de neurotransmissão, paradigmas comportamentais, perda neuronal do hipocampo e marcadores e estresse oxidativo. Os resultados sugerem que bacosídeos podem atuar como um potencial de intervenção terapêutica na prevenção dos efeitos deletérios do envelhecimento e prevenir as patologias associadas à idade, como o Alzheimer[58].

Nem todas as pesquisas são conclusivamente sólidas, já que alguns estudos não observam diferença em relação ao placebo em dosagens terapeuticamente relevantes[59], embora este estudo tenha sido criticado por sugerir que os resultados nulos eram devido às "baixas doses"[60]. O primeiro estudo foi realizado com 300 mg de *Bacopa monnieri* e 120 mg de *Gingko biloba*, de 2 a 4 semanas, o mais curto tempo para outros estudos, mas em uma dosagem similar. Além deste estudo, um outro estudo não observou nenhum efeito com uma única administração, sugerindo que a suplementação a longo prazo seja necessária[61].

Uma metanálise concluiu que o Bacopa apresenta eficácia preliminar na melhoria da memória geral (9 de 17 parâmetros medidos), com pouca influência em outros parâmetros da cognição[62]. Em um estudo que analisou os tamanhos de efeito comparativos de Bacopa, *Panax ginseng* e Modafinil, verificou-se que, embora Modafinil e Bacopa fossem potentes, eles apresentavam parâmetros diferentes. O Modafinil aumentou a velocidade do processamento da informação muito melhor do que o Bacopa, que tendeu a aumentar de forma confiável a cognição após a administração crônica[63].

Huperzia serrata[64]

Nomenclatura popular: Huperzine A (HUP A).

Parte utilizada: Planta inteira (musgo).

Indicações: Indicado na Doença de Alzheimer (melhora sintomas, ação protetora neuronal), na demência senil, e aumento da memória e aprendizado.

Contraindicações: Contraindicado para crianças, gestantes e lactantes, pacientes hipertensos, com doença hepática ou renal, com distúrbios convulsivos, arritmias cardíacas, asma, doença inflamatória intestinal, síndrome do intestino irritável e síndrome da má absorção.

Princípios ativos: Huperzina A (alcaloide).

Formas farmacêuticas: Extrato seco em cápsulas.

Doses recomendadas: Extrato seco padronizado 1% de HUP A, 50 a 200 mcg, 2 vezes ao dia.

Precauções: Não consta segurança de uso em indicações para problemas de baixa gravidade.

Efeitos adversos: Dados disponíveis indicam que, quando administrado nas doses terapêuticas, os efeitos colaterais do Huperzine A são principalmente colinérgicos e tendem a ser suaves. Incluem náusea, vômito, diarreia, hiperatividade, vertigem e anorexia.

Interações medicamentosas: Pode ter efeito aditivo com drogas inibidoras da acetil-colinesterase e antagônico com drogas anticolinérgicas. Faltam estudos sobre interações medicamentosas.

Evidências científicas: Huperzine A (HUP A) atraiu atenção considerável em todo o mundo pela sua estrutura química única, com ação na memória, observada em ensaios clínicos e em animais, e pela sua baixa toxicidade[65,66]. É uma planta antiAD da medicina tradicional chinesa, que tem se mostrado um poderoso e seletivo inibidor da acetilcoli-nesterase. Está se tornando um importante composto para medicamentos para tratar a DA. A HUP A é obtida naturalmente a partir de recursos naturais muito limitados e de crescimento lento. Infelizmente, o teor de HUP A é muito baixo no material vegetal bruto, e isso levou a um forte interesse no desenvolvimento de fontes de HUP A[67].

A HUP A foi aprovada na década de 1990 na China como uma droga para tratar AD e é comercializada nos EUA como suplemento dietético (como H. serrata em pó em pastilha ou formato de cápsula). Ensaios em animais e clínicos na China mostraram que a HUP A é tão eficaz quanto as drogas disponíveis atualmente no mercado para o tratamento dos sintomas da DA, mas mais segura em termos de efeitos colaterais[65].

Publicou-se um estudo, em 2011, com macacos adultos jovens normais, com o obje-tivo de determinar os efeitos de dois possíveis intensificadores cognitivos, a huperzina A e o IDRA-21. Huperzina A é um inibidor reversível da acetilcolinesterase (AChE), sua administração resulta em aumentos regionais específicos nos níveis de acetilcolina no cérebro. Em ensaios clínicos em humanos, a Huperzina A resultou em melhoria cognitiva em pacientes com forma leve a moderada da doença de Alzheimer (DA), mostrando seu potencial como agente paliativo no tratamento da DA. O IDRA-21 é um modulador alosté-rico positivo dos receptores de glutamato AMPA, ele aumenta a força sináptica excitató-ria, atenuando a dessensibilização rápida dos receptores de AMPA e pode, portanto, ter efeitos terapêuticos benéficos para melhorar os déficits de memória em pacientes com deficiências cognitivas, incluindo DA[68].

O presente estudo avaliou os efeitos dos dois fármacos para determinar se eles podem resultar em aumento cognitivo em um sistema que está presumivelmente funcionando de maneira ideal. Seis jovens macacos foram treinados em tarefas não correspondentes à amostra, uma medida da memória de reconhecimento visual, até o critério de 90% de respostas corretas. Eles foram então testados em duas versões da tarefa[68].

A administração oral de huperzina A não afetou significativamente o desempenho dos macacos em nenhuma das tarefas. No entanto, foi encontrada uma correlação ne-gativa significativa entre o desempenho da linha de base em cada atraso e a mudança de desempenho sob huperzina A, sugerindo que, sob condições nas quais os indivíduos estavam com desempenho ruim (55 a 69%), a droga resultou em melhor desempenho, enquanto nenhuma melhora foi obtida quando a linha de base estava próxima de 90%. De fato, quando os sujeitos estavam se saindo muito bem, a huperzina A tendeu a reduzir a acurácia do desempenho, indicando que, em um sistema que funciona otimamente, o aumento da disponibilidade de acetilcolina não melhora o desempenho nem a memória, especialmente quando os animais estão próximos do máximo desempenho. Em contraste, a administração oral do IDRA-21 melhorou significativamente o desempenho na tarefa 2, especialmente no maior atraso[68].

Polypodium leucotomos[69-72]

Nomenclatura popular: Polypodium.

Parte utilizada: Raiz.

Indicação: Auxiliar no tratamento de demência senil, do tipo doença de Alzheimer ou deterioração mental, psoríase, dermatites e previne o fotoenvelhecimento. Indicado para fotoproteção oral.

Contraindicações: Não há estudos realizados sobre sua segurança na gravidez e lactação.

Princípios ativos: Rico em fitoesteróis, saponinas, oleorresina e flavonoides (polifenóis) em amido.

Formas farmacêuticas: Extrato seco em cápsulas.

Doses recomendadas: Extrato seco (20:1) 360 mg diariamente, para prevenção de problemas cognitivos.

Efeitos adversos: Geralmente bem tolerado, porém pode induzir a hiperglicemia em pacientes diabéticos e úlcera gastroduodenal.

Interações medicamentosas: A composição de heterosídeos do rizoma pode interferir com o emprego simultâneo de heterosídeos cardiotônicos.

Evidências científicas: Estudo randomizado, duplo-cego com placebo controlado, teve o objetivo de avaliar os efeitos de 2 doses de *Polypodium leucotomos* sobre a *performance* cognitiva, o padrão de atividade bioelétrica do cérebro e os parâmetros hemodinâmicos cerebrais em pacientes com demência senil do tipo vascular e Alzheimer, de leve à moderada (estágios 3 a 5 da Escala de Deterioração Global). Foram selecionados 45 pacientes (com idade média de 73,8 anos), que foram divididos para receber por 4 semanas: Grupo 1 (N = 15): Extrato de *Polypodium* 720 mg/d. Grupo 2 (N = 15): Extrato de *Polypodium* 360 mg/d. Grupo 3 (N = 15): Placebo[73].

Os pacientes que receberam 360 mg/d de extrato de *Polypodium leucotomos* apresentaram melhora significativa da *performance* cognitiva após o tratamento, o que não foi observado nos pacientes tratados com placebo ou extrato de *Polypodium leucotomos* com 720 mg/d. O extrato também promoveu aumento da velocidade do fluxo sanguíneo nas artérias cerebrais médias nos lados direito e esquerdo nos pacientes com demência de Alzheimer[73].

Os pacientes portadores de Alzheimer que receberam 360 mg/d do extrato de *Polypodium leucotomos* apresentaram decréscimo da frequência da atividade bioelétrica cerebral delta e aumento da atividade bioelétrica cerebral, indicando uma aceleração do padrão eletroencefalográfico. Os resultados desse estudo mostram que o extrato de *Polypodium leucotomos* na dose de 360 mg/d melhora a *performance* cognitiva, a perfusão sanguínea cerebral e a atividade bioelétrica cerebral em portadores de demência senil.

Mucuna pruriens[74]

Nomenclatura popular: Mucuna.

Parte utilizada: Semente.

Indicação: Apresenta propriedades antiparkinsoniana, hipoglicêmica, hipocolesterolêmica, antioxidante, afrodisíaca, anticoagulante, antimicrobiana, vermífuga, analgésica, anti-inflamatória, antipirética, diurética, anabólica, antiespasmódica, imunomoduladora, antienvelhecimento, aumenta a força e massa muscular, a sensação de bem-estar, a libido, os níveis de testosterona e melhora a agilidade mental e a coordenação motora.

Contraindicação: Não recomendado para gestantes e lactantes. Sem relato de toxicidade aguda[75].

Princípios ativos: Extrato seco 20% levodopa. Outros: colina, N-dimethyltryptamina, alcaloides bioativos (mucunine, mucunadina, mucuadinina, prurienina e nicotina), beta-sitosterol, glutationa, lecina, óleos, ácidos fenólico e gálico.

Formas farmacêuticas: Cápsula, pó ou suplemento alimentar.

Doses recomendadas: Extrato seco padronizado 20% levodopa: 400 mg uma vez ao dia ou em doses divididas. Estudos mostram que a dose diária máxima tolerada por adultos, sem causar sintomas indesejáveis, é de 1.500 mg de L-Dopa.

Precauções: Pacientes com hipoglicemia ou diabetes devem utilizar sob supervisão médica, pois possui a capacidade de reduzir o açúcar do sangue.

Efeitos adversos: Alguns pacientes com doença de Parkinson tratados com mucuna apresentaram vômito, distensão abdominal, náusea, discinesia e insônia.

Interações medicamentosas: Não foram documentadas até o momento.

Evidências científicas: As drogas dopaminérgicas, como a levodopa (como parte do tratamento convencional), causam quadro de discinesia em significativo número de pacientes com doença de Parkinson. Daí a importância de contar com novas substâncias que evitem este efeito adverso. Assim, o endocarpo das sementes de mucuna contém altas concentrações de L-di-hidroxifenilalanina, precursor direto do neurotransmissor dopamina. As células desta planta preparadas em matriz com alginato de cálcio demonstraram transformar L-tirosina em L-dopa[74,76].

O conteúdo de levodopa foi transferido para outras condições relacionadas à dopamina, como a supressão de sintomas de discinesia tardia/orofacial. Doses tão baixas quanto 48 mg/kg de mucuna em ratos (6% de levodopa) reduzem os movimentos espontâneos da mandíbula induzidos pela tacrina em um modelo animal para a discinesia tardia. Essa dosagem é de aproximadamente 8 mg/kg de peso corporal após conversão para doses humanas com base na área de superfície corporal, ou 730 mg por dia para uma pessoa de 90 kg[77,78].

A *Mucuna pruriens* está sendo investigada pela sua capacidade de aliviar os sintomas ou para tratar a doença de Parkinson. Um ensaio clínico randomizado conduzido em humanos determinou os efeitos em pacientes com Parkinson do fornecimento de 2 doses de pó da semente da Mucuna, 15 e 30 g por dia (4,86% Levodopa; acabou sendo 500 a 1.000 mg de Levodopa diariamente), em continuação a uma dose padrão de levodopa (L-dopa) e sua diferença comparada com tratamento padrão com Levodopa/Carbidopa (200 mg/50 mg). O resultado foi comprovado com dose de 30 g/dia, a *M. pruriens* consegue um início de atividade muito mais rápido que a combinação Levodopa/Carbidopa, com menos presença de discinesias a longo prazo de ingestão, um efeito adverso muito comum em pacientes que tomam levodopa durante muitos anos[79].

Além desse estudo, três estudos abertos em humanos foram conduzidos[80-82]. Um ensaio clínico multicêntrico avaliou a eficácia de 45 g (equivalente a 1.500 mg de Levodopa) de um extrato de Mucuna (HP-200) durante 12 semanas, em 60 pacientes com doença de Parkinson (46 homens e 14 mulheres). O extrato foi administrado via oral para 26 pacientes que receberam previamente a combinação de levodopa/carbidopa, enquanto os demais 34 pacientes só receberam o tratamento convencional. No final do estudo, observaram-se melhoras clinicamente significativas no grupo que recebeu o extrato. O produto foi bem tolerado, constando só em alguns casos pequenos incômodos gastrintestinais[82].

Um estudo em ratos que investigou a mesma questão descobriu que a baixa dose de Mucuna emparelhada com benserazida (inibidor periférico da dopa-descarboxilase) foi capaz de suprimir os sintomas associados ao Parkinson, enquanto a dose baixa de Levodopa + Benserazida não foi. Além disso, o uso prolongado de *Mucuna Pruriens* foi mais eficaz do que o uso prolongado de Levodopa isoladamente, quando ambos estavam contribuindo com a mesma dose de Levodopa[83]. As diferenças observadas foram sugeridas como devidas a um possível inibidor da dopa-descarboxilase em *Mucuna Pruriens*. Outros estudos comparando Levodopa a Mucuna também observam essa diferença e sugerem que é necessário três vezes mais Levodopa isoladamente para combinar Levodopa com Mucuna[78].

Esta planta também é reconhecida por sua atividade afrodisíaca em numerosos experimentos usando suas sementes[84]. Além disso, um estudo comprovou parâmetros críticos, como comportamento sexual, potência e libido[75].

Outros fitoterápicos indicados

Curcuma longa (Açafrão) – Capítulo 18

Eleutherococcus senticosus (Ginseng siberiano) – Anexo VIII

Ilex paraguarienses (Erva-mate) – Capítulo 17

Matricaria chamomilla (Camomila) – Capítulo 16

Melissa officinalis (Melissa) – Capítulo 16

Rhodiola rosea (Rodiola) – Capítulo 16

Rosmarinus offinallis L (Alecrim) – Capítulo 21

Salvia offinallis (Sálvia) – Anexo VIII

Sugestões de fórmulas

Fórmula 1 – Melhorar a performance cognitiva

Bacopa monnieri, extrato seco padronizado a 30% de bacosídeos, partes áreas – 200 mg.

Matricaria chamomilla, extrato seco padronizado a 1,2% de apigenina, partes áreas – 250 mg.

Aviar X doses em cápsulas. Posologia: Consumir 1 dose, 2 vezes ao dia ou conforme orientação profissional.

Fórmula 2 – Demência/distúrbios de cognição

Bacopa monnieri, extrato seco padronizado a 30% de bacosídeos, partes áreas – 250 mg.

Huperzia serrata, extrato seco padronizado a 1% de HUP A, planta inteira – 20 mcg.

Aviar X doses em cápsulas. Posologia: Consumir 1 dose ao dia ou conforme orientação profissional.

Fórmula 3 – Melhora a agilidade mental e a coordenação motora

Mucuna pruriens, extrato seco padronizado a 20% Levodopa, sementes – 200 mg.

Aviar X doses em cápsulas. Posologia: Consumir 2 doses ao dia, sendo uma dose pela manhã e outra dose à noite ou conforme orientação profissional.

Considerações finais

Os extratos vegetais podem ser utilizados no tratamento conjunto das doenças neurológicas, promovendo um aumento do suprimento sanguíneo cerebral por vasodilatação e redução da viscosidade do sangue, além de reduzir a densidade de radicais livres de oxigênio nos tecidos nervosos. É importante que o tratamento acarrete melhor desempenho nas atividades diárias dos pacientes, apesar de, infelizmente, a fitoterapia não mudar o curso da doença a longo prazo.

Referências

1. Elias R. Distúrbios do sistema nervoso central e periférico. J Bras Nefrol. 2004; 26:40-1.
2. Huse DM, Lucas AR. Transtornos comportamentais que afetam a ingestão de alimentos: anorexia nervosa, bulimia nervosa e outras condições psiquiátricas. In: Shils ME, Olson JA, Shike M, Ross AC. Tratado de Nutrição Moderna na Saúde e na doença. 9. ed. São Paulo: Manole; 2002.
3. Guyton AC, Hall JE. Tratado de fisiologia médica. 12. ed. Rio de Janeiro: Elsevier; 2012.
4. Costa I, Custódio M, Coutinho V, Liberali R. Terapia nutricional em doenças neurológicas: revisão de literatura. Rev Neurocienc. 2010;18(4):555-60.
5. Parmera JB, Nitrini R. Demências: da investigação ao diagnóstico. Revista Médica. 2015;3(94):179-84.
6. Burlá C, Camarano AA, Kanso S, Fernandes D, Nunes R. Panorama prospectivo das demências no Brasil: um enfoque demográfico. Ciência & Saúde Coletiva. 2013;18(10):2949-56.
7. World Health Organization (WHO). Good health adds life to years: global brief for world health day. Geneva: WHO; 2012.
8. Prince M, Acosta D, Chiu H, Scazufca M, Varghese M. Dementia diagnosis in developing countries: a cross-cultural validation study. Lancet. 2003;361(9361):909-17.
9. Reys BN, Bezerra AB, Vilela AL, Keusen AL, Marinho V, Paula E et al. Diagnóstico de demência, depressão e psicose em idosos por avaliação cognitiva breve. Rev Assoc Med Bras. 2006;52(6):401-4.
10. Dharmarajan TS, Unnikrishnan D, Pitchumoni CS. Percutaneous endoscopic gastrostomy and outcome in dementia. Am J Gastroenterol. 2001;96(9):2556-63.
11. Li I. Feeding tubes in patients with severe dementia. Am Fam Physician. 2002;65(8):1605-10.
12. Palecek EJ, Teno JM, Casarett DJ, Hanson LC, Rhodes RL, Mitchell SL. Comfort feeding only: a proposal to bring clarity to decision-making regarding difficulty with eating for persons with advanced dementia. J Am Geriatr Soc. 2010;58(3):580-4.
13. Silva DW, Damasceno BP. Demência na população de pacientes do hospital das clínicas da Unicamp. Arq. Neuro-Psiquiatr. 2002;60(4):966-99.
14. Gallucci Neto J, Tamelini MG, Forlenza OV. Diagnóstico diferencial das demências. Rev. Psiquiatr. Clín. 2005;32(3):119-30.
15. Tamai S. Tratamento dos transtornos do comportamento de pacientes com demência. Rev. Bras. Psiquiatr. 2002;24(1):15-21.
16. Alzheimer A. Über eine eigenartige Erkrankung der Hirnrinde [Concerning a novel disease of the cortex]. Allg. Z. Psychiatr. Psychisch-gerichtl. Med. 1940;64:146-8.
17. Sezgin Z, Dincer Y. Alzheimer's disease and epigenetic diet. Neurochemistry International. 2014;78(1):105-16.
18. Santana I, Farinha F, Freitas S, Rodrigues V, Carvalho A. Epidemiologia da demência e da doença de alzheimer em Portugal: estimativas da prevalência de dos encargos financeiros com a medicação. Acta Med Port. 2015;2(28):182-88.
19. Neto JS, Bezerra CRM, Fernandes NP, Medeiros RM, Vila Nova ARM, Pinto DS. A fitoterapia como terapêutica complementar no tratamento do Alzheimer. Rev. Ciênc. Saúde Nova Esperança. 2014;2(12):1-8.
20. Marinho MS, Chaves PM, Tarabal TO. Dupla-tarefa na doença de Parkinson: uma revisão sistemática de ensaios clínicos aleatorizados. Revista Brasileira de Geriatria e Gerontologia. 2014;17(1):191-9.
21. Capitelli C, Serenik A, Oliveira B, Vital M. Mucuna pruriens: possível alternativa terapêutica para a doença de Parkinson. J. Brasil Fitomedicina. 2006;4(1):24-30.
22. Silva DM. Efeitos da fisioterapia aquática na qualidade de vida de sujeitos com Doença de Parkinson. Fisioter Pesq. 2013;1(20):17-23.
23. Werneck AS. Doença de Parkinson: etiopatogenia, clínica e terapêutica. Revista Hospital Universitário Pedro Ernesto. 2010;9(1):16-7.
24. Clarke CE. Are delayed-start design trials to show fundamentally flawed? Mov Disord. 2008;23:784-89.
25. Olszewer E, Macedo K, França P. Vade mecum: nutrição magistral de A a Z. 2. ed. São Paulo: Fapes Books; 2014.
26. Sarris J. Herbal medicines in the treatment of psychiatric disorders: 10-year updated review. Phytotherapy Research. 2018;1-16.
27. Williams R, Münch G, Gyengesi E, Bennett L. Bacopa monnieri (L.) exerts anti-inflammatory effects on cells of the innate immune system in vitro. Food Funct. 2014;5(3):517-20.
28. Kapoor R, Srivastava S, Kakkar P. Bacopa monnieri modulates antioxidant responses in brain and kidney of diabetic rats. Environ Toxicol Pharmacol. 2009;27(1):62-9.
29. Bhattacharya SK, Ghosal S. Anxiolytic activity of a standardized extract of Bacopa monniera in na experimental study. Phytomedicine. 1998;5:77-82.
30. Chowdhuri DK, Parmar D, Kakkar P, Shukla R, Seth PK, Srimal RC. Antistress effects of bacosides of Bacopa monnieri: modulation of Hsp70 expression, superoxide dismutase and cytochrome P450 activity in rat brain. Phytother. Res. 2002;16:639-45.

31. Charles PD, Ambigapathy G, Geraldine P, Akbarsha MA, Rajan KE. Bacopa monniera leaf extract up--regulates tryptophan hydroxylase (TPH2) and serotonin transporter (SERT) expression: implications in memory formation. J Ethnopharmacol. 2011;134(1):55-61.
32. Singh HK, Dhawan BN. Neuropsychopharmacological effects of the ayurvedic nootropic bacopa monniera Linn. (Brahmi). Indian Journal of Pharmacology. 1997;29(5):359-65.
33. Charles PD, Ambigapathy G, Geraldine P, Akbarsha MA, Rajan KE. Bacopa monniera leaf extract up--regulates tryptophan hydroxylase (TPH2) and serotonin transporter (SERT) expression: implications in memory formation. J Ethnopharmacol. 2011;134(1):55-61.
34. Rajan KE, Singh HK, Parkavi A, Charles PD. Attenuation of 1-(m-chlorophenyl)-biguanide induced hippocampus-dependent memory impairment by a standardised extract of bacopa monniera (BESEB CDRI-08). Neurochem Res. 2011;36(11):2136-44.
35. Saraf MK, Prabhakar S, Khanduja KL, Anand A. Bacopa monniera attenuates scopolamine-induced impairment of spatial memory in mice. Evid Based Complement Alternat Med. 2011:236186.
36. Vollala VR, Upadhya S, Nayak S. Enhanced dendritic arborization of hippocampal CA3 neurons by bacopa monniera extract treatment in adult rats. Rom J Morphol Embryol. 2011;52(3):879-86.
37. Vollala VR, Upadhya S, Nayak S. Enhancement of basolateral amygdaloid neuronal dendritic arborization following Bacopa monniera extract treatment in adult rats. Clinics. 2011;66(4):663-71.
38. Vollala VR, Upadhya S, Nayak S. Enhanced dendritic arborization of amygdala neurons during growth spurt periods in rats orally intubated with Bacopa monniera extract. Anat Sci Int. 2011;86(4):179-88.
39. Kishore K, Singh M. Effect of bacosides, alcoholic extract of bacopa monniera Linn. (brahmi), on experimental amnesia in mice. Indian J Exp Biol. 2005;43(7):640-5.
40. Prabhakar S, Saraf MK, Pandhi P, Anand A. Bacopa monniera exerts antiamnesic effect on diazepam--induced anterograde amnesia in mice. Psychopharmacology (Berl). 2008;200(1):27-37.
41. Saraf MK, Prabhakar S, Anand A. Bacopa monniera alleviates N(omega)-nitro-L-arginine arginine-induced but not MK-801-induced amnesia: a mouse morris watermaze study. Neuroscience. 2009;160(1):149-55.
42. Jadiya P, Khan A, Sammi SR, Kaur S, Mir SS, Nazir A. Anti-parkinsonian effects of bacopa monnieri: insights from transgenic and pharmacological caenorhabditis elegans models of Parkinson's disease. Biochem Biophys Res Commun. 2011;413(4):605-10.
43. Shinomol GK, Mythri RB, Srinivas Bharath MM, Muralidhara. Bacopa monnieri extract offsets rotenone--induced cytotoxicity in dopaminergic cells and oxidative impairments in mice brain. Cell Mol Neurobiol. 2012;32(3):455-65.
44. Sheikh N, Ahmad A, Siripurapu KB, Kuchibhotla VK, Singh S, Palit G. Effect of bacopa monniera on stress induced changes in plasma corticosterone and brain monoamines in rats. J Ethnopharmacol. 2007;111(3):671-6.
45. Hosamani R, Muralidhara. Neuroprotective efficacy of Bacopa monnieri against rotenone induced oxidative stress and neurotoxicity in drosophila melanogaster. Neurotoxicology. 2009;30(6):977-85.
46. Stough C, Lloyd J, Clarke J, Downey LA, Hutchison CW, Rodgers T, Nathan PJ. The chronic effects of an extract of Bacopa monniera (Brahmi) on cognitive function in healthy human subjects. Psychopharmacology (Berl). 2001;156(4):481-4.
47. Singh RH, Singh L. Studies on the anti-anxiety effect of the medyha rasayana drug, brahmi (bacopa monniera Wettst.) – Part 1. J Res Ayur Siddha. 1980;1:133-48.
48. Stough C, Lloyd J, Clarke J, Downey LA, Hutchison CW, Rodgers T, Nathan PJ. The chronic effects of an extract of Bacopa monniera (Brahmi) on cognitive function in healthy human subjects. Psychopharmacology (Berl). 2001;156(4):481-4.
49. Calabrese C, Gregory WL, Leo M, Kraemer D, Bone K, Oken B. Effects of a standardized bacopa monnieri extract on cognitive performance, anxiety, and depression in the elderly: a randomized, double-blind, placebo-controlled trial. J Altern Complement Med. 2008;14(6):707-13.
50. Peth-Nui T, Wattanathorn J, Muchimapura S, Tong-Un T, Piyavhatkul N, Rangseekajee P, Ingkaninan K, Vittaya-Areekul S. Effects of 12-week bacopa monnieri consumption on attention, cognitive processing, working memory, and functions of both cholinergic and monoaminergic systems in healthy elderly volunteers. Send to Evid Based Complement Alternat Med. 2012:606424.
51. Shinomol GK, Muralidhara. Bacopa monnieri modulates endogenous cytoplasmic and mitochondrial oxidative markers in prepubertal mice brain. Phytomedicine. 2011;18(4):317-26.
52. Roodenrys S, Booth D, Bulzomi S, Phipps A, Micallef C, Smoker J. Chronic effects of brahmi (bacopa monnieri) on human memory. Neuropsychopharmacology. 2002;27(2):279-81.
53. Morgan A, Stevens J. Does bacopa monnieri improve memory performance in older persons? Results of a randomized, placebo-controlled, double-blind trial. J Altern Complement Med. 2010;16(7):753-9.
54. Stough C, Downey LA, Lloyd J, Silber B, Redman S, Hutchison C, Wesnes K, Nathan PJ. Examining the nootropic effects of a special extract of Bacopa monniera on human cognitive functioning: 90 day double--blind placebo-controlled randomized trial. Phytother Res. 2008;22(12):1629-34.
55. Usha PD, Wasim P, Joshua JÁ, Geetharani P et al. BacoMind®: a cognitive enhancer in children requiring individual education programme. Journal of Pharmacology and Toxicology. 2008;3(4):302-310.
56. Raghav S, Singh H, Dalal PK, Srivastava JS, Asthana OP. Randomized controlled trial of standardized bacopa monniera extract in age-associated memory impairment. Indian J Psychiatry. 2006;48(4):238-42.

CAPÍTULO 15 • FITOTERAPIA NAS DOENÇAS NEUROLÓGICAS

57. Katz M, Levine AA, Kol-Degani H, Kav-Venaki L. A compound herbal preparation (CHP) in the treatment of children with ADHD: a randomized controlled trial. J Atten Disord. 2010;14(3):281-91.
58. Rastogi M, Ojha RP, Prabu PC, Devi BP, Agrawal A, Dubey GP. Prevention of age-associated neurode-generation and promotion of healthy brain ageing in female Wistar rats by long term use of bacosides. Biogerontology. 2012;13(2):183-95.
59. Nathan PJ, Tanner S, Lloyd J, Harrison B, Curran L, Oliver C, Stough C. Effects of a combined extract of ginkgo biloba and bacopa monniera on cognitive function in healthy humans. Hum Psychopharmacol. 2004;19(2):91-6.
60. Maher BF, Stough C, Shelmerdine A, Wesnes K, Nathan PJ. The acute effects of combined adminis-tration of ginkgo biloba and bacopa monniera on cognitive function in humans. Hum Psychopharmacol. 2002;17(3):163-4.
61. Nathan PJ, Clarke J, Lloyd J, Hutchison CW, Downey L, Stough C. The acute effects of an extract of bacopa monniera (Brahmi) on cognitive function in healthy normal subjects. Hum Psychopharmacol. 2001;16(4):345-351.
62. Pase MP, Kean J, Sarris J, Neale C, Scholey AB, Stough C. The cognitive-enhancing effects of bacopa monnieri: a systematic review of randomized, controlled human clinical trials. J Altern Complement Med. 2012;18(7):647-52.
63. Neale C, Camfield D, Reay J, Stough C, Scholey A. Cognitive effects of two nutraceuticals ginseng and bacopa benchmarked against modafinil: a review and comparison of effect sizes. Br J Clin Pharmacol. 2013;75(3):728-37.
64. Panizza ST, Veiga RS, Almeida MC. Uso tradicional de plantas medicinais e fitoterápicos. Conbrafito; 2012.
65. Ma X, Gang DR. The Lycopodium alkaloids. Nat. Prod. Rep. 2004;21:752-72.
66. Ma X, Tan C, Zhu D, Gang DR, Xiao P. Huperzine A from huperzia species an ethnopharmacolgical review. J Ethnopharmacol. 2007;113(1):15-34.
67. Ma X, Gang DAR. In vitro production of huperzine A, a promising drug candidate for Alzheimer's disease. Phytochemistry. 2008;69(10):2022-8.
68. Malkova L, Kozikowski AP, Gale K. The effects of huperzine A and IDRA 21 on visual recognition memory in young macaques. Neuropharmacology. 2011;60(7-8):1262-8.
69. González S, Pathak MA. Inhibition of ultraviolet-induced formation of reactive oxygen species, lipid pero-xidation, erythema and skin photosensitization by polypodium leucotomos. Photodermatol Photoimmunol Photomed. 1996;12(2):45-56.
70. Horvath A, Alvarado F, Szöcs J, De Alvardo ZN, Padilla G. Metabolic effects of calagualine, an antitumoral saponine of polypodium leucotomos. Nature. 1967;214(5094):1256-8.
71. Ramirez-Bosca A; Zapater P.; Belloch I. Extracto de polypodium leucotomos em dermatite atópica: Ensayo multicêntrico, aleatorizado, doble ciego y controlado com placebo. Actas Dermo-sifiliograficas. 2012;103(Issue 7):599-607.
72. Arteche AG. Fitoterapia: Vademecum de prescripción. 3. ed. España: Masson; 1998.
73. Alvarez XA, Pichel V, Pérez P, Laredo M, Corzo D et al. Double-blind, randomized, placebo-controlled pilot study with anapsos in senile dementia: effects on cognition, brain bioelectrical activity and cerebral hemo-dynamics. Methods Find Exp Clin Pharmacol. 2000;22(7):585-94.
74. Alonso JR. Tratado de fitofármacos e nutracêuticos. 1. ed. São Paulo: AC Farmacêutica; 2016.
75. Suresh S, Prithiviraj E, Prakash S. Dose-and time-dependent effects of ethanolic extract of Mucuna pru-riens Linn. seed on sexual behavior of normal male rats. J Ethnop. 2009;122(3):497-501.
76. Pras N, Hesselink PG, Ten Tusscher J, Malingré TM. Kinetic aspects of the bioconversion of L-tyrosine into L-DOPA by cells of mucuna pruriens L. entrapped in different matrices. Biotechnol Bioeng. 1989; 34(2):214-22.
77. Scirè A, Tanfani F, Bertoli E, Furlani E, Nadozie HO, Cerutti H, Cortelazzo A, Bini L, Guerranti R. The belonging of gpMuc, a glycoprotein from mucuna pruriens seeds, to the kunitz-type trypsin inhibitor family explains its direct anti-snake venom activity. Phytomedicine. 2011;18(10):887-95.
78. Kasture S, Pontis S, Pinna A, Schintu N, Spina L, Longoni R, Simola N, Ballero M, Morelli M. Assessment of symptomatic and neuroprotective efficacy of mucuna pruriens seed extract in rodent model of Parkinson's disease. Neurotox Res. 2009;15(2):111-22.
79. Katzenschlager R, Evans A, Manson A, Patsalos PN, Ratnaraj N, Watt H, Timmermann L, Van der Giessen R, Lees AJ. Mucuna pruriens in Parkinson's disease: a double blind clinical and pharmacological study. J Neurol Neurosurg Psychiatry. 2004;75(12):1672.
80. Nagashayana N, Sankarankutty P, Nampoothiri MR, Mohan PK, Mohanakumar KP. Association of L-DOPA with recovery following ayurveda medication in Parkinson's disease. J Neurol Sci. 2000;176(2):124-7.
81. Vaidya AB, Rajagopalan TG, Mankodi NA, Antarkar DS, Tathed PS, Purohit AV, Wadia NH. Treatment of Parkinson's disease with the cowhage plant-mucuna pruriens bak. Neurol India. 1978;26(4):171-6.
82. [No authors listed] An alternative medicine treatment for Parkinson's disease: results of a multicenter clinical trial. HP-200 in Parkinson's disease study group. J Altern Complement Med. 1995;1(3):249-55.
83. Lieu CA, Kunselman AR, Manyam BV, Venkiteswaran K, Subramanian T. A water extract of mucuna pruriens provides long-term amelioration of parkinsonism with reduced risk for dyskinesias. Send to Parkinsonism Relat Disord. 2010;16(7):458-65.
84. Sahoo HB, Nandy S, Senapati AK, Sarangi SP, Sahoo SK. Aphrodisiac activity of polyherbal formulation in experimental models on male rats. Pharmac Res. 2014;6(2):120-6.

Fitoterapia nos distúrbios emocionais 16

Ana Lúcia Hoefel
Juliana da Silveira Gonçalves
Maricélia Moura Dantas

Introdução

Se, por um lado, as mudanças que ocorreram na sociedade moderna possibilitam às populações muitas comodidades e facilidades[1], em contrapartida, a modernidade, que, nos primórdios da humanidade, caracterizava-se apenas pelo desenvolvimento da agricultura, seguido pela industrialização e urbanização, com mudanças cada vez mais aceleradas na tecnologia e na estrutura social. A modernidade levou à modernização, que pode ser resumidamente definida como um conglomerado da urbanização, da industrialização, do avanço tecnológico, da secularização, do consumismo e da ocidentalização de uma sociedade. O consumismo, o excesso de trabalho e o aumento do estresse diário têm levado as populações modernas a desenvolverem as chamadas doenças da modernidade[2]. Entre as patologias mais prevalentes na atualidade, estão os distúrbios emocionais, tais como o próprio estresse, ansiedade, depressão, síndrome do pânico, transtorno obsessivo compulsivo e insônia[3].

Na atualidade, o uso de ervas ou partes de plantas como folhas, raízes, rizomas, flores, sementes, tanto na forma de infusões como extratos alcoólicos ou metabólitos isolados está se tornando cada vez mais popular[4]. Fitoterápicos não só agem profilaticamente como também ajudam a aliviar os sintomas de doenças[4] e, quando aliados à dietoterapia adequada à patologia, pode promover mais qualidade de vida[5]. O estudo do perfil etnobotânico de diversas plantas tem sugerido muitas matérias-primas de origem natural que podem desempenhar efeito positivo no tratamento de diversas patologias, entre elas, os distúrbios emocionais[4].

Estresse

O conceito de estresse tem sido amplamente utilizado nos dias atuais, chegando mesmo a tornar-se parte do senso comum. O estresse é considerado uma desordem de alta prevalência na população em geral[5], definido como um estado no qual a homeostase encontra-se ameaçada ou percebida como tal[6]. Ao considerar que o estresse tem etiologia múltipla, têm-se formulado e validado diferentes modelos para explicar suas causas e, na atualidade, tem crescido a preocupação com os fatores psicossociais[7].

É interessante salientar que o estudo do estresse tem sido dominado pela perspectiva clínica como um fenômeno psicofisiológico decorrente da percepção individual de desajustes entre as demandas do ambiente e a capacidade de respostas do indivíduo. Nessa perspectiva, o estresse tem consequências fisiológicas, psicológicas e comportamentais que são mediadas pela percepção, com foco na susceptibilidade do indivíduo, cujas intervenções são dirigidas para o desenvolvimento de estratégias individuais de enfrentamento[7].

O termo "adaptógeno" indica um composto capaz de aumentar a resistência do organismo contra uma variedade de fatores estressores, químicos, biológicos e físicos[8]. A introdução do termo "adaptógenos" surgiu a partir de um congresso de fisiologia, bioquímica e farmacologia em 1947, e, desde então, diversos pesquisadores têm estudado plantas que antes eram usadas apenas como tônicas devido às suas propriedades adaptógenas e rejuvenescedoras[9]. Alguns fitoterápicos possuem propriedades adaptógenas, com capacidade de reduzir as reações de estresse na fase "de alarme" ou aguda ou prevenir a fase de exaustão, protegendo do estresse de longo prazo[10]. A modulação da resposta ao estresse pode ocorrer por meio de vários mecanismos de ação, como atuação no eixo hipotálamo-hipófise-adrenal, na regulação de mediadores da resposta ao estresse[11].

Ansiedade

Distúrbios da ansiedade estão entre os tipos mais prevalentes de transtornos psiquiátricos na população em geral, e são quase duas vezes mais frequentes nas mulheres[12], com uma incidência elevada em todo o mundo[13]. Geralmente são associados com medo, nervosismo, apreensão e pânico, mas também podem envolver os sistemas cardiovascular, respiratório, gastrointestinal ou nervoso, individualmente ou em combinação[14]. Estudos mostram que estão associados com aumento do risco de outras doenças, possuindo papel importante na qualidade de vida global e na capacidade de manter a rotina de vida diária normal[15]. Tendem a ser crônicos e podem ser tão incapacitantes quanto os distúrbios somáticos. Os custos econômicos dos transtornos de ansiedade incluem atendimento de emergência psiquiátrica e não psiquiátrica, hospitalização, prescrição de medicamentos, redução de produtividade, absenteísmo do trabalho e suicídio, costumando, ainda, esses transtornos ser associados com considerável cronicidade, morbidade e incapacidade[15]. Embora seja reconhecida como um sintoma há séculos, apenas recentemente os transtornos de ansiedade começaram a ser subdivididos em entidades distintas, como desordem fóbica com e sem agorafobia, fobia social, transtorno do estresse pós-traumático, desordem obsessiva-compulsiva e desordem da ansiedade generalizada[14].

Distúrbios de humor, de ansiedade e de sono são condições psiquiátricas que costumam ser tratadas com medicamentos botânicos desde a antiguidade[15]. Contemporaneamente, a fitoterapia e a medicina complementar e alternativa (MCA) têm o uso difundido entre pessoas que sofrem de transtornos de humor e ansiedade[16]. A pesquisa moderna sobre o uso de fitoterápicos em psiquiatria é ainda infante, mas têm crescido muito nos últimos anos, com um aumento de 50% na literatura publicada nos anos de 2003 a 2008[17].

Depressão

A depressão é uma patologia de elevada prevalência na atualidade. Estima-se que afete aproximadamente 10% da população, mas, nos próximos anos, devido ao aumento do ritmo de trabalho e estilo de vida, o provável número de pessoas que sofre desta doença deverá crescer vertiginosamente[16,18]. A depressão é a quinta principal causa de incapacidade em todo o mundo, o que tem gerado elevados custos aos serviços de saúde e diminuição da capacidade de trabalho[19,20]. Os transtornos afetivos ou de humor consistem em um grupo de condições relacionadas, nas quais o distúrbio primário é a alteração de humor ou afetividade[21].

As causas da depressão são multifatoriais, no entanto, é bem estabelecida na literatura a relação entre depressão e inflamação[22,23]. A inflamação é uma resposta fisiológica às lesões, mediada por resposta imune do hospedeiro e envolve respostas imunes inata e adquirida com diferentes mecanismos. A resposta inflamatória envolve citocinas, tais como o fator de necrose tumoral-alfa (TNF-α), interferon-gama (IFN-γ), interleucinas, entre outros[24]. Na inflamação, o nível de formação de radicais livres aumenta, diminuindo concomitantemente as defesas antioxidantes, levando a um estado de estresse oxidativo[25].

É bem conhecido o papel de drogas antidepressivas, por exemplo, drogas inibidoras seletivas da recaptação de serotonina, antidepressivos tricíclicos e as que funcionam como inibidores da monoaminoxidase, entre outros[26]. O uso destas substâncias alivia os sintomas, proporcionando melhoria na qualidade de vida[26], porém muitas vezes apresentam efeitos colaterais[27]. Nas últimas décadas, o intenso desenvolvimento da pesquisa, somado a um interesse aumentado na psicofarmacologia dos remédios naturais pelo fato de apresentarem menos efeitos colaterais, tem feito crescer a procura por este tipo de tratamento[16]. Profissionais de saúde devem atentar-se a estas novas perspectivas de tratamentos adjuvantes, que, associados aos tratamentos medicamentosos, pode prover benefícios na diminuição dos sintomas e melhoria na qualidade de vida dos pacientes portadores de depressão[18]. Na atualidade, mais de 20 fitoterápicos têm potencial para ser aplicados como adjuvantes no tratamento da depressão, para aliviar a ansiedade ou mesmo como agentes indutores do sono[18,28]. No entanto, um fato preocupante sobre o uso de fitoterápicos é a ideia de que, por serem naturais, não terão efeitos adversos e os pacientes, muitas vezes, tomam por conta própria, sem consultar um profissional capacitado para prescrevê-los[18].

Os fitoterápicos com potencial de uso na depressão são aqueles com propriedades específicas, tais como anti-inflamatórias, antioxidantes, ou ainda aqueles que possuem vitaminas ou minerais que participam da via de formação de neurotransmissores, como a serotonina e dopamina[23,29-31].

Insônia

O Transtorno da Insônia (TI) caracteriza-se por uma dificuldade de iniciar o sono, de mantê-lo, despertar precoce e/ou sono não restaurador. Na prática diária, uma grande parte dos pacientes com dificuldade no sono não apresenta queixas ao médico, e, somente depois de questionados, informam as alterações e queixas diurnas e noturnas relacionadas ao sono. Estudos mostram que os indivíduos com insônia apresentam alterações do humor, ansiedade e redução da capacidade cognitiva relacionada à concentração, memória e atenção. Outros sintomas são irritabilidade, fadiga, falta de energia e desconforto físico, como dor. Tipos diferentes de insônia podem apresentar sintomatologia diferenciada. Foi mostrado que insônia associada com transtorno mental e insônia idiopática associam-se com sintomas diurnos do tipo alterações do humor e sonolência leve, enquanto a insônia psicofisiológica associa-se com higiene de sono inadequada, estresse diurno e fadiga leve[32].

Fitoterápicos nos distúrbios emocionais

Passiflora incarnata L.[33-35]

Nomenclatura popular: Maracujá, flor-da-paixão, maracujá doce.

Parte utilizada: Folhas.

Indicação: Ansiolítico e sedativo leve.

Contraindicações: Seu uso é contraindicado durante a gravidez. Não utilizar em casos de tratamento com sedativos e depressores do sistema nervoso.

Princípios ativos: Os constituintes químicos são, fitoesteróis, heterosídeos cianogênicos, alcaloides indólicos (menos de 0,03%), flavonoides (di-C-heterosídeos de flavonas até 2,5%, vitexina e apigenina) e cumarinas.

Formas farmacêuticas: Planta fresca (*in natura*), droga vegetal (encapsulada), extrato fluido e tintura.

Doses recomendadas:

- Infusão: infusão da droga vegetal de 1 a 2 g em 150 mL de água fervente (10 a 15 minutos após o preparo). A posologia recomendada para adultos é de 3 a 5 vezes ao dia, e para adolescentes, 3 vezes ao dia.
- Extrato seco padronizado em 0,5% de vitexina: 0,5 a 2 g, de 1 a 4 vezes por dia.
- Extrato fluido (1:1 em álcool etílico 25%): 0,5 a 1,0 mL, 3 vezes ao dia.
- Tintura (1:8 em álcool 45%): 0,5 a 2,0 mL, 3 vezes ao dia.

Precauções: Seu uso não é recomendado para gestantes, lactantes, alcoolistas e diabéticos. Crianças de 3 a 12 anos devem passar por orientação médica.. Não utilizar em caso de tratamento com medicamentos depressores do sistema nervoso central. Seu uso pode causar sonolência durante o tratamento, por isso não utilizar cronicamente. Em caso de superdosagem, suspender o uso e procurar orientação médica de imediato. Alguns dos sintomas são sedação e diminuição da atenção e dos reflexos.

Efeitos adversos: Existem casos clínicos relatados de hipersensibilidade, asma ocupacional mediada por IgE e rinite. Doses elevadas poderão causar estados de sonolência excessiva.

Interações medicamentosas: Esse fitoterápico potencializa os efeitos sedativos do pentobarbital e hexobarbital, aumentando o tempo de sono dos pacientes. Há indícios de que as cumarinas presentes na espécie vegetal apresentam ação anticoagulante potencial e possivelmente interagem com varfarina.

Evidências científicas: O extrato fluido (EF) preparado segundo a Farmacopeia Brasileira e sua fração aquosa (FA) obtidos de folhas *P. incarnata* L. foram administrados por via oral em camundongos. Seus efeitos comportamentais foram avaliados por modelos que detectam a atividade ansiolítica e antidepressiva de drogas, tais como o labirinto em cruz elevado (LCE) e o teste da suspensão pela cauda (TSC). Efeitos sobre a atividade locomotora geral dos animais foram monitorados no campo aberto. Efeitos sedativos foram observados com EF (100 e 300 mg/kg-1) e EA (100, 300 e 600 mg/kg-1), caracterizados por uma diminuição do número de entradas nos braços fechados do LCE e uma diminuição no número de cruzamentos e levantamentos no campo aberto. No TSC, a administração de EF (100 mg/kg-1) ou FA (100 e 300 mg/kg-1) resultou em aumento do tempo de imobilidade. Esses resultados são relevantes, pois contribuem para validar o uso popular dessa planta[36]. A atividade ansiolítica do extrato hidroetanólico de

P. incarnata L. (400 mg/kg, intraperitoneal) e a atividade sedativa do extrato aquoso (400 e 800 mg/kg, intraperitoneal) também foram comprovadas em outro estudo com camundongos[37].

Em um estudo clínico, duplo-cego, randomizado e placebo-controlado com 60 pacientes com idade entre 25 e 55 anos, que foram submetidos à anestesia raquidiana, que receberam extrato aquoso de *Passiflora incarnata* (700 mg/5 mL) ou placebo, o tratamento com *P. incarnata* suprimiu a ansiedade antes da anestesia raquidiana de maneira estatisticamente significativa quando comparado ao placebo, e, com isso, demonstrou ser um medicamento ansiolítico efetivo e seguro[38].

A eficácia clínica de *P. incarnata* (extrato hidroetanólico) foi determinada em estudo randomizado, com 63 pacientes, com moderada, alta e severa ansiedade, na redução da ansiedade durante procedimento dentário (tratamento periodontal). Foi observada diferença significativa nos níveis de ansiedade antes e depois da administração da *P. incarnata* e o grupo placebo. Com o resultado, verificou-se que a administração de passiflora, como pré-medicação, é significativamente efetiva na redução da ansiedade[39].

Rhodiola rosea[33]

Nomenclatura popular: Rodiola, rhodiola, raiz de ouro, raiz seca, *golden root*.

Parte utilizada: Raiz.

Indicação: Depressão, para aumentar o desempenho no trabalho, eliminar a fadiga e no tratamento dos sintomas subsequentes ao estresse físico e psicológico.

Contraindicações: Seu uso é contraindicado em casos de excitação, por ter um efeito ativador de antidepressivo. Não deve ser utilizado em indivíduos com transtorno bipolar, além de gestantes e crianças.

Princípios ativos: Extrato padronizado 3% de salidroside. Fenóis (salidrosídeo e sua aglicona tirosol); glicosídeos cinâmicos (rosavina, rosarina e rosina); flavonoides glicosilados (gossypetin-7-O-L-rhamnopyranosídeo e rhodioflavonosídeo); taninos; ácido gálico; óleo essencial (n-Decanol, geraniol e 1,4-p-mentadien-7-ol).

Formas farmacêuticas: Droga vegetal (encapsulada).

Doses recomendadas: Extrato seco padronizado 3% de salidroside e em 1% de rosavina, de 200 a 600 mg ao dia. Recomenda-se a ingestão com estômago vazio, antes do café da manhã e jantar.

Precauções: O consumo diário de extratos de *Rhodiola* em humanos costuma ser bem tolerado, apenas sugere-se que, nas primeiras semanas, sejam evitadas doses noturnas. Pacientes com pressão arterial elevada devem evitar esse tipo de medicação. Evidências de segurança e utilização de *Rhodiola rosea* durante a gravidez e lactação não foram divulgadas.

Efeitos adversos: Em estudos realizados para comprovação da segurança clínica da *Rhodiola rosea*, foram relatados alguns efeitos adversos, como salivação excessiva, cefaleia e insônia moderada. Estes foram identificados em 3 pacientes diferentes, e cada sintoma foi relatado por um deles. Os efeitos adversos podem ocorrer em pacientes ansiosos ou com estados de excitação, com sintomas de agitação e irritabilidade. Devido a esse fato, indica-se tomar a medicação durante o dia, a fim de não interferir no sono, principalmente no início do tratamento.

Interações medicamentosas: Aparentemente, a *Rhodiola rosea* não apresenta interações com outras medicações, mas pode haver efeitos aditivos com outros estimulantes, não sendo recomendável também seu uso antes de cirurgias e em pacientes sob tratamento anticoagulante.

Evidências científicas: Diversos estudos realizados em modelos celulares e animais (roedores ou ensaios clínicos com humanos) confirmaram o efeito neuroprotetor[40], propriedades antioxidantes[41,42], além de sua capacidade de melhorar o desempenho físico e cognitivo[43-46]. Dessa forma, a medicina alternativa tem utilizado a *Rhodiola* como terapia complementar, a fim de melhorar a cognição e sintomas afetivos em indivíduos saudáveis, durante o envelhecimento e doenças neurodegenerativas, como a doença de Alzheimer (AD) e doença de Parkinson[47].

Especificamente, *R. rosea* parece ter um impacto positivo sobre a atividade do eixo hipotálamo-hipófise-adrenal (HPA), que, por sua vez, modula a resposta central do sistema imune. Esta ação é pensada para desempenhar um papel chave na modulação da tensão e da capacidade do corpo de se adaptar a ela. Também parece modular a resposta central ao estresse por meio do seu efeito na neurotransmissão de amina biogênica central e por meio do aumento da permeabilidade da barreira de sangue do cérebro aos precursores da dopamina (DA) e serotonina. A *R. rosea* parece, ainda, aumentar os níveis de beta--endorfina, proteger contra a elevação da endorfina induzida por estresse e modular a liberação de peptídeos do eixo hipotalâmico-pituitário-adrenal (HPA). Este efeito modulatório na opioide excessiva e a resposta de catecolaminas ao estresse podem modificar a tolerância normal ao estresse. Assim, a *R. rosea* pode exercer o seu efeito antidepressivo, aumentando a neurotransmissão central e reduzindo ou modulando a atividade excessiva do eixo HPA, que, quando alterado, acarreta aumento de cortisol[48,49].

Darbynian et al. conduziram um ensaio clínico fase III, duplo-cego, randomizado, controlado por placebo, com grupos paralelos ao longo de 6 semanas, cujo objetivo foi avaliar a eficácia e segurança do extrato padronizado SHR-5 de rizomas de *Rhodiola rosea L.* em pacientes com episódio de depressão leve a moderada. Participantes de ambos os sexos, com idades entre 18 e 70 anos, foram selecionados de acordo com critérios do Manual Diagnóstico e Estatístico de Transtornos Mentais (DSM-IV) para a depressão, e a gravidade foi determinada pela pontuação adquirida em Beck Depression Inventory e Hamilton Depression Rating Scale (HAM-D). Pacientes com pontuação HAM-D inicial entre 21 e 31 foram aleatorizados em três grupos: grupo A, com 31 pacientes, recebeu dois comprimidos diários de SHR-5 (340 mg/dia); grupo B, com 29 pacientes, recebeu dois comprimidos duas vezes por dia de SHR-5 (680 mg/dia); e o grupo C, com 29 pacientes, dois comprimidos de placebo diariamente. Nos indivíduos dos grupos A e B, a depressão, em geral, em conjunto com a insônia, instabilidade emocional e somatização, exceto autoestima, melhorou significativamente após a medicação, enquanto o grupo placebo não apresentou tais melhorias. Não houve relatos de efeitos colaterais graves em qualquer um dos grupos. É o primeiro estudo controlado randomizado que confirma os potenciais efeitos antidepressivos de *R. rosea* como monoterapia[50].

Outro estudo randomizado duplo-cego selecionou 60 pessoas de ambos os sexos, com idade entre 20 e 55 anos, que apresentavam síndrome da fadiga, de acordo com a Classificação Internacional de Doenças (CID). Foram divididos em dois grupos de 30 pessoas cada e passaram pela coleta de saliva para medir o cortisol. Para realizar os testes, foram usados comprimidos que possuíam, cada um, 144 mg de extrato padronizado de *Rhodiola rosea* SHR-5 para o grupo controle, e, para o grupo placebo, o comprimido utilizado apresentava 191 mg de fosfato de cálcio. Os participantes receberam os medicamentos individual e aleatoriamente e fizeram uso por 28 dias, sendo instruídos a tomar 4 comprimidos ao dia. O resultado foi uma redução significativa dos sintomas de fadiga, estabilidade do ritmo de trabalho, maior nível de atenção e diminuição dos níveis de cortisol[51].

Em outro estudo randomizado duplo-cego, foi investigado o efeito do tratamento com *Rhodiola R*. Extrato SHR-5 sobre a fadiga durante o serviço noturno de 56 jovens médicos saudáveis de idades entre 24 e 35 anos e de ambos os sexos, em que foi avaliado o índice de fadiga mental, envolvendo percepção complexa e cognitiva, funções cerebrais, como pensamentos associativos, memória de curto prazo, cálculos, capacidade de concentração e velocidade de percepção audiovisual. Os testes foram realizados antes e depois dos períodos noturnos. Os grupos foram classificados em A: com 26 pessoas e B: 30 pessoas, cada indivíduo de ambos os grupos recebia 1 comprimido/dia. Cada comprimido continha 170 mg de *Rhodiola rosea* extrato padronizado de SHR-5, e o com placebo continha 170 mg de lactose, ambos com as mesmas características organolépticas. Cada embalagem continha 60 comprimidos, que eram tomados uma vez ao dia, por 14 dias. Concluiu-se que a *Rhodiola rosea* possui efeito antifadiga, aumentando o desempenho do grupo que fez seu uso em condições estressantes[52].

Um estudo publicado recentemente investigou os benefícios da *Rhodiola rosea* em 68 indivíduos com Síndrome de Burnout, também conhecida como Síndrome do Esgotamento Profissional. Foram recrutados funcionários entre 30 e 60 anos, com cargas de estresse que sofriam de Síndrome de Burnout. Foi utilizada a dose de 200 mg de extrato seco padronizado a 60% de *R. Rosea*, 2 vezes ao dia, por 12 semanas. Os níveis de exaustão emocional, fadiga e esgotamento apresentaram melhora no 7º dia, com redução ainda maior até o final da intervenção. Apesar de os autores considerarem uma amostra pequena, o uso da *R. rosea* promoveu melhoras nos sintomas associados à Síndrome de Burnout[53].

A *Rhodiola rosea* também influenciou as atividades da alfa-amilase em 78% no plasma de camundongos no estudo de Kobayashi et al. Isto sugere um potencial da Rhodiola nos tratamentos de controle do peso, sendo necessários outros estudos para confirmar sua efetividade[54].

Matricaria chamomilla L.[33-35]

Nomenclatura popular: Camomila, matricária, maçanilha.

Parte utilizada: Inflorescências.

Indicação: Antiespasmódico, ansiolítico e sedativo leve. Anti-inflamatório em afecções da cavidade oral.

Contraindicações: Para gestantes, devido à atividade emenagoga e relaxante da musculatura lisa. Pacientes com hipersensibilidade ou alergia a plantas da família Asteraceae.

Princípios ativos: Flavonoides (apigenina, luteolina). Cumarina (umbeliferona). Óleo essencial (farneseno, alfa-bisabolol, óxidos de alfa-bisabolol, alfa-camazuleno, espiroéteres).

Formas farmacêuticas: Infuso, cápsula ou comprimido contendo extrato seco e extrato fluido.

Doses recomendadas:
- Infusão: 3 g (1 colher de sopa) em 150 mL (1 xícara de chá). Utilizar 1 xícara de chá de 3 a 4 vezes ao dia (acima de 12 anos).
- Extrato seco padronizado a 1,2% de apigenina: 250 a 350 mg, de 3 a 4 vezes ao dia.

- Extrato fluido: 1 a 4 mL para adultos (3 vezes ao dia) ou 0,6 a 2 mL em dose única (crianças maiores de 3 anos). Não utilizar em crianças menores de 3 anos.
- Pó: 300 a 500 mg, de 1 a 3 vezes ao dia.

Precauções: Não há informações sobre precauções gerais e relacionadas a possíveis efeitos teratogênicos na amamentação ou uso pediátrico. Relatos sobre segurança e eficácia durante a gestação não estão disponíveis.

Efeitos adversos: A presença de lactonas sesquiterpênicas nas flores de camomila poderá desencadear reações alérgicas em indivíduos sensíveis, e tem sido descrita dermatite de contato para algumas preparações contendo camomila. Poucos casos de alergia foram atribuídos especificamente à camomila. Um caso de reação anafilática por ingestão de flores de camomila foi registrado.

Interações medicamentosas: Foram descritas interações com varfarina, estatinas e contraceptivos orais.

Evidências científicas: A camomila é a planta com mais evidências científicas como ansiolítico, de acordo com as pesquisas realizadas até o momento[55]. O efeito ansiolítico que apresenta a camomila tem sido relacionado como flavonoide apigenina, que é capaz de ligar-se aos receptores GABA A cerebrais (de maneira similar às benzodiazepinas) sem que seja identificada por anticorpos antibenzodiazepínicos[56,57].

Em um estudo clínico, simples, não controlado, abrangendo 22 pacientes portadores de sintomas de ansiedade e nervosismo, aos quais se administrou mistura de extratos de camomila e melissa (*Melissa officinalis*), observou-se que, em 68% dos casos, a resposta foi satisfatória; em 14%, a resposta foi considerada regular, e, nos 9% restantes, o efeito foi nulo[58].

Uma pesquisa realizada na Universidade Federal do Rio Grande do Sul (UFRGS), avaliando os hábitos de 104 pacientes, comprovou que, na hora de escolher uma infusão para acalmar a ansiedade ou para combater a insônia, eram preferidas principalmente as espécies *Aloysia triphylla* (lúcia-lima) e *Cymbopogon citratus* (capim-limão), em proporções bem maiores que *Matricaria chamomilla* L[59].

Amsterdam et al. avaliaram a eficácia de um extrato padronizado de *Matricaria recutita* (L.) *Rauschert*, comparado com placebo, por oito semanas em pacientes com transtorno de ansiedade generalizada (TAG) leve a moderada. O extrato apresentou apigenina como marcador fitoquímico, na concentração padrão de 1,2%. Observou-se uma maior redução (estatisticamente significativa) no grupo tratado com extrato (n = 28) em comparação ao grupo tratado com placebo (n = 29). Embora esses resultados sugiram uma boa eficácia do extrato na população estudada, deve-se ressaltar que os pacientes incluídos nesse estudo apresentavam gravidade leve a moderada. Além disso, não se observaram diferenças estatísticas entre os grupos nas variáveis secundárias. Portanto, este estudo deve ser replicado com pacientes com TAG mais grave e com maior número de pacientes. A inclusão de um grupo tratado com droga padrão forneceria mais uma referência da relevância clínica dos resultados[60].

Griffonia simplicifolia[4,61,62]

Nomenclatura popular: Griffonia.

Parte utilizada: Sementes.

Indicação: Possui extensa e profunda aplicação no equilíbrio das desordens do sistema nervoso central (SNC), podendo citar o sono, a memória, o aprendizado e a regulação da temperatura e do humor. Também auxilia no comportamento sexual, nas funções cardiovasculares, contrações musculares, na regulação endócrina e na depressão.

Contraindicações: É contraindicado o uso na gestação e lactação. Pacientes com doenças cardiovasculares e com insuficiência renal grave.

Formas farmacêuticas: Droga vegetal (encapsulada).

Doses recomendadas: Extrato seco padronizado a 95% 5-hidroxitriptofano (5-HTP): 50 a 150 mg, 3 vezes ao dia.

Efeitos adversos: Os efeitos secundários ocasionais relatados com o uso de 5-HTP incluem náuseas, vômitos e diarreia. Quando ocorrem, geralmente podem ser minimizados diminuindo a dosagem e depois aumentando gradualmente. Tomar o suplemento com as refeições também ajuda.

Interações medicamentosas: Não utilizar associado a medicamentos inibidores da MAO (monoamina oxidase) e antidepressivos. Estudos relatam que o 5-HTP pode ter efeitos adicionais aos antidepressivos, que incluem a: fluoxetina, fluvoxamina, paroxetina, sertralina, amitriptilina, amoxapina, clomipramina, desipramina, doxepina, imipramina, nortriptilina, trimipramina, maprotilina, mirtazapina, trazodona, bupropiona, venlafaxina, nefazodona, citalopram, protriptilina, fenelzina, tranilcipromina, isocarboxazida. Isto pode alterar os efeitos destes medicamentos e possivelmente a dose necessária para o tratamento.

Evidências científicas: As flores produzem frutas pretas com sementes que podem ser usadas como fonte de 5-hidroxitriptofano (5-HTP), pois contêm cerca de 6 a 14% de 5-hidroxitriptofano (5-HTP, precursor do triptofano), e, além disso, as folhas da planta contêm serotonina em concentrações de 0,1 a 0,2%. Estudos mostraram que o extrato da planta foi capaz de aumentar o nível de serotonina no cérebro[4].

Os extratos de Griffonia são usados como adjuvantes no tratamento de depressão, para redução do apetite e indução do sono[4]. A maioria dos produtos comerciais contém entre 50 e 100 mg de 5-HTP[63,64]. Estudos com a planta utilizaram entre 10 e 24 mg de *Griffonia simplicifolia* associada a outros produtos fitoterápicos (sublingual)[65,78].

Um estudo avaliou o efeito da *Griffonia simplicifolia* em sujeitos submetidos a um estresse romântico (final de relacionamento), onde se utilizou extrato contendo 60 mg de Griffonia, com 12,8 mg de 5-HTP durante 6 semanas. Após esse período, os níveis de serotonina dos participantes aumentaram, e os autores sugeriram que a planta pode ser utilizada para sintomas de sofrimento psicológico associado ao amor não correspondido[66].

Também há relatos do uso da Griffonia para perda de peso, como mostra um estudo publicado em 2018, associando o uso de Griffonia e *Rhodiola rosea L.* para compulsão alimentar. Doze pacientes do sexo feminino foram randomizadas, para o grupo tratamento (6) e grupo controle (6). Durante oito semanas, as participantes receberam o composto, administrando em forma de cápsulas, duas vezes ao dia. Na composição da formulação do grupo tratamento havia *Griffonia simplicifolia* 50 mg + *Rhodiola rosea L.* 150 mg, e as cápsulas do grupo placebo foram preenchidas com amido de milho. O grupo tratamento apresentou redução da média de peso e índice de massa corporal, enquanto o grupo controle apresentou aumento dessas variáveis, contudo não houve significância estatística. Com relação à compulsão alimentar (CA), o grupo tratamento obteve ausência da CA em 5 (83,33%) indivíduos, no grupo controle observou-se ausência em 4 (66,67%). Os resultados não evidenciaram diferenças estatisticamente significantes na utilização destes fitoterápicos para o grupo tratado[67].

Melissa officinalis[33,34]

Nomenclatura popular: Melissa, erva-cidreira.

Parte utilizada: Folhas.

Indicação: Sedativa, depressão, estomáquica, carminativa, tônica, cardioprotetora, sistema nervoso central, diurética, hipotensora e anti-inflamatória.

Contraindicações: O óleo essencial não deverá ser administrado durante a gravidez e a lactação. O extrato seco é contraindicado em caso de hipotireoidismo.

Princípios ativos: Ácido ursólico e oleânico, tanino, óleo essencial aldeído insaturado, álcoois, citranelol, linalol, geraniol, glicosídeos, flavonoides, ácidos rosmarínico, cafeico, clorogênico e sesquiterpenos.

Formas farmacêuticas: Planta fresca (*in natura*), droga vegetal (encapsulada), extrato fluido e tintura.

Doses recomendadas:

- Infusão: 1 a 4 g (1 colher de sobremesa) para cada xicara (150 mL de água), como ansiolítico, antiespasmódico e sedativo leve. Consumir 3 xícaras ao dia.
- Extrato fluido (1:1): em álcool de 45°, na dose de 2 a 4 mL diários.
- Extrato seco (5:1): 330 a 900 mg/dia na forma de cápsulas ou comprimidos.
- Extrato seco padronizado em 5% de ácido rosmarínico: 500 mg, 2 vezes ao dia.
- Tintura (1:5): em álcool de 45°, na dose de 2 a 6 mL diários.

Efeitos adversos: Em geral, a Melissa é bem tolerada.

Interações medicamentosas: A Melissa pode potencializar a ação hipnótica de barbitúricos.

Evidências científicas: A atividade tranquilizante de extratos aquosos (em partes iguais) da camomila e melissa pode ser avaliada por meio de um ensaio clínico em 22 pacientes com diferentes desordens nervosas e de ansiedade, observando-se, ao final de poucas semanas de tratamento, 68% de melhora (considerada entre excelente e boa), 24% de resultados regular ou discreto, enquanto 8% foi relatado como nulo[58].

A eficácia de uma combinação de fitoterápicos contendo melissa e valeriana (120 mg de *V. Officinalis* e 80 mg de extrato de *M. Officinalis*) foi esclarecida por meio de um estudo clínico multicêntrico duplo-cego, controlado com placebo, ao longo de um mês de tratamento, efetuado em 98 voluntários com transtornos moderados de sono. O grupo ao qual se administrou a fórmula fitoterápica em forma de comprimido, 3 vezes ao dia, 30 minutos antes de deitar, revelou 33% de melhora na qualidade do sono em comparação com 9% do grupo placebo[68].

Um ensaio clínico, multicêntrico, não controlado, realizado ao longo de 2 semanas de tratamento, demonstrou também a eficácia indutora do sono de uma combinação fitoterápica com base em extratos secos de melissa, valeriana e lúpulo (*Humus lupulus*) em 225 pacientes com agitação nervosa e/ou dificuldade para conciliar o sono. As dificuldades para conciliar o sono e para dormir durante a noite, assim como a agitação nervosa, melhoraram em 89, 80 e 82% dos participantes, respectivamente[69].

Um ensaio clínico conduzido ao longo de 15 dias em pacientes com diagnóstico de estresse, ansiedade e insônia demonstrou que um produto à base de extrato de *M. officinalis* reduz manifestações de ansiedade em 18%, melhora sintomas associados à ansiedade em 15% e reduz episódios de insônia em 42%[70].

Por meio de uma observação de ensaios clínicos randomizados, controlados com placebo, em pacientes com Alzheimer, pode-se determinar o benefício da administração de extrato de óleo essencial de melissa por via oral, bem como também sob a forma de produtos farmacêuticos padronizados (300 mg, 600 mg a 900 mg). A melhora observada no grupo fitoterápico foi determinada por uma maior atividade cognitiva geral, com incremento da memória recente e maior estado de alerta. No mecanismo de ação, pode-se constatar, em modelos *in vitro* sobre tecido córtex occipital, inibição sobre a enzima colinesterase de maneira similar à da ação desenvolvida por extratos brutos de *Salvia Officinalis*[71,72].

Outros fitoterápicos indicados nos distúrbios emocionais

Curcuma longa L. (Açafrão) – Capítulo 18

Crocus sativus (Açafrão verdadeiro) – Capítulo 22

Cymbopogon citratus (Capim-limão) – Anexo VIII

Erythrina mulungu (Mulungu) – Anexo VIII

Ganoderma lucidum (Ganoderma) – Anexo VIII

Glyyrrhiza glaba (Alcaçuz) – Capítulo 9

Humus lupulus L. (Lúpulo) – Anexo VIII

Ocimum canum L. (Alfavaca) – Anexo VIII

Paullinia cupana Kunth (Guaraná) – Capítulo 19

Panax ginseng (Ginseng coreano) – Capítulo 22

Sugestões de fórmulas

Fórmula 1 – Depressão

Panax ginseng, extrato seco padronizado em 4% ginsenosídeos, rizoma – 500 mg.

Crocus sativus, extrato seco padronizado a 0,3% de safranal, estigma – 80 mg.

Griffonia simplicifolia, extrato seco padronizado a no mínimo 90% de 5-hidroxitriptofano, sementes – 200 mg.

Aviar X doses em cápsulas. Posologia: Consumir 1 dose, 2 vezes ao dia, por X dias ou conforme orientação profissional.

Fórmula 2 – Insônia e ansiedade

Passiflora incarnata, extrato seco padronizado em 0,5% de vitexina, partes áreas – 150 mg.

Melissa officinalis, extrato seco padronizado a 5% de ácido rosmarínico, folhas – 200 mg.

Erythrina mulungu, extrato seco padronizado a 0,5% de taninos totais, casca – 200 mg.

Aviar X doses em cápsulas. Posologia: Consumir 1 dose 30 minutos antes de deitar, por X dias ou conforme orientação profissional.

Fórmula 3 – Cansaço, desânimo e estresse

Rhodiola rosae L, extrato seco padronizado em 3% salidrosídeo, raiz – 300 mg.

Panax ginseng, extrato seco padronizado em 4% ginsenosídeos, rizoma – 120 mg.

Aviar X doses em cápsulas. Posologia: Consumir 1 dose ao dia, por X dias ou conforme orientação profissional.

Fórmula 4 – Redução dos efeitos do estresse

Astragalus membranaceus, extrato seco padronizado a 70% de polissacarídeos, raiz – 100 mg.

Ganoderma lucidum, extrato seco padronizado a 10% de polissacarídeos, micélio – 300 mg.

Humus lupulus L., extrato seco padronizado a 3% de flavonoides, folhas – 100 mg.

Aviar X doses em cápsulas. Posologia: Consumir 1 dose, 2 vezes ao dia, por X dias ou conforme orientação profissional.

Fórmula 5 – Ansiolítico

Melissa officinalis, extrato seco padronizado a 5% de ácido rosmarínico, folhas – 500 mg.

Matricaria chamomilla, extrato seco padronizado a 1,2% de apigenina, flores – 250 mg.

Humus lupulus L., extrato seco padronizado a 3% de flavonoides, folhas – 100 mg.

Aviar X doses em cápsulas. Posologia: Consumir 1 dose, 2 vezes ao dia, por X dias ou conforme orientação profissional.

Fórmula 6 – Insônia

Erythrina mulungu, extrato seco padronizado a 0,5% de taninos totais, casca – 300 mg.

Passiflora incarnata, extrato seco padronizado em 0,5% de vitexina, partes áreas – 100 mg.

Aviar X doses em cápsulas. Posologia: Consumir 1 dose, 1 hora antes de dormir à noite, por X dias ou conforme orientação profissional.

Considerações finais

Atualmente, observamos um aumento significativo das doenças relacionadas aos distúrbios emocionais. A cada dia que passa, notamos o aparecimento de manifestações de fortes desequilíbrios emocionais, com uma gama cada vez maior de diagnósticos psiquiátricos. Por este motivo, faz-se necessária uma compreensão mais ampla dos aspectos mentais e das disfunções emocionais presentes na vida cotidiana. Assim, o uso de alguns fitoterápicos como os citados neste capítulo mostra exercer um efeito benéfico no tratamento e na prevenção de alguns destes distúrbios, diminuindo, assim, o uso de medicamentos sintéticos.

Referências

1. Farrugia D, Woodman D. Ultimate concerns in late modernity: archer, bourdieu and reflexivity. Br J Sociol. 2015;66(4):626-44.
2. Hidaka BH. Depression as a disease of modernity: explanations for increasing prevalence. J Affect Disord. 2012;140(3):205-14.
3. Baek JH, Nierenberg AA, Kinrys G. Clinical applications of herbal medicines for anxiety and insomnia; targeting patients with bipolar disorder. Aust N Z J Psychiatry. 2014;48(8):705-15.
4. Muszynska B, Lojewski M, Rojowski J, Opoka W, Sulkowska-Ziaja K. Natural products of relevance in the prevention and supportive treatment of depression. Psychiatr Pol. 2015;49(3):435-53.
5. Mahan KL, Escott-Stump S, Raymond JL. Krause: alimentos, nutrição e dietoterapia. 13. ed. Rio de Janeiro: Elsevier; 2012. 1227p.
6. Chrousos GP. Stress and disorders of the stress system. Nat Rev Endocrinol. 2009;5(7):374-81.
7. Reis ALPP, Fernandes SRP, Gomes AF. Estresse e fatores psicossociais. Psicol. Cienc. Prof. 2010;30(4):712-25.
8. Kozlov AI, Kozlova MA. [Cortisol as a marker of stress]. Fiziol Cheloveka. 2014;40(2):123-36.
9. Duan H, Yuan Y, Zhang L, Qin S, Zhang K, Buchanan TW et al. Chronic stress exposure decreases the cortisol awakening response in healthy young men. Stress. 2013;16(6):630-7.

CAPÍTULO 16 • FITOTERAPIA NOS DISTÚRBIOS EMOCIONAIS

10. Nater UM, Maloney E, Boneva RS, Gurbaxani BM, Lin JM, Jones JF et al. Attenuated morning salivary cortisol concentrations in a population-based study of persons with chronic fatigue syndrome and well controls. J Clin Endocrinol Metab. 2008;93(3):703-9.
11. Panossian AG. Adaptogens in mental and behavioral disorders. Psychiatr Clin North Am. 2013;36(1):49-64.
12. Brawman-Mintzer O, Yonkers KA. New trends in the treatment of anxiety disorders. CNS Spectr. 2004;9(8 Suppl 7):19-27.
13. Cooley K, Szczurko O, Perri D, Mills EJ, Bernhardt B, Zhou Q et al. Naturopathic care for anxiety: a randomized controlled trial ISRCTN78958974. PLoS One. 2009;4(8):e6628.
14. Martin P. The epidemiology of anxiety disorders: a review. Dialogues Clin Neurosci. 2003;5(3):281-98.
15. Sarris J, Panossian A, Schweitzer I, Stough C, Scholey A. Herbal medicine for depression, anxiety and insomnia: a review of psychopharmacology and clinical evidence. Eur Neuropsychopharmacol. 2011;21(12):841-60.
16. Sarris J, Murphy J, Mischoulon D, Papakostas GI, Fava M, Berk M et al. Adjunctive nutraceuticals for depression: a systematic review and meta-analyses. Am J Psychiatry. 2016;173(6):575-87.
17. Garcia-Garcia P, Lopez-Munoz F, Rubio G, Martin-Agueda B, Alamo C. Phytotherapy and psychiatry: bibliometric study of the scientific literature from the last 20 years. Phytomedicine. 2008;15(8):566-76.
18. Szafranski T. [Herbal remedies in depression-state of the art]. Psychiatr Pol. 2014;48(1):59-73.
19. Slebus FG, Kuijer PP, Willems JH, Frings-Dresen MH, Sluiter JK. Work ability in sick-listed patients with major depressive disorder. Occup Med (Lond). 2008;58(7):475-9.
20. Greenberg PE, Fournier AA, Sisitsky T, Pike CT, Kessler RC. The economic burden of adults with major depressive disorder in the United States (2005 and 2010). J Clin Psychiatry. 2015;76(2):155-62.
21. Van Loo HM, Cai T, Gruber MJ, Li J, De Jonge P, Petukhova M et al. Major depressive disorder subtypes to predict long-term course. Depress Anxiety. 2014;31(9):765-77.
22. Kiecolt-Glaser JK, Derry HM, Fagundes CP. Inflammation: depression fans the flames and feasts on the heat. Am J Psychiatry. 2015;172(11):1075-91.
23. Berk M, Williams LJ, Jacka FN, O'Neil A, Pasco JA, Moylan S et al. So depression is an inflammatory disease, but where does the inflammation come from? BMC Med. 2013;11:200.
24. Rupasinghe HP, Boehm MM, Sekhon-Loodu S, Parmar I, Bors B, Jamieson AR. Anti-Inflammatory activity of haskap cultivars is polyphenols-dependent. Biomolecules. 2015;5(2):1079-98.
25. Ramos VA, Ramos PA, Dominguez MC. [Role of oxidative stress in the maintenance of inflamation in patients with juvenile rheumatoid arthritis]. J Pediatr (Rio J). 2000;76(2):125-32.
26. Moreno RA, Moreno DH, MBM S. Psicofarmacologia de antidepressivos. Depressão. 1999;21:24-40.
27. Campos B, Rivetti C, Kress T, Barata C, Dircksen H. Depressing antidepressant: fluoxetine affects serotonin neurons causing adverse reproductive responses in daphnia magna. Environ Sci Technol. 2016;50(11):6000-7.
28. Reis JS, Oliveira GB, Monteiro MC, Machado CS, Torres YR, Prediger RD, et al. Antidepressant-and anxiolytic-like activities of an oil extract of propolis in rats. Phytomedicine. 2014;21(11):1466-72.
29. Edwards KA, Tu-Maung N, Cheng K, Wang B, Baeumner AJ, Kraft CE. Thiamine assays-advances, challenges, and caveats. ChemistryOpen. 2017;6(2):178-91.
30. Ross SM. Psychophytomedicine: an overview of clinical efficacy and phytopharmacology for treatment of depression, anxiety and insomnia. Holist Nurs Pract. 2014;28(4):275-80.
31. Lakhan SE, Vieira KF. Nutritional and herbal supplements for anxiety and anxiety-related disorders: systematic review. Nutr J. 2010;9:42.
32. Bacelar A, Pinto Junior LR. Insônia: do diagnóstico ao tratamento: III Consenso Brasileiro de Insônia: 2013/ Associação Brasileira do Sono. 1. ed. São Paulo: Omnifarma; 2013.
33. Alonso J. Tratado de fitofármacos e nutracêuticos. Farmacêutica A, editor. São Paulo: 2016.
34. Costa EA. Nutrição e fitoterapia: tratamento alternativo através das plantas. 3. ed. Vozes, 2011.
35. Anvisa. Memento fitoterápico da farmacopeia brasileira. 1. ed. Brasil: 2016.
36. Romanini CV, Machado MW, Biavatti MW, Oliveira RMW. Avaliação da atividade ansiolítica e antidepressiva do extrato fluido e fração aquosa de folhas de passiflora alata curtis em camundongo. Acta Sci. Health Sci. 2006;28(2):159-64.
37. Soulimani R, Younos C, Jarmouni S, Bousta D, Misslin R, Mortier F. Behavioural effects of passiflora incarnata L. and its índole alkaloid and flavonoid derivatives and maltol in the mouse. J. Ethnopharmacol, 1997;57(1):11-20.
38. Aslanargun P, Cuvas O, Dikmen B, Aslan E, Yuksel M. U. Passiflora incarnata linneaus as an anxiolytic before spinal anesthesia. J Anesth. 2012;26:39-44.
39. Kaviani N, Tavakoli M, Tabanmehr MR, Havaei RA. The efficacy of passiflora incarnata linnaeus in reducing dental anxiety in patients undergoing periodontal treatment. Journal of Dentistry. 2013;14(2):68.
40. Lee Y, Jung JC, Jang S, Kim J, Ali Z, Khan IA et al. Anti-inflammatory and neuroprotective effects of constituents isolated from Rhodiola rosea. Evid Based Complement Alternat Med. 2013;2013:514049.
41. Skarpanska-Stejnborn A, Pilaczynska-Szczesniak L, Basta P, Deskur-Smielecka E. The influence of supplementation with Rhodiola rosea L. extract on selected redox parameters in professional rowers. Int J Sport Nutr Exerc Metab. 2009;19(2):186-99.
42. Battistelli M, De Sanctis R, De Bellis R, Cucchiarini L, Dacha M, Gobbi P. Rhodiola rosea as antioxidant in red blood cells: ultrastructural and hemolytic behaviour. Eur J Histochem. 2005;49(3):243-54.

43. Shevtsov VA, Zholus BI, Shervarly VI, Vol'skij VB, Korovin YP, Khristich MP et al. A randomized trial of two different doses of a SHR-5 Rhodiola rosea extract versus placebo and control of capacity for mental work. Phytomedicine. 2003;10(2-3):95-105.
44. Darbinyan V, Kteyan A, Panossian A, Gabrielian E, Wikman G, Wagner H. Rhodiola rosea in stress induced fatigue: a double blind cross-over study of a standardized extract SHR-5 with a repeated low-dose regimen on the mental performance of healthy physicians during night duty. Phytomedicine. 2000;7(5):365-71.
45. Petkov VD, Yonkov D, Mosharoff A, Kambourova T, Alova L, Petkov VV et al. Effects of alcohol aqueous extract from Rhodiola rosea L. roots on learning and memory. Acta Physiol Pharmacol Bulg. 1986;12(1):3-16.
46. De Bock K, Eijnde BO, Ramaekers M, Hespel P. Acute Rhodiola rosea intake can improve endurance exercise performance. Int J Sport Nutr Exerc Metab. 2004;14(3):298-307.
47. Palmeri A, Mammana L, Tropea MR, Gulisano W, Puzzo D. Salidroside, a bioactive compound of Rhodiola rosea, ameliorates memory and emotional behavior in adult mice. J Alzheimers Dis. 2016;52(1):65-75.
48. Kelly GS. Rhodiola rosea: a possible plant adaptogen. Alternative Medicine Review. 2001;6(3):293-302.
49. Walker TB, Robergs RA. Does Rodhiola rosea possess ergogenic properties? International Journal of Sport Nutrition and Exercise Metabolism. 2006;16:305-15.
50. Darbinyan V, Aslanyan G, Amroyan E, Gabrielyan E, Malmström C, Panossian A. Clinical trial of Rhodiola rosea L. extract SHR-5 in the treatment of mild to moderate depression. Nordic Journal of Psychiatry. 2007;61(5):343-8.
51. Olsson EMG, Schéele BV, Panossian AG. A randomised, double-blind, placebo-controlled, parallel-group study of the stardidesed extract SHR-5 of the roots of Rhodiola rosea in the treatment of subjects with stress-related fatigue. Planta Med. 2009.
52. Shevtvov et al. A randomized trial of two different doses of a SHR-5 Rhodiola rosea extract versus placebo and control of capacity for mental work Phitomedicine. 2003.
53. Siegfried Kasper S, Dienel A. Multicenter, open-label, exploratory clinical trial with Rhodiola rosea extract in patients suffering from burnout symptoms. Neuropsychiatric Disease and Treatment, 2017;13:889-98.
54. Kobayashi K, Baba E, Fushiya S, Takano F, Batkhuu J, Dash T, Sanchir C, Yoshizaki F. Screening of Mongolian plants for influence on amylase activity in mouse plasma and gastrointestinal tube. Biol Pharm Bull. 2003; 26(7):1045-8.
55. Sarris J, McIntyre E, Camfield DA. Plant-based medicines for anxiety disorders, part 2: a review of clinical studies with supporting preclinical evidence. CNS Drugs. 2013;27(4):301-19.
56. Paladini A. Como se descubre o inventa um medicamento. Cien Hoy. 1996; 34(6):32-41.
57. Avallone R, Zanoli P, Puia G, Kleinschnitz M, Schreier P, Baraldi M. Pharmacological profile of apigenin, a flavonoid isolated from Matricaria chamomilla. Biochem Pharmacol. 2000;59(11):1387-94.
58. Piñeros CJ, Garcia BH, Montaná BE. Extractos naturales de plantas medicinales. Escuela de Medicina Juan N. Corpas. Colômbia: Fondo Editorial Universitario; 1998.
59. Wannmacher L, Fuchs F, Paoli C, Gianlupi A. Plants employed in the treatment of anxiety and insomnia. Fitoterapia. 1990;61(5):445-8.
60. Amsterdam JD, Li Y, Soeller I, Rockwel K, Mao JJ, Shults J. A randomized,double-blind, placebo-controlled trial of oral Matricaria recutita (chamomile) extract therapy of generalized anxiety disorder. Journal of Clinical Psychopharmacology. 2009;29:378-82.
61. Pujol AP. Manual de nutricosméticos: receitas e formulações para beleza. 2. ed. Editora do Autor; 2016.
62. Lescar J, Loris R, Mitchell E, Gautier C, Chazalet V, Cox V, Wyns L, Pérez S, Breton C, Imberty A. Isolectins I-A and I-B of griffonia (Bandeiraea) simplicifolia: crystal structure of metal-free GS I-B(4) and molecular basis for metal binding and monosaccharide specificity. J Biol Chem. 2002;277(8):6608-14.
63. Turner EH, Loftis JM, Blackwell AD. Serotonin a la carte: supplementation with the serotonin precursor 5-hydroxytryptophan. Pharmacol Ther. 2006;109(3):325-38.
64. Birdsall TC. 5-Hydroxytryptophan: a clinically-effective serotonin precursor. Altern Med Rev. 1998;3(4):271-80.
65. Rondanelli M, Opizzi A, Faliva M, Bucci M, Perna S. Relationship between the absorption of 5-hydroxytryptophan from an integrated diet, by means of griffonia simplicifolia extract, and the effect on satiety in overweight females after oral spray administration. Eat Weight Disord. 2012;17(1):e22-8.
66. Emanuele E, Bertona M, Minoretti P, Geroldi D. An open-label trial of L-5-hydroxytryptophan in subjects with romantic stress. Neuro Endocrinol Lett. 2010;31(5):663-6.
67. Da Silva, CC, Silva LS, Carvalho RVO. A utilização da Griffonia simplicifolia e Rhodiola rosea L em mulheres obesas com compulsão alimentar. Revista Brasileira de Obesidade, Nutrição e Emagrecimento 2018;12(70):265-274.
68. Cernya A; Schmidb K. Tolerability and efficacy of valerian/lemon balm in healthy volunteers (a double-blind, placebo-controlled, multicentre study). Fitoterapia. 1999;70(3):221-8.
69. Orth-Wagner S et al. Phytosedativum gegen Schlafstörungen. Z Phytother. 1995;16:147-56.
70. Cases J, Ibarra A, Feuillère N, Roller M, Sukkar SG. Pilot trial of melissa officinalis L. leaf extract in the treatment of volunteers suffering from mild-to-moderate anxiety disorders and sleep disturbances. Med J Nutrition Metab. 2011; 4(3):211-8.
71. Perry EK, Pickering AT, Wang WW, Houghton PJ, Perry NS. Medicinal plants and Alzheimer's disease: from ethnobotany to phytotherapy. J Pharm Pharmacol. 1999;51(5):527-34.
72. Kennedy DO, Scholey AB, Tildesley NT, Perry EK, Wesnes KA. Modulation of mood and cognitive performance following acute administration of melissa officinalis (lemon balm). Pharmacol Biochem Behav. 2002;72(4):953.

Fitoterapia na obesidade 17

Keli Vicenzi
Milena Artifon
Thaís Rodrigues Moreira

Introdução

A obesidade é considerada uma patologia endócrino-metabólica, crônica, heterogênea, de etiologia multifatorial e pode relacionar-se com hábitos alimentares inadequados, episódios recorrentes de hiperfagia, além de outros fatores, tais como genéticos, metabólicos, socioculturais, psicossociais e sedentarismo[1,2].

De acordo com o estudo Health Effects of Overweight and Obesity in 195 Countries over 25 Years, em que foram analisados dados de milhões de indivíduos, entre 1980 e 2015, a partir do Global Burden of Disease, foi possível estimar que a obesidade atingia 107,7 milhões de crianças e 603,7 milhões de adultos a nível mundial[3]. Dados alarmantes sobre a prevalência de obesidade também foram publicados no Brasil, onde aproximadamente 5% das crianças e 12% dos adultos encontram-se com algum grau de obesidade[1].

Esta patologia tornou-se um problema de saúde pública e caracteriza-se pelo excesso de gordura corporal com acúmulo no tecido adiposo, podendo ser identificada pelo Índice de Massa Corporal (IMC)[4]. O acúmulo parece ser responsável pelo desenvolvimento de inflamações crônicas de baixo grau que ocasionam o aumento de endotoxinas plasmáticas, de ácidos graxos saturados e de fatores pró-inflamatórios que estão associados ao desenvolvimento de Diabetes *Mellitus* tipo 2 (DM2), Hipertensão Arterial Sistêmica (HAS), Dislipidemia, Síndrome Metabólica (SM) e diminuição de mediadores anti-inflamatórios[5,6].

Em associação a esse processo patológico, está a exposição aos fatores ambientais que contribuem para o desenvolvimento e o agravamento desta doença. Dentre os fatores ambientais típicos, destacam-se o alto consumo energético e a baixa prática de atividade física[7]. Sabe-se que os níveis insuficientes de atividade física também aumentam as concentrações plasmáticas de mediadores inflamatórios, como a interleucina 6 (IL-6) e o fator de necrose tumoral alfa (TNF-α), além de diminuir os níveis de adiponectina e a sensibilidade à insulina[8]. No entanto, a regulação do apetite tem inúmeros determinantes, incluindo a composição dos alimentos, a digestão, o esvaziamento gástrico e a absorção de nutrientes, que influenciam as respostas de saciedade pós-prandial[9-11].

O acúmulo de gordura depende diretamente do balanço entre lipogênese e lipólise/oxidação de ácidos graxos. Desse modo, o depósito de gordura é resultado de um balanço energético positivo crônico que ocasiona o aumento gradual da massa de tecido adiposo branco. Este balanço energético é realizado por um complexo mecanismo bioquímico que modula a fome e o gasto energético a partir de alterações hormonais, indução e repressão da expressão gênica, além da inibição e ativação de proteínas sinalizadoras. O sistema nervoso central, as glândulas exócrinas, endócrinas e tecidos, tais como músculo, fígado e tecido adiposo, desempenham papéis fundamentais no controle dos depósitos de gordura no corpo. As funções desempenhadas por esses tecidos envolvem a percepção do estado energético e o controle da produção de hormônio diante do estado nutricional[12].

Estudos demonstraram que as proteínas relacionadas ao controle da síntese de ácidos graxos, principalmente dos processos oxidativos, são importantes para o controle do ganho excessivo de peso. A importância destas proteínas pode ser observada por meio das alterações no metabolismo periférico, tais como a captação de glicose e o aumento do gasto energético decorrentes da modulação hipotalâmica do metabolismo de ácidos graxos[13,14].

À medida que a prevalência da obesidade aumenta, torna-se importante o desenvolvimento de terapêuticas nutricionais, a fim de compreender o papel da nutrição e da fitoterapia no controle da regulação do apetite e potencializar os resultados de perda de peso e melhora dos marcadores de obesidade.

Fitoterapia na obesidade

Gymnema sylvestre R. Br.

Nomenclatura popular: Gimena.

Parte utilizada: Folhas.

Indicação: Ação antiobesidade, hipoglicemiante, hipolipemiante, antimicrobiana e hepatoprotetora.

Contraindicações: Usar com cautela em pacientes com uso de insulina e hipoglicemiantes, ou aqueles com predisposição à hipoglicemia. Não utilizar com gestantes e lactantes.

Princípios ativos: Ácidos gimnêmicos (saponinas), quercitol, ácido fosfórico, ácido tartárico, inositol, corpos antraquinônicos e gurmarina.

Formas farmacêuticas: Planta fresca (*in natura*), droga vegetal (encapsulada), extrato fluido e tintura.

Doses recomendadas:

- Extrato seco padronizado no mínimo 75% de ácidos gimnêmicos: 400 a 600 mg/dia, de 1 a 2 vezes ao dia (para melhores resultados, ingerir sempre 30 minutos antes das refeições).
- Tintura: *spray* na concentração de 20%, borrifar duas vezes quando sentir vontade de comer doce. Usar até 4 vezes ao dia.
- Infusão: 0,5 a 2 g por xícara (150 mL), administrando de 2 a 3 xícaras diárias.

Precauções: Seu uso em pacientes diabéticos e em uso de hipoglicemiantes deverá ser feito com cautela, bem como entre indivíduos predispostos à hipoglicemia, pois este consumo poderá aumentar a secreção e sensibilidade à insulina.

CAPÍTULO 17 • FITOTERAPIA NA OBESIDADE

Efeitos adversos: Existem relatos de hipoglicemia grave em indivíduos que usam hipoglicemiantes orais, em contraponto o consumo excessivo poderá causar náuseas e vômitos.

Interações medicamentosas: A utilização de *gymnema* pode ter interação com hipoglicemiantes orais (por exemplo: Chlorpropamide, Glimepiride, Glipizide, Glyburide, Pioglitazone, Rosiglitazone e Tolbutamide), além de insulina.

Evidências científicas: Estudos têm apresentado a possibilidade de a *Gymnema sylvestre* desempenhar um papel fundamental em um efeito antiobesidade inicial, bem como efeitos preventivos de obesidade[15,16]. Além disso, evidências científicas demonstraram que a utilização de *Gymnema* pode aumentar a secreção insulínica pela regeneração pancreática e melhora da sensibilidade à insulina, e que o peptídeo gurmarina, encontrado na *Gymnema sylvestre*, possui ação supressora da percepção do sabor doce[17-19]. Esta atividade está relacionada com a expressão da proteína gustducina, molécula chave para o mecanismo de ação do referido peptídeo[20]. Nesse sentido, o ácido gimnêmico tem capacidade de bloquear a percepção gustativa de carboidratos na língua, e esse efeito costuma permanecer por até uma hora, com importante papel das gumarinas[19].

Em um dos primeiros estudos conduzido com pacientes diabéticos, suplementados com *Gymnema sylvestre* em associação ao uso do hipoglicemiante, os autores observaram uma redução significativa na glicemia e na hemoglobina glicada. Esses mesmos pacientes, após a interrupção do uso do hipoglicemiante, mantiveram a homeostase da glicose sanguínea com o extrato de *Gymnema sylvestre*. Dados sugerem ainda que as células beta das ilhotas de Langherans podem ser regeneradas/reparadas em pacientes com DM2, com a suplementação desta planta. Essa hipótese foi corroborada devido ao aparecimento de níveis elevados de insulina no soro de pacientes após o tratamento com esse fitoterápico[21].

Outro estudo conduzido com a utilização de *Gymnema sylvestre* em humanos, na dose de 400 mg/dia, demonstrou uma redução de peso e de IMC em 7,8 e 7,9%, respectivamente, além de redução do consumo alimentar em 14,1%, 9,1% do colesterol total, 17,9% do colesterol LDL e 18,1 dos triglicerídeos. Também foi observado que os níveis de serotonina aumentaram entre 20,7 e 50%. A leptina sérica diminuiu em 40,5%, e a excreção urinária de metabólitos de gordura aumentou em até 281%[22].

No estudo conduzido por Roongpisuthipong et al.[23], também foi verificada a diminuição significativa na massa de gordura corporal no grupo suplementado com *Gymnema sylvestre*, quando comparado ao grupo placebo. Já outros pesquisadores relataram uma diminuição significativa nas áreas de gordura visceral, subcutânea e total no grupo intervenção, em comparação com o placebo, sem identificar redução de peso corporal[24].

Outro estudo verificou ainda, que a suplementação de *Gymnema sylvestre* suprimiu significativamente o aumento do peso corporal em ratos, níveis séricos de lipídios, insulina, leptina, tecido adiposo e inflamação hepática[25]. Outros pesquisadores identificaram que a *Gymnema sylvestre* também demonstrou efeitos hipoglicêmicos devido à atividade de inibição da amilase, pois, quando avaliada a inibição da percepção do doce, verificou-se que o extrato de *Gymnema sylvestre* inibiu significativamente a percepção de sabor doce, e 100% dos pesquisados escolheram o lado da língua sem o extrato como mais doce quando ingeriram a sacarose. Ainda, o lado tratado com quinino (padrão de amargor, usado como controle) foi apontado como o mais doce em número significativamente maior de vezes[26]. Esses resultados sustentam a existência de uma relação entre o uso da *Gymnema sylvestre* como um suplemento dietético funcional com efeitos preventivos na obesidade[27].

Griffonia simplicifolia

Nomenclatura popular: Griffonia.

Parte utilizada: Sementes.

Indicação: Distúrbios do sono e do humor, além de compulsão alimentar e obesidade.

Contraindicações: É contraindicado para crianças, gestantes e lactantes. Não é recomendado seu uso concomitante com antidepressivos, tais como cloridrato de fluoxetina e cloridrato de sertralina, fármacos modificadores de serotonina ou substâncias que causam danos hepáticos, pois, nesses casos, o 5-hidroxitriptofano poderá ter efeitos exacerbados.

Princípios ativos: 5-Hidroxitriptofano (5-HTP).

Formas farmacêuticas: Planta fresca (*in natura*), droga vegetal (encapsulada), extrato fluido e tintura.

Doses recomendadas: Extrato seco padronizado mínimo 98% de 5-HTP: 50 a 150 mg/dia, de 2 a 3 vezes ao dia, sendo a dosagem máxima de 600 mg/dia.

Precauções: Utilizar com cautela em portadores de doenças hepáticas e portadores de doenças autoimunes, tais como esclerodermia, pois podem ser mais sensíveis ao 5-HTP. A absorção intestinal deste metabólito não requer a presença de outros aminoácidos, entretanto, administrá-lo juntamente às refeições poderá reduzir sua efetividade.

Efeitos adversos: Efeitos secundários são leves, incluindo: inchaço, náuseas, azia e sensação de plenitude. Eles também podem causar dores de estômago ou diminuição do desejo sexual. Esses efeitos são relatados em doses superiores a 500 mg/dia.

Interações medicamentosas: O 5-HTP interage com antidepressivos, *Hypericum perforatum*, triptofano, tramadol, meperidine e inibidores da monoamina oxidase, podendo gerar potencialização dos efeitos destas substâncias.

Evidências científicas: A *Griffonia simplicifolia* é uma planta de origem africana que possui em sua semente o 5-HTP, que, no organismo, tem a função precursora da serotonina[28]. Desse modo, a *Griffonia simplicifolia* tem sido utilizada para tratamento de ansiedade, depressão, fibromialgia, insônia, cefaleia crônica, tensão pré-menstrual e distúrbios alimentares que causam sobrepeso e obesidade[29,30].

Sabe-se que o aumento de serotonina no cérebro é responsável pela diminuição do apetite por alimentos doces e gordurosos, e também a ansiedade que poderá aumentar o consumo de alimentos calóricos[31]. O primeiro estudo foi realizado por Cangiano et al., em que foi demonstrado que indivíduos que consumiram *Griffonia simplicifolia* apresentaram menor consumo calórico, redução significativa de peso corporal e do consumo de carboidratos[28].

Outro estudo que avaliou o perfil de aminoácidos e a saciedade promovida por extrato vegetal de *Griffonia simplicifolia* em *spray* sublingual identificou que o grupo que usou a fórmula apresentou aumento significativo da sensação de saciedade durante as 8 semanas de tratamento. Também foram observadas diferenças significativas nos parâmetros de IMC, circunferência do quadril e pregas cutâneas. Os autores concluíram que a administração de 5-HTP poderá ser feita com segurança para tratar alterações no controle do apetite em programas de redução de peso[32].

A suplementação com *Griffonia simplicifolia* em *spray* associada à dieta hipocalórica também se mostrou eficaz no aumento de saciedade e redução de IMC em mulheres com sobrepeso[33]. Outro estudo demonstrou que o 5-HTP presente na referida planta, quando administrado mesmo por pulverização para a cavidade oral, é absorvido adequadamente, e esta suplementação em mulheres com sobrepeso aumenta a sensação de saciedade e pode ocasionar uma diminuição do IMC[34].

Citrus sinensis L. Osbeck var. Moro

Nomenclatura popular: Laranja vermelha moro, laranja-de-sangue ou laranja-doce.

Parte utilizada: Fruto.

Indicação: Efeito termogênico, redução da gordura abdominal, redução do apetite, melhora da sensibilidade à insulina, antioxidante, hipolipemiante e regulação da expressão de PPARγ, diminuindo a adipogênese.

Contraindicações: É contraindicado para crianças, gestantes e lactantes; ademais, recomenda-se prescrição cuidadosa para pacientes com alterações de pressão arterial e de frequência cardíaca.

Princípios ativos: Antocianinas (cyanidin-3-glucoside [C3G]), flavanonas, narirutina e hesperidina são as em maior concentração, além de ácidos hidroxicinâmicos, ácido ascórbico e sinetrol.

Formas farmacêuticas: Fruta fresca (in natura) e droga vegetal, na forma encapsulada.

Doses recomendadas: Extrato seco padronizado no mínimo de 90% de bioflavonoides: 400 a 500 mg/dia, 1 vez ao dia, sendo a dosagem máxima de 600 mg/dia.

Precauções: Avaliar o horário de administração pelos possíveis efeitos adversos associados à inibição da enzima fosfodiesterase (PDE), associada ao aumento da frequência cardíaca, pressão arterial, tremores e ansiedade.

Efeitos adversos: Alguns efeitos adversos que possam surgir podem relacionar-se com a sensibilidade ao princípio ativo da planta, sendo necessário cuidado com indivíduos que apresentam alterações na frequência cardíaca, na pressão arterial, tremores e ansiedade.

Interações medicamentosas: Não há relatos de interação com medicamentos até o momento.

Evidências científicas: A laranja moro possui uma ação diferente das outras variedades de citrus, pois promove uma redução acentuada no tamanho dos adipócitos e, por apresentar o sinetrol, produz importante efeito termogênico[35]. A suplementação com Citrus sinensis parece contribuir para uma redução acentuada no tamanho dos adipócitos, pela diminuição do acúmulo de lipídios e pelo aumento da sensibilidade à insulina. Nos adipócitos, a antocianina específica C3G inibe a expressão do PPARγ, que modula vários genes envolvidos no metabolismo de lipídios, incluindo Acil-CoA sintetase e lipase lipoproteica (LPL), que contribui para o controle da expressão da proteína transportadora de ácidos graxos, ambos envolvidos na captação de lipídios pelos adipócitos. E, por meio da adiponectina, ocorrerá a redução dos níveis de triglicérides no músculo e fígado, reduzindo, assim, a resistência à insulina[36].

O mecanismo sinérgico dos polifenóis totais do extrato da laranja vermelha moro, em especial a antocianina C3G, auxilia no gerenciamento do peso e redução de triglicerídeos, colesterol total pela diminuição da HMG-CoA redutase, levando a uma redução do colesterol tecidual e um consequente aumento na expressão dos receptores de LDL[37,38]. Um estudo realizado com camundongos demonstrou que, quando submetidos a uma dieta rica em gordura e suplementados com suco de laranja moro, os ratos apresentaram redução de triglicerídeos, lipídios totais no fígado e uma redução da gordura abdominal que variou de 25 a 50%. Além disso, os autores identificaram que houve aumento na expressão da oxidase de acil-CoA e inferior de redutase, indicando um efeito potencial para estimular a oxidação lipídica e redução de lipogênese[39].

As antocianinas, quando administradas em adipócitos, exercem ação antioxidante e de proteção contra a resistência à insulina induzida pelo fator de necrose tumoral alfa (TNFα). Ambos os processos, estresse oxidativo e a regulação da ação da insulina, estão envolvidos na adipogênese[40,41]. O extrato seco do suco de laranja vermelha possui substâncias ativas que agem no metabolismo dos adipócitos, e, com o auxílio de flavonoides, reduzem a massa corporal pela ação molecular específica[36]. Os autores demonstraram que o uso de extrato seco do suco da laranja vermelha durante 12 semanas, com dosagens de 400 mg/dia, apresentou resultados significativos na redução do peso corporal, da circunferência do quadril e da cintura de pacientes submetidos ao tratamento[42].

Outro estudo verificou que o suco de laranja vermelha apresenta importante atividade antioxidante, modulando diversos sistemas e enzimas que neutralizam eficazmente danos oxidativos, representando efeitos positivos também em doenças como aterosclerose, DM e câncer[43-45]. Desse modo, este fitoterápico apresenta atividade anticarcinogênica, anti--inflamatória, de cardioproteção e promove a redução da habilidade dos adipócitos em acumular gordura[38,39,46].

Opuntia ficus-indica

Nomenclatura popular: Figo-da-índia, figo-do-diabo, piteira, tuna, figueira-tuna, palma.

Parte utilizada: Fruto.

Indicação: Ação antioxidante, anti-inflamatória, diurética (sem perda de eletrólitos) e antiobesidade.

Contraindicações: É contraindicado para crianças, gestantes, lactantes e em indivíduos que já fazem uso de diuréticos.

Princípios ativos: Betalaína (10%), Indicaxantina (0,6%), Vitamina C (ácido ascórbico 4%), pectina, taninos, carotenoides, betaxantinas, ácido cítrico, sais minerais, flavonoides (quercetina, di-hidroquercetina e quercetina 3-metil éter); carboidratos, proteínas, vitaminas A, B1 e B12.

Formas farmacêuticas: Droga vegetal (encapsulada).

Doses recomendadas: Extrato seco padronizado a 10% Betalaína e 0,06% Indicaxantina: Uso isolado: 2 g ao dia ou associado a outros ativos: de 0,5 a 1 g ao dia.

Precauções: Usar com cautela em indivíduos com sintomas de pressão baixa, devido a efeitos diuréticos apresentados pela planta. Devido ao seu potencial diurético, recomenda-se seu consumo pela manhã.

Efeitos adversos: Em pessoas sensíveis a sua composição, poderão ser observados diarreia, náuseas, dores abdominais, dermatites e cefaleia.

Interações medicamentosas: Pelo seu efeito diurético, não deve ser utilizado junto a fármacos com função diurética.

Evidências científicas: O fruto do cacto Opuntia ficus-indica, também conhecido como figo da índia, apresenta uma composição única em vitaminas, minerais, lipídios, aminoácidos (cisteína e taurina), antioxidantes poderosos, tais como glutationa, flavonoides, entre outros compostos fenólicos e betalaínas potentes. Vários dados da literatura informam os efeitos da sua suplementação em diversas patologias por sua ação anti-inflamatória, hipocolesterolêmica, hipoglicêmica e cicatrizante[47-49].

Além disso, essa planta auxilia no controle do peso corporal, devido a sua ação diurética e antioxidante[50]. Dentre as propriedades mais relevantes, destaca-se seu potencial antioxidante, por ser uma planta rica em ácido ascórbico, carotenoides, glutationa reduzida, cisteína, taurina e flavonoides (quercetina, kaempferol e betalaínas), como já foi constatados numa série de estudos científicos. Estudos *in vitro* têm demonstrado os efeitos dos compostos fenólicos e das betalaínas na neutralização de espécies reativas de oxigênio, como o oxigênio singlete, peróxido de hidrogênio, todos causadores da peroxidação lipídica[51,52].

Achados científicos já constataram que infusão de *Opuntia ficus-indica* reduz a gravidade da inflamação associada à obesidade induzida por dieta rica em gordura, indicada pela diminuição da expressão das citocinas pró-inflamatórias, tais como TNF-α, IL1 e IL-6, em ratos. O estudo concluiu que a infusão de folha impediu a permeabilidade intestinal por meio da restauração de proteínas de junção e homeostase imune[53].

A atividade diurética aguda e crônica de *Opuntia ficus-indica* foi investigada em um estudo pré-clínico pela infusão de 15% de cladódio, flores e frutos da planta, resultando em aumento significativo da diurese. Este efeito é mais marcado com a infusão da fruta e particularmente mais eficaz no tratamento crônico[47]. Resultados evidenciaram que o consumo de frutos do cacto induziu a um aumento da capacidade antioxidante das células e identificou redução na sensibilidade oxidativa do LDL. Além disso, a suplementação com a planta se mostrou eficaz no aumento das concentrações plasmáticas de vitaminas C e E[47].

As evidências experimentais incluem uma melhora no *status* oxidativo de LDL e considerável aumento da concentração plasmática dos principais antioxidantes. O aumento da taxa de GSH/GSSG (razão de glutaniona reduzida/glutationa oxidada) observada em glóbulos vermelhos indica que a suplementação com frutos do cacto reduz os danos oxidativos. O estudo também mostrou que as moléculas de LDL circulantes foram menos oxidadas após suplementação com o fruto do cacto[51]. Outro estudo *in vivo*, realizado com mulheres com idades entre 40 e 50 anos, avaliou o efeito da suplementação de *Opuntia ficus-indica* na redução da circunferência do quadril, durante 28 dias, em uma dosagem de 2 g/dia. Os primeiros resultados deste estudo clínico demonstraram uma diminuição da circunferência do quadril de até 1,9 cm no grupo intervenção[54].

Ilex paraguariensis

Nomenclatura popular: Erva-mate, mate.

Parte utilizada: Folhas.

Indicação: Possui efeitos hipocolesterolêmico, antioxidante, anti-inflamatório, antidepressivo, quimioprotetor e anticarcinogênico.

Contraindicações: Contém cafeína, não devendo ser utilizada por pacientes que são sensíveis ou alérgicos a este ativo. Além disso, deve ser utilizado com cautela em pacientes com HAS, DM e úlceras. É contraindicado para crianças, gestantes e lactantes.

Princípios ativos: Xantinas: cafeína. Compostos polifenólicos: ácidos clorogênico (10 a 16%), neoclorogênico, isoclorogênico, derivados de ácido cafeoilquímico (ácidos 3,4 e 3,5 dicafeoilquímicos, ácido 4,5-cafeoilquímico), ácido cafeico e taninos catéquicos (7 a 14%). Compostos aromáticos: alifáticos, terpenoides, cetonase e aldeídos. Compostos flavonoides: quercetina e rutina.

Formas farmacêuticas: droga vegetal (encapsulada), folha fresca (*in natura*) e extrato.

Doses recomendadas:

- Extrato seco padronizado a 10% cafeína e 0,15% teobromina: 100 a 300 mg/dia antes das principais refeições.
- Pó: 5 g ao dia.
- Infusão: 0,5 a 2,5 g dissolvidos em 100 mL de água fervente, tomar 3 a 5 xícaras de chá ao dia ou dissolver 50 g em 500 mL. Não ultrapassar a ingestão de 1.000 mL (1 litro) ao dia.

Precauções: Utilizar com cautela em indivíduos que apresentam dificuldades para dormir, excitação nervosa, gastrite e náusea, pois a planta poderá aumentar os sintomas. Utilizar com cautela também em indivíduos hipertensos.

Efeitos adversos: Os efeitos mais comuns são gastrointestinais, principalmente diarreia. O consumo de altas doses regularmente de erva-mate em bebidas poderá causar dificuldades para dormir, cólicas, excitação nervosa, gastrite e náusea.

Interações medicamentosas: Não associar com outras drogas com bases xânticas (café, noz de cola, mate), nem com anti-hipertensivos e nem analgésicos.

Evidências científicas: Grande parte dos estudos demonstrou que o uso do *Ilex paraguariensis* apresenta efeito antiobesidade e anti-inflamatório *in vitro* e *in vivo* e na resposta inflamatória envolvida na obesidade[55,56]. Sua eficácia está associada à inibição da lipase pancreática, além da prevenção de lipoproteínas, sendo relatado um efeito lipidêmico[57,58]. Para resumir os efeitos da influência da resposta inflamatória na obesidade, os autores identificaram em seu artigo que, durante o experimento, o uso de erva mate pode reverter o processo inflamatório envolvido em ratos que receberam uma dieta rica em gordura[58].

De acordo com Lima et al.[59], a solução de extrato de *Ilex paraguariensis* contribuiu para a redução de TNF-α, gerando uma melhora na via de sinalização da leptina. Além disso, houve um aumento de IL-10 e um declínio de citocinas pró-inflamatórias, tais como TNF-α e IL-1 no tecido adiposo de ratos tratados com dieta rica em gordura. Outros estudos que também pesquisaram o uso de *Ilex paraguariensis* na resposta inflamatória, no contexto da obesidade, demonstraram ação nos macrófagos e NF-KB, em que se verificou uma redução do peso[60,61].

A efetividade desse fitoterápico foi testada para avaliação do peso corpóreo e lipídios séricos, em que se verificou que o extrato influencia positivamente nos níveis séricos de colesterol total, HDL, LDL, triglicerídeos e peso corpóreo. Foram administradas diferentes doses, e a menor dose demonstrou eficácia, não seguindo o padrão dose-dependente[62].

Dois estudos testaram a influência da *Ilex paraguariensis* na obesidade/sobrepeso em humanos, em que se identificou que a redução do peso corporal foi eficaz, quando comparados o grupo placebo e grupo *Ilex paraguariensis*. Os autores também se atentaram ao fato de terem identificado possíveis efeitos colaterais, que foram: inibitório da lipase, supressão da ingestão de alimento, estimulatório no gasto energético, inibitório na diferenciação de adipócitos e regulatório no metabolismo lipídico[56,63].

Estudos detectaram a presença de muitas vitaminas, tais como as do complexo B, a vitamina C e a vitamina D, e sais minerais, como cálcio, manganês e potássio, contém também saponinas. Dentre os produtos do metabolismo secundário já relatados para a espécie, pode-se destacar a presença dos ácidos fenólico, cafeico, clorogênico, 3,4-dicafeoilquínico, 3,5-dicafeoilquínico e 4,5-dicafeoilquínico, dos flavonoides, rutina, canferol e quercetina, das saponinas triterpênicas derivadas dos ácidos ursólico e oleanólico e das metilxantinas, cafeína e teobromina, sendo atribuídas a estas últimas as propriedades estimulantes da bebida à base de erva-mate. Esses compostos fenólicos têm grande potencial antioxidante, que, no sistema biológico, agem por meio da neutralização dos radicais livres que estão associados a diversas doenças, tais como câncer e doenças cardiovasculares[64].

Garcinia cambogia

Nomenclatura popular: Garcínia.

Parte utilizada: Casca seca e polpa do fruto.

Indicação: Redução do apetite, inibição da lipogênese, ação anti-inflamatória e hipolipemiante.

Contraindicações: Úlcera, colite, náusea e cefaleia. É contraindicado para gestantes, nutrizes, crianças, indivíduos com DM, síndrome de demência e Alzheimer.

Princípios ativos: seu constituinte orgânico majoritário é o ácido hidroxicítrico, presente em uma concentração de 16 a 18%.

Formas farmacêuticas: Droga vegetal encapsulada.

Doses recomendadas: Extrato seco padronizado em no mínimo 50% de ácido hidroxicítrico: 500 mg, 3 vezes ao dia, de 30 minutos a 1 hora antes das principais refeições. Não ultrapassar o consumo diário de 2.000 mg.

Precauções: Cuidados devem ser tomados com indivíduos com alterações hepáticas, devido ao risco de toxicidade.

Efeitos adversos: De maneira geral, em doses aceitáveis, não ocasiona efeitos colaterais, contudo um estudo relatou sintomas como diarreia, cólica, vômito e náusea. E, quando administrado concomitantemente ao uso de anticoncepcional, poderá aumentar o fluxo sanguíneo.

Interações medicamentosas: Dietas e suplementos ricos em fibras diminuem a absorção de ácido hidroxicítrico.

Evidências científicas: Estudos científicos evidenciam que seu princípio ativo, encontrado na casca do fruto, o ácido hidroxicítrico (AHC), é responsável por sua ação hipolipemiante, por meio da inibição de enzima ATP-citrato lipase, sendo usada no tratamento de obesidade e síntese de lipídios a partir de carboidratos ou lipogênese[65-67]. Esse efeito desencadeará o aumento nas concentrações de carboidratos, que serão direcionados à síntese de glicogênio, ocorrendo a sinalização cerebral da supressão do apetite. Outra justificativa para este efeito ocorre devido à redução na deposição de gordura, levando ao aumento na oxidação de ácidos graxos e, consequentemente, o aumento na produção de corpos cetônicos[68].

A Garcinia cambogia também é citada como promotora de perda de peso em humanos, por meio de efeito sacietógeno/anorexígeno, pela regulação de receptores de serotonina no SNC hipotálamo[65]. No estudo conduzido por Onakpoya et al.[69], foram relatadas evidências de perda de peso e diminuição da ingestão alimentar, com funções associadas à modulação da inflamação, do estresse oxidativo e da resistência à insulina. Outra função da Garcinia cambogia discutida na literatura é sua ação na inibição da enzima alfa-amilase pancreática e da alfa glucosidase intestinal, reduzindo o metabolismo e a absorção de carboidratos[69].

Em ensaio clínico randomizado, controlado por placebo, aplicado durante 14 semanas, a fim de verificar a eficácia e a segurança da fórmula que combinava 650 mg de

Garcinia cambogia e 100 mg de *Camellia sinesis*, consumida 3 vezes ao dia, durante 30 minutos antes das refeições, os pesquisadores verificaram a perda média de peso de 2,26 ± 2,37 kg, em comparação à perda de 0,56 ± 2,34 kg no grupo placebo, assim como a diminuição da massa de gordura corporal, circunferência da cintura e quadril, concluindo que esta combinação fitoterápica foi capaz de promover perda de peso corporal e redução de gordura corporal[70].

Evidências científicas apontam que *Garcinia cambogia* poderá aumentar os níveis de serotonina, e, como consequência, melhorará os níveis de ansiedade e tristeza. Por outro lado, aumenta o risco de toxicidade da serotonina em indivíduos que fazem uso de reguladores dos receptores deste neurotransmissor[71]. Em modelo anima, já foi possível verificar que os análogos do ácido hidroxicítrico aumentaram as concentrações de serotonina nos cérebros de ratos, assim como em alguns estudos prévios realizados em humanos. Existe uma tendência ao efeito positivo da utilização de *Garcinia cambogia* sobre a obesidade, com pouca possibilidade de efeitos colaterais, porém ainda não existe consenso sobre esse efeito, dosagens e efeitos colaterais[72].

Outros fitoterápicos indicados na obesidade

Camellia sinensis (Chá-verde) – Capítulos 18 e 19

Cassia nomame (Cassiolamina) – Anexo VIII

Citrus aurantium (Laranja-da-terra) – Anexo VIII

Crocus sativus (Açafrão verdadeiro) – Capítulo 22

Amorphophallus konjac (Glucomannan) – Anexo VIII

Hibiscus sabdariffa (Hibiscus) – Capítulo 10

Phaseolus vulgaris L (Feijão branco) – Anexo VIII

Plantago ovata (Psyllium) – Capítulo 11

Sugestão de fórmulas

Fórmula 1

Garcinia cambogia, extrato seco padronizado 50% de ácido hidroxicítrico, fruto – 200 mg.

Amorphophallus konjac, raiz – 350 mg.

Aviar X doses em cápsulas. Posologia: Consumir 1 dose antes das principais refeições (almoço e jantar), por X dias ou conforme orientação profissional.

Fórmula 2

Garcinia cambogia, extrato seco padronizado 50% de ácido hidroxicítrico, fruto – 200 mg.

Camellia sinensis, extrato seco padronizado a no mínimo 95% de polifenóis, folhas – 100 mg.

Aviar X doses em cápsulas. Posologia: Consumir 1 dose, 2 vezes ao dia, antes das principais refeições (almoço e jantar), por X dias ou conforme orientação profissional.

Fórmula 3

Garcinia cambogia, extrato seco padronizado 50% de ácido hidroxicítrico, fruto – 500 mg.

Gymnema silvestre, extrato seco padronizado a 75% de ácidos gimnêmicos, folhas – 200 mg.

Cassia nomame, extrato padronizado em 8% de fenóis, toda planta – 200 mg.

Aviar X doses em cápsulas. Posologia: Consumir 1 dose, 2 vezes ao dia, antes das principais refeições (almoço e jantar), por X dias ou conforme orientação profissional.

Fórmula 4

Gymnema silvestre, extrato seco padronizado a 75% de ácidos gimnêmicos, folhas – 300 mg.

Aviar X doses em cápsulas. Posologia: Tomar 1 dose 2 vezes ao dia, 30 minutos antes das principais refeições (almoço e jantar), por X dias ou conforme orientação profissional.

Fórmula 5

Gymnema sylvestre, extrato seco padronizado a 75% de ácidos gimnêmicos, folhas – 100 mg.

Phaseolus vulgaris, extrato seco padronizado, vagens do fruto – 200 mg.

Cassia nomame, extrato padronizado em 8% de fenóis, toda planta – 200 mg.

Aviar X doses em cápsulas. Posologia: Tomar 1 dose 2 vezes ao dia, 30 minutos antes das principais refeições (almoço e jantar), por X dias ou conforme orientação profissional.

Fórmula 6

Citrus aurantium, extrato seco padronizado 30% sinefrina, fruto – 200 mg.

Garcinia cambogia, extrato seco padronizado 50% de ácido hidroxicítrico, fruto – 300 mg.

Aviar X doses em cápsulas. Posologia: Consumir 1 dose, 2 vezes ao dia, 30 a 40 minutos antes das principais refeições (almoço e jantar), por X dias ou conforme orientação profissional.

Fórmula 7

Citrus sinensis, extrato seco padronizado mínimo 90% de bioflavonoides, fruto – 250 mg.

Opuntia ficus-indica, extrato seco padronizado 10% de betalaína, fruto – 1.000 mg.

Aviar X doses em cápsulas. Posologia: Consumir 1 dose, 2 vezes ao dia, por X dias ou conforme orientação profissional.

Fórmula 8

Griffonia simplicifolia, extrato seco padronizado mínimo 98% de 5-HTP, sementes – 100 mg.

Garcinia cambogia, extrato seco padronizado 50% de ácido hidroxicítrico, fruto – 300 mg.

Aviar X doses em cápsulas. Posologia: Consumir 1 dose, 30 minutos antes das principais refeições (almoço e jantar), por X dias ou conforme orientação profissional.

Considerações finais

A aplicação dos fitoterápicos pelo profissional nutricionista poderá auxiliar na potencialização dos resultados do tratamento nutricional, principalmente na obesidade, conforme descrito neste capítulo. Contudo, sugere-se parcimônia e cuidado ao prescrever as diferentes formulações de fitoterápicos, de acordo com as particularidades de cada indivíduo e meta de tratamento.

Referências

1. ABESO – Associação Brasileira para o Estudo da Obesidade e da Síndrome Metabólica. Diretrizes Brasileiras de Obesidade. Revista da ABESO. São Paulo, 4 ed. p. 13-52. Disponível em: http://www.abeso.org.br/uploads/downloads/92/57fccc403e5da.pdf.

2. Magno FC, Da Silva MS, Cohen L, Sarmento LD, Rosado EL, Carneiro JR. Nutritional profile of patients in a multidisciplinary treatment program for severe obesity and preoperative bariatric surgery. Arq Bras Cir Dig. 2014;27(1):31-4.
3. The GBD 2015 Obesity Collaborators. Health Effects of Overweight and Obesity in 195 Countries over 25 Years. N Engl J Med. 2017;377:13-27.
4. World Health Organization. Obesity: preventing and managing the global epidemic: report of a Who Consultation. Geneva; 2000:241-3 (WHO Technical Report Series, 894).
5. Kruschitz R, Wallner-Liebmann SJ, Lothaller H, Luger M, Schindler K, Hoppichler F et al. Evaluation of a meal replacement-based weight management program in primary care settings according to the actual european clinical practice guidelines for the management of obesity in adults. Wien Klin Wochenschr. 2014;126(19-20):598-603.
6. Relton C, Li J, Strong M, Holdsworth M, Cooper R, Green M, Bissell P. Deprivation, clubs and drugs: results of a UK regional population-based cross-sectional study of weight management strategies. BMC Public Health. 2014;444(14):1-11.
7. Cui C, Li Y, Gao H, Zhang H, Han J, Zhang D et al. Modulation of the gut microbiota by the mixture of fish oil and krill oil in high-fat diet-induced obesity mice. Plos One. 2017;12(10):e0186216.
8. Diniz TA, Rossi FE, Silveira LS, Neves LM, Fortaleza ACS, Christofaro DGD et al. The role of moderate--to-vigorous physical activity in mediating the relationship between central adiposity and immunometabolic profile in postmenopausal women. Arch Endocrinol Metab. 2017;61(4):354-60.
9. Jones JB, Mattes RD. Effects of learning and food form on energy intake and appetitive responses. Physiol Behav. 2014;137:1-8.
10. St-Onge MP, Mayrsohn B, O'Keeffe M, Kissileff HR, Choudhury AR, Laferrère B. Impact of medium and long chain triglycerides consumption on appetite and food intake in overweight men. Eur J Clin Nutr. 2014;68(10):1134-40.
11. Schwander F, Kopf-Bolanz KA, Buri C, Portmann R, Egger L, Chollet M et al. A dose-response strategy reveals differences between normal-weight and obese men in their metabolic and inflammatory responses to a high-fat meal. J Nutr. 2014;144(10):1517-23.
12. Cintra DE, Ropelle ER, Pauli JR. Obesidade e diabetes: fisiopatologia e sinalização celular. 1 ed. São Paulo: Sarvier; 2011.
13. Hotamisligil GS. Inflammatory pathways and insulin action. Int J Obes Relat Metab Disord. 2003;27(3):53-5.
14. Obici S, Feng Z, Morgan K, Stein D, Karkanias G, Rossetti L. Central administration of oleic acid inhibits glucose production and food intake. Diabetes. 2002;51:271-5.
15. Kim HJ, Hong SH, Chang SK, Lee AY, Jang Y, Davaadamdin O et al. Effect of feeding a diet containing Gymnema sylvestre extract: attenuating progression of obesity in C57BL/6J mice. Asian Pac J Trop Med. 2016;9:427-34.
16. Tiwari P, Mishra BN, Sangwan NS. Phytochemical and pharmacological properties of Gymnema sylvestre: an important medicinal plant. Biomed Res Int. 2014;2014:830285. doi: 10.1155/2014/830285.
17. Gulab ST, Rohit S, Bhagwan SS, Mukeshwar P, GBKS P, Prakash SB. Gymnema sylvestre: an alternative therapeutic agent for management of diabetes. J App Pharm Sci. 2012;2(12):1-6.
18. Pothuraju R, Sharm RK, Chagalamarri J, Janqra S, Kumar KP. A systematic review of gymnema sylvestre in obesity and diabetes management. J Sci Food Agric. 2013;94:834-40.
19. Onakpoya I, Hung SK, Perry R, Wider B, Ernest E. The use of garcinia extract (hydroxycitric acid) as a weight loss supplement: a systematic review and meta-analysis of randomised clinical trials. J Obes. 2011;2011:509038. doi: 10.1155/2011/509038.
20. Nakao NK, Yasuo T, Murata Y, Yasumatsu K, Nakashima A, Katsukawa H et al. Gurmarin sensitivity of sweet taste responses is associated with co-expression patterns of T1r2, T1r3, and gustducin. Biochem Biophys Res Commun. 2008;367(2):356-63.
21. Baskaran K, Kizar Ahamath B, Radha Shanmugasundaram K, Shanmugasundaram ER. Antidiabetic effect of a leaf extract from *gymnema sylvestre* in non-insulin-dependent diabetes mellitus patients. J Ethnopharmacol. 1990;30(3):295-300.
22. Preuss HG, Bagchi D, Bagchi M, Rao CVS, Dey DK, Satyanarayana S. Effects of a natural extract of (-)-hydroxycitric acid (HCA-SX) and a combination of HCA-SX plus niacin-bound chromium and *gymnema sylvestre* extract on weight loss. Diabetes Obes Metab. 2004;6(3):171-80.
23. Roongpisuthipong C, Kantawan R, Roongpisuthipong W. Reduction of adipose tissue and body weight: effect of water soluble calcium hydroxycitrate in garcinia atroviridis on the short term treatment of obese women in Thailand. Asia Pac J Clin Nutr. 2007;16(1):25-9.
24. Hayamizu K, Ishii Y, Kaneko I. Effects of long-term administration of Garcinia cambogia extract on visceral fat accummulation in humans: a placebo-controlled double blind trial. J Oleo Scienc. 2001;50(10):43-50.
25. Kim HJ, Kim S, Lee AY, Jang Y, Davaadamdin O, Hong SH et al. The effects of gymnema sylvestre in high-fat diet-induced metabolic disorders. Am J Chin Med. 2017;45(4):813-32.
26. Reddy RM, Lathan PB, Vijaya T, Rao DS. The saponin-rich fraction of a gymnema sylvestre R. Br. aqueous leaf extract reduces cafeteria and high-fat diet-induced obesity. Z Naturforsch C. 2012;67(1-2):39-46.
27. Kishore L, Kaur N, Singh R. Role of gymnema sylvestre as alternative medicine. J Homeop Ayurv Med. 2014;3(4):172-80.

28. Cangiano C, Ceci F, Cascino A, Del Ben M, Labiano A, Muscaritoli M et al. Eating behavior and adherence to dietary prescriptions in obese adult subjects treated with 5-hydroxytryptophan. Am J Clin Nutr. 1992;56(5):863-7.
29. Babu SK, Kumar KV, Subbaraju GV. Estimation of -5-Hydroxytryptophan in griffonia simplicifolia seed extracts and dosage forms by high performance thin layer chromatograpgy. Indian Drugs. 2006;43(5):426-40.
30. Carnevale G, Di Viesti V, Zavatti M, Zanoli P. Anxiolytic-like effect of griffonia simplicifolia baill seed extract in rats. Phytomedicine. 2011;15;18(10):848-51.
31. Addotey J. Local production of 5-HTP form the seeds of griffonia simlicifolia, 2009. Available from: http://ir.knust.edu.gh/handle/123456789/92.
32. Rondanelli M, Klersy C, Iadarola P, Monteferrario F, Opizzi A. Satiety and amino-acid profile in overweight women after a new treatment using a natural plant extract sublingual spray formulation. Int J Obes (Lond). 2009;33(10):1174-82.
33. Rondanelli M, Opizzi A, Faliva M, Bucci M, Perna S. Relationship between the absorption of 5-hydroxytryptophan from an integrated diet, by means of griffonia simplicifolia extract, and the effect on satiety in overweight females after oral spray administration. Eat Weight Disord. 2012;17(1):e22-8.
34. Shell W, Bullias D, Charuvastra E, May LA, Silver DS. A randomized, placebo-controlled trial of an amino acid preparation on timing and quality of sleep. Am J Ther. 2009;17(2):133-9.
35. Cardile V, Graziano ACE, Venditti A. Clinical evaluation of moro (Citrus sinensis (L.) Osbeck) orange juice supplementation for the weight management. Natural Product Research. 2015;29(23):2256-60.
36. Li S, Lo CY, Ho CT. Hydroxylated polymethoxyflavones and methylated flavonoids in sweet orange (Citrus sinensis) peel. J Agric Food Chem. 2006;54(12):4176-85.
37. Pepe G, Pagano F, Adesso S, Sommella E, Ostacolo C, Manfra M et al. Bioavailable Citrus sinensis extract: polyphenolic composition and biological activity. Molecules. 2017 Apr 15;22(4). pii: E623. doi: 10.3390/molecules22040623.
38. Favela-Hernández JM, González-Santiago O, Ramírez-Cabrera MA, Esquivel-Ferrino PC, Camacho-Corona MR. Chemistry and pharmacology of citrus sinensis. Molecules. 2016;21(2):247.
39. Lu Y, Xi W, Ding X, Fan S, Jiang D, Li Y et al. Citrange fruit extracts alleviate obesity-associated metabolic disorder in high-fat diet-induced obese C57BL/6 mouse. Int J Mol Sci. 2013;14(12):23736-50.
40. Titta L, Trinei M, Stendardo M, Berniakovich I, Petroni K, Tonelli C et al. Blood orange juice inhibits fat accumulation in mice. Int J Obes. 2010;34(3):578-88.
41. Salamone F, LiVolti G, Titta L, Puzzo L, Barbagallo I, LaDelia F et al. Moro orange juice prevents fatty liver in mice. World J Gastroenterol. 2012;18(29):3862-8.
42. Azzini E, Venneria E, Ciarapica D, Foddai MS, Intorre F, Zaccaria M et al. Effect of red orange juice consumption on body composition and nutritional status in overweight/obese female: a pilot study. Oxidative Medicine and Cellular Longevity, vol. 2017, Article ID 1672567, 9 pages, 2017. https://doi.org/10.1155/2017/1672567.
43. Grosso G, Galvano F, Mistretta A, Marventano S, Nolfo F, Calabrese G et al. Oxidative Medicine and Cellular Longevity, vol. 2013, Article ID 157240, 11 pages, 2013. https://doi.org/10.1155/2013/157240.
44. Asgary S, Keshvari M. Effects of citrus sinensis juice on blood pressure. Araya Atheroscler. 2013;9(1):98-101.
45. Omodamiro OD, Umekwe JC. Evaluation of anti-inflamatory, antibacterial and antioxidant properties of ethanolic extracts of citrus sinensis peel and leaves. J Chem Pharm Res. 2013;5(5):56-66.
46. Silveira JQ, Dourado GK, Cesar TB. Red-fleshed sweet orange juice improves the risk factors for metabolic syndrome. Int J Food Sci Nutr. 2015;66(7):830-6.
47. Galati EM, Mondello MR, Monforte MT, Galluzzo M, Miceli N, Tripodo MM. Effect of Opuntia ficus indica (L.). Mill. cladodes in the wound-healing process. J Prof Assoc Cactus Dev. 2003;5:1-16.
48. Galati EM, Monforte MT, Miceli N, Mondello MR, Taviano MF, Galluzzo M, et al. Opuntia ficus indica (L.). Mill. mucilages show cytoprotective effect on gastric mucosa in rat. Phytother Res. 2007;21(4):344-6.
49. Halmi S, Benlakssira B, Bechtarzi K, Djerrou Z, Djeaalab H, Riachi F et al. Antihyperglycemic activity of prickly pear (Opuntia ficus-indica) aqueous extract. Int J Med Arom Plants. 2012;2(3):540-3.
50. Bisson Jf, Daubié S, Hidalgo S, Guillemet D, Linarés E. Diuretic and antioxidant effects of cacti-nea, a dehydrated water extract from prickly pear fruit, in rats. Phytother Res. 2010;24(4):587-94.
51. Stintzing FC, Carle R. Cactus stems (Opuntia spp.): a review on their chemistry, technology, and uses. Mol Nutr Food Res. 2005;49(2):175-94.
52. Alonso JR. Tratado de fitofármacos y nutraceuticos. 1. ed. Corpus; 2004.
53. Aboura I, Nani A, Belarbi M, Murtaza B, Fluckiger A, Dumont A et al. Protective effects of polyphenol-rich infusions from carob (ceratonia siliqua) leaves and cladodes of opuntia ficus-indica against inflammation associated with diet-induced obesity and DSS-induced colitis in Swiss mice. Biomed Pharmacother. 2017;96:1022-35.
54. Feugang JM, Konarski P, Zou D, Stintzing FC, Zou C. Nutritional and medicinal use of cactus pear (Opuntia spp.) cladodes and fruits. Front Biosc. 2006;11:2574-89.
55. Martins F, Noso TM, Porto VB, Curial A, Gambaro A, Bastes DH et al. Maté tea inhibits in vitro pancreatic lipase activity and has hypolipidemic effect on high-fat diet-induced obese mice. Obesity (Silver Spring). 2010;18(1):42-7.

56. Kim SY, Oh MR, Kim MG, Chae HJ, Chae SW. Anti-obesity effects of yerba mate (Ilex Paraguariensis): a randomized, double-blind, placebo-controlled clinical trial. BMC Complement Altern Med. 2015;15(1):338.
57. Pimentel GD, Lira FS, Rosa JC, Caris AV, Pinheiro F, Ribeiro EB et al. Yerba mate extract (*Ilex paraguariensis*) attenuates both central and peripheral inflammatory effects of diet-induced obesity in rats. J Nutr Biochem. 2013;24(5):809-18.
58. Lima NS, Oliveira E, Silva AP, Maia LA, Moura EG, Lisboa PC. Effects of Ilex paraguariensis (yerba mate) treatment on leptin resistance and inflammatory parameters in obese rats primed by early weaning. Life Sci. 2014; 115(1-2):29-35.
59. Lima NS, Franco JG, Peixoto-Silva N, Maia LA, Kaezer A, Felzenszwalb I et al. Ilex paraguariensis (yerba mate) improves endocrine and metabolic disorders in obese rats primed by early weaning. Eur J Nutr. 2014;53(1):73-82.
60. Borges MC, Vinolo MA, Nakajima K, De Castro IA, Bastos DH, Borelli P et al. The effect of mate tea (Ilex paraguariensis) on metabolic and inflammatory parameters in high-fat diet-fed wistar rats. Int J Food Sci Nutr. 2013;64(5):561-9.
61. Arçari DP, Santos JC, Gambero A, Ribeiro ML. The in vitro and in vivo effects of yerba mate (Ilex paraguariensis) extract on adipogenesis. Food Chem. 2013;141(2):809-15.
62. Balzan S, Hernandes A, Reichert CL, Donaduzzi C, Pires VA, Gasparotto A et al. Lipid-lowering effects of standardized extracts of Ilex paraguariensis in high-fat-diet rats. Fitoterapia. 2013;86:115-22.
63. Kim JH, Ko J, Storni C, Song HJ, Cho YG. Effect of green mate in overweight volunteers: a randomized placebo-controlled human study. J Func Foods. 2012;4(1):287-93.
64. Przygodda F, Martins ZN, Castaldelli APA, Minella TV, Vieira LP, Cantelli K et al. Effect of erva-mate (Ilex paraguariensis A. St.-Hil., Aquifoliaceae) on serum cholesterol, triacylglycerides and glucose in Wistar rats fed a diet supplemented with fat and sugar. Rev Bras Farmacogn. 2010;20(6):956-61.
65. Santos ACS, Alvarez MS, Brandão PB, Silva AG. Garcinia cambogia: uma espécie vegetal como recurso terapêutico contra a obesidade? Natureza On Line. 2007;5(1):37-43.
66. Hayamizu K, Tomi H, Kaneko I, Shen M, Soni MG, Yoshino G. Effects of Garcinia cambogia extract on serum sex hormones in overweight subjects. Fitoterapia. 2008;79(4):255-61.
67. Sripradha R, Magadi SG. Efficacy of garcinia cambogia on body weight, inflammation and glucose tolerance in high fat fed male wistar rats. J Clin Diagn Res. 2015;9(2):BF01-4.
68. Simão AA. Composição química, eficácia e toxicidade de plantas medicinais utilizadas no tratamento da obesidade. Tese de doutorado, Universidade Federal de Lavras-MG; 2013.
69. Onakpoya I, Hung SK, Perry R, Wider B, Ernst E. The Use of GarciniaExtract (Hydroxycitric Acid) as a Weight loss Supplement: A Systematic Review and Meta-Analysis of Randomised Clinical Trials. Journal of Obesity, vol. 2011, Article ID 509038, 9 pages, 2011. https://doi.org/10.1155/2011/509038.
70. Chong PW, Beah ZM, Grube B, Riede I. IQP-GC-101 reduces body weight and body fat mass: a randomized, double-blind, placebo-controlled study. Phytother Res. 2014;28(10):1520-6.
71. Lopez AM, Kornegay J, Hendrickson RG. Serotonin toxicity associated with garcinia cambogia over-the--counter supplement. J Med Toxicol. 2014;10(4):399-401.
72. Rosa FMM, Machado JT. O efeito antiobesidade da garcinia cambogia em humanos. Revista Fitos. 2016;10(2):95-219.

Fitoterapia no paciente oncológico 18

Maria Angélica Fiut
Cristiane Feldman Fidalgo Pereira

Introdução

Segundo a Organização Mundial da Saúde (OMS), o câncer é a segunda maior causa de mortalidade em todo o mundo, atrás apenas das doenças de origem cardiovascular. O número de casos de câncer tem aumentado de maneira considerável no mundo, principalmente a partir do século passado, configurando-se, na atualidade, como um dos mais importantes problemas de saúde pública mundial[1].

De acordo com a estimativa para o Brasil para o biênio 2018-2019, ocorrerão cerca de 600 mil novos casos de câncer para cada ano, excetuando-se o câncer de pele não melanoma (cerca de 170 mil casos novos). As taxas de incidência ajustadas por idade tanto para homens (217,27/100 mil) quanto para mulheres (191,78/100 mil) são consideradas intermediárias e compatíveis com as apresentadas para países em desenvolvimento[1].

Câncer é o nome dado a um conjunto de mais de 100 doenças que têm em comum o crescimento desordenado de células que invadem os tecidos e órgãos, podendo se espalhar para outras regiões do corpo. Dividindo-se rapidamente, estas células tendem a ser muito agressivas e incontroláveis, determinando a formação de tumores ou neoplasias malignas[2].

O paciente portador de câncer está sujeito a inúmeras agressões nas diferentes fases da doença e do tratamento. É muito comum o paciente receber o diagnóstico de sua doença de forma muito tardia, comprometendo a resposta à terapêutica oncológica.

Os tratamentos em oncologia compreendem basicamente: cirurgia, radioterapia, quimioterapia, hormonioterapia, transplantes, entre outros. Tais tratamentos podem provocar efeitos colaterais, que influenciam diretamente a ingestão alimentar do paciente e sua qualidade de vida. As manifestações clínicas são variáveis, dependem do tipo de câncer, de sua localização e do estadiamento do tumor. Os sinais e sintomas mais comuns são: perda ponderal progressiva, anemia, anorexia, dor, náuseas, vômitos e fadiga[2].

Na busca de amenizar os efeitos colaterais dos tratamentos convencionais, como forma de prevenção da patologia ou do desenvolvimento de novos tumores, algumas práticas complementares em saúde são utilizadas, entre elas, a fitoterapia.

O uso de plantas medicinais é considerado uma prática influenciada pela crença popular, carência econômica, dificuldade de acesso à assistência médica/farmacêutica e pela mídia. Elas representam uma forma de tratamento alternativo para diversas doenças, como o câncer. Os pacientes acometidos por esta patologia utilizam formas complementares ao tratamento convencional, entre as quais cita-se: homeopatia, espiritualidade, medicina religiosa e o *reiki* (uma terapia holística com crença na cura espiritual, mental, emocional e física), com destaque para a utilização da fitoterapia[3].

Em alguns países industrializados, como Canadá, França, Alemanha e Itália, o uso de produtos da medicina tradicional é igualmente significante, e a população desses países vem utilizando esses recursos da medicina tradicional sob a denominação de complementar, alternativa ou não convencional[4-6].

Atualmente, o tratamento para o câncer, em sua maioria, é considerado um dos problemas mais desafiadores da medicina. Diversos trabalhos experimentais e epidemiológicos demonstraram que o consumo de algumas plantas pode promover ação quimiopreventiva e/ou antineoplásica. Nos países em desenvolvimento, o amplo uso de terapias alternativas ou complementares, como o uso de plantas medicinais, atribui-se à maior disponibilidade e acesso. Já nos países desenvolvidos, o uso está impulsionado pela preocupação com os efeitos adversos dos fármacos sintetizados[7].

Em um trabalho com objetivo de identificar as práticas terapêuticas alternativas comumente utilizadas por pacientes oncológicos, ao abordar os sujeitos do estudo em relação ao tipo de terapias alternativas que utilizavam, verificou-se grande variedade de práticas auxiliares, em que a fitoterapia predominou na maioria das entrevistas. E ficou evidente que os fitoterápicos estão sendo utilizados por várias camadas sociais e não apenas na área rural, mas também na urbana[8].

Em um estudo transversal realizado no hospital de oncologia no município de Ijuí/RS, verificou-se que todos os entrevistados faziam uso de plantas medicinais e, entre eles, 67% as utilizavam em busca de ação terapêutica[3]. Outra pesquisa sobre a utilização de plantas medicinais por pacientes oncológicos e familiares, em um centro de radioterapia no ambulatório de uma universidade pública no Rio Grande do Sul, constatou-se uma ampla utilização de terapias complementares pelos pacientes portadores de câncer que realizam radioterapia. Dentre as terapias citadas, surgiu a utilização de plantas medicinais na forma inespecífica de chá, para auxiliar no tratamento do câncer[9].

Na pesquisa realizada em Campina Grande-PB sobre o uso de plantas medicinais para tratar o câncer, foram entrevistadas 225 pessoas afetadas com a doença, e 67 delas afirmaram realizar o uso de fitoterápicos com intuito de auxiliar no tratamento antineoplásico proposto[10]. Em outro estudo, todos os pacientes que usaram alguma planta medicinal afirmaram ter obtido melhora relativa dos sintomas com o uso dessa prática e não ter apresentado efeitos adversos ou indesejáveis[11].

Tais dados demonstram que o uso de fitoterápicos é uma prática bastante comum entre os pacientes oncológicos e está sendo utilizada de forma complementar mesmo sem o consentimento dos profissionais de saúde envolvidos no tratamento. Por esse motivo, a necessidade de conhecimento para a utilização de plantas medicinais e fitoterápicos, visando a um melhor acompanhamento e orientação do uso seguro[3].

Podemos trabalhar a utilização da fitoterapia no paciente oncológico em momentos específicos: alívio dos sintomas da quimioterapia e radioterapia (principalmente náuseas e vômitos); no cuidado paliativo para alívio da dor e melhora da imunidade do paciente; e como quimiopreventivo. Embora já existam estudos que apontem redução de tumores com o uso da fitoterapia, esta é a forma menos propensa ao uso das plantas medicinais.

O tratamento quimioterápico inclui medicamentos que controlam ou curam essa doença, atuando na destruição de células malignas, impedindo a formação de um novo DNA (ácido desoxirribonucleico), bloqueando funções essenciais da célula ou induzindo a apoptose. Por ser um tratamento sistêmico, todos os tecidos podem ser afetados, embora em graus diferentes. Os quimioterápicos podem causar desconforto no sistema digestório, como náuseas, vômitos, anormalidades no paladar, alterações de preferências alimentares, mucosite, estomatite, diarreia e constipação, proporcionando redução da ingestão alimentar e, consequentemente, depleção do estado nutricional, elevando, assim, os índices de morbimortalidade[12].

Náuseas e vômitos são os sintomas mais estressantes e incômodos referidos pelos pacientes oncológicos. Aproximadamente metade dos pacientes com câncer em alguma fase da doença sofre com esses sintomas.

Estudos apontam para uma variação de 38 a 60% de prevalência desses sintomas durante a quimioterapia. Quando não controlados adequadamente, podem levar a outras complicações, com prejuízo à qualidade de vida e impacto negativo no desempenho das atividades do dia a dia. O tratamento eficaz reduz a morbidade e o risco de complicações, além de evitar abandono precoce do tratamento. Todas as drogas quimioterápicas possuem potencial emetogênico, que varia de intensidade[13-16].

Apesar da introdução de drogas antieméticas consideradas eficazes, tais como antagonista dos receptores NK-1, ainda se observa um controle inadequado das náuseas e vômitos induzidos pela quimioterapia (NVIQ), podendo persistir por até cerca de cinco dias após a quimioterapia. Nesse momento, as plantas medicinais têm demonstrado ser uma alternativa vantajosa, com resposta eficiente, por se tratar de um fitocomplexo[16].

Antes de entrarmos propriamente no estudo das plantas medicinais no paciente oncológico, é importante sinalizar o cuidado que devemos ter com o uso da fitoterapia durante a quimioterapia e a radioterapia. O uso de plantas com grande potencial antioxidante não deve ser estimulado, visto que irá de encontro ao tratamento proposto pela quimioterapia e radioterapia, podendo influenciar negativamente na resposta ao tratamento.

Outra questão importante no paciente oncológico é a assistência nutricional. Uma terapia individualizada colaborará para prevenir e/ou reverter o declínio no estado nutricional nesses indivíduos, evitando a progressão do quadro de caquexia e aumentando a resposta imune. Esta deve ser a primeira intervenção a ser feita pelo profissional nutricionista[17].

Utilização de plantas medicinais como tratamento complementar

Curcuma longa L.

Nomenclatura popular: Açafrão-da-terra, cúrcuma, gengibre-amarelo[18].

Parte utilizada: Rizoma[18]

Indicações: Atividade hepatoprotetora, gastroprotetora, antitumoral, hipolipemiante, anti-inflamatória, antimicrobiana, hipoglicemiante, antioxidante[18,19].

Contraindicações: Gravidez, amamentação, crianças menores de 4 anos, oclusão das vias biliares e úlceras gástricas[18,20].

Princípios ativos: curcuminoides (2 a 9 %) ou polifenóis naturais (curcumina, desmetoxicurcumina e bisdesmetoxicurcumina em concentrações de 60,22 e 18%, respectivamente). Em menores proporções (1,5 a 5,5%), óleos essenciais compostos principalmente por turmerona, de-hidroturmerona e cetonas aromáticas. Dentre os curcuminoides, destaca-se a curcumina (diferuloilmetano), principal marcador e princípio ativo da *Curcuma longa*[18,19].

Formas farmacêuticas: Droga vegetal em decocção, extrato seco, tintura, xarope.

Doses recomendadas:[19]

- Extrato seco padronizado a 95% de curcuminoides: prescreve-se uma média de 450 mg ao dia.
- Tintura 1:10, prescrever de 2,5 a 5 mL, de 1 a 3 vezes ao dia.
- Decocção: 1 a 3 g para uma xícara de água (150 mL), de 1 a 3 vezes ao dia.

Efeitos adversos: Altas doses são bem toleradas. Curcuminoides a longo prazo podem apresentar alterações da mucosa gástrica. Relatos de fotossensibilidade em uso diário[18].

Interações medicamentosas: Interações com anticoagulantes interferem na absorção da eficácia da droga quimioterápica (estudo com irinotecano) e aumentou atividade de droga antiviral (estudo com oseltamivir)[18].

Evidências científicas: Devido às suas características químicas, a curcumina possui capacidade de modular múltiplas vias da sinalização celular e afetar vários alvos moleculares diferentes. Inibe fatores de transcrição inflamatórios interleucinas e NF-kB, além de bloquear a expressão de genes de citocinas[21,22].

Estudos têm mostrado que a curcumina pode modular uma variedade de vias relacionadas ao câncer, incluindo ativação de enzimas de fase II, modulação do ciclo celular, indução de apoptose, além de inibição de angiogênese, podendo, desta forma, constituir uma estratégia de prevenção e tratamento do câncer[23].

Em artigo de revisão, foi analisada a ação da curcumina em fatores de transcrição celular em que células carcinogênicas estariam superativadas, e a curcumina agiria diretamente nesta via, induzindo a apoptose ao suprimir a ativação desta, e esta reação de inibição ocorreria em múltiplas células com propensão à formação de tumores. Esta mesma ação de inibição ocorreria com os fatores de transcrição AP-1, NF-KB, sendo responsáveis pelo desenvolvimento e progressão da formação do câncer, ao regular negativamente a expressão de vários genes que produzem mediadores químicos que são adjuvantes na sobrevivência, proliferação celular, invasão, angiogênese, tumorigênese, metástase e inflamação[24].

Outro estudo avaliou uma preparação hidrossolúvel de curcumina sobre a toxicidade induzida pelo quimioterápico cisplatina para verificar os possíveis efeitos protetores *in vitro* e *in vivo*, para identificar alterações na expressão do gene Tp53 (marcador importante de sinalização de tumor). O quimioterápico cisplatina é utilizado para tratar vários tipos de câncer, com potencial para vários efeitos colaterais adversos. Seu principal mecanismo de ação em células tumorais envolve a interação direta do DNA e formação de *crosslinks*, levando a célula a parar o ciclo celular e induzindo a apoptose por ativar a proteína p53. O estudo teve como objetivo principal avaliar o efeito protetor da curcumina hidrossolúvel, verificar a citotoxicidade, neurotoxicidade e genotoxicidade da cisplatina *in vivo* e *in vitro* e sua possível interferência na atividade antitumoral da cisplatina *in vitro*. Os resultados

CAPÍTULO 18 • FITOTERAPIA NO PACIENTE ONCOLÓGICO

encontrados neste estudo sugerem que os efeitos protetores da curcumina poderiam ser seletivos às células sadias, não reduzindo a ação quimioterápica da cisplatina nas células tumorais[25].

Para melhorar a biodisponibilidade da curcumina, alguns medicamentos fitoterápicos utilizam-se de nanotecnologia, com utilização de adjuvantes, porém estudos sugerem que a associação da curcumina com a piperina se mostra benéfica, o alcaloide extraído das sementes de *Pipper nigrum* L. e *Pipper longum* L. inibe os processos de biotransformação a nível intestinal e hepático da curcumina, tornando-a mais biodisponível. A administração da curcumina/piperina se mostra eficaz, produzindo concentrações no soro elevadas, aumentando a biodisponibilidade tanto em ensaios *in vitro* quanto *in vivo*[26].

Silybum marianum (L.) Gaertn

Nomenclatura popular: Cardo-mariano, cardo-do-leite, cardo-santo[18].

Parte utilizada: Fruto[18].

Indicações: Hepatoprotetora, antioxidante, tratamento de distúrbios dispépticos, atividade em cirrose hepática, anti-inflamatória[18].

Contraindicações: Gestação e lactação[18].

Princípios ativos: As substâncias ativas são flavonolignanas (1,5 a 3,0%), denominadas coletivamente silimarina, cujos principais componentes são 4 isômeros, silibina e isosilibina, silicristina e silidianina[20,27].

Formas farmacêuticas: Droga vegetal em infusão, extrato seco e tinturas.

Doses recomendadas:

* Infusão: 1 a 2 colheres de chá da droga vegetal para 1 xícara (150 mL), de 1 a 2 xícaras ao dia.

* Extrato seco padronizado de 70 a 80% de silimarina: de 200 a 400 mg ao dia.

Efeitos adversos: Pode causar efeito laxativo[18].

Interações medicamentosas: Não associar com inibidores de monoamina oxidase devido à presença de tiramina na planta. Interfere na absorção de vários fármacos que utilizam atividades de enzimas do grupo citocromo P450[18]. O período de administração de 175 mg *Silybum marianum* em extrato seco estabilizado em silimarina na ordem de 140 mg, 3 vezes ao dia, por 14 dias, demonstrou que administração crônica de *Silybum marianum* não tem efeitos relevantes sobre o metabolismo do grupo de enzimas do citocromo P450 hepáticas analisadas (5 enzimas), a média geométrica está dentro do faixa de 90% dos índices sugeridos de interação pelo Departamento de Saúde e Serviços Humanos e FDA para o Centro de Avaliação e Pesquisas com drogas (CDER)[28].

Evidências científicas: A silimarina é capaz de atuar em diferentes vias que possuem estreita correlação com o câncer, entre elas, vale destacar sua propriedade anti-inflamatória, sendo capaz de inibir o NF-κB, que, por sua vez, regula a expressão de genes envolvidos na inflamação; atua na modulação da progressão do ciclo celular, evitando proliferação do tumor; induz apoptose; possui atividade antimetastática e ação antioxidante[27,29-31].

A silimarina demonstrou importante atividade antitumoral contra as células de carcinoma de mama humano, gerando a retenção do ciclo de divisão na fase G1, e demonstrou induzir a apoptose em células de leucemia[18].

Na Alemanha, a silibinina é utilizada por via intravenosa para o tratamento de intoxicação aguda com amanitina, desde uma intoxicação com amanitina que ocorreu na década de 1970, em que um estudo mostrou eficácia da desintoxicação que não é possível com nenhuma outra substância[31].

Punica granatum L.

Nomenclatura popular: Romã, romeira[18].

Parte utilizada: Pericarpo da casca[18-20].

Indicações: Diarreias e cólicas intestinais. Atividade antimicrobiana, antiparasitária, cânceres de próstata e mama, atividade antioxidante[18].

Contraindicações: Gravidez e lactação em uso interno[18-20].

Princípios ativos: taninos, alcaloides (peletierina), terpenos, açúcares (manitol), resinas, ácidos orgânicos, flavonoides, amido, inulina e ácido málico[18].

Formas farmacêuticas: droga vegetal em decocção, extrato padronizado, *spray*[18,19].

Doses recomendadas:[18,19]

* Decocção: 2 colheres de sopa (6 g) para 150 mL de água até 3 vezes ao dia.
* Extrato seco padronizado a 40% ácido elágico: 200 a 450 mg ao dia.

Efeitos adversos: Em quantidades excessivas ou em pessoas sensíveis pode causar constipação intestinal, por seu forte efeito adstringente[18].

Interações medicamentosas: Sem relatos[19].

Evidências científicas: Os efeitos antineoplásicos da romã foram descritos em vários tipos de câncer, incluindo mama, estômago, cólon e próstata. O extrato de romã exibe um potente efeito antimutagênico, protegendo o DNA contra vários agentes. Outro mecanismo é por uma ação direta sobre as células neoplásicas, inibindo sua multiplicação, por ação dos polifenóis, inibindo enzimas intracelulares[32,33].

Capacidade de induzir a apoptose em várias células neoplásicas, como de adenocarcinoma mamário e de estômago. Junto a isso, os polifenóis são eficientes inibidores da aromatase, reduzindo a síntese periférica de estrogênios e auxiliando no controle do câncer de mama[32,33].

O extrato da romã pode ter um papel em reduzir a toxicidade da quimioterapia. Em um estudo, ele reduziu significativamente os efeitos tóxicos da adriamicina[34].

Camellia sinensis (L.) Kuntze

Nomenclatura popular: Chá-verde, chá, *green tea*[18,19].

Parte utilizada: Folha[18].

Indicações: Atividade antitumoral, antioxidante, hipolipemiante, antimicrobiana, cardiotônica, ativadora do sistema nervoso central e atividade emagrecedora[18,19].

Contraindicações: Gravidez e lactação em altas doses. Cuidado com o uso em pacientes hipertensos, com úlceras gástricas, insônia e diabetes[18].

Princípios ativos: Constituída quimicamente por vitaminas do complexo B e C; Ácido fenolcarboxílico; taninos; galato de epigalocatequina; catequinas (epicatequina, epigalocatequina, galato-3-epicatequina e galato-3-epigalocatequina), bases púricas (cafeína, teofilina, treobomina). Alguns estudos realizados mostraram que a quantidade de polifenóis do chá branco é superior à do chá-verde, e que a cafeína também parece estar em níveis mais altos no chá branco. Estudos realizados no College of Health and Human

Science mostrou que o chá branco possui níveis mais altos de catequinas em relação a outros chás[18,35,36].

Formas farmacêuticas: Pode ser usado na forma de infusão ou extrações mais concentradas em ativos (tinturas, extratos secos). Existem extratos padronizados em polifenóis em até 95% de epigalocatequina galato (EGCG) até 50%[18,35].

Doses recomendadas:[18,19]

- Infusão: 2 a 3 colheres de sopa da droga vegetal em meio litro de água, de 3 a 4 xícaras (150 mL) diárias.
- Extrato seco padronizado a 50% de epigalocatequina galato: de 100 a 600 mg/dia.

Efeitos adversos: Podem ocorrer efeitos adversos, como insônia (menor efeito do chá branco), constipação e aumento de secreção gástrica. Há relatos na literatura sobre efeitos colaterais tóxicos do uso indiscriminado, principalmente quando o consumo ocorre em jejum e de forma frequente[18,36].

Interações medicamentosas: Interferência na absorção de micronutrientes (como ferro) e na atividade de enzimas digestivas. Pode aumentar efeitos das cumarinas, potencializar a hiperexcitabilidade produzida por IMAO (inibidores da monoaminoxidase) e pelos inibidores de recaptação de serotonina[18,35].

Evidências científicas: Capacidade antioxidante contra peroxidação lipídica. Aumenta a capacidade do sistema antioxidante por ativação da glutationa peroxidase, glutaniona redutase, superóxido desmutase, catalase quinona redutase do intestino delgado, fígado e pulmão. Estudos têm sido realizados para investigar os efeitos do chá-verde na indução da apoptose e inibição do crescimento celular dos cânceres de próstata, mama e cólon[18,35-37].

O consumo frequente de chá-verde está inversamente associado ao risco de vários tipos de câncer, pois apresenta efeitos protetores em fases diferentes do processo de carcinogênese. A atividade quimioprotetora do chá-verde foi observada em pacientes com gastrite crônica e risco de câncer de estômago, e os resultados mostraram uma relação inversa entre o consumo de chá-verde e a incidência de ambas as patologias. Um estudo feito com ratos testou o efeito do chá de *Camellia sinensis* na inibição da carcinogênese hepática, pulmonar e estomacal, induzida pela dietil-nitrosamina (10 mg/kg). O extrato desse chá nas concentrações de 0,6 e 1,25% reduziu o tamanho dos focos neoplásicos em aproximadamente 63% dos animais[37-39].

Zingiber officinale Roscoe

Nomenclatura popular: Gengibre, mangarataia[18].

Parte utilizada: Rizoma[18].

Indicações: Dispepsia com digestão lenta, plenitude pós-prandial, flatulência, refluxo gastroesofágico. Náuseas, vômitos pós-cirúrgicos, cinetose, hiperêmese gravídica. Atividade antioxidante[40,41].

Contraindicações: Uso cauteloso em pacientes em terapia anticoagulante. Seguro até 1 g durante a gestação[18,19].

Princípios ativos: Óleo essencial: monoterpenos (bisaboleno, zingibereno, canfeno, cimol, citral, borneol, mirceno, limoneno, felandreno, gingeróis, gingeronas e shogaol). Sesquiterpenos, álcoois, cetonas, aldeídos monoterpênicos, minerais, aminoácidos e vitaminas[18,40,41].

Formas farmacêuticas: droga seca em decocção, extrato fluido, extrato seco e tintura[18].

Doses recomendadas:

- Decocção: 0,5 a 1 g da droga vegetal em 150 mL de água até 3 vezes ao dia.
- Extrato fluido (1:1): 25 gotas – 2 a 3 vezes ao dia.
- Extrato seco padronizado em 5% de gingerol: 200 a 1.000 mg ao dia.

Efeitos adversos: Consumo alimentício e na forma de extrato bastante tolerada.

Interações medicamentosas: Doses altas interferem na absorção da medicação de base em pacientes com insuficiência cardíaca, coagulopatias e diabetes[18].

Evidências científicas: O gengibre tem sido incluído no "Geralmente Reconhecido como Seguro" (GRAS), documento da FDA (Food and Drug Administration). É categorizado por este órgão como aditivo alimentar, mas atualmente é estudado como um tratamento para as náuseas e vômitos. Na oncologia, utiliza-se o gengibre principalmente como antiemético.

Hu et al., em um estudo randomizado e duplo-cego, demonstraram que o gengibre, na dose de 1,2 g (dividido em 3 cápsulas), aumentou a taxa de esvaziamento gástrico em pacientes com dispepsia funcional, quando comparado com placebo em 11 pacientes diagnosticados pelo critério de Roma III[42].

Um estudo observacional e longitudinal, realizado no ambulatório de quimioterapia do Hospital do Câncer da Universidade Federal de Uberlândia/MG, durante o período de fevereiro a novembro de 2013, com mulheres diagnosticadas com câncer de mama em tratamento antineoplásico, verificou que os antieméticos preconizados não foram eficazes na prevenção ou no tratamento da êmese induzida pela quimioterapia em domicílio[43].

O gengibre demonstrou várias propriedades que podem beneficiar o tratamento de náuseas e vômitos na quimioterapia, incluindo a reversão do efeito inibitório da cisplatina no esvaziamento gástrico de ratos, como o 5-HT3, como antagonista do receptor e como um antioxidante[44].

Um estudo realizado no Ambulatório de Mastologia do Hospital das Clínicas da Faculdade de Medicina de Ribeirão Preto da Universidade de São Paulo (HCFMRP-USP) analisou ocorrências de náuseas e vômitos em mulheres com câncer de mama durante tratamento quimioterápico e identificou que, durante todo o tratamento, 77,3% das mulheres apresentaram náuseas, e 50% apresentaram vômitos, independentemente do protocolo quimioterápico[16].

Zick et al. realizaram um estudo randomizado, duplo-cego, controlado por placebo em 162 pacientes com câncer submetidos à quimioterapia e que tinham experimentado náuseas e vômitos durante pelo menos um ciclo anterior de quimioterapia. Os participantes foram randomizados para receber as doses de 1,0 e 2,0 g de gengibre ou placebo por dia, durante três dias. O desfecho analisado foi a mudança na prevalência de náuseas e vômitos induzidos pela quimioterapia[44]. Outros autores, como Pillai et al., encontraram que o gengibre reduz a intensidade de náuseas e vômitos em crianças e adultos jovens durante o tratamento quimioterápico[45].

Outro estudo de fase II/III, randomizado, duplo-cego, ensaio clínico controlado com placebo e efetuado em 23 grupos de oncologia financiados pelo Programa do Instituto Nacional do Câncer Comunidade Oncologia Clínica (CCOP), teve como objetivo determinar se a suplementação com gengibre seria eficaz para reduzir a severidade da náusea induzida pela quimioterapia em doentes adultos tratados com antieméticos antagonistas do receptor à dexametasona. Foram avaliados 644 pacientes e demonstrou-se que a suplementação de 0,5 a 1 g/dia de gengibre por seis dias, iniciada três dias antes da quimioterapia, diminuiu a incidência de náusea aguda quando comparado ao placebo[46].

Atividade antimutagênica – [6]-gingerol atua nos mecanismos de cascata intracelular, particularmente no fator NF-kappaB e nas proteinoquinases ativadoras da mitogênese[47].

Sugestões de fórmulas

Fórmula 1 – Hepatoprotetora para uso após um ciclo de quimioterapia.

Curcuma longa, extrato seco padronizado 95% de curcuminoides, rizoma – 200 mg.

Sylibum marianum, extrato seco padronizado em 70% de silimarina, fruto – 200 mg.

Aviar X doses em cápsulas vegetais. Consumir 2 doses ao dia, sendo uma dose pela manhã e a outra no final do dia, por X dias ou conforme orientação profissional.

Fórmula 2 – Antiemética

Zengiberis officinalis, droga vegetal, rizoma – 500 g.

Punica granatum, extrato seco padronizado em 40% ácido elágico, fruto – 150 mg.

Aviar X doses em cápsulas vegetais. Consumir 2 doses ao dia, sendo uma dose pela manhã e a outra no meio da tarde, por X dias ou conforme orientação profissional.

Considerações finais

São vários os fatores que podem levar ao desenvolvimento de um câncer, e um deles é o excesso de danos cumulativos. O estresse oxidativo é um marcador importante para prevenir ou controlar um câncer. Quanto maior a presença de peróxido e menor a concentração de antioxidantes endógenos, maior a predisposição ao estresse oxidativo. Muitas formas de câncer são consideradas resultado de reações entre radicais livres e DNA, resultando em mutações que podem afetar negativamente o ciclo celular e potencialmente levar à malignidade.

Outro fator importante para prevenir e tratar tumores diz respeito aos marcadores inflamatórios. As células inflamadas ativadas induzem a excessiva produção de radicais livres que lesionam o DNA, oxidam as bases pirimidinas, purinas e desoxirriboses, mutagênese, que alteram o ciclo celular e os mecanismos de apoptose, levando à proliferação celular descontrolada de células tumorais.

A apoptose é o mecanismo de defesa mais potente contra o câncer, porque este processo elimina o potencial deletério das células mutantes. Diversos são os fatores que podem desencadear a apoptose, entre eles: ligação de moléculas a receptores de membrana, agentes quimioterápicos, radiação ionizante, danos no DNA, choque térmico, deprivação de fatores de crescimento, baixa quantidade de nutrientes e níveis aumentados de espécies reativas do oxigênio.

Compostos bioativos e metabólitos secundários presentes nas plantas medicinais podem participar do controle do estresse oxidativo, da inflamação e contribuir para a apoptose.

Outro ponto da fitoterapia é o controle dos efeitos adversos de algumas medicações sintéticas e dos sintomas causados pela doença, inclusive náuseas e vômitos. As plantas medicinais neste contexto visam melhorar a qualidade de vida dessas pessoas para o andamento do tratamento.

Portanto, a fitoterapia para o paciente oncológico pode ser vista como uma possibilidade complementar, desde que sejam observados vários critérios, principalmente o momento do tratamento do paciente e qual a intervenção está sendo realizada. Recomenda-se o aprofundamento destes diferentes fitoterápicos e mecanismos de ação das plantas medicinais.

Referências

1. INCA – Instituto Nacional do Câncer. Estimativa 2016: incidência de câncer no Brasil. Rio de Janeiro: INCA; 2016. Disponível em: http://www.inca.gov.br/estimativa/2016/estimativa-2016-v11.pdf. [Acesso em 11 jun. 2017].
2. INCA – Instituto Nacional do Câncer. Câncer, o que é? Disponível em: http://www2.inca.gov.br/wps/wcm/connect/cancer/site/oquee. [Acesso em 11 jun. 2017].
3. Dal Molin GT, Cavinatto AW, Colet CF. Utilização de plantas medicinais e fitoterápicos por pacientes submetidos à quimioterapia de um centro de oncologia de Ijuí/RS. O Mundo da Saúde. 2015;39(3):287-298.
4. Brasil. Ministério da Saúde. Secretaria de Atenção à Saúde. Práticas integrativas e complementares. Plantas medicinais e fitoterapia na saúde da família. Secretaria de Atenção à Saúde Departamento de Atenção Básica. Brasília: Ministério da Saúde; 2012.
5. WHO – WORLD HEALTH ORGANIZATION. Regional office for the Western Pacific. Research guidelines for evaluating the safety and efficacy of herbal medicines. Manila: 86, 1993.
6. WHO. The world medicines situation 2011: traditional medicines: global situation issues and challenges. Geneva: 12, 2011.
7. Oliveira LAR, Machado RD, Rodrigues AJL. Levantamento sobre o uso de plantas medicinais com a terapêutica anticâncer por pacientes da Unidade Oncológica de Anápolis. Rev. Bras. Pl. Med. 2014;16(1):32-40.
8. Casarin ST, Heck RM, Schwartz E. O uso de práticas terapêuticas alternativas, sob a ótica do paciente oncológico e sua família. Fam. Saúde Desenv. 2005;7(1):24-31.
9. Vanini M, Barbieri RL, Heck RM, Schwartz E. Utilização de plantas medicinais por pacientes oncológicos e familiares num centro de radioterapia. Enferm. Glob. 2011;10(21).
10. Peixoto MI, Bu EA, Lima ELM, Andrade ETS. Uso de plantas medicinais para tratar câncer por pacientes de Campina Grande – PB. Anais CIEH. 2015;2(1).
11. Araújo EC et al. Uso de plantas medicinais pelos pacientes com câncer de hospitais da rede pública de saúde em João Pessoa (PB). Revista Espaço para a Saúde. 2007;8(2):44-52.
12. Artari RF, Busnello FM, Nunes CHA. Perfil nutricional de pacientes em tratamento quimioterápico em um ambulatório especializado em quimioterapia. Revista Brasileira de Cancerologia. 2010;56(1):43-50.
13. Miranda TV, Neves FMG, Costa GNR, Souza MAM. Estado nutricional e qualidade de vida de pacientes em tratamento quimioterápico. Revista Brasileira de Cancerologia. 2013;59(1):57-64.
14. Piccart MJ, Leo A, Beauduin M, Vindevoghel A, Michel J, Focan C et al. Phase III trial comparing two dose levels of epirubicin combined with cyclophosphamide, cyclophosphamide, methotrexate, and fluoracil in node-positive breast cancer. J Clin Oncol. 2001;19(12):3103-10.
15. Inden HM, Haskell CM, Green SJ, Osborne CK, Sledge GWJR, Shapiro CL et al. Sequenced compared with simultaneous anthracycline and cyclophosphamide in high-risk stage I and II breast cancer: final analysis from INT-0137. J Clin Oncol. 2007;25(6):656-61.
16. Gozzo TO, Souza SG, Moysés AMB, Panobianco MS, Almeida AM. Ocorrência e manejo de náusea e vômito no tratamento quimioterápico em mulheres com câncer de mama. Rev Gaúcha Enferm. 2014;35(3):117-123.
17. Consenso Nacional de Nutrição Oncológica/Instituto Nacional de Câncer José Alencar Gomes da Silva, Coordenação Geral de Gestão Assistencial, Hospital do Câncer I, Serviço de Nutrição e Dietética; organização Nivaldo Barroso de Pinho. 2. ed. rev. ampl. atual. Rio de Janeiro: INCA; 2015.
18. Alonso JR. Tratado de fitofármacos e nutracêuticos. 1. ed. São Paulo: AC Farmacêutica; 2016.
19. Saad G et al. (org.) Fitoterapia contemporânea: tradição e ciência na prática clínica. 2. ed. Rio de Janeiro: Guanabara Koogan; 2016.
20. Lorenzi H, Matos EJA. Plantas medicinais no Brasil: nativas e exóticas. 2. ed. São Paulo: Instituto Plantarum; 2008.
21. Jurenka JS. Anti-inflammatory properties of curcumin, a major constituent of curcuma longa: a review of preclinical and clinical research. Altern Med Rev. 2009;14(2):141-53.
22. Lee HY et al. Turmeric extract and its active compound, curcumin, protect against chronic CCl4-induced liver damage by enhancing antioxidation. BMC Complement Altern Med. 2016;16(1):316.

23. Gaurav K et al. Molecular mechanisms underlying chemo preventive potential of curcumin. Current challenges and future perspectives. Life Sciences. 2016;148.
24. Sung B et al. Cancer cell signaling pathways targeted by spice derived. Nutr Cancer. 2012;64(2):173-197.
25. Mendonça LM. Avaliação de uma preparação hidrossolúvel de curcumina sobre a toxicidade induzida pelo quimioterápico cisplatina: possíveis efeitos protetores in vitro e in vivo, e identificação de alterações na expressão do gene Tp53. 2012. 36 f. Tese (Doutorado em Ciências) – Faculdade de Ciências Farmacêuticas de Ribeirão Preto, Universidade de São Paulo, São Paulo: 2012.
26. Zhou H et al. Targets of curcumin. Curr Drug Targets. 2012;12(3):332-347.
27. Mhamdi B, Abbassi F, Smaoui A, Abdelly C, Marzouk B. Fatty acids, essential oil and phenolics composition of Silybum marianum seeds and their antioxidant activities. Pakistan Journal Of Pharmaceutical Sciences. 2016;29(3):953-9.
28. Kawagushi-Suzuki M et al. The effects of milk thistle (Silybum marianum) on human cytochrome P450 activity. Drug Metab Dispos. 2014;42(10):1611-6.
29. Ahmad N et al. DPPH free radical scavenging activity and phenotypic difference in hepatoprotective plant (Silybum marianum L.). Toxicology and Industrial Health. 2013;(29)5:460-7.
30. Vargas-Mendoza N et al. Hepatoprotective effect of silymarin. World Journal of Hepatology. 2014;6(3):144-9.
31. Abenavoli L, Bellentani S. Milk thistle to treat non-alcoholic fatty liver disease: dream or reality? Expert Review of Gastroenterology & Hepatology. 2013;7(8):677-9.
32. Zahin M, Aqil F, Ahmad I. Broad spectrum antimutagenic activity of antioxidant active fraction of Punica granatum L. peel extracts. Mutat Res. 11. [Epub ahead of print], 2011.
33. Adams LS, Zhang Y, Seeram NP, Heber D, Chen S Pomegranate ellagitannin-derived compounds exhibit antiproliferative and antiaromatase activity in breast cancer cells in vitro. Cancer Prev Res. 2010;3(1):108-13.
34. Adhami VM, Khan N, Mukhtar H. Cancer chemoprevention by pomegranate: laboratory and clinical evidence. Nutr Cancer. 2009;61(6):811-5.
35. Pazinato et al. A química dos chás. 2014;36(3):168-175.
36. College of Health and Human Science. The "new" white tea. Environmental Nutrition. 2003;26(9).
37. Jesus RP et al. Fitoterapia em hepatologia. In: Jesus RP. Nutrição e hepatologia: abordagem terapêutica, clínica e cirúrgica. 1. ed. Rio de Janeiro: Rubio; 2014.
38. Maruyama T et al. Epigallocatechin-3-gallate suppresses liver metastasis of human colorectal cancer. Oncology Reports. 2014;31:625-33.
39. Yang CS, Phabhu S, Landau J. Prevention of carcinogenesis by tea polyphenols. Drug Metabolism Reviews. 2005;33:237-53.
40. Cragg GM, Newman DJ. Plants as source of anticancer agents. Journal of Ethnopharmacology. 2005;100:72-9.
41. Haniadka R et al. A review of the gastroprotective effects of ginger (Zingiber officinale Roscoe). Food & Function. 2013;4(6):845-55.
42. Hu ML, Rayner CK, Wu KL, Chuah SK, Tai WC, Chou YP et al. Effect of ginger on gastric motility and symptoms of functional dyspepsia. World J Gastroenterol. 2011;17(1):105-10.
43. Castro MC, Araújo AS, Mendes TR, Vilarinho GS, Mendonça MA. Efetividade de antieméticos no controle da êmese induzida pela quimioterapia antineoplásica, em domicílio. Acta Paul Enferm. 2014;27(5):412-8.
44. Zick SM, Ruffin MT, Lee J, Normolle DP, Siden R, Alrawi S et al. Phase II trial of encapsulated ginger as a treatment for chemotherapy-induced nausea and vomiting. Support Care Cancer. 2009;17(5):56-372.
45. Pillai AK, Sharma KK, Gupta YK, Bakhshi S. Anti-emetic effect of ginger powder versus placebo as an add-on therapy in children and young adults receiving high emetogenic chemotherapy. Pediatr Blood Cancer. 2011;56(2):234-8.
46. Ryan JL, Heckler CE, Roscoe JA, Dakhil SR, Kirshner J, Flynn PJ, Morrow GR. Ginger (Zingiber officinale) reduces acute chemotherapy-induced nausea: a URCC CCOP study of 576 patients. Supportive Care in Cancer. 2012;20(7):1479-89.
47. Eberhart LH, Mayer R, Betz O, Tsolakidis S, Hilpert W, Morin AM, Geldner G, Wulf H, Seeling W. Ginger does not prevent postoperative nausea and vomiting after laparoscopic surgery, Anesth Analg. 2003;96(4):995-8, table of contents 0003-2999.

Fitoterapia no esporte 19

Daiana Vianna
Juliana da Silveira Gonçalves

Introdução

A fitoterapia é utilizada há anos para melhorar a *performance* física. Atualmente, o uso de fitoterápicos é cada vez mais atraente no meio esportivo devido às extensas atividades de *marketing*. Tanto atletas quanto desportistas fazem uso de fitoterápicos com o intuito de melhorar sua *performance*, sua composição corporal, sua saúde e sua qualidade de vida. A procura por esses fitoterápicos baseia-se na busca por melhorar o desempenho, pela redução da gordura corporal, por promover a saciedade e pelo fornecimento de substâncias antioxidantes e anti-inflamatórias. O fitoterápico também é procurado como alternativa ao uso de drogas proibidas, haja vista que muitas plantas possuem ações esteroide, androgênica, anabolizante e termogênica.

Conforme mencionado, os atletas procuram potenciadores de desempenho, ou seja, suplementos com propriedades ergogênicas, para melhorar a tolerância ao treinamento e aumentar a massa muscular e a força física (ou a resistência).

Exercício de *endurance*

O exercício de *endurance* também é conhecido como exercício de resistência e é classificado como aeróbio. O *endurance* pode ser subdividido em dois tipos de exercícios: o exercício tradicional e o treinamento intervalado de alta intensidade (HIIT). O exercício de resistência tradicional é caracterizado por contrações musculares submáximas contínuas, destinadas a melhorar a produção de energia aeróbia. O HIIT consiste principalmente em breves e intermitentes explosões de movimentos vigorosos, alternados por períodos de repouso ou movimentos de baixa intensidade, com o objetivo de melhorar a produção de energia aeróbia e anaeróbia[23].

Os tipos de exercícios que são classificados nessa modalidade de *endurance* são: eventos únicos ou combinados de corrida, ciclismo e natação (por exemplo, maratonas, triatlon, ultramaratonas, *iron man, ultra iron man*), remo, canoagem, *ski cross country* e patinação de velocidade[36]. A organização olímpica sugeriu mais de 70 modalidades definidas como esporte de *endurance*[63].

É fato conhecido que o exercício de *endurance* melhora a capacidade muscular para oxidar substratos e produzir energia na forma de adenosina trifosfato (ATP). A resistência aeróbia depende principalmente da energia derivada do metabolismo aeróbio, e o sistema de energia aeróbio produz quantidades de energia (ATP) por meio da oxidação de carboidratos, lipídios e proteínas[36]. A contribuição relativa do sistema de energia aeróbio aumenta com a duração do exercício de esforço máximo. O pesquisador Gastin estimou que a contribuição relativa do sistema de energia aeróbio geralmente predomina após 75 segundos de exercício de esforço máximo[22].

O treinamento de *endurance* resulta principalmente na biogênese mitocondrial, que aumenta a densidade capilar, a fibra tipo I e as enzimas, aumentando a utilização de oxigênios e substratos energéticos nos músculos esqueléticos[25]. A prática de exercício físico regular estimula uma série de adaptações fisiológicas e moleculares, e uma delas é a ativação de genes envolvidos na biogênese mitocondrial, por exemplo: ativação do coativador da transcrição gênica PGC-1α[8]. A ativação do PGC-1α desencadeia uma série de ativações de proteínas (fatores de transcrição), que aumentam a quantidade de mitocôndrias e, consequentemente, aumentam a oxidação de ácido graxo e atenuam a glicogenólise (Figura 19.1). Assim, o glicogênio muscular pode ser poupado, o que pode retardar o aparecimento da fadiga muscular e aumentar o desempenho[18,25].

O exercício de *endurance* requer grande quantidade de ATP, o que resulta no acúmulo de ADP e AMP nas fibras musculares recrutadas. Esse déficit energético, por sua vez, ativa a proteína quinase AMP (AMPK), com o objetivo de restaurar a homeostase de energia celular. A degradação do glicogênio muscular durante o exercício também ativa a proteína AMPK, aumentando a expressão do PGC-1α. O aumento do PGC-1α ocorre durante e após o exercício físico, retornando aos valores basais após 24 horas do término da atividade[18,25]. Essa mudança adaptativa na expressão gênica resulta em aumento da função mitocondrial e do desempenho no exercício[2].

O aumento da capacidade oxidativa, por meio da biogênese mitocondrial, eleva a produção de espécies reativas do oxigênio (ERO) (Quadro 19.1), também conhecidas como radical livre[18]. Sabe-se que o treinamento físico pode aumentar o potencial antioxidante do organismo. O potencial antioxidante aumentado pode proteger contra danos associados ao estresse oxidativo induzido pelo exercício. Deve-se enfatizar, no entanto, que o organismo humano é capaz de manter equilíbrio estável entre oxidantes e antioxidantes somente se a intensidade e a duração do exercício forem moderadas[14].

O exercício físico intenso é frequentemente associado ao aumento na produção de radicais livres em vários tecidos. Os radicais livres (RL) são átomos ou moléculas que apresentam um número ímpar de elétrons na camada de valência e são altamente reativos e instáveis. O RL é subproduto das espécies oxidantes reativas formadas por oxigênio (ERO) ou nitrogênio (ERN). A síntese de ERO ocorre na mitocôndria, nos processos de isquemia e reperfusão tecidual e na resposta inflamatória[15].

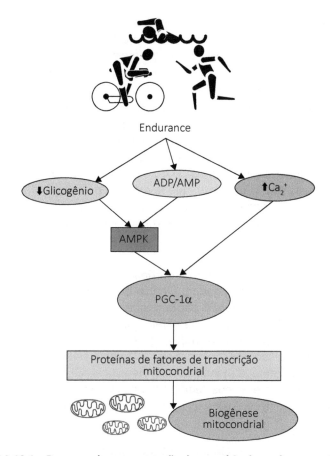

FIGURA 19.1 – Esquema de representação do exercício de *endurance* ativando a biogênese mitocondrial.

O exercício de *endurance* leva à redução do glicogênio muscular e ao déficit celular de energia, e o consumo de adenosina trifosfato (ATP) converte-se em adenosina difosfato (ADP) e em adenosina monofosfato (AMP). Essa depleção do conteúdo de ATP ativa a proteína quinase AMP (AMPK). O exercício aumenta a concentração de cálcio (Ca^{2+}). A proteína AMPK e o fluxo aumentado de cálcio ativam o PGC-1α, que estimula as proteínas de fatores de transcrição mitocondrial, levando à biogênese mitocondrial.
Fonte: Adaptada de Knuiman et al., 2015.

QUADRO 19.1 – Principais espécies reativas de oxigênio.

ESPÉCIES REATIVAS DE OXIGÊNIO	SÍMBOLO
Ânion superóxido	O_2^-
Hidroperoxila	HO_2
Hidroxila	OH
Peróxido de hidrogênio	H_2O_2
Oxigênio *singlet*	$^1O_2$

Fonte: Adaptado de Cruzat et al., 2007.

Os RL oxidam macromoléculas, como lipídios, carboidratos, proteínas e ácido nucleico, causando danos celulares e teciduais. Os humanos possuem mecanismo de defesa antioxidante que neutraliza os RL, como o sistema enzimático (catalase, glutationa peroxidase, superóxido dismutase) e o sistema não enzimático (glutationa, ácido úrico, coenzima Q10, albumina, L-carnitina, transferrina)[7].

A prática de exercício de *endurance* aumenta, por diferentes mecanismos, a síntese de ERO e ERN, o que pode superar a capacidade dos sistemas de defesa antioxidantes, podendo levar ao aumento do estresse oxidativo. O estresse oxidativo é o desequilíbrio entre a formação e a remoção dos radicais livres no organismo, sendo decorrente da diminuição dos antioxidantes endógenos ou do aumento da produção da ERO. Esse desequilíbrio gera um estado pró-oxidante, que favorece a ocorrência das lesões oxidativas em estruturas celulares e macromoléculas, como lipídios, proteínas e ácidos nucleicos. Além disso, o estresse oxidativo induzido pelo exercício pode estar associado à fadiga muscular, ao dano muscular e à diminuição do desempenho físico, ou seja, pode reduzir a *performance*[14].

Na tentativa de reduzir os efeitos deletérios dos RL e a fadiga na *performance*, várias abordagens têm sido empregadas. Dentre os fitoterápicos mais conhecidos por possuírem efeitos ergogênicos sobre a *performance* em exercício de *endurance*, os mais estudados são os fitoterápicos à base de cafeína, por reduzirem a fadiga, e os fitoterápicos que modulam o sistema imune, reduzindo o estresse oxidativo. Os fitoterápicos abordados nesse capítulo são: *Paullinia cupana*, *Camellia sinensis*, *Ilex paraguariensis* e *Cordyceps sinesis*. Conforme já mencionado, a Resolução CFN n. 402/2007 permite ao nutricionista prescrever fitoterápicos registrados na Anvisa. Sendo assim, optou-se por abordar o fitoterápico *Cordyceps sinesis* para nível de conhecimento.

Cordyceps sinensis

Nomenclatura popular: *Dong Chong Xia Cao*, cogumelo chinês.

Parte utilizada: Micélio.

Indicação: Utilizado para tratar fadiga, disfunção renal, impotência sexual. Indicado como anti-inflamatório, antioxidante, hipoglicêmico, hipolipidêmico, imunomodulador, hepatoprotetor e na melhora no desempenho de atletas.

Contraindicações: Para pacientes que sofrem de doenças autoimunes, como artrite reumatoide, lúpus eritematoso sistêmico e esclerose múltipla, é sugerido evitar o uso.

Princípios ativos: Polissacarídeos, cordicepina e derivados, manitol, ergosterol, glicoproteínas e peptídeos contendo ácido a-amino isobutírico.

Formas farmacêuticas: Droga vegetal (encapsulada) e extrato.

Doses recomendadas: Extrato seco padronizado 7% cordicéptico: 100 a 150 mg/Kg de peso. Não ultrapassando 1.000 mg ao dia, uma hora antes do treino.

Precauções: Pacientes submetidos a tratamentos com medicamentos antivirais ou os diabéticos devem ter cautela, pois *Cordyceps* contém agentes hipoglicêmicos e antivirais, o que pode afetar ainda mais a dosagem desses medicamentos[55]. Também não deve ser usado por crianças, gestantes e mulheres que estejam amamentando.

Efeitos adversos: O *Cordyceps* é um dos melhores fungos medicinais conhecidos, por vários aspectos positivos em termos de efeitos farmacológicos, sendo considerados seguros[11,30]. No entanto, alguns estudos mostraram desconfortos gastrointestinais, como boca seca, náuseas e diarreia.

Interações medicamentosas: Esse fitoterápico interage com medicamentos antivirais e hipoglicemiantes.

Evidências científicas: O *Cordyceps sinesis* é um fungo medicinal encontrado no sudeste asiático. O uso do *Cordyceps sinesis* na prática de exercício físico deve-se aos efeitos que estimulam a *performance* (Figura 19.2). A suplementação com *Cordyceps sinesis* estimula a vasodilatação, possivelmente estimulando a liberação de óxido nítrico e aumentando a eficiência da utilização de oxigênio nos tecidos, o que favorece a *performance* no *endurance*[12]. O estudo de Li et al. mostrou que 5 dias de suplementação de *Cordyceps sinesis* (100 a 150 mg/kg) fez aumentar a concentração de hemoglobina sanguínea – o que promoveu a oxigenação nos tecidos e favoreceu o desempenho em exercícios de *endurance*[30].

A suplementação de *Cordyceps sinesis* (333 mg, 3 vezes ao dia, por 12 semanas) melhora o desempenho físico e pode contribuir para o bem-estar em idosos saudáveis[10]. O estudo de Chen et al.[11] mostrou que a suplementação de *Cordyceps sinesis* com *Rhodiola crenulata* por 2 semanas melhora o desempenho em treinamento de alta altitude. Recentemente, número crescente de atletas está treinando em alta altitude para modular o sistema nervoso autônomo, aumentar o nível de eritropoietina (EPO), o conteúdo de glóbulos vermelhos, o teor de hemoglobina (Hb) e a absorção máxima de oxigênio (VO_2max), que aumentam o desempenho atlético[24].

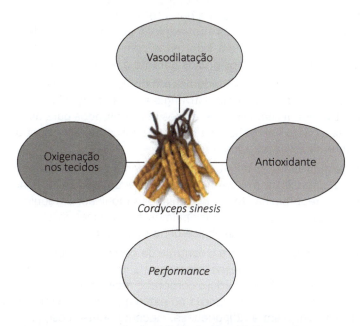

FIGURA 19.2 – Esquema dos benefícios do fitoterápico *Cordyceps sinesis* no exercício de *endurance*.

Fonte: Elaborada pela autoria.

Exercício físico, fitoterápicos e emagrecimento

Os efeitos do exercício físico no metabolismo são bem estabelecidos. O exercício aeróbio e o exercício resistido aumentam o gasto energético, e esse aumento permanece

PARTE 3 – TÓPICOS ESPECIAIS EM FITOTERAPIA

elevado por mais de 24 horas após o treino, o que proporciona a queima de gordura ou carboidrato[53].

É fato conhecido que os carboidratos e as gorduras são as duas principais fontes de energia. A utilização relativa do substrato energético durante o exercício aeróbio depende da sua intensidade. A taxa de oxidação do carboidrato aumenta com a carga de trabalho, enquanto a taxa de oxidação da gordura aumenta com a intensidade baixa para moderada do exercício e diminui acentuadamente com altas intensidades. A intensidade do exercício em que a taxa de oxidação de gordura máxima ocorre foi definida como *Fatmax*. A realização de treinamento de exercícios aeróbios na *Fatmax* altera a composição corporal e melhora a glicemia e a insulinemia[13].

Atletas de *endurance* aumentam a capacidade de oxidar gordura durante o treino e de poupar o glicogênio muscular – e isto está associado à adaptação do músculo esquelético em aumentar o metabolismo de gordura e, dessa forma, favorecer a *performance*. O treinamento de *endurance* é conhecido por aumentar a taxa de oxidação de ácidos graxos, e isso se deve às adaptações que ocorrem com o treino, principalmente a biogênese mitocondrial. O treinamento de exercício de *endurance* aumenta a expressão de enzimas e proteínas envolvidas no transporte, na captação e na oxidação de ácidos graxos[53].

No entanto, a prática de exercícios requer esforço, é demorada, e os efeitos só são visíveis em longo prazo. Portanto, a ingestão de fitoterápicos tornou-se uma alternativa popular porque, muitas vezes, afirma-se que é um método fácil e rápido para aumentar a oxidação da gordura em repouso e durante o exercício. No entanto, as evidências científicas para apoiar o uso desses fitoterápicos são poucas, ainda que, nas últimas décadas, diversas pesquisas tenham sido feitas com o intuito de descobrir estratégias que aumentem a oxidação de ácidos graxos durante e após o exercício[27].

A associação da prática de atividade física e do uso de plantas para emagrecer vem sendo frequentemente utilizada como estratégia para a redução da gordura corporal por praticantes de atividade física. Os fitoterápicos mais utilizados para aumentar a oxidação de ácidos graxos, o gasto energético e a taxa metabólica de repouso são: *Paullinia cupana*, *Camellia sinensis* e *Ilex paraguariensis*.

O extrato de guaraná (*Paullinia cupana*) apresenta composição semelhante ao chá-verde (*Camellia sinensis*) e à erva-mate (*Ilex paraguariensis*), que inclui alta concentração de cafeína, teobromina, teofilina, taninos, saponinas, catequinas, epicelicinas e proantocianinas. Essas substâncias, principalmente a cafeína, possuem efeito antiadipogênico e previnem o acúmulo de triacilglicerol no tecido adiposo[31].

A adipogênese é importante para o controle de gordura corporal; no entanto, sujeitos obesos apresentam alterações nesse processo. Geralmente, praticantes de atividade física diminuem a quantidade de gordura corporal e melhoram a glicemia e a insulinemia. Diversos estudos mostram que mudanças no estilo de vida, na alimentação e na prática de atividade física controlam a adipogênese. Recentemente, pesquisas relatam que os compostos bioativos do guaraná, do chá-verde e da erva-mate reduzem a adipogênese, por regularem a expressão de genes envolvidos neste processo, como Ppary, Creb 1, FoxO1, Gata 3 e Dlk1[31].

Outro fator que leva à redução de gordura corporal pelo consumo dessas ervas é a presença de cafeína. A cafeína inibe a enzima fosfodiesterase, que, por sua vez, é uma enzima que hidrolisa o AMPc (adenosina monofosfato cíclico), transformando-o em AMP; a redução da AMPc inibe a lipólise. Como a cafeína inibe a enzima fosfodiesterase, aumenta a concentração da AMPc, que ativa a lipase, hormônio sensível, o que favorece a lipólise, ou seja, a quebra de lipídios dentro do tecido adiposo. A cafeína aumenta o gasto energético em torno de 3,6 a 7%, com doses inferiores a 500 mg[45,56].

As catequinas também estimulam o gasto energético, por inibirem a enzima catecol--o-metiltransferase (COM). A enzima COM é responsável por degradar composto catecol e neurotransmissores e por transferir o grupo metil para diversas substâncias. Com a inibição dessa enzima, a norepinefrina não é degradada e se liga ao receptor beta--adrenérgico, o que leva ao aumento da oxidação de gordura subcutânea e intramuscular e ao aumento do gasto energético[56].

Paullinia cupana

Nomenclatura popular: Guaraná.

Parte utilizada: Sementes.

Indicação: A Paullinia cupana tem a função de estimular o sistema nervoso central, o sistema cardiovascular e tratar os estresses físico e mental. Também tem funções antidepressivas, antidiarreicas, analgésicas, antipiréticas e antioxidantes, além de propriedades imunomoduladoras.

Contraindicações: Para pacientes que sofrem de doenças autoimunes, como artrite reumatoide, lúpus eritematoso sistêmico e esclerose múltipla, é sugerido evitar o uso.

Princípios ativos: Metilxantinas, saponinas e taninos. A cafeína é o ingrediente mais ativo do guaraná e é, em grande, parte responsável por sua atividade estimulante. Além da cafeína, as sementes secas contêm outras metilxantinas, como teobromina e teofilina; contêm também catequina, epicatequina e procianidinas B1, B2, B3, B4 e A2.

Formas farmacêuticas: Droga vegetal, extrato seco e pó.

Doses recomendadas:

* Extrato seco padronizado a 5% em cafeína: 250 mg, 3 vezes ao dia.
* Pó: 0,5 a 2 g ao dia, utilizado puro ou diluído em água.
* Droga vegetal (encapsulada): 250 mg – 1 a 4 vezes ao dia.

Precauções: Não deve ser utilizado por pessoas com ansiedade, hipertireoidismo, hipertensão, arritmias, problemas cardíacos, estomacais e intestinais, taquicardia paroxística, gastrite e cólon irritável. Também não deve ser usado por crianças, gestantes e mulheres que estejam amamentando.

Efeitos adversos: Em altas doses, pode causar insônia, nervosismo, ansiedade, arritmia, cólicas abdominais e hipocalcemia.

Interações medicamentosas: Não associar com outras drogas com bases xânticas (café, noz de cola, mate), nem com anti-hipertensivos e analgésicos[56].

Evidências científicas: A Paullinia cupana é um cipó encontrado na região do rio Amazonas, no Brasil. A prática de exercício físico extenuante ou exercitar-se em jejum aumenta a produção de radicais livres, afetando o desempenho cognitivo e causando a fadiga precoce. Essas alterações estão relacionadas ao estado nutricional em micronutrientes dos praticantes de exercício físico. Isto é ainda mais exacerbado pela maior excreção de micronutrientes por meio do suor e da urina, durante e após o exercício extenuante. A restrição energética ou o treino em jejum aumenta o risco da deficiência de um ou mais minerais e vitaminas em pessoas fisicamente ativas. Sabe-se que o exercício provoca mudanças bioquímicas e metabólicas no organismo, ocasionando aumento nas necessidades de alguns micronutrientes. Os micronutrientes participam de diversos processos metabólicos, como o metabolismo de carboidratos, proteínas e lipídios, são cofatores na via de produção energética e participam da regeneração celular, na produção de células sanguíneas, na síntese de DNA e na manutenção da bainha de mielina[35,52,57].

Na prática, os atletas e desportistas são aconselhados a atender as recomendações nutricionais de micronutrientes estabelecidas pela Ingestão Diária Recomendada (DRI) para a população saudável. Apesar de não existir uma recomendação específica para atletas ou desportistas, parece haver necessidade maior no aporte de ferro, vitamina D, cálcio e antioxidantes. Teoricamente, o exercício poderia aumentar a necessidade desses micronutrientes[52].

Dada a importância dos micronutrientes para pessoas fisicamente ativas e sabendo que o consumo é inadequado, diversos estudos mostraram que a suplementação de micronutrientes e extrato de ervas, como o guaraná, promove a *performance*, por aumentar o estado cognitivo e reduzir a produção de radicais livres[52].

Nesse sentido, uma opção para melhorar o quadro cognitivo e retardar a fadiga é o enxágue bucal com substâncias ergogênicas. O enxágue bucal realizado com o guaraná (0,4 g/25 mL, antes e duas vezes durante o treino) promoveu controle cognitivo e diminuiu a percepção subjetiva de esforço em jovens submetidos a ciclismo por 40 minutos de exercício submáximo[42].

O estudo de Veasey et al. mostrou que a suplementação de um complexo de vitaminas, minerais e guaraná, antes do exercício, pode melhorar o desempenho físico e, consequentemente, reduzir o esforço percebido durante uma corrida de intensidade moderada em homens ativos[57].

Outro interesse pelo uso do guaraná na prática de atividade física é por esse fitoterápico ter efeito termogênico, estimulando a lipólise, ou seja, a oxidação de gordura. Nesse sentido, Alkhatib et al. mostraram que a suplementação de um produto contendo um *mix* de ervas (guaraná, erva-mate, chá-verde, pimenta caiena, *Saw palmetto*, entre outros), 30 minutos antes do treino (*bike*), ocasionou saciedade, reduziu a percepção de esforço e aumentou a oxidação de ácidos graxos em homens e mulheres ativos[5].

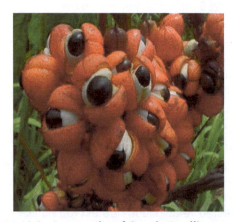
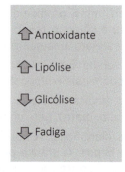

FIGURA 19.3 – Resumo dos efeitos da *Paullina cupana* no exercício de *endurance*.
Fonte: Adaptada de Thomas et al., 2016.

Camellia sinensis

Nomenclatura popular: Chá-verde, chá-branco e chá-preto.

Parte utilizada: Folhas, caules e brotos.

Indicação: A *Camellia sinensis* possui efeitos hipocolesterolêmico, antioxidante, anti--inflamatório, quimioprotetor e anticarcinogênico, além de controlar a glicemia e melhorar os sintomas da arteriosclerose.

Contraindicações: Para pessoas com anemia, sugere-se evitar seu consumo.

Princípios ativos: Polifenóis, flavonóis, catequinas (epigalocatequina-3-galato, epigalocatequina, epicatequina), cafeína, tanino, teaflavina, quercetina, ácidos gálico e clorogênico.

Formas farmacêuticas: Planta, folha seca, droga vegetal (encapsulada) e extrato.

Doses recomendadas:

- Infusão: 2 g dissolvidos em 150 mL de água fervente (1 xícara), tomar de 3 a 5 xícaras de chá ao dia.
- Extrato seco padronizado a 25% catequinas: 100 a 500 mg – 1 a 3 vezes ao dia.

Precauções: Não deve ser utilizado por pessoas com ansiedade, anemia, hipertireoidismo, hipertensão, arritmias, problemas cardíacos, estomacais e intestinais, taquicardia paroxística, gastrite e cólon irritável. Também não devem ser usadas por crianças, gestantes e mulheres que estejam amamentando.

Efeitos adversos: Em altas doses, pode causar insônia, nervosismo, ansiedade, arritmia, hiperatividade, constipação, irritação gástrica, dor de cabeça e vertigem.

Interações medicamentosas: Não associar com outras drogas com bases xânticas (café, noz de cola, mate), nem com anti-hipertensivos, analgésicos e anticoagulantes. A *Camellia sinensis* reduz a biodisponibilidade de ácido fólico e ferro.

Evidências científicas: A *Camellia sinensis* é um arbusto com flores brancas, originário da região sul da China, sendo cultivado na Ásia e nos países da África Central (Figura 19.4).

O estudo de Gahreman et al.[21] mostrou o efeito da combinação do exercício de corrida intermitente e a suplementação de extrato de *Camellia sinensis* (250 mg) em aumentar a oxidação de gordura em mulheres não treinadas. A suplementação de um chá rico em catequinas (570 mg/dia), por 2 meses, por homens praticantes regulares de atividade física, exercício na esteira (5 km/h, 3 vezes na semana), aumentou a taxa de oxidação de gordura, e esse aumento foi 24% maior do que no grupo controle[39]. Um efeito semelhante foi encontrado quando o período de treinamento e de suplementação foi estendido para 10 semanas. Nesse estudo, o consumo diário de 6 a 7 xícaras de chá-verde (contendo 573 mg de catequinas) mais o exercício regular (cicloergômetro, 60 minutos a 60% VO_2max, 3 vezes na semana) aumentaram a utilização de lipídios durante o exercício[29].

Recentemente, estudo de Tsai et al. investigou o efeito de 8 semanas de suplementação do extrato de chá-verde (500 mg/dia) em jovens estudantes submetidos à prática de atividade física (cicloergômetro, 60 minutos a 75% VO_2max). O resultado foi que a suplementação por 8 semanas aumentou a oxidação de gordura após o treino, mas não teve efeito na ressintetização do glicogênio muscular pós-exercício[54].

Esses estudos fornecem uma visão da possibilidade de que a ingestão de chá-verde em longo prazo, em combinação com o treinamento físico, possa ser eficaz na oxidação de gordura corporal.

Estabelecer a influência da *Camellia sinensis* sobre o metabolismo da gordura pode depender de uma série de fatores, incluindo a biodisponibilidade das catequinas, a sensibilidade da medição da oxidação da gordura e os efeitos da *Camellia sinensis* em diferentes populações.

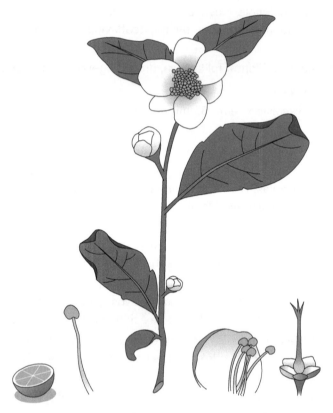

FIGURA 19.4 – Imagem ilustrativa da planta *Camellia sinesis*.
Fonte: Ravindranath et al., 2006.

Parece que a oxidação da gordura sofre variação no dia a dia, que pode ser explicada por uma série de fatores, incluindo dieta, conteúdo de glicogênio muscular, estado de treinamento, nível de atividade física, gênero e composição corporal. Consequentemente, a variação na oxidação da gordura é explicada predominantemente pela variação humana[27].

A biodisponibilidade (metabolismo, absorção e excreção) das catequinas presentes na *Camellia sinensis* são determinadas por bioatividades. Em torno de 98% das catequinas ingeridas sofrem conjugação pela microbiota intestinal e pelo fígado e, por volta de 60 a 120 minutos após a ingestão, essas catequinas passam para o plasma. As catequinas sofrem conjugações (sulfatos e glucuronato) pela microbiota intestinal e são transformadas em derivados de ácidos fenilvalérico, fenilpropiônico, fenilacético e benzoico. Após esta transformação, as catequinas conjugadas são excretadas e transportadas pela corrente sanguínea até o fígado, onde sofrem mais uma etapa de conjugação. O fígado possui enzimas metabólicas, UDP-glicuronil transferase, sulfotransferase e catecol-O--metiltransferase, que finalizam o metabolismo das catequinas.

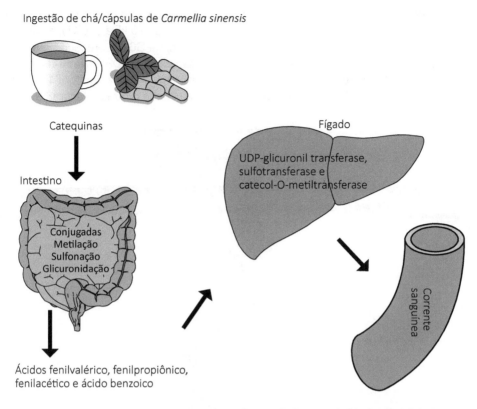

FIGURA 19.5 – Esquema representativo do metabolismo e da biodisponibilidade das catequinas presentes no chá-verde.

Fonte: Adaptada de Hodgson et al., 2013.

Exercício resistido

O exercício resistido é caracterizado por curtas contrações musculares quase máximas que desenvolvem a hipertrofia muscular e/ou a força muscular, por meio do aumento do volume miofibrilar, predominante nas fibras tipo II[25]. O glicogênio é crucial para fornecer energia durante as contrações musculares e para ressintetizar o ATP. De acordo com MacDougall et al.[32], a maior parte do ATP é derivada da glicólise. Sabe-se que uma sessão típica de exercício resistido reduz em aproximadamente de 24 a 40% os níveis de glicogênio muscular. As adaptações do músculo esquelético são determinadas pelo tipo, intensidade e duração do exercício realizado[25].

O exercício resistido estimula a síntese proteica muscular, e este estímulo é duradouro e persiste por pelo menos 48 horas. O fornecimento de suplementos à base de aminoácidos, ou proteínas isoladas ou alimentos fonte de proteína promove a hiperaminoacidemia e a hiperinsulinemia, que, por sua vez, estimulam a síntese proteica muscular e reduzem o catabolismo proteico que ocorre após o treino[40].

A síntese proteica é rapidamente estimulada no músculo após o exercício e o consumo de proteínas. É fato conhecido que os aminoácidos essenciais são cruciais para o processo de síntese proteica; desses, o mais importante é a leucina. O exercício e a leucina estimulam o anabolismo proteico, atuando na transcrição de genes e na tradução de proteínas. O mecanismo pelo qual a síntese proteica ocorre é pela ativação da proteína quinase mTOR. A mTOR ativada fosforila a proteína ribossomal S6 quinase-1 de 70 kDa (S6K1), ativando-a. A S6K1, quando ativada, fosforila e ativa a proteína ribossomal S6, favorecendo a síntese de RNAr, de proteínas ribossomais e de fatores de elongação. O mTOR ativado também atua na regulação de fatores eucarióticos da iniciação (eIFs) e da proteína ligadora 1 do fator de iniciação eucariótico (4E-BP1), que estão envolvidos na síntese proteica (Figura 19.6)[33,59].

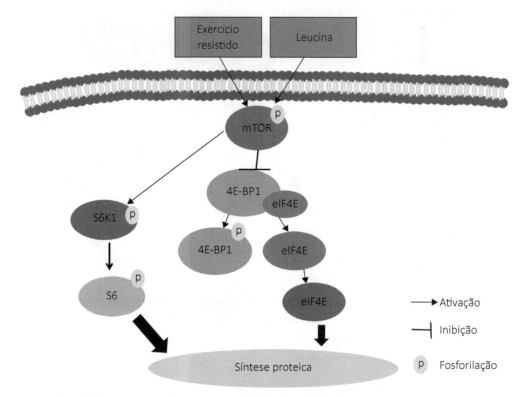

FIGURA 19.6 – Esquema de representação da ativação da síntese proteica pelo exercício resistido e o consumo de aminoácidos.

O exercício resistido e os aminoácidos ativam a mTOR, que desencadeia uma série de reações que levam à ativação da S6K1, que, por sua vez, ativa a proteína ribossomal S6. A ativação da mTOR inibe o complexo 4E-BP1, o que permite que os fatores de transcrições (eIFs) atuem na síntese proteica.
Fonte: Vianna et al., 2010.

O exercício resistido promove uma resposta hormonal crítica para o crescimento e a remodelação dos tecidos, do aumento da força muscular e da hipertrofia. Os hormônios anabolizantes, como a testosterona e o hormônio do crescimento (GH), mostram-se elevados durante 15 a 30 minutos após o exercício. Os protocolos de treino de alto volume, intensidade moderada a alta, com intervalos de descanso curtos, tendem a produzir as maiores elevações hormonais agudas (por exemplo, testosterona, GH e cortisol) em comparação com o baixo volume e alta intensidade. Outros hormônios anabolizantes, como a insulina e o fator de crescimento semelhante à insulina-1 (IGF-1), são também críticos para o crescimento do músculo esquelético. Os hormônios liberados pelo treino resistido desempenham importante papel na hipertrofia muscular, pois aumentam a expressão gênica e a síntese proteica[26].

O desenvolvimento da massa muscular e da força depende, em parte, do estado androgênico, assim, os atletas e os desportistas procuram substâncias capazes de aumentar sua testosterona circulante endógena, garantindo a hipertrofia muscular.

Tribullus terrestris

Nomenclatura popular: *Puncture vine, Tribullus.* Tribulos.

Parte utilizada: Raízes, sementes, frutas e folhas.

Indicação: O *Tribullus terrestris* é utilizado para tratar hipertensão, hipercolesterolemia, cálculo renal, disfunção erétil, impotência sexual, hipogonadismo, infertilidade e melhora no desempenho de atletas.

Contraindicações: Não recomendado para gestantes, lactantes e em crianças. Efeitos colaterais são raros e insignificantes na literatura.

Princípios ativos: Esteroides, saponinas, glicosídeos, alcaloides e flavonoides.

Formas farmacêuticas: Droga vegetal (encapsulada) e extrato.

Doses recomendadas: Extrato seco padronizado em 45% saponinas: 500 a 1.500 mg ao dia.

Precauções: Idosos, pessoas com hipertensão, doenças hepáticas e renais devem ter orientação médica. O uso do fitoterápico deve ser com orientação de um profissional habilitado.

Efeitos adversos: Estudo *in vitro* mostrou que o extrato aquoso de *Tribullus terrestris* causou genotoxicidade. A toxicidade foi realizada apenas em animais, havendo relatos de danos no músculo cardíaco, fígado e rim. O único caso de intoxicação aguda por *Tribullus terrestris* foi relatado em um homem jovem, que consumiu, durante dois dias, alta dose e apresentou hepatite e necrose renal[64]. Assim, os potenciais benefícios e os riscos para a saúde humana, como resultados da suplementação de *Tribullus terrestris*, ainda não estão claros.

Interações medicamentosas: Esse fitoterápico não pode ser utilizado com paracetamol ou acetaminofeno.

Evidências científicas: O *Tribullus terrestris* é uma planta encontrada na África, na Ásia, na Austrália e na Europa. Possui espinhas e flores que amarelam e crescem até um metro de altura. O *Tribullus terrestris* é conhecido há séculos pelo seu efeito no tratamento da impotência sexual.

A suplementação de *Tribullus terrestris* aumenta a produção de testosterona, por estimular a produção do hormônio luteinizante pela glândula pituitária. Dessa forma, contribui para o aumento da massa muscular e, por isso, o *Tribullus* possui efeito ergogênico.

O estudo de Antonio et al.[6] mostrou que a suplementação de *tribullus* e treino resistido por 8 semanas não alteraram a composição corporal de homens jovens quando comparados ao grupo controle. Da mesma forma, outro estudo não encontrou alterações na testosterona sanguínea e do hormônio luteinizante após período de 5 dias de suplementação de *Tribullus* (750 mg/dia)[58]. Em jogadores de rúgbi, durante período de treinamento de 5 semanas utilizando *Tribullus* (450 mg/dia), também não houve mudanças na força e na composição corporal[44].

Em contrapartida, existem dois estudos confirmando efeitos benéficos após o tratamento com produtos farmacêuticos contendo *Tribullus terrestris* e outros componentes. A suplementação de *Tribullus terrestris* (1.875 mg/dia) por 20 dias aumentou a testosterona sanguínea, após 10 dias de suplementação, e reduziu a concentração sanguínea de creatina quinase e lactato em atletas jovens[37]. O outro estudo, conduzido em homens mais velhos com disfunção erétil, apresentou eficácia no tratamento utilizando o produto

"Tradamixina", que contém *Tribullus terrestres*. No período de dois meses, houve melhora da libido e elevação das frações de testosterona sanguínea[28]. Até o presente momento, faltam dados confiáveis sobre a utilidade e o uso seguro de *Tribullus terrestris* no esporte.

Foi realizado um estudo prospectivo, randomizado, duplo-cego, controlado por placebo, durante 18 meses. Nele, um total de 45 mulheres saudáveis, pós-menopáusicas, sexualmente ativas, que relataram diminuição da libido foram selecionadas para participar e foram aleatoriamente designadas para receber 750 mg/dia de *Tribulus* ou placebo durante 120 dias. Os resultados do questionário demonstraram melhora em todos os domínios em ambos os grupos (P < 0,05), nos domínios do desejo (P < 0,01), a excitação/lubrificação (P = 0,02), dor (P = 0,02), e anorgasmia (P < 0,01) em mulheres que usaram *Tribulus*, enquanto nenhuma melhora foi observada no grupo placebo (P > 0,05). Além disso, os níveis de testosterona livre e biodisponível mostraram um aumento significativo no grupo que utilizou a suplementação (P < 0,05). Os autores concluíram que o *Tribullus terrestris* é uma alternativa segura para o tratamento do transtorno do desejo sexual hipoativo em mulheres pós-menopáusicas, e seu provável mecanismo de ação envolve um aumento nos níveis séricos de testosterona livre e biodisponível[50].

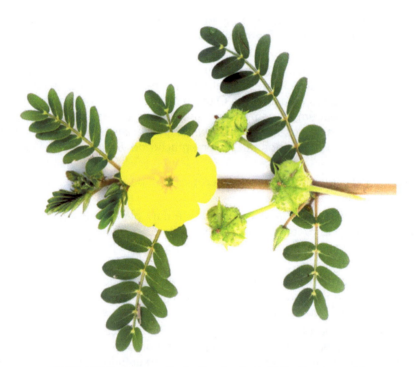

FIGURA 19.7 – Imagem ilustrativa da planta *Tribullus terrestris*.
Fonte: Disponível em: <http://www.goodwholefood.com/tribulus-terrestris-uses/>.

Ptychopetalum olacoides

Nomenclatura popular: Muira puama, Marapuama, Muiarapuama.

Parte utilizada: Casca, folha e raiz.

Indicação: A *Ptychopetalum olacoides* é utilizada para tratar distúrbios menstruais, neurastenia, disenteria, desordens do sistema nervoso central, disfunção erétil e impotência sexual. Possui propriedades antimicrobianas.

Contraindicações: Para pacientes com hipertensão ou problemas cardíacos, durante gestação e lactação, é sugerido evitar o uso.

Princípios ativos: Ácidos graxos (ácidos palmítico, esteárico, araquidônico e lupeol) esteroides (beta-sitosterol, alfa-esterol, estigmasterol, glutinol), taninos, xantinas (cafeína), cumarinas, alcaloides, saponinas e leucoantocianidinas.

Formas farmacêuticas: Casca fresca (*in natura*), droga vegetal (encapsulada), pó e infusão.

Doses recomendadas:

- Decocção da casca rasurada: 2 colheres de sopa para 1 litro de água. Consumir de 1 a 3 xícaras (150 mL) ao dia.
- Pó: 0,5 a 2 g dissolvidos em 250 mL de água, de 1 a 3 vezes ao dia.
- Droga vegetal encapsulada: 50 a 500 mg, de 1 a 3 vezes ao dia.

Precauções: Crianças e idosos devem ter orientação médica. O uso do fitoterápico deve ser com orientação de um profissional habilitado.

Efeitos adversos: O uso da *Ptychopetalum olacoides* pode induzir tremor das mãos, palpitações, ejaculação precoce e convulsão.

Interações medicamentosas: Esse fitoterápico não pode ser utilizado com anfetamínicos. Também não deve ser associado à espirulina, à hidroclorotiazida e à cáscara-sagrada.

Evidências científicas: A *Ptychopetalum olacoides* é uma pequena árvore encontrada na região da Amazônia, sendo conhecida pela sua propriedade afrodisíaca.

Estudos utilizando formulações de Muira puama demonstraram eficácia no tratamento da disfunção erétil masculina e da baixa libido[60] e do menor desejo sexual nas mulheres[65]. Luke[66] cita, em seu artigo de revisão sobre uso de fitoterápicos na *performance*, a Muira puama como sendo um fitoterápico anabólico. Embora não exista comprovação científica, pessoas que tomam Muira puama apresentam aumento do nível de testosterona. A literatura científica referente a esse tema é limitada, e os resultados dos estudos existentes não apresentam conclusões claras.

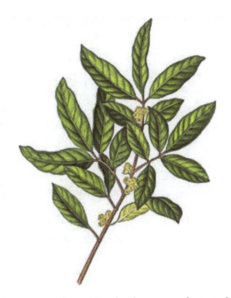

FIGURA 19.8 – Imagem ilustrativa da planta *Ptychopetalum olacoides*.

Fonte: Disponível em: <https://ast.wikipedia.org/wiki/Ptychopetalum_olacoides>.

226 PARTE 3 – TÓPICOS ESPECIAIS EM FITOTERAPIA

No Quadro 19.2, encontra-se um resumo de alguns principais fitoterápicos associados à massa muscular e suas funções.

QUADRO 19.2 – Fitoterápicos associados à massa muscular e suas funções.

PLANTA	PARTE UTILIZADA	FORMA DE USO/DOSE	INDICAÇÃO
Bulbine natalensis (Bulbine)	Planta inteira	• Extrato seco de 500 a 100 mg ao dia	• Aumento da testosterona. • Regulação do eixo hipotálamo-hipófise-gônadas.
Capsicum spp.	Fruto	• Extrato seco padronizado a 40% de capsinoides de 5 a 10 mg ao dia	• Aumento do gasto energético.
Cinnamon ssp. (Canela)	Casca	• Extrato seco padronizado a 50% de polifenóis 500 mg, 2 x ao dia	• Aumento do gasto energético e da oxidação de gordura.
Citrus aurantium (Laranja azeda)	Fruto	• Extrato seco padronizado: • 6% de sinefrina: 500 a 800 mg, 2 a 3 x ao dia • 30% de sinefrina: 100 a 200 mg, 2 a 3 x ao dia	• Aumento da termogênese. • Aumento da taxa de oxidação de gordura e diminuição da taxa de oxidação de carboidratos.
Citrus sinensis (L.) Osbeck	Fruto	• Extrato seco padronizado a 90% de bioflavonoides de 400 a 500 mg ao dia	• Diminuição do peso corporal, IMC e circunferência da cintura e quadril.
Coleus forskohlii	Fruto	• Extrato seco padronizado 10% de forskolin de 100 a 250 mg, 2 x ao dia	• Diminuição do % da massa de gordura. • Aumento da massa corporal magra e dos níveis sérios de testosterona livre. • Diminuição da ingestão alimentar e do ganho de peso.
Curcuma longa (Açafrão)	Rizoma	• Extrato seco padronizado 96% de curcuminoides de 300 a 600 mg, 2 x ao dia	• Diminuição do peso da massa de gordura. • Anti-inflamatório. • Aumento nos níveis de adiponectina e diminuição de leptina sérica.
Eurycoma longifolia (Long Jack)	Raiz	• Extrato seco padronizado a 22% eurypeptídeos: 50 a 200 mg ao dia	• Aumento da testosterona. • Regulação do eixo hipotálamo-hipófise-gônadas. • Inibição da aromatase. • Aumento da força muscular.
Mucuna pruriens (L.) (Mucuna)	Sementes	• Extrato seco 20% Levodopa – 200 a 500 mg ao dia	• Aumento da testosterona. • Regulação do eixo hipotálamo-hipófise-gônadas. • Redução do estresse oxidativo e inflamação.
Piper nigrum (Pimenta-preta)	Frutos	• Extrato seco padronizado a 98% de piperina 20 mg ao dia	• Inibição de 5-alfa-redutase.
Trigonella foenum--graecum (Feno grego)	Sementes	• Extrato seco padronizado a 50% de fenosídeos 500 a 600 mg diário	• Aumento da testosterona. • Inibição da aromatase. • Inibição de 5-alfa-redutase. • Aumento da força muscular.

(Continua)

(Continuação)

QUADRO 19.2 – Fitoterápicos associados à massa muscular e suas funções.

PLANTA	PARTE UTILIZADA	FORMA DE USO/DOSE	INDICAÇÃO
Zingiber officinale (Gengibre)	Rizoma	• Extrato seco padronizado 5% de gingerol de 250 a 1.000 mg ao dia • Pó: 2 a 3 g ao dia	• Diminuição de peso corporal, IMC, circunferência da cintura e quadril, % de gordura, massa de gordura. • Aumento de testosterona (estudo em animais).
Withania somnifera (Ginseng Indiano)	Raiz	• Extrato padronizado à 3% de withanolídeos, 80 mg três vezes ao dia	• Aumento da testosterona. • Regulação do eixo hipotálamo-hipófise-gônadas. • Aumento da força muscular. • Redução do cortisol. • Redução do estresse oxidativo e inflamação.

Fonte: Adaptado de Marques e Loschi (2017).

Outros fitoterápicos indicados no esporte

Ajuga turkestanica – Anexo VIII

Angelica sinensis (Angélica) – Capítulo 22

Cyanotis vaga – Anexo VIII

Cynara scolymos (Alcachofra) – Capítulo 10

Ilex paraguariensis (Erva-mate) – Capítulo 17

Lepidium meyenii (Maca peruana) – Capítulo 22

Prunus africana Hook F (Pigeum africano) – Capítulo 21

Zingiber officinallis (Gengibre) – Capítulo 18

Sugestões de fórmulas

Fórmula 1 – Emagrecimento e energia

Camellia sinensis, extrato padronizado a 25% catequinas, folhas – 500 mg.

Aviar X doses em cápsulas.

Associado com:

Cafeína – 50 mg.

Aviar X doses em cápsulas.

Posologia: Ingerir uma dose de *Camellia sinensis* e uma dose de cafeína 40 minutos antes do treino por X dias ou conforme orientação profissional.

Fórmula 2 – Evento de *endurance* – Dia de competição.

Paullinia cupana, extrato seco padronizado a 5% em cafeína, sementes – 222 mg.

Aviar X doses em cápsulas.

Posologia: Consumir 1 dose 30 minutos antes da prova ou conforme orientação profissional.

Fórmula 3 – Hipertrofia

Tribulus terrestres, seco padronizado a 45% saponinas, frutos – 250 mg.

Aviar X doses em cápsulas.

Posologia: Ingerir de 1 a 3 doses ao dia ou conforme orientação profissional.

Fórmula 4 – Aumento da testosterona e força muscular.

Eurycoma longifolia extrato seco 10:1, raiz – 200 mg.

Tribulus terrestres, seco padronizado a 40% saponinas, frutos – 250 mg.

Lepidium meyenii, pó – 250 mg.

Aviar X doses em cápsulas.

Posologia: Ingerir 1 dose ao dia ou conforme orientação profissional.

Fórmula 5 – Aumento de massa muscular e melhora da resistência física (paciente de 70 kg).

Cyanotis vaga, extrato seco padronizado a 70% beta-ecdisterona, planta inteira – 500 mg.

Tribulus terrestris, extrato seco padronizado a 40% saponinas, frutos – 750 mg.

Aviar X doses em cápsulas.

Posologia: Ingerir 1 dose, 1 hora antes do treino ou conforme orientação profissional.

Considerações finais

A fitoterapia deve ser sugerida para atletas ou desportistas em condições especiais, incluindo aqueles que estão submetidos a uma dieta com restrição calórica ou ao estresse oxidativo, ou aqueles que apresentam desordens alimentares.

O número de estudos que investiga o efeito dos fitoterápicos no esporte é limitado. Assim, mais pesquisas são necessárias antes que conclusões mais firmes possam ser tomadas.

Referências

1. Abudayyak M, Jannuzzi AT, Özhan G, Alpertunga B. Investigation on the toxic potential of Tribulus terrestris in vitro. Pharmacetical Biology. 2015;53(4):469-76.
2. Abreu P, Leal-Cardoso JH, Ceccatto VM. Adaptação do músculo esquelético ao exercício físico: considerações moleculares e energéticas. Revista Brasileira de Medicina do Esporte. 2017;23(1):60-5.
3. Achten J, Jeukendrup AE. Optimizing fat oxidation through exercise and diet. Nutrition. 2004;20(7-8):716-27.
4. Albas CS, Souza JP, Nai GA, Parizi JLS. Avaliação da genotoxicidade da Ilex paraguariensis (erva-mate) pelo teste do micronúcleo. Revista Brasileira de Plantas Medicinais. 2014;16(2):345-9.
5. Alkhatib A, Seijo M, Larumbe E, Naclerio F. Acute effectiveness of a "fat-loss" product on substrate utilization, perception of hunger, mood state and rate of perceived exertion at rest and during exercise. Journal of International Society of Sports Nutrition. 2015;12:44.
6. Antonio J, Uelmen J, Rodriguez R, Earnest C. The effects of Tribulus terrestris on body composition and exercise performance in resistance-trained males. Internaciol Journal of Sport Nutrition and Exercise Metabolism. 2000;10(2):208-15.
7. Avloniti A, Chatzinikolaou A, Deli CK, Vlachopoulos D, Gracia-Marco L, Leontsini D, Draganidis D, Jamurtas AZ, Mastorakos G, Fatouros IG. Exercise-induced oxidative stress responses in the pediatric population. Antioxidants (Basel). 2017;6:(1)1-6.
8. Booth FW, Ruegsegger GN, Toedebusch RG, Yan Z. Endurance exercise and the regulation of skeletal muscle metabolism. Progress in Molecular Biology and Translational Science. 2015;135:129-51.
9. Brasil. Agência Nacional de Vigilância Sanitária. Resolução RDC n. 26, de 13 de maio de 2014, e seu anexo, Instrução Normativa 2/14, dispõe sobre o registro de medicamentos fitoterápicos e o registro e a notificação de produtos tradicionais fitoterápicos. 2014.
10. Chen S, Li Z, Krochmal R, Abrazado M, Kim W, Cooper CB. Effect of Cs-4® (Cordyceps sinensis) on exercise performance in healthy older subjects: a double-llind, placebo-controlled trial. Journal Alternative Complementary Medecine. 2010;16(5):585-90.
11. Chen CY, Hou CW, Bernard JR, Chen CC, Hung TC, Cheng LL, Liao YH, Kuo CH. Rhodiola crenulata- and *Cordyceps* sinensis-based supplement boosts aerobic exercise performance after short-term high-altitude training. High Altitude Medicine & Biology. 2014;15:371-9.

CAPÍTULO 19 • FITOTERAPIA NO ESPORTE

12. Chiou WF, Chang PC, Chou CJ, Chen CF. Protein constituent contributes to the hypotensive and vasorela- xant activities of Cordyceps sinensis. Life Sciences. 2000;66(14):1369-76.
13. Croci I, Borrani F, Byrne N, Wood R, Hickman I, Cheneviere X, Malatesta D. Reproducibility of fatmax and fat oxidation rates during exercise in recreationally trained males. PloS One. 2014;9(6):e97930.
14. Cruzat V, Rogero MM, Borges MC, Tirapegui J. Aspectos atuais sobre estresse oxidativo, exercícios físicos e suplementação. Revista Brasileira de Medicina do Esporte. 2007;13(5):336-42.
15. Deus LA, Simões HG, Neves RVP, Souza MK, Moraes MR, Navarro F, Rosa TS. Associação da variabilidade da frequência cardíaca e estresse oxidativo: o papel do exercício físico. Revista Brasileira de Prescrição e Fisiologia do Exercício. 2017;11(66):366-76.
16. Dulloo AG, Duret C, Rohrer D, Girardier L, Mensi N, Fathi M, Chantre P, Vandermander J. Efficacy of green tea extract rich in catechin polyphenols and caffeine in increasing 24-h energy expenditure and fat oxidation in humans. American Journal of Clinical Nutrititon. 1999;70(6):1040-5.
17. Espinola EB, Dias RF, Mattei R, Carlini EA. Pharmacological activity of Guarana (Paullinia cupana Mart.) in laboratory animals. Journal of Ethnopharmacology. 1997;55(3):223-9.
18. Fan W, Waizenegger W, Lin CS, Sorrentino V, He MX, Wall CE, Li H, Liddle C, Yu RT, Atkins AR, Auwerx J, Downes M, Evans RM. PPARδ promotes running endurance by preserving glucose. Cell Metabolism. 2017;25(5):1186-93.
19. Ferrini MG, Hlaing SM, Chan A, Artaza JN. Treatment with a combination of ginger, L-citrulline, muira puama and Paullinia cupana can reverse the progression of corporal smooth muscle loss, fibrosis and veno- -occlusive dysfunction in the aging rat. Andrology. 2015;4(1):132-6.
20. Freitas GBL, Andriola A, Gauer AG,Ienk LSS. Erva-mate, muito mais que uma tradição, um verdadeiro potencial terapêutico. Revista eletrônica de Farmácias. 2011;3:101-13.
21. Gahreman D, Wang R, Boutcher Y, Boutcher S. Green tea, intermittent sprinting exercise, and fat oxidation. Nutrients. 2015;7(7):5646-63.
22. Gastin PB. Energy system interaction and relative contribution during maximal exercise. Sport Medicine. 2001;31(10):725-41.
23. Gibala MJ, Little JP, Macdonald MJ, Hawley JA. Physiological adaptations to low-volume, high-intensity interval training in health and disease. The Journal of Physiology. 2012;590(5):1077-84.
24. Khodaee M, Grothe HL, Seyfert JH, VanBaak K. Athletes at high altitude. Sports Health. 2016;8(2):126-32.
25. Knuiman P, Hopman MT, Mensink M. Glycogen availability and skeletal muscle adaptations with endurance and resistance exercise. Nutrition & Metabolism. 2015;21(12):59.
26. Kraemer WJ, Ratamess NA. Hormonal Responses and adaptations to resistance exercise and training. Sports Medicine. 2005;35(4):339-61.
27. Hodgson AB, Randell RK, Jeukendrup AE. The effect of green tea extract on fat oxidation at rest and during exercise: evidence of efficacy and proposed mechanisms. Advances in Nutrition. 2013;(2):129-40.
28. Iacono F, Prezioso D, Illiano E, Romeo G, Ruffo A, Amato B. Sexual asthenia: tradamixina versus tadalafil 5 mg daily. BMC Surg. 2012;12(1):S23.
29. Ichinose T, Nomura S, Someya Y, Akimoto S, Tachiyashiki K, Imaizumi K. Effect of endurance training sup- plemented with green tea extract on substrate metabolism during exercise in humans. Scandinavia Journal of Medicine Science in Sports. 2011;21(4):598-605.
30. Li Y, Chen GZ, Jiang DZ. Effect of Cordyceps sinensis on erythropoiesis in mouse bone marrow. Chinese Medical Journal. 1993;106(4):313-6.
31. Lima NDS, Numata EP, Mesquita LMS, Dias PH, Vilegas W, Gambero A, Ribeiro ML. Modulatory Effects of Guarana (Paullinia cupana) on Adipogenesis. Nutrients. 2017;9:(6).
32. MacDougall JD, Ray S, Sale DG, McCartney N, Lee P, Garner S. Muscle substrate utilization and lactate production. Canadian Journal of Applied Physiology. 1999; 24:209-15.
33. Martins CEC, Lima VBS, Schoenfeld BJ, Tirapegui J. Effects of leucine supplementation and resistance training on myopathy of diabetic rats. Physiological Reports. 2017;5(10):1-10.
34. Marques N, Loschi R. Nutrição clínica funcional: fitoterapia aplicada à prática esportiva. 1 ed. São Paulo: Valéria Paschoal; 2017.
35. Maughan RJ. Role of micronutrients in sport and physical activity. British Medical Bulletin. 1999;55(3):683-90.
36. McCormick A, Meijen C, Marcora S. Psychological determinants of whole-body endurance performance. Sports Medicine. 2015;45(7):997-1015.
37. Milasius K, Dadeliene R, Skernevicius J. The influence of the Tribulus terrestris extract on the parame- ters of the functional preparedness and athletes' organism homeostasis. Fiziolohichnyi Zhurnal Journal. 2009;55(5):89-96.
38. Oliveira AA, Segovia JF, Sousa VY, Mata EC, Gonçalves MC, Bezerra RM, Junior PO, Kanzaki LI. Antimicrobial activity of amazonian medicinal plants. Springerplus. 2013;2:371.
39. Ota N, Soga S, Shimotoyodome A, Haramizu S, Inaba M, Murase T, Tokimitsu I. Effects of combination of regular exercise and tea catechins intake on energy expenditure in humans. Journal of Health Sciences. 2005;51:233-6.
40. Phillips SM. A brief review of critical processes in exercise-induced muscular hypertrophy. Sports Medicine. 2014;44(1):71-7.
41. Pokrywka A, Obmiński Z, Malczewska-Lenczowska J, Fijałek Z, Turek-Lepa E, Grucza R. Insights into su- pplements with Tribulus terrestris used by athletes. The Journal of Human Kinetics. 2014;8(41):99-105.

42. Pomportes L, Brisswalter J, Casini L, Hays A, Davranche K. Cognitive performance enhancement induced by caffeine, carbohydrate and guarana mouth rinsing during submaximal exercise. Nutrients. 2017;9(6):589.
43. Ravindranath MH, Saravanan TS, Monteclaro CC, Presser N, Ye X, Selvan SR, Brosman S. Epicatechins purified from green tea (Camellia sinensis) differentially suppress growth of gender-dependent human cancer cell lines. Evidence-Based Complementary and Alternative Medicine. 2006;3(2):237-47.
44. Rogerson S, Riches CJ, Jennings C, Weatherby RP, Meir RA, Marshall-Gradisnik SM. The effect of five weeks of Tribulus terrestris supplementation on muscle strength and body composition during preseason training in elite rugby league players. The Journal of Strength & Conditioning Research. 2007;21(2):348-53.
45. Rudelle S, Ferruzzi MG, Cristiani I, Moulin J, Macé K, Acheson KJ, Tappy L. Effect of a thermogenic beverage on 24-hour energy metabolism in humans. Obesity (Silver Spring). 2007;15(2):349-55.
46. Santos CO, Silveira MLR, Deprá MS, Sautter CK, Hecktheuer LHR. Efeito da concentração e temperatura de infusões aquosas de erva-mate (Ilex paraguariensis st.- hil) comerciais na determinação de grupos de compostos bioativos. 5º Simpósio de Segurança Alimentar Alimentação e Saúde; 26 a 29 de maio de 2015.
47. Selma MV, Espín JC, Tomás-Barberán FA. Interaction between phenolics and gut microbiota: role in human health. Journal of Agricultural and Food Chemistry. 2009;57(15):6485-501.
48. Sethy NK, Singh VK, Sharma S, Sharma RK, Deswal R, Bhargava K, Mishra K. Phytochemical and proteomic analysis of a high altitude medicinal mushroom cordyceps sinensis. Journal of Proteins and Proteomics. 2016;7(3):187-97.
49. Schimpl FC, Da Silva JF, Gonçalves JF, Mazzafera P. Guarana: revisiting a highly caffeinated plant from the amazon. Journal of Ethnopharmacology. 2013;150(1):14-31.
50. Souza KZD, Vale FBC, Geber S. Efficacy of Tribulus terrestris for the treatment of hypoactive sexual desire disorder in postmenopausal women: a randomized, double-blinded, placebo-controlled trial. Menopause. 2016;23(11):1252-56.
51. Teixeira L. Riscos da associação de marapuama com anorexígenos em fórmulas para emagrecer. Arquivos Brasileiro de Endocrinologia e Metabolismo. 2003;5:632.
52. Thomas DT, Erdman KA, Burke LM. Position of the academy of nutrition and dietetics, dietitians of Canada, and the american college of sports medicine: nutrition and athletic performance. Journal of Academy Nutrition and Dietetics. 2016;116(3):501-28.
53. Treuth MS, Hunter GR, Williams M. Effects of exercise intensity on 24-h energy expenditure and substrate oxidation. Medicine and Science in Sports and Exercise. 1996;28(9):1138-43.
54. Tsai TW, Chang CC, Liao SF, Liao YH, Hou CW, Tsao JP, Cheng IS. Effect of green tea extract supplementation on glycogen replenishment in exercised human skeletal muscle. The British Journal of Nutrition. 2017;117(10):1343-50.
55. Tuli HS, Sandhu SS, Sharma AK. Pharmacological and therapeutic potential of Cordyceps with special reference to Cordycepin. 3 Biotech. 2014;4(1):1-12.
56. Türközü D, Tek NA. A minireview of effects of green tea on energy expenditure. Critical Reviews in Food Science and Nutrition. 2017;57(2):254-8.
57. Veasey RC, Haskell-Ramsay CF, Kennedy DO, Wishart K, Maggini S, Fuchs CJ, Stevenson EJ. The effects of supplementation with a vitamin and mineral complex with guaraná prior to fasted exercise on affect, exertion, cognitive performance, and substrate metabolism: A randomized controlled trial. Nutrients. 2015;7(8):6109-27.
58. Van Eenoo P, Delbeke FT, Desmet N, De Backer P. Excretion studies with Tribulus terrestris. In: Schänzer W, Geyer H, Gotzmann A, Mareck U, editors. Recent advances in doping analysis (8) Köln: Sport und Buch Strauß. 2000;13-22.
59. Vianna D, Teodoro GFR, Torres-Leal FL,Tirapegui J. Protein synthesis regulation by leucine. Brazilian Journal of Pharmaceutical Sciences. 2010;46(1):29-36.
60. Waynberg J. Yohimbine vs Muira puama in the treatment of sexual dysfunction. American Journal Natural Medicine. 1994;1:8-9.
61. Yan F, Wang B, Zhang Y. Polysaccharides from Cordyceps sinensis mycelium ameliorate exhaustive swimming exercise-induced oxidative stress. Pharmaceutical Biology. 2014;52(2):157-61.
62. Zan MA, Ferraz AB, Richter MF, Picada JN, De Andrade HH, Lehmann M, Dihl RR, Nunes E, Semedo J, Da Silva J. In vivo genotoxicity evaluation of an artichoke (Cynara scolymus L.) aqueous extract. Journal of Food Science. 2013;78(2):T367-71.
63. Olympic Org. Sports list of summer and winter Olympic sports, 2019. Disponível em: https://www.olympic.org/sports.
64. Talazas AH, Abbasi MR, Abkhiz S, Dashti-Khavidaki S. Tribulus terrestris-induced severe nephrotoxity in a young healthy male. Nephrol Dial Trnsplant. 2010;25:3792–3793.
65. Waynberg J, Brewer S. Effects of Herbal vX on Libido and Sexual Activity in Premenopausal and Postmenopausal Women. Adv Therapy (2000) 17: 255, 2000.
66. Luke R B. Selected herbals and human exercise performance, The American Journal of Clinical Nutrition. 72(2):624-636, 2000.

Fitoterapia – da gestação à pediatria 20

Joyce Moraes Camarneiro
Juliana da Silveira Gonçalves

Introdução

A fitoterapia é uma prática complementar em saúde mundialmente empregada, e levantamentos realizados em diferentes países evidenciaram que sua utilização vem se tornando cada vez mais popular[1], e seu uso passa de geração para geração.

Desde os tempos remotos, o ser humano vem buscando conhecimento sobre as plantas medicinais, pois, além de serem utilizadas na prevenção de patologias, são de fácil acesso à população, menos agressivas à saúde, causando menos efeitos colaterais, tornando-se uma importante ferramenta para a realização do cuidado integral à saúde[2]. Com base nessa informação, muitas gestantes utilizam plantas medicinais como um tratamento alternativo, pois acreditam ter menos efeitos colaterais e toxicidade.

As plantas medicinais possuem um grande potencial terapêutico, e seu uso é justificado pela prática da população adepta a esta terapia complementar. Entretanto, o uso de espécies vegetais não deve ser embasado somente em experiências individuais, mas também nos resultados de estudos científicos controlados que garantam a eficácia terapêutica desta prática alternativa[3].

Na década de 1980, iniciaram-se pesquisas para verificar o uso de terapias alternativas de gestantes e mães em Centros de Saúde na cidade de São Paulo. Investigou-se sobre como eram utilizadas e sobre como eram obtidos os conhecimentos sobre as plantas medicinais. Constatou-se que 84,6% das gestantes-mães já tinham utilizado a fitoterapia para diversos males, incluindo tentativas de aborto (com sucesso ou não). Outras, porém, conheciam, mas não utilizavam, por não acreditarem ou por não encontrarem as plantas de que necessitavam[4].

No estado do Piauí, realizou-se um trabalho com mulheres mães de crianças de até cinco anos para comparar saberes científicos e populares no uso de plantas medicinais em condições de saúde-doença. Essas mães tinham pouco contato com médicos, mas muito contato com farmácias vivas, criadas pela Universidade Federal do Ceará, a fim de viabilizar a utilização de plantas medicinais àqueles que não tinham acesso à alopatia.

PARTE 3 – TÓPICOS ESPECIAIS EM FITOTERAPIA

Ressaltou-se que a utilização das plantas medicinais como integrante dos programas de atenção básica em saúde pode ser uma alternativa terapêutica devido ao baixo custo, havendo uma facilidade na aquisição e uma compatibilidade com a cultura da população atendida[5].

Esses achados reforçam nossa crença na importância dos profissionais devidamente capacitados em fitoterapia como prática complementar no cuidado dos nossos pacientes, para que possamos orientá-los sobre a forma adequada do cultivo, conservação e preparo das ervas. É realmente necessário que se investigue e demonstre para que serve e como utilizar a fitoterapia de maneira satisfatória e eficaz. Para isso, o número de pesquisas vem aumentando dia a dia[6], mas, infelizmente, os estudos sobre a segurança do uso da fitoterapia em gestantes e crianças ainda são escassos.

Cabe ressaltar que a segurança e eficácia na utilização de drogas vegetais devem sustentar-se na existência de literatura científica relevante sobre a demonstração de sua atividade farmacológica e sua eficácia clínica, assim como sobre sua toxicidade[7]. A dosagem e a frequência a serem utilizadas devem ser avaliadas criteriosamente, bem como o conhecimento da não toxicidade de acordo com estudos pré-clínicos e clínicos[8].

Além disso, existe uma carência de conhecimentos nessa área, representando, assim, um relevante espaço a ser preenchido. Nesse sentido, avanços em pesquisas nessa área fundamentariam uma formação e práticas voltadas para a adequação dos profissionais às realidades regionais e às tendências mundiais de diversificação das práticas de atendimento à saúde, inclusive na área da assistência pediátrica, embasados cientificamente para orientar a população em geral[9].

Fertilidade

Pode-se definir infertilidade como a não ocorrência de gravidez após um ano de relações sexuais sem método contraceptivo. De acordo com a Organização Mundial da Saúde (OMS), aproximadamente 80 milhões de pessoas enfrentam dificuldades para engravidar, e diversos fatores podem contribuir para a infertilidade[10].

O uso de fitoterápicos pode interferir nas fases do ciclo menstrual, promovendo sua regulação e reduzindo sintomas, como retenção de líquidos. No entanto, as ações de fitoquímicos são diversas, podendo acarretar respostas positivas ou negativas na fertilidade. É importante ressaltar que a prescrição de qualquer fitoterápico deve ser suspensa em casos de sucesso na fecundação e sempre deve ser feita com segurança por profissionais qualificados[10].

Hibiscus sabdariffa

As flores desta planta possuem fitoquímicos que podem inibir o crescimento de células trofoblásticas, promovendo a regressão do corpo lúteo e a diminuição da progesterona[11], contribuindo para o insucesso de uma gestação.

Um estudo em modelo animal mostrou que o *Hibiscus* exerceu 100% de efeito anti-implantação, desempenhando atividade antizigótica e blastocitotóxica. O efeito do estrogênio foi revertido assim que o uso foi interrompido[12].

Com base nesses dados, esta planta não é recomendada para mulheres que estão tentando engravidar, apesar de, até o momento, não haver estudos científicos que comprovem essa ação em seres humanos.

Mormodica charantina

Popularmente conhecido como melão-de-são-caetano, este fitoterápico promove a redução nos níveis de estradiol e progesterona, alterando o ciclo menstrual. Um estudo com vinte ratas que usaram o *Mormodica charantia* para fertilidade concluiu que esta planta tem efeito anti-infertilidade de uma forma dose-dependente, com uma diminuição no efeito negativo na suspensão do seu uso[13]. É também uma planta não recomendada para aumentar a fertilidade.

Vitex agnus catus

Está entre as plantas mais prescritas e estudadas para mulheres em idade fértil, devido aos seus fitoquímicos, que reduzem a secreção de prolactina e atuam na normalização da fase lútea pelo aumento do estradiol. Com o ciclo menstrual regular, ocorre o favorecimento na ovulação e aumento nas chances de fecundação[14-16].

É muito usado para mulheres com síndrome do ovário policístico (SOP), auxiliando na regulação do ciclo menstrual. Um estudo mostrou que, após 3 meses de uso por mulheres em idade fértil, este fitoterápico promoveu um aumento na produção de progesterona na fase lútea, normalização do ciclo menstrual, e 26% engravidaram ao término do período de intervenção[15].

O *Vitex agnus catus* também aumenta a defesa antioxidante, contribuindo com a redução de efeitos lesivos do envelhecimento no sistema reprodutor feminino[16].

Vale ressaltar que esta planta deve ser utilizada com acompanhamento de um profissional qualificado e deve ser suspensa assim que houver gestação.

Medicago sativa

Chamada de alfafa, possui fitoquímicos, aminoácidos, minerais e fito-hormônios que podem promover o aumento da secreção de hormônio luteinizante (LH) e estradiol, estimulando, assim, os folículos ovarianos e a formação de corpo lúteo. Esta planta apresenta efeito tanto agonista como antagonista da resposta estrogênica e promove a resposta pituitária, contribuindo para a descamação do endométrio no final do ciclo. Estudos já evidenciaram que a ação do *Medicago sativa* é potencializada quando usada associada à *Salvia officinalis*[10,17]. Importante lembrar que essa planta medicinal deve ser utilizada para regular o ciclo menstrual, não devendo ser usada na gestação.

Glycyrrhiza glabra

Também conhecida como alcaçuz, contém fitoestrógenos que podem induzir a ovulação e, consequentemente, a gravidez, pela ação do estrógeno-*like*[18,19].

Gestação

O período gestacional é constituído por 40 semanas e é considerado um processo fisiológico que causa mudanças nos órgãos, sistemas e vias metabólicas do organismo materno[20].

O primeiro trimestre gestacional é caracterizado por modificações biológicas devido à intensa divisão celular que ocorre nesse período (hiperplasia celular), enquanto o segundo (hiperplasia e hipertrofia celular) e terceiro trimestres (hipertrofia celular) recebem influências diretas do meio externo na condição nutricional do feto, pois o estilo de vida da mãe, ingestão de nutrientes e o estado nutricional são determinantes para o desenvolvimento e crescimento saudável do feto[21].

De acordo com as situações comuns na gestação, destacam-se no primeiro trimestre as náuseas e vômitos, queixas comuns durante as primeiras semanas de gestação, afetando cerca de 80 a 90% das grávidas em graus variados, sendo comumente referidos no período da manhã, embora possam ocorrer a qualquer hora do dia ou da noite. Esses sinais geralmente aparecem da 4ª a 9ª semana de gestação, atingindo pico da 7ª a 12ª semana, e cedendo a partir da 16ª semana[22,23]. Esses sintomas se manifestam devido às grandes mudanças hormonais ocorridas no início da gravidez. A partir do segundo trimestre, a disposição alimentar volta ao normal, sendo criteriosa a escolha dos alimentos e hábitos alimentares[21].

Na maioria das situações, essas queixas não implicam efeitos adversos no desfecho da gravidez; no entanto, são fatores importantes de ansiedade para as grávidas e suas famílias, levando a absentismo laboral em cerca de 25% dos casos[24]. Normalmente, as gestantes ficam apreensivas sobre a toxicidade potencial de medicamentos convencionais, sendo comum utilizarem plantas medicinais para melhorar algum desconforto, como os primeiros sintomas da gestação[25,26]. De fato, há evidências de efeitos negativos associados à utilização de alguns medicamentos à base de plantas, além da limitação de dados de segurança quanto a sua utilização durante a gravidez[27,28].

A Hiperêmese Gravídica (HG) é caracterizada por vômitos graves e persistentes durante a gravidez, e geralmente em 2% dos casos precisa-se de hospitalização[22,23]. Dependendo da gravidade, pode levar a desidratação, desequilíbrio eletrolítico, insuficiência hepática, possíveis danos ao feto e, em casos extremos, a morte da mãe[23,29,30].

O tratamento farmacológico é complicado, devido ao fato de que, durante a gestação, ocorrem muitas alterações fisiológicas que influenciam a distribuição, absorção e excreção de drogas, além de muitas poderem atravessar a placenta por difusão simples e afetar diretamente o feto[21]. Portanto, nem todos os medicamentos são seguros durante a gravidez. O tratamento não farmacológico, ou seja, com plantas medicinais, inclui o uso de chás e mudanças no estilo de vida, como hábitos alimentares saudáveis e atividade física regular[23].

De acordo com Ferro[31], a grande maioria das plantas carece de estudos que garantam a segurança da utilização durante o período da gestação, especialmente no primeiro trimestre. Para enjoos matinais e hiperêmese gravídica, temos evidências do uso do gengibre (*Zingiber officinale*), hortelã (*Mentha spp.*), ameixa (*Prunus spp.*) e dente-de-leão (*Taraxacum officinale Weber*). Para prevenção de pré-eclâmpsia, utilizam-se a borragem (*Borago officanilis L.*), linhaça (*Linumusitatissimum L.*) e prímula (*Oenotherabiennis L.*) Em casos de depressão pós-parto, utilizam-se alcaçuz (*Glycyrrhiza glabra*), ginseng coreano (*Panax ginseng C.A. Meyer*) e o vitex (*Vitex agnus-castus*)[31].

Uma pesquisa com gestantes italianas observou que 81% utilizavam plantas medicinais, e que grande parte recebia orientação médica para isso. As plantas mais utilizadas eram: *Zingiber officinale* (gengibre), *Matricaria recutita* (camomila), *Pimpinella anisum* (erva-doce), *Melissa officinalis* (erva-cidreira), *Valeriana officinalis* (valeriana) e *Vaccinium macrocarpon* (cranberry)[32].

Outra pesquisa com 578 gestantes com vinte semanas de gestação mostrou que 57,8% utilizavam uma ou mais plantas medicinais, entre: *Zingiber officinale* (gengibre), *Matricaria recutita* (camomila), *Vaccinium macrocarpon* (cranberry), *Rubus idaeus* (framboesa), *Mentha piperita* (hortelã) e *Echinacea* purpúrea (equinácea)[33].

CAPÍTULO 20 • FITOTERAPIA – DA GESTAÇÃO À PEDIATRIA **235**

Para a prescrição de fitoterápicos na gestação, utiliza-se o mesmo critério desenvolvido para fármacos, seguindo a tabela proposta por Yankowitz e Niebyl[35] para as cinco categorias de risco para medicamentos, que constam no Quadro 20.1.

QUADRO 20.1 – Categoria de risco do medicamento de acordo com sua descrição.

CATEGORIA DE RISCO	DESCRIÇÃO
A	Estudos controlados não mostraram risco.
B	Não há evidência de risco em humanos.
C	O risco não pode ser afastado.
D	Há evidência positiva de risco.
X	Contraindicados na gravidez.

Fonte: Yankowitz e Niebyl (2001).

A seguir, descrevemos algumas plantas recomendadas na gestação com sua respectiva categoria de risco:

A: –

B: *Senna alexandrina* Mill. (Sene).

C: *Peumus boldus* (Boldo); *Silybum marianum* (Cardo mariano); *Rhamnus purshiana* DC. (Cáscara-sagrada); *Aesculus hippocastanum* (Castanha-da-índia); *Matricaria chamomilla L.* (Camomila); *Cynara scolymus L.* (Alcachofra); *Vaccinium myrtillus* (Mirtilo).

D: *Glicine max* (Soja).

X: *Capsicum annum L* (Pimenta); *Rosmarinus officinalis* (Alecrim); *Salix alba* (Salgueiro).

O Rio de Janeiro é o único Estado brasileiro que possui uma legislação sobre a utilização de plantas medicinais por mulheres grávidas. A Resolução da Secretaria de Estado de Saúde/RJ n. 1757 leva em conta o potencial tóxico, teratogênico e abortivo de diversas espécies vegetais medicinais e visa alertar a população em geral e os profissionais de saúde sobre o risco do uso indiscriminado de espécies medicinais. Contraindica-se o uso interno de drogas vegetais medicinais durante o primeiro trimestre de gestação e lactação, cujos efeitos toxicológicos não tenham sido investigados, bem como de produtos que tenham efeitos tóxicos comprovados[36]. A seguir, tem-se o quadro proposto pela legislação com plantas e sua justificativa de não ser utilizada na gestação e lactação.

QUADRO 20.2 – Plantas medicinais contraindicadas na gestação e lactação.

NOME COMUM	NOME BOTÂNICO	RESTRIÇÃO PARA USO INTERNO	JUSTIFICATIVA
	Acalypha indica	• Gestação	• Emenagoga
	Achyranthes áspera	• Gestação	• Emenagoga • Abortiva
Babosa	*Aloe spp.*	• Gestação • Lactação	• Emenagoga • Abortiva • Mutagênica • Ocitóxica • Catártica
Angélica europeia	*Angelica archangelica*	• Gestação	• Emenagoga • Estimulante do útero

(Continua)

(Continuação)

QUADRO 20.2 – Plantas medicinais contraindicadas na gestação e lactação.

NOME COMUM	NOME BOTÂNICO	RESTRIÇÃO PARA USO INTERNO	JUSTIFICATIVA
Angélica chinesa	*Angelica sinensis*	• Gestação	• Estimulante do útero • Emenagoga
Arnica	*Arnica montana*	• Gestação • Lactação	• Estimulante do útero • Alta toxicidade
Bardana	*Arctium lappa*	• Gestação	• Estimulante do útero • Ocitóxica
	Areca cathechu	• Gestação	• Teratogênica fetotoxina
Alho	*Allium sativum*	• Lactação	• Cólicas no lactente
Artemísia	*Artemisia vulgaris*	• Gestação	• Emenagoga • Abortiva
Losna	*Artemisia absinthium*	• Gestação • Lactação	• Emenagoga • Neurotóxica • Ocitóxica
	Albizia julibrissin	• Gestação	• Emenagoga • Citotóxica
Uva-ursi	*Arctostaphylos uva-ursi*	• Gestação • Lactação	• Ocitóxica • Citotóxica • Ação emética
Mil-folhas	*Achillea millefolium*	• Gestação	• Estimulante do útero • Contraceptiva • Abortiva • Emenagoga
Jarrinha, Mil-homens	*Aristolochia sp.*	• Gestação	• Estimulante do útero • Abortiva • Nefrotóxica • Carcinogênica
	Astragalus lentiginosus	• Gestação	• Abortiva • Teratogênica
Carqueja	*Baccharis sp.*	• Gestação	• Abortiva • Relaxante do útero
Mostarda	*Brassica alba*	• Gestação	• Emenagoga • Abortiva
Sena	*Cassia senna L.*	• Gestação • Lactação	• Estimulante do útero • Abortiva • Catártica
Calêndula	*Calendula officinalis*	• Gestação	• Emenagoga • Abortiva
Açafrão falso	*Curcuma longa*	• Gestação	• Emenagoga • Abortiva
Zedoária	*Curcuma zedoaria*	• Gestação	• Abortiva
Quina verdadeira	*Cinchona spp.*	• Gestação	• Estimulante do útero • Abortiva • Teratogênica
	Corydalis yanhusuo	• Gestação	• Emenagoga
	Coptis chinensis	• Gestação	• Emenagoga
	Colchicum autumnale	• Gestação	• Mutagênica • Fetotoxina

(Continua)

CAPÍTULO 20 • FITOTERAPIA – DA GESTAÇÃO À PEDIATRIA **237**

(Continuação)

QUADRO 20.2 – Plantas medicinais contraindicadas na gestação e lactação.

NOME COMUM	NOME BOTÂNICO	RESTRIÇÃO PARA USO INTERNO	JUSTIFICATIVA
Mirra	*Commiphora myrra*	• Gestação	• Emenagoga • Abortiva
	Commiphora momol	• Gestação	• Emenagoga
Capim-santo, capim-limão	*Cymbopogon citratus*	• Gestação	• Relaxante do útero
Abútua	*Chondodendron tomentosum*	• Gestação	• Emenagoga
Erva-de-santa-maria, mastruço	*Chenopodium ambrosioides*	• Gestação • Lactação	• Emenagoga • Abortiva • Alta toxicidade
Alcachofra	*Cynara scolymus*	• Lactação	• Sabor amargo ao leite
Boldo	*Coleus barbatus*	• Gestação	• Abortiva
Cimicifuga	*Cimicifuga racemosa*	• Gestação • Lactação	• Ação hormonal • Irritante do trato digestivo dos lactentes
	Conium maculatum	• Gestação	• Teratogênica
Crataego	*Crataegus oxyacantha*	• Gestação	• Reduz motilidade uterina
Crisantemo	*Crysanthemum vulgare*	• Gestação	• Abortiva
Trombeteira	*Datura stramonium*	• Gestação	• Abortiva • Tóxica
Cavalinha	*Equisetum arvense*	• Gestação • Lactação	• Causa deficiência de tiamina
Efedra	*Ephedra sinica*	• Gestação • Lactação	• Estimulante do útero • Estimulante do sistema nervoso central
	Eupatorium perfoliatum	• Gestação	• Abortiva
	Euphatorium purpureum	• Gestação • Lactação	• Abortiva • Hepatotóxica
	Eupatorium cannabicum	• Gestação • Lactação	• Emenagoga • Abortiva • Hepatotóxica
Erva doce	*Foeniculum vulgare Miller*	• Gestação	• Ação hormonal • Emenagoga • Abortiva
	Forsythia suspensa	• Gestação	• Emenagoga
Fucus	*Fucus vesiculosus*	• Gestação	• Ação hormonal
Alcaçuz	*Glycyrrihiza glabra*	• Gestação	• Emenagoga • Ação hormonal
Alcaçuz chinesa	*Glycyrrihiza uralensis*	• Gestação	• Emenagoga • Ação hormonal
Algodoeiro	*Gossypium herbaceum*	• Gestação	• Emenagoga
Garra-do-diabo	*Harpagophytum procumbens*	• Gestação	• Ocitóxica

(Continua)

PARTE 3 – TÓPICOS ESPECIAIS EM FITOTERAPIA

(Continuação)

QUADRO 20.2 – Plantas medicinais contraindicadas na gestação e lactação.

NOME COMUM	NOME BOTÂNICO	RESTRIÇÃO PARA USO INTERNO	JUSTIFICATIVA
Hera	*Hedera helix*	• Gestação	• Estimulante do útero • Abortiva
Hibisco	*Hibiscus rosa-sinensis*	• Gestação	• Emenagoga • Abortiva
	Hyssopus officinalis	• Gestação	• Emenagoga • Abortiva
Hipérico	*Hypericum perforatum*	• Gestação	• Emenagoga • Estimulante do útero • Abortiva
	Inula viscosa	• Gestação	• Abortiva
Alga kombu	*Laminaria kombu*	• Gestação • Lactação	• Interfere nas funções da tireoide
Erva-macaé	*Leonurus heterophyllus*	• Gestação	• Emenagoga • Estimulante do útero • Abortiva
	Leonurus sibiricus	• Gestação	• Emenagoga
	Leonurus cardiaca	• Gestação	• Emenagoga
	Levisticum officinale	• Gestação	• Emenagoga
Linhaça	*Linum usitatissimum*	• Gestação	• Emenagoga
	Ligusticum chuanxiang	• Gestação	• Emenagoga • Abortiva
	Ligusticum wallichii	• Gestação	• Emenagoga • Abortiva
	Lobelia inflata	• Gestação	• Relaxante do útero • Tóxica
Camomila	*Matricaria recutita*	• Gestação	• Emenagoga • Relaxante do útero
Espinheira-santa	*Maytenus ilicifolia*	• Lactação	• Redução do leite
	Maytenus aquifolium	• Lactação	• Redução do leite
Poejo	*Mentha pulegium*	• Gestação	• Emenagoga
Hortelã pimenta	*Mentha piperita*	• Gestação	• Emenagoga • Teratogênica
Hortelã japonesa	*Mentha arvensis*	• Gestação	• Emenagoga • Abortiva
Guaco	*Mikania glomerata*	• Gestação	• Interfere na coagulação sanguínea
Melão-de-são-caetano	*Momordica charantia*	• Gestação	• Emenagoga • Abortiva
Noz-moscada	*Myristica fragrans*	• Gestação	• Abortiva
Anis	*Pimpinella anisum*	• Gestação	• Ação hormonal • Emenagoga
Jaborandi	*Pilocarpus jaborandi*	• Gestação	• Estimulante do útero • Abortiva

(Continua)

(Continuação)

QUADRO 20.2 – Plantas medicinais contraindicadas na gestação e lactação.

NOME COMUM	NOME BOTÂNICO	RESTRIÇÃO PARA USO INTERNO	JUSTIFICATIVA
Quebra-pedra	*Phyllantus niruri*	• Gestação • Lactação	• Abortiva • Cólicas e diarreias no lactente
Pêssego	*Prunus pérsica*	• Gestação, lactação	• Emenagoga • Abortiva • Redução do leite • Contém amigdalina (tóxica)
Caruru de cacho	*Phytolacca sp.*	• Gestação • Lactação	• Abortivo • Catártico • Tóxico
Romã	*Punica granatum*	• Gestação	• Emenagoga • Estimulante do útero
Ginseng	*Panax ginseng*	• Lactação	• Pode causar androgenização
Tansagem	*Plantago major*	• Gestação	• Estimulante do útero
	Polygonum punctatum	• Gestação	• Abortiva • Hemorrágica
Agoniada	*Plumeria lancifolia*	• Gestação	• Emenagoga
Cáscara-sagrada	*Rhamnus catharticus*	• Gestação • Lactação	• Estimulante do útero • Abortiva • Cólicas e diarreias no lactente
	Rhamnus purshiana	• Gestação • Lactação	• Estimulante do útero • Abortiva • Cólicas e diarreias no lactente
Ruibarbo	*Rheum officinale*	• Gestação • Lactação	• Estimulante do útero • Catártico • Cólicas e diarreias no lactente
	Rheum palmatum	• Gestação • Lactação	• Estimulante do útero • Mutagênica abortiva • Genotoxinas • Cólicas e diarreias no lactente
	Rivia hypocrateriformis	• Gestação	• Abortiva
Alecrim	*Rosmarinus officinalis*	• Gestação	• Abortiva
Arruda	*Ruta chapelensis*	• Gestação	• Genotóxica
	Ruta gravelons	• Gestação	• Emenagoga • Estimulante do útero • Abortiva
Confrei	*Symphytum officinale*	• Gestação • Lactação	• Ação hormonal • Fetotoxinas • Hepatotóxica
Cardo-mariano	*Silybum marianum*	• Gestação	• Emenagoga

(Continua)

PARTE 3 – TÓPICOS ESPECIAIS EM FITOTERAPIA

(Continuação)

QUADRO 20.2 – Plantas medicinais contraindicadas na gestação e lactação.

NOME COMUM	NOME BOTÂNICO	RESTRIÇÃO PARA USO INTERNO	JUSTIFICATIVA
Sálvia	*Salvia fruticosa*	• Gestação	• Abortiva • Genotóxica
	Salvia officinalis	• Gestação • Lactação	• Ação hormonal • Emenagoga • Abortiva • Redução do leite
	Sassafras lbidum		• Abortiva • Emenagoga
Salsaparrilha	*Simlax campetris*	• Gestação	• Abortiva
	Sida veronicaefolia	• Gestação	• Abortiva
Cajazeira	*Spondias mombin*	• Gestação	• Abortiva
Ipê-roxo	*Tabebuia impetiginosa*	• Gestação	• Abortiva teratogênica
Tanaceto	*Tanacetum parthenium*	• Gestação • Lactação	• Emenagoga • Alteração do sabor do leite
	Tanacetum vulgare	• Gestação • Lactação	• Emenagoga • Abortiva • Alteração do sabor do leite
Tuia	*Thuya occidentales*	• Gestação	• Emenagoga • Estimulante do útero • Abortiva
	Tussilago farfara	• Gestação • Lactação	• Abortiva fetotoxina • Hepatotóxica • Laxante genotóxica
Tomilho	*Thymus spp.*	• Gestação	• Emenagoga
Feno-grego	*Trigonella foenun-graecum*	• Gestação	• Emenagoga • Estimulante do útero • Abortiva
Urtiga	*Urtica spp.*	• Gestação	• Emenagoga abortiva
Vitex	*Vitex agnus-castus*	• Gestação	• Emenagoga • Ação hormonal

Fonte: Brasil, 2002.

No entanto, a literatura sugere duas plantas medicinais que apresentam segurança e que podem ser utilizadas durante toda a gestação, com comprovação científica em gestantes[10].

Zingiber officinale

O gengibre é muito utilizado durante a gestação para aliviar sintomas como náuseas e vômitos, que são bastante comuns durante este período. De acordo com Viljoen[37], o seu consumo (tanto em jejum quanto alimentado) aumenta a motilidade do trato gastrointestinal, reduzindo estes sintomas.

Revisões bibliográficas utilizando metanálise de estudos clínicos randomizados[37,38] abordam a questão do uso do gengibre durante a gravidez, utilizando diferentes dosagens

(200 a 500 mg), esquemas posológicos, duração e grupos controle (placebo, vitamina B6, metoclopramida). Em geral, todos os experimentos demonstram ação estatisticamente semelhante à metoclopramida e à vitamina B6 na redução do enjoo, porém existem discordâncias com relação ao decréscimo do número de episódios de vômito. Um dos estudos reforçou que o uso não foi associado ao aumento no número de abortos[37].

Embora seu uso seja muito comum, há indícios de que o gengibre, principalmente em doses inadequadas, pode conferir alguns malefícios na gestação; portanto, deve-se ter cautela com uso indiscriminado[26]. Com relação à toxicidade, Portnoi et al.[39] demonstram os efeitos do uso do gengibre no primeiro trimestre de gravidez de 187 mulheres em comparação àquelas que não foram expostas, observando que não houve diferença estatística entre os grupos em relação ao feto em termos de número de abortos espontâneos, número de natimortos, baixo peso ao nascer ou parto prematuro. Outro estudo de corte com 68.522 mulheres que fizeram o uso do gengibre durante a gravidez não foi associado com maior risco de malformação congênita, baixo peso ao nascer, parto prematuro e número de natimortos[40]. De acordo com Lete e Allué[41], o tratamento de náuseas e vômitos ocasionados pela gravidez utilizando o gengibre tem se mostrado uma alternativa de baixo custo e segura, não excluindo a necessidade de realizar mais estudos clínicos.

Vaccinium macrocarpon

Conhecido também como o popular *cranberry*, possui fitoquímicos em seus frutos que reduzem o risco de infecções do trato urinário, condição esta muito comum durante a gestação[42].

Uma pesquisa com 49 grávidas que utilizaram *cranberry* ou placebo, 2 vezes ao dia por 16 semanas, mostrou eficácia pela ausência de registros de efeitos adversos de intolerância gastrointestinal. A prevalência de bacteriúria foi menor no grupo que recebeu a planta em comparação ao grupo placebo, demonstrando seu efeito na redução dos riscos de infecção urinária durante a gestação[43].

O uso de medicamentos alopáticos na gestação constitui uma questão importante devido ao prejuízo que pode acarretar tanto à saúde e ao desenvolvimento do feto quanto à saúde da mãe[24]. Em termos de fitoterapia, a ausência da prescrição adequada pode trazer complicações para a mãe e o bebê[26].

Amamentação

A amamentação é uma questão importante para a saúde humana, principalmente até os dois anos de vida, pois atende às necessidades nutricionais, metabólicas, imunológicas, além de proporcionar estímulo psicoafetivo. O leite materno é fundamental para a saúde da criança pela sua disponibilidade de nutrientes e substâncias imunoativas, atendendo as necessidades nutricionais do lactente nos primeiros seis meses de vida. Para o lactente, a amamentação apresenta benefícios no que se refere à prevenção de doenças, além de melhorar o desenvolvimento cognitivo[44,45].

A produção de leite materno origina-se a partir de uma complexa interação neuropsicoendócrina. Durante o período gestacional, o estrogênio e progestogênio exercem função no preparo das glândulas mamárias para a lactação[44]. A produção adequada de leite exige o crescimento dos alvéolos secretores no tecido glandular da mama, secreção de leite pelas células secretoras dos alvéolos e esvaziamento da mama por sucção ou por expressão, bem como a integridade do eixo hipotálamo-hipófise[46,47].

PARTE 3 – TÓPICOS ESPECIAIS EM FITOTERAPIA

São diversos os mitos e crenças em relação ao manejo da amamentação, principalmente sobre baixa produção de leite real ou percebida e, dessa maneira, muitas lactantes utilizam substâncias com propriedades galactagogas, muitas vezes sem orientação médica.

Galactagogos são substâncias como drogas, líquidos, ervas ou alimentos[48-50] que auxiliam a iniciação, manutenção ou aumento da produção de leite. Ao longo da história, as mulheres de diferentes culturas fazem uso de dietas alimentares e utilizam plantas medicinais com a intenção de aumentar a produção de leite[51].

Há uma longa história de aplicação de produtos naturais para aumentar a produção de leite[52]. Os efeitos de aumento de lactação de plantas medicinais recomendadas já foram estudados por um grande número de investigações em animais, bem como alguns ensaios clínicos[53], mas ainda não há consenso sobre o uso dessas plantas medicinais durante o período de amamentação.

O *Manual de Amamentação e Uso de Medicamentos e Outras Substâncias*, do Ministério da Saúde, de 2010[45], identifica o uso de drogas e fitoterápicos durante a amamentação segundo sua categoria de risco. As categorias de risco das drogas abordadas neste Manual e seus respectivos marcadores são os seguintes:

* * Uso compatível com a amamentação: Desta categoria fazem parte os fármacos cujo uso é potencialmente seguro durante a lactação, haja vista não haver relatos de efeitos farmacológicos significativos para o lactente.

* ** Uso criterioso durante a amamentação: Nesta categoria estão os medicamentos cujo uso no período da lactação depende da avaliação do risco/benefício. Quando utilizados, exigem monitorização clínica e/ou laboratorial do lactente, devendo ser utilizados durante o menor tempo e na menor dose possível. Novos medicamentos cuja segurança durante a amamentação ainda não foi devidamente documentada encontram-se nesta categoria.

* *** Uso contraindicado durante a amamentação: Esta categoria compreende as drogas que exigem a interrupção da amamentação, pelas evidências ou risco significativo de efeitos colaterais importantes no lactente.

QUADRO 20.3 – Fitoterápicos e sua classificação de risco durante a amamentação.

FITOTERÁPICOS	CLASSIFICAÇÃO DE RISCO
Alho (*Allium sativum*)	** Uso criterioso durante a amamentação. Pode alterar o odor do leite materno. Evitar uso excessivo.
Babosa (*Aloe vera*)	** Uso criterioso durante a amamentação. Preferir uso tópico.
Borage (*Officinalis borage*)	*** Uso contraindicado durante a amamentação.
Calêndula (*Calendula officinalis*)	** Uso criterioso durante a amamentação. Não há dados sobre segurança para uso durante o período da lactação.
Camomila (*Matricaria chamomilla*)	** Uso criterioso durante a amamentação. Risco de hipersensibilização.
Cimicifuga (*Cimicifuga racemosa*)	** Uso criterioso durante a amamentação. Risco teórico de redução da produção láctea. Evitar uso crônico.
Confrei (*Symphytum officinale*)	*** Uso contraindicado durante a amamentação.

(Continua)

(Continuação)

QUADRO 20.3 – Fitoterápicos e sua classificação de risco durante a amamentação.

FITOTERÁPICOS	CLASSIFICAÇÃO DE RISCO
Equinácea (*Echinacea purpurea*)	** Uso criterioso durante a amamentação. Não há dados sobre segurança para uso durante o período da lactação. Evitar uso por período superior a oito semanas.
Erva-de-são-joão (*Hypercurium perforatum*)	* Uso compatível com a amamentação.
Feno-grego (*Trigonella foenum-graecum*)	** Uso criterioso durante a amamentação. Há relato de um caso de hemorragia digestiva em prematuro após uso materno desta planta (efeito suposto).
Funcho (*Foeniculum officinale*)	** Uso criterioso durante a amamentação. Risco teórico de redução da produção láctea pela nutriz.
Ginko (*Gingko biloba*)	** Uso criterioso durante a amamentação. Não há dados sobre segurança para uso durante o período da lactação.
Ginseng (*Panax sp.*)	** Uso criterioso durante a amamentação. Não há dados sobre segurança para uso durante o período da lactação. Evitar uso por período superior a seis semanas. Observar irritabilidade no lactente.
Kava-kava (*Piper methysticum*)	*** Uso contraindicado durante a amamentação.
Cardo-mariano (*Silybum marianum*)	** Uso criterioso durante a amamentação. Não há dados sobre segurança para uso durante o período da lactação.
Sálvia (*Salvia officinalis*)	** Uso criterioso durante a amamentação.
Valeriana (*Valeriane officinalis*)	** Uso criterioso durante a amamentação. Observar sonolência no lactente.

Fonte: Adaptado de Brasil, 2010.

Apesar de citada como galactogoga, com relação ao Algodoeiro (*Gossypum herbaceum*) não foram encontrados artigos com embasamento científico que sustentem sua eficácia para aumentar a produção de leite materno[54].

Alguns estudos citam algumas plantas com ação galactagoga seguras para serem utilizadas no período de amamentação, como: feno-grego (*Trigonella foenicum-graecum*), funcho (*Foeniculum vulgare*), urtiga (*Urtica dioica*), framboesa (*Rubus idaeus*) e alho (*Allium sativum*)[54].

Trigonella foenicum-graecum

O mecanismo galactogênico do feno-grego não está elucidado, mas estudos mostram que pode afetar a produção de leite materno por estimular a produção de suor, uma vez que a mama é uma glândula sudorípara modificada[55], ou por aumentar os níveis do hormônio do crescimento, representando um possível mecanismo endócrino[56], ou ainda, por conter a diosgenina em suas sementes[57], um composto fitoestrogênico[40] que induz o crescimento do tecido mamário em camundongas ooforectomizadas[58].

É uma planta reconhecida como segura pela Food and Drug Administration (FDA)[55]. No entanto, deve-se ter precaução com mães diabéticas, pois tem ação hipoglicemiante[59], além disso, foram relatados alguns efeitos adversos como diarreia, reações alérgicas e agravamento de sintomas asmáticos[58].

Após o início da terapia com feno-grego, há o aumento na produção láctea entre 24 e 72 horas; no entanto, sugere-se suspender seu uso após uma produção de leite

PARTE 3 – TÓPICOS ESPECIAIS EM FITOTERAPIA

a nível adequado, que será mantida enquanto houver estimulação da mama e esvaziamento completo[18,26]. Confirmando esse aumento na produção de leite, um ensaio clínico realizado na Turquia com 66 puérperas observou aumento significativo no volume de leite materno no terceiro dia pós-parto após ingestão de aproximadamente 200 mL de chá de feno-grego diariamente[60].

Contudo, algumas evidências sugerem que o feno-grego não deve ser utilizado por gestantes, pois pode causar anomalias congênitas[57,61-65].

Foeniculum vulgare

O funcho aumenta a secreção de leite por conter anetol e seus polímeros, que conferem o sabor e o odor característicos. São considerados os agentes ativos por possuir atividade estrogênica, visto que os estrogênios estimulam a liberação da prolactina[57]. Ainda, o mecanismo galactopoiético do funcho pode ser explicado pela semelhança estrutural do anetol com a dopamina, que atua inibindo a secreção de prolactina, porém, esse efeito pode ser reprimido por competição bem-sucedida do anetol aos receptores de dopamina[66].

Devido às propriedades e tradicionalidade do funcho, os médicos da rede de saúde do município de Maringá indicam o funcho como galactagogo como substituto mais seguro à metoclopramida para aumentar a lactação[67].

Urtica dioica

A propriedade diurética da seiva fresca da urtiga é referida como um fator lactogogo. Contudo, devido à possibilidade de acúmulo de metais pesados, o seu uso é advertido[57,66].

Rubus idaeus

A eficácia das folhas de framboesa como um galactagogo está em evidência, visto que possui propriedades adstringentes, têm o potencial de diminuir as glândulas mamárias e, assim, reduzir o fluxo lácteo. Contudo, fornece vitaminas e minerais que estimulam a lactação e enriquecem o leite materno, como vitaminas A, C e E, vitaminas do complexo B, cálcio, ferro, fósforo e potássio, não havendo nenhuma evidência clínica de que ela aumenta a produção de leite materno[68].

Allium sativum

O alho também é recomendado como galactagogo natural[47]. Um estudo apurou que a ingestão de uma cápsula aumentou o tempo de permanência do lactante no peito durante as mamadas, quando comparado ao placebo. No entanto, se a mãe consumia alho repetidamente, não havia diferenças na ingestão da cápsula de teste. Todavia, o alho é contraindicado na lactação por causar cólicas no bebê[69].

Mesmo sendo encontradas evidências científicas que comprovem que o uso de algumas plantas galactagogas possa aumentar a produção de leite materno, mostrando segurança tanto para a mãe quanto para o bebê, isso deve ser feito um profissional qualificado e com muita cautela, sempre observando sintomas de ambos.

Pediatria

A saúde da criança pode ser influenciada positiva ou negativamente, por meio dos hábitos saudáveis da mãe durante a gestação, ou seja, a promoção da saúde da criança deve começar antes mesmo do seu nascimento[70].

Os chás caseiros quase sempre são oferecidos às crianças desde os primeiros dias de vida, com a intenção de amenizar ou resolver situações de desconforto ou doença, principalmente cólicas ou doenças respiratórias[71]. No entanto, a utilização de infusões deve ser evitada antes dos 6 meses de idade, pois pode interferir com o aleitamento materno e substituir uma refeição[72].

Foi feito estudo exploratório-descritivo em que foram entrevistados 3 profissionais de saúde e 26 usuárias acompanhantes de crianças (média de 5 anos) do Centro de Saúde n. 4 de Ceilândia, no Distrito Federal, no período de janeiro a março de 2005. Após a coleta e análise dos dados, os resultados revelaram que 76,9% das usuárias entrevistadas utilizam plantas medicinais para as crianças, sendo mencionado um total de 25 espécies vegetais, com destaque para hortelã (14,1%), capim-santo (12,5%), boldo (7,8%), camomila (7,8%), erva-cidreira (6,2%), acerola (4,7%), alfavaca (4,7%) e poejo (4,7%). Informaram que utilizam as folhas das plantas (73,5%), que preparavam o remédio caseiro por meio de infusão ou decocção, e que o oferecem na forma de chá (70,3%) ou melado (29,7%)[3].

Em uma pesquisa realizada com mães de crianças de 1 mês até 5 anos de idade que frequentavam unidades básicas de saúde em São Paulo, verificou-se que 66% das mães afirmaram utilizar plantas medicinais para o tratamento de doenças em seus filhos. Quando questionadas sobre quais plantas utilizavam, foram citados mais de 20 nomes vulgares de plantas, e, em primeiro lugar, foi citada a camomila; em segundo, a erva-doce, e em terceiro, a hortelã. A camomila e a erva-doce são utilizadas para alívio da cólica e acalmar as crianças, e a hortelã para aliviar sintomas de gripe[6].

Em outra pesquisa de abordagem qualitativa, exploratória e descritiva, os dados coletados com 19 indivíduos entrevistados relataram o uso de plantas medicinais para a saúde de crianças no município de Pelotas, no estado do Rio Grande do Sul, e a forma predominante de preparo das plantas foi a infusão[73].

Estudo publicado recentemente com 176 participantes evidenciou 692 citações de 54 plantas medicinais para uso em pediatria, com destaque para erva-doce (10,98%), boldo (10,12%), abacaxi (9,39%), hortelã em geral (8,24%), erva-cidreira (6,65%), alho (6,21%), capim-santo (5,2%), aroeira (3,76%) e gengibre (3,03%). As principais indicações de uso foram para o combate à tosse, dor abdominal, cólica, como calmante e expectorante, havendo também descrição de uso para higiene bucal, controle da febre, dor de garganta, dor de ouvido, dor de cabeça, dor em geral, como anti-inflamatório, cicatrizante, vermífugo e antidiarreico. As plantas também foram citadas para o tratamento de sinusite, infecção urinária, infecções em geral, litíase renal, asma, prurido alérgico, doenças de pele e anemia. Os autores ressaltaram que várias espécies foram citadas como sendo de uso cotidiano para a prevenção de agravos[74].

Para evitar cólicas, as mães oferecem chá para o recém-nascido, e o tratamento com essas plantas tem como fundamento seu efeito relaxante da musculatura intestinal[21]. Embora existam muitas práticas alternativas nos cuidados de saúde, o uso de planta medicinal é um recurso tradicional nas famílias de baixa renda, já que a maioria dos usuários as cultiva em seus próprios quintais. As plantas mais utilizadas pela população para cólicas são: funcho (*Foeniculum vulgare*), camomila (*Matricaria recutita*) e erva-doce (*Pimpinela anisum*)[72].

As doenças respiratórias são problemas de saúde pública muito comuns em crianças, e o pré-escolar tem, em média, de seis a oito infecções respiratórias por ano[75]. Uma das consequências dos problemas respiratórios é a inapetência alimentar, o que afeta o estado nutricional da criança e interfere na conduta nutricional. Por apresentarem metabolismo mais intenso, crianças em jejum prolongado sofrem maiores efeitos e podem piorar nos quadros respiratórios.

A tosse é um sinal que mais acomete as crianças e pode ser determinada por várias causas. Grande parte da população trata a tosse com o uso de plantas medicinais, devido ao conhecimento de cura e também ao baixo custo[75]. As plantas comumente utilizadas neste tratamento são: alfavaca (*Ocimum basilicum L.*), sabugueiro (*Sambucusnigra L.*) e poejo (*Mentha pulegium*)[75].

As principais plantas citadas, com sua indicação de uso em pediatria, estão descritas no Quadro 20.4.

QUADRO 20.4 – Principais plantas utilizadas em pediatria, com sua indicação de uso.

NOME CIENTÍFICO/POPULAR	INDICAÇÃO DE USO
Matricaria recutita (Camomila)	Para aliviar a dor de estômago e cólica de bebê, diminuir problemas no fígado e para lavar os olhos. Utilizada como calmante.
Foeniculum vulgare (Funcho)	Usado para diminuir gases, diminuir cólicas em bebês, diminuir dor de estômago e aliviar o desconforto da barriga inchada.
Psidium guajava (Goiabeira)	Para tratar os sintomas do rotavírus, diminuir as cólicas e diarreia.
Origanum majorana (Manjerona)	Diminuir cólicas intestinais em adultos e bebês e diminuir cólica menstrual. Em grandes quantidades, é abortiva.
Sambucus nigra L (Sabugueiro)	No tratamento de sarampo e para baixar a febre. Tratar "sapinho" dos bebês. A fruta pode ser utilizada como laxante.
Pimpinela anisum (Erva-doce)	Ação carminativa e expectorante, utilizada para redução da produção de gases, especialmente em pacientes pediátricos, ainda podendo ser utilizada com ação antiespasmódica e antisséptica em doses altas.
Ocimum basilicum L. (Alfavaca)	Possui propriedades terapêuticas, como analgésica, antiética, antifebril e expectorante, podendo ser indicada no tratamento de amigdalite, bronquite, catarro, doença das vias respiratórias, dor de garganta, resfriado, tosse e tuberculose pulmonar.
Mentha piperita (Hortelã)	Febrífugo, expectorante, antiespasmódico e estimulante digestivo, contribuindo para combater a prisão de ventre, o que revela que realmente alivia os sintomas da gripe, além de aliviar as cólicas intestinais.

Fonte: Adaptado de Ferro (2006); Souza (2011); Marques (2011) e Brasil (2010).

Diante das doenças prevalentes da infância, a alternativa da utilização de fitoterápicos e plantas medicinais emerge como uma possibilidade acessível e eficiente em suas propriedades, suprindo as necessidades terapêuticas da população usuária[3].

Considerações finais

Não se recomenda o uso de plantas medicinais para gestantes, lactentes e recém--nascidos por não se ter total conhecimento dos efeitos que elas podem ocasionar nessas fases. Quando há recomendação de uso, deve ser orientado e acompanhado por profissional da área da saúde devidamente qualificado. Embora a ação de algumas plantas seja tradicionalmente reconhecida e utilizada, ainda não está cientificamente comprovada.

É fundamental que sejam realizados ensaios clínicos que recorram a estudos químicos e cromatográficos das preparações de plantas medicinais nesta população, com melhor definição de seus ativos e respectivas dosagens e posologias mais adequadas com o objetivo terapêutico pretendido. Seria importante também a realização de estudos com grandes amostras, multicêntricos e com um longo período de seguimento, para avaliar a efetividade do tratamento a longo prazo, bem como dos possíveis efeitos adversos.

Com essas informações exatas, será possível que os profissionais da saúde realizem uma prescrição adequada, com segurança e eficácia, para gestantes e crianças, sem o perigo de efeitos adversos nesta população tão vulnerável e de risco, obtendo, assim, o êxito no tratamento.

Referências

1. Araújo TS, Brito CR, Aguiar MCD, Carvalho MCRD. Perfil socioeconômico dos raizeiros que atuam na cidade de Natal. Infarma. 2003;15(1/3):77-9.
2. Di Stasi LC. Plantas medicinais verdades e mentiras: o que os usuários e os profissionais de saúde precisam saber. São Paulo: Unesp; 2007.
3. Pontes RMF, Monteiro OS, Rodrigues MCS. O uso da fitoterapia no cuidado de crianças atendidas em um centro de saúde do Distrito Federal. Comun Ciênc Saúde. 2006;17(2):129-39.
4. Nogueira MJC. Fitoterapia popular e enfermagem comunitária [tese]. São Paulo: Escola de Enfermagem da USP; 1983.
5. Medeiros LCM. As plantas medicinais e a enfermagem – a arte de assistir, de curar, de cuidar e de transformar os saberes [tese]. Rio de Janeiro: Escola de Enfermagem Anna Néri/UFRJ; 2001.
6. Alves AR, Silva MJP. O uso da fitoterapia no cuidado de crianças com até cinco anos em área central e periférica da cidade de São Paulo. Rev Esc Enferm USP. 2003;37(4):85-91.
7. Cañigueral S, Vila R. Fitoterapia: vademecum de prescripción. Barcelona: Masson; 2000.
8. Pimentel EC. O uso de fitoterápicos em lesões de pele na rede básica de saúde: a experiência da Secretaria Municipal de Campinas. In: Jorge SA, Dantas SRPE. Abordagem multiprofissional do tratamento de feridas. São Paulo: Atheneu; 2003. p. 111-22.
9. Diniz MFF, Oliveira RAG, Malta Junior A. Implantação da disciplina de fitoterapia nos cursos da área da saúde: o exemplo da Universidade Federal da Paraíba. Infarma. 2001;13(28):68-73.
10. Marques N, Serpa F, Teixeira M. Nutrição clínica funcional: da fertilidade à gestação. São Paulo: Valéria Paschoal; 2018.
11. De Boer HJ, Cotingting C. Medicinal plants for women's healthcare in southeast Asia: a meta-analysis of their traditional use, chemical constituents, and pharmacology. J Ethnopharmacol. 2014;151(2):747-67.
12. Vasudeva N, Sharma SK. Post-coital antifertility activity of Hibiscus rosa-sinensis Linn. Roots. Evid Based Complement Alternat Med. 2008;5(1):91-4.
13. Adewale OO, Oduyemi OI, Ayokunle O. Oral administration of leaf extracts of Momordica charantia affect reproductive hormones of adult female Wistar rats. Asian Pac J Trop Biomed. 2014;4(Suppl 1):S521-4.
14. Arentz S, Abbott JA, Smith SA, Bensoussan A. Herbal medicine for the management of polycystic ovary syndrome (PCOS) and associated oligo/amenorrhoea and hyperandrogenism; a review of the laboratory evidence for effects with corroborative clinical findings. BMC Complement Altern Med. 2014;14:511.
15. Westphal LM, Polan ML, Trant AS. Double-blind, placebo-controlled study of fertilityblend: a nutritional supplement for improving fertility in women. Clin Exp Obstet Gynecol. 2006;33(4):205-8.
16. Ahangarpour A, Najimi SA, Farbood Y. Effects of Vitex agnus-castus fruit on sex hormones and antioxidant indices in a d-galactose-induced aging female mouse model. J Chin Med Assoc. 2016;79(11):589-96.
17. Adaay MH, Al-Dujaily SS, Khazzal FK. Effect of aqueous extract of Medicago sativa and Salvia officinalis mixture on hormonal, ovarian and uterine parameters in mature female mice. J. Mater. Environ. Sci. 2013;4(4):424-33.
18. Asl MN, Hosseinzadeh H. Review of pharmacological effects of Glycyrrhiza sp. and its bioactive compounds. Phytother Res. 2008;22(6):709-24.
19. Powers CN, Setzer WN. A molecular docking study of phytochemical estrogen mimics from dietary herbal supplements. In Silico Pharmacol. 2001;22;3:4.
20. Accioly E, Saunders C, Lacerda EMA. Nutrição em obstetrícia e pediatria. Rio de Janeiro: Cultura Médica; 2009.
21. Vitolo MR. Nutrição da gestação ao envelhecimento. Rio de Janeiro: Rubio; 2008.

22. Badell ML, Ramin SM, Smith JA. As opções de tratamento para náuseas e vômitos durante a gravidez. Farmacoterapia. 2006;26(9):1273-87.
23. Ebrahimi N, Maltepe C, Einarson A. A gestão optimizada de náuseas e vômitos da gravidez. Saúde Int J Mulheres. 2010;2:241-8.
24. Vutyavanich T, Kraisarin T, Ruangsri R. Ginger for nausea and vomiting in pregnancy: randomized, double-masked, placebocontrolled trial. Obstet Gynecol. 2001;97(4):577-82.
25. Dugoua JJ. Herbal medicines and pregnancy. J Popul. Ther. Clin. Pharmacol. 2010;17:370-8.
26. Hall HG, Griffiths DL, Mckenna LG. The use of complementary and alternative medicine by pregnant women: a literature review. Midwifery. 2011;27:817-24.
27. Ernst E. Herbal medicinal products during pregnancy: are they safe? Br J Obstet Gynecol. 2002;109:227-35.
28. Dante G, Pedrielli G, Annessi E, Facchinetti F. Herb remedies during pregnancy: a systematic review of controlled clinical trials. J Matern Fetal Neonatal Med. 2013;26:306-12.
29. Martin EA. Oxford dicionário médico conciso. Oxford: Oxford University Press; 2002.
30. Mathai KL. In: Krause alimentos, nutrição e dietoterapia. 10. editor. Philadelphia: WB Saunders Company, 2000. Medicina Integrativa e Terapia Herbal; p. 415-25.
31. Ferro D. Fitoterapia: conceitos clínicos. São Paulo: Atheneu; 2006.
32. Trabace L, Tucci P, Ciuffreda L, Matteo M, Fortunato F, Campolongo P, Trezza V, Cuomo V. "Natural" relief of pregnancy-related symptoms and neonatal outcomes: above all do no harm. J Ethnopharmacol. 2015;174:396-402.
33. Holst L, Wright D, Haavik S, Nordeng H. Safety and efficacy of herbal remedies in obstetrics-review and clinical implications. Midwifery. 2011;27(1):80-6.
34. Nordeng H, Bayne K, Havnen GC, Paulsen BS. Use of herbal drugs during pregnancy among 600 Norwegian women in relation to concurrent use of conventional drugs and pregnancy outcome. Complement Ther Clin Pract. 2011;17(3):147-51.
35. Yankowitz J, Niebyl JR. Drug therapy in pregnancy. 3th ed. Philadelphia: Lippincott Williams & Wilkins; 2001.
36. Brasil. Secretaria de Estado de Saúde do Rio de Janeiro. Resolução SES/RJ n. 1757, de 18 de fevereiro de 2002. Contraindica o uso de plantas medicinais no âmbito do Estado do Rio de Janeiro e dá outras providencias.
37. Viljoen E, Visser J, Koen N, Musekiwa A. A systematic review and meta-analysis of the effect and safety of ginger in the treatment of pregnancy-associated nausea and vomiting. Nutr J. 2014;13:20.
38. Thomson M, Corbin R, Leung L. Effects of ginger for nausea and vomiting in early pregnancy: a meta-analysis. J Am Board Fam Med. 2014;27(1): 115-22.
39. Portnoi G, Chng L-A, Karimi-Tabesh L, Koren G, Tan MP, Einarson A. Prospective comparative study of the safety and effectiveness of ginger for the treatment of nausea and vomiting in pregnancy. Am J Obstet Gynecol. 2003;89(5):1374-7.
40. Heitmann K, Nordeng H, Holst L. Safety of ginger use in pregnancy: results from a large population-based cohort study. Eur J Clin Pharmacol. 2013;69(2):269-77.
41. Lete I, Allué J. The effectiveness of ginger in the prevention of nausea and vomiting during pregnancy and chemotherapy. Integr Med Insights. 2016;11:11-7.
42. Ghouri F, Hollywood A, Ryan K. A systematic review of non-antibiotic measures for the prevention of urinary tract infections in pregnancy. BMC Pregnancy Childbirth. 2018;18(1):99.
43. Wing DA, Rumney PJ, Hindra S, Guzman L, Le J, Nageotte M. Pilot study to evaluate compliance and tolerability of cranberry capsules in pregnancy for the prevention of asymptomatic bacteriuria. J Altern Complement Med. 2015;21(11):700-6.
44. Duarte AFS, Martins ALC, Miguel MD, Miguel OG. O uso de plantas medicinais durante a gravidez e amamentação. Visão Acadêmica. 2017;18(4):126-39.
45. Brasil. Ministério da Saúde. Secretaria da Atenção à Saúde. Departamento de Ações Programáticas e Estratégicas. Amamentação e uso de medicamentos e outras substâncias/Ministério da Saúde, Secretaria da Atenção à Saúde, Departamento de Ações Programáticas e Estratégicas. 2. ed. Brasília: Editora do Ministério da Saúde; 2010. 92 p.
46. Organización Mundial de la Salud (OMS). Relactación: revisión de la experiencia y recomendaciones para la práctica. Genebra: OMS; 1998.
47. Giugliani ERJ. Problemas comuns na lactação e seu manejo. J. Pediatr. 2004;80(5):s147-s154.
48. Del Ciampo LA, Ricco RG, Ferraz IS, Daneluzzi JC, Martinelli JCE. Aleitamento materno e tabus alimentares. Rev Paul Pediatr. 2008;26(4):345-9.
49. Gonçalves AC, Bonilha ALL. Crenças e práticas da nutriz e seus familiares relacionadas ao aleitamento materno. Rev Gaúch Enferm. 2005;26(3):333-44.
50. Ichisato SMT, Shimo AKK. Vivência da amamentação: lactogogos e rede de suporte. Ciência, Cuidado e Saúde. 2006;5(3):355-62.
51. Tabares FP, Jaramillo JVB, Ruiz-Cortés ZT. Pharmacological overview of galactogogues. Veterinary Medicine International. 2014;1-20.
52. Zuppa AA, Sindico P, Orchi C et al. Safety and efficacy of galactogogues: substances that induce, maintain and increase breastmilk production. J Pharm Pharmacol. 2010;13:162-174.

53. Javan R, Javadi B, Feyzabadi Z. Breastfeeding: a review of its physiology and galactogogue plants in view of traditional persian Medicine. Breastfeed Med. 2017;12(7):401-9.
54. de Aguiar LDB, Marinho NDB, Miranda IP, Lima EFA, Leite FMC, Primo CC. Uso de galactogogos no manejo da amamentação: revisão integrativa da literatura. Revista de Pesquisa Cuidado é Fundamental. 2015;7(1):2169-80.
55. Gabay MP. Galactogogues: medications that induce lactation. J Hum Lact. 2012;18(3):274-9.
56. Alamer MA, Basiouni GF. Feeding effects of fenugreek seeds (Trigonella foenum-graecum L.) on lactation performance, some plasma constituents and growth hormone level in goats. Pakistan Journal of Biological Sciences. 2005;8(11):1553-6.
57. Humphrey S. Herbal therapeutics during lactation. In: Hale T, Hartmann P, eds. Textbook of Human Lactation. Texas: Hale Publishing; 2007;18: 1-26.
58. Basch E, Ulbricht C, Kuo G, Szapary P, Smith M. Therapeutic applications of fenugreek. Alter Med Rev. 2003;8(1):20-7.
59. The Academy of Breastfeeding Medicine Protocol Committee (ABMPC). ABM Protocol. Breastfeeding Medicine. 2011;6(1):41-6.
60. Turkyilmaz C, Onal E, Hirfanoglu IM, Turan O, Koc E, Ergenekon E et al. The effect of galactagogue herbal tea on breast milk production and short-term catch-up of birth weight in the first week of life. The Journal of Alternative and Complementary Medicine. 2011;17(2):139-42.
61. Zapantis A, Steinberg JG, Schilit L. Use of herbals as galactagogues. J Pharm Pract. 2012;25(2):222-31.
62. Taloubi LM, Rhouda H, Belahcen A, Smires N, Thimou A, Mdaghri AA. An overview of plants causing teratogenicity: fenugreek (Trigonella foenum graecum). Int. J. Pharm. Sci. Res. 2013;4(2):516-9.
63. Ouzir M, El-Bairi K, Amzazi S. Toxicological properties of fenugreek (Trigonella foenum-graecum). Food Chem. Toxicol. 2016;96:145-54.
64. Goyal S, Gupta N, Chatterjee S. Investigating therapeutic potential of Trigonella foenum-graecum L. as our defense mechanism against several human diseases. J. Toxicol. 2016:1-10.
65. Venkata KCN, Swaroop A, Bagchi D, Bishayee A. A small plant with big benefits: fenugreek (Trigonella foenum-graecum Linn.) for disease prevention and health promotion. Mol Nutr Food Res. 2017;61(6).
66. Bruckner C. A survey on herbal galactogogues used in Europe. Medicaments et aliments: l'Approche ethnopharmacologique. Heidelberg; 1993.
67. Ogava SEM, Pinto MTC, Kikuchi T, Menegueti VAF, Martins DBC, Coelho SAD et al. Implantação do programa de fitoterapia "Verde Vida" na secretaria de saúde de Maringá (2000-2003). Rev Bras Farmacogn. 2003;13(Suppl):1:58-62.
68. Westfall R. Galactagogogue herbs: a qualitative study and review. Can J Midwif Res Pract. 2003;2 (2):22-7.
69. Mennella JA, Beauchamp GK. The effects of repeated exposure to garlic-flavored milk on the nursling's behavior. Pediatr Res. 1993;34(6):805-8.
70. Cheever HK, Hinkle JL. Brunner & Suddarth. Tratado de enfermagem médico-cirúrgica. 13. ed. Rio de Janeiro: Guanabara Koogan; 2015.
71. Silva YF. Família e redes sociais: o uso das práticas populares no processo saúde e doença. In: Silva YF, Froenco MC. Saúde e doença: uma abordagem cultural da enfermagem. Florianópolis: PapaLivro; 1996. p. 75-93.
72. Alexandrovich I, Rakovitskaya O, Kolmo E, Sidorova T. The effect of fennel (Foeniculum vulgare) seed oil emulsion in infantile colic: a randomized, placebo-controlled study. Altern Ther Health Med. 2003; 9(4):58-61.
73. Souza ADZ, Ceolin T, Vargas NRC, Heck RM, Vasconcellos CL, Borges AM, Mendieta MC. Plantas medicinais utilizadas na saúde da criança. Enfermería Global. 2011;24: 53-9.
74. Freire CJ, Barbosa LRS, Costa JG, Santos RGA, Santos AF. Phytotherapy in pediatrics: the production of knowledge and practices in primary care. Rev Bras Enferm. 2018;71(Suppl 1):637-45.
75. Fiss E, Monteiro AAF, Pinto RMC. Tosse. Rev Bras Med. 2003;60(7):497-507.
76. Gontijo CA, Custodio IDD. Fitoterapia em nutrição clínica. Uberlândia: UNITRI Centro Universitário do Triângulo; 2017.
77. Marques N. Fitoterapia. São Paulo: Valeria Paschoal; 2011.
78. Brasil. Ministério da Saúde. Agência Nacional de Vigilância Sanitária. Resolução – RDC 10, de 09 de março de 2010. Dispõe sobre a notificação de drogas vegetais junto à Agência Nacional de Vigilância Sanitária (ANVISA) e dá outras providências.

Fitoterapia em nutrição estética 21

Juliana da Silveira Gonçalves
Luisa Amábile Wolpe Simas

Introdução

A importância dada à imagem, aparência, corpo, beleza e estética é visível nos dias atuais, em que o culto ao corpo e ao belo é predominante[1]. Viver com saúde e boa forma é uma das preocupações que perpassa todos os segmentos da sociedade, principalmente do público feminino[2,3].

A nutrição estética é um novo campo no cenário da saúde, voltado para a implementação de um cuidado nutricional que, além dos requisitos fundamentais da dietética e da dietoterapia aplicados à prevenção ou ao tratamento de doenças crônicas não transmissíveis, atenda também as "necessidades estéticas" dos pacientes[4].

Atualmente, grande parte deste público feminino tem recorrido a métodos e técnicas da área da estética na expectativa de obter resultados para seus problemas relacionados à beleza. Isso motivou uma grande revolução na indústria de cosméticos e aparelhos da área, assim como na pesquisa e introdução de novos conceitos que, quando eleitos e aplicados convenientemente, proporcionam resultados que atendem aos anseios dos pacientes e profissionais[5].

O uso da fitoterapia tem sido a medicina integrativa que mais cresceu ao longo dos tempos, devido à evolução dos estudos científicos, fatores como facilidade de adquirir as plantas e a compatibilidade delas[6], além de grande aceitação pela população e sua ampla utilização terapêutica[7].

O avanço terapêutico e tecnológico e o conhecimento populacional sobre as plantas medicinais têm impulsionado as indústrias a investirem nos medicamentos fitoterápicos[8].

A fitoterapia é o método de tratamento caracterizado pela utilização de plantas medicinais em suas diferentes preparações, sem a utilização de substâncias ativas isoladas, ainda que de origem vegetal, sob orientação de um profissional habilitado[9].

O nutricionista, enquanto profissional da saúde, tem papel relevante na utilização dos recursos oferecidos pela fitoterapia. Entretanto, a adoção dessa prática implica a reflexão de alguns aspectos relativos ao seu desempenho profissional, tendo em vista tratar-se

PARTE 3 – TÓPICOS ESPECIAIS EM FITOTERAPIA

de um amplo conjunto de conhecimentos e habilidades[10,11]. O nutricionista pode complementar a sua prescrição dietética com a adoção do embasamento científico da fitoterapia quando houver indicações terapêuticas relacionadas com suas atribuições legais[11].

Pele

A pele do homem corresponde a 15% de seu peso corporal. O teor de água da pele é de cerca de 70% do seu peso (livre de tecido adiposo), ela contém 20% do conteúdo total de água do organismo e varia em espessura entre 0,5 e 4 milímetros, apresentando grandes variações de flexibilidade e elasticidade ao longo de sua extensão. Numa área de 3 cm de diâmetro, a pele possui mais de 3 milhões de células, entre 100 e 340 glândulas sudoríparas, 50 terminações nervosas e 90 cm de vasos sanguíneos[4].

Classicamente, considera-se que a pele é composta de três camadas de tecidos: a epiderme (epitélio estratificado), a derme (denso estroma fibroelástico no qual se situam as estruturas vasculares, nervosas e os órgãos anexiais da pele, glândulas sebáceas, sudoríparas e folículos pilosos) e a hipoderme (tecido adiposo). A pele desempenha inúmeras funções no organismo[4].

O envelhecimento da pele inclui fatores intrínsecos (genética e fatores hormonais) e extrínsecos (fotoenvelhecimento, nutrição e tabagismo). A radiação solar é o fator mais impactante para o envelhecimento cutâneo extrínseco. O excesso de exposição à radiação ultravioleta leva à perda da elasticidade cutânea, ao ressecamento, às manchas solares, ao envelhecimento precoce e às rugas. A fotoproteção é importante para prevenção do envelhecimento da pele. A pele é constantemente exposta à radiação ultravioleta, que é a principal causa de queimaduras e câncer não melanoma. O uso do protetor solar é fundamental para evitar os danos causados pela radiação, e, quando ele não está presente, aumenta a produção dos radicais livres, que são as principais causas de envelhecimento[12-15].

A fotoproteção oral tem sido usada, nos últimos anos, como uma nova abordagem para complementar a proteção da pele contra os efeitos nocivos da radiação UV[16,17]. Existe atualmente uma variada lista de compostos administrados oralmente, e o mecanismo pelo qual eles desencadeiam a proteção é bastante variado, englobando atividades antioxidante, anti-inflamatória e imunomoduladora[16].

Fitoterápicos em pele

Polypodium leucotomos[18-21]

Nomenclatura popular: Polypodium.

Parte utilizada: Raiz.

Indicação: Indicado para fotoproteção de uso oral, psoríase, dermatites e previne o fotoenvelhecimento.

Contraindicações: Não se têm estudos realizados sobre sua segurança na gravidez e lactação.

Princípios ativos: Rico em fitoesteróis, saponinas, oleorresina e flavonoides (polifenóis).

Formas farmacêuticas: Extrato seco em cápsulas.

Doses recomendadas:

- Extrato seco (20:1): Fotoproteção 300 mg ao dia.

- Extrato seco (30:1): 200 a 250 mg ao dia. Tomar 1 dose pela manhã ou 30 minutos antes da exposição solar.

Efeitos adversos: Geralmente bem tolerado, porém pode induzir a hiperglicemia em pacientes diabéticos e úlcera gastroduodenal.

Interações medicamentosas: A composição de heterosídeos do rizoma pode interferir com o emprego simultâneo de heterosídeos cardiotônicos.

Evidências científicas: O extrato de *Polypodium leucotomos* pertence a uma nova geração de fitoterápicos fotoprotetores naturais que tem a capacidade de proteger a pele não só pela aplicação tópica, mas também por administração oral[16]. Os seus efeitos, quando administrado oralmente, são semelhantes quando aplicado ao nível da pele.

Estudos científicos demonstraram que os ácidos gordurosos de *polypodium* eram capazes de bloquear o excesso de produção de leucotrienos, que é uma das causas da ignição da pele. O *polypodium* possui também propriedades antioxidantes. Utilizado por via oral ou tópico, o extrato é o primeiro fotoprotetor oral com eficácia aprovada pelos dermatologistas. Estudos revelam uma redução do impacto dos raios UV contra as células da pele, preservando os fibroblastos e mantendo sua capacidade de produzir colágeno. O *Polypodium leucotomo* ajuda a regular o sistema imunológico e protege a pele[18-21].

A sua administração por via oral deve ser feita antes da exposição à radiação UV e, quando da exposição, esta deve ser reforçada e complementada com a sua aplicação tópica[16,22]. A administração oral deste extrato revelou que a maioria dos seus efeitos benéficos está relacionada com o seu forte poder antioxidante, por meio da remoção das ERO geradas durante a exposição e da inibição dos danos oxidativos causados no DNA pela radiação UV[16,23-25].

Um efeito importante causado pela administração oral de *Polypodium leucotomos* é a sua capacidade para aumentar a expressão do gene p53, um supressor tumoral[25,26]. O aumento na atividade deste gene vai interromper a proliferação celular e promover a reparação do DNA, pela remoção dos dímeros de pirimidina ciclobutano formados pela exposição à radiação UV[16,25,27].

Segundo estudo de pesquisadores da Escola de Medicina de Harvard, pacientes submetidos ao tratamento com *Polypodium leucotomos* e a irradiação posteriormente, apresentaram eritema reduzido, menos infiltração de mastócitos dérmicos e menor formação de células queimadas (*sunburn cells*), de células epidérmicas proliferativas e de dímeros de ciclobutano pirimidina. Também foi observada uma tendência de preservação das células de Langerhans. Essa avaliação foi conduzida com 9 participantes sadios com pele foto tipos I e II. Os estudos demonstraram que na composição desse extrato seco estão presentes os ácidos ferúlico, cafeico, vanílico, p-cumárico e clorogênico. Essa rica composição pode explicar os efeitos fotoprotetores, além da potente ação antioxidante e anti-inflamatória[28].

Recrutaram-se vinte e seis pacientes com erupção de luz polimórfica e dois com urticária solar para entrar no estudo. O protocolo excluiu o uso de filtros de proteção ultravioleta ou outras drogas que poderiam, de alguma forma, interferir com a exposição à luz. Todos os pacientes expostos à luz solar receberam 480 mg/dia por via oral. No final do estudo, houve uma redução estatisticamente significativa da reação cutânea e subjetiva de sintomas. A tolerância da droga foi excelente, concluindo que a administração do extrato de *polypodium* mostrou ser um método eficaz e seguro, levando a uma proteção da pele[29].

Cerca de 73,68% dos pacientes tiveram benefício com uso de *polypodium leucotomos* (PL), com uma redução significativa da reação cutânea e sintomas subjetivos. Cinquenta e sete pacientes afetados com fotodermatoses idiopáticas (IP) foram recrutados (53 com erupção de luz polimórfica e 4 com urticária solar). O uso de filtros de proteção UV ou outros medicamentos que poderiam interferir de alguma forma com a exposição à luz foram excluídos. Todos os pacientes se expuseram à luz solar enquanto consumiam 480 mg/dia de extrato de PL por via oral. Foi realizada uma avaliação estatística das condições clínicas basais em relação àquelas após exposição solar com PL. O uso de PL, com completa ausência de toxicidade combinada com sua proteção multifatorial, torna-se um tratamento eficaz e seguro para fotoproteção em IP, não sendo observados efeitos colaterais[30].

A suplementação com esse extrato permite, ainda, reduzir a sensibilidade à radiação UV, quer a nível ocular, quer ao nível da pele, prevenindo o aparecimento de queimaduras[25].

Por ter propriedades antioxidantes, inibe a liberação da enzima metaloproteinase, responsável pela quebra de fibras de colágeno e elastina – causa do envelhecimento causado pelo sol – e, assim, preserva o sistema cutâneo.

Pinus pinaster[31]

Nomenclatura popular: Pycnogenol®.

Parte utilizada: Casca.

Indicação: Combate radicais livres, devido ao seu forte poder antioxidante. Efeito antiaging e tratamento de melasma. É indicado em afecções respiratórias, no tratamento de veias varicosas, teleangiectasias, distúrbios do fluxo microcirculatório cerebral e cardíaco e na alteração da fragilidade capilar. Também exerce efeito benéfico no linfoedema, alteração da função visual, alteração das células endoteliais e da matriz proteoglicana, aumenta a resistência do colágeno e da elastina contra a degradação pela colagenase e elastase.

Contraindicações: Não é indicado para gestantes, lactantes e crianças menores de 6 anos de idade, hipersensibilidade ao óleo essencial, insuficiência renal, indivíduos com doença de Crohn, hepatopatias, epilepsia, Parkinson ou outras enfermidades neurológicas.

Princípios ativos: Uma enorme quantidade de flavonoides pode ser encontrada: as proantocianidinas, catequinas, taxifolinas e ácido fenólico.

Formas farmacêuticas: Extrato seco em cápsulas.

Doses recomendadas: Extrato seco padronizado em 75% de procianidinas entre 20 e 200 mg ao dia.

Efeitos adversos: Não foram evidenciados até o momento.

Interações medicamentosas: Não foram evidenciadas até o momento.

Evidências científicas: O Pycnogenol® (*Pinus pinaster*), extrato do pinheiro-marítimo, é um potente antioxidante, podendo conter entre 65 e 75% de proantocianidinas. Este flavonoide, além do alto potencial antioxidante, também participa do estímulo para produção do colágeno. É um fitoterápico usado para amenizar discromias (manchas) de pele, isso porque, com a sua ação antioxidante, inibe os danos causados pela radiação solar e diminui a inflamação cutânea[32-34].

Estudo prospectivo, randomizado e intervencional selecionou 31 pacientes com idade média de 42 anos para usar 100 mg por dia de Pycnogenol® durante 90 dias, bem como filtro solar. Foram avaliados quanto à extensão do melasma (MASI – *Melasma Area Severity Index*) e qualidade de vida (MELASQol – *Melasma Quality of life*), ambos questionários já validados na literatura. Foi realizada também documentação fotográfica antes

CAPÍTULO 21 • FITOTERAPIA EM NUTRIÇÃO ESTÉTICA **255**

e após o tratamento. Os resultados de eficácia mostraram uma redução significativa nos escores para ambas as escalas avaliadas. Segundo a autoavaliação das participantes, 94,4% apresentaram uma melhora clínica. O Pycnogenol® 50 mg demonstrou ser efetivo no tratamento do melasma após a utilização de 2 comprimidos/dia durante 90 dias. Os resultados para os escores dos questionários foram estatisticamente significantes tanto para a área do melasma quanto para a qualidade de vida. Além disso, o produto demonstrou ser seguro, dada a baixa incidência de efeitos colaterais[35].

Em dois diferentes artigos, Berson[36] e Allemann e Bauman[37] sumarizaram os antioxidantes de origem natural, que, quando aplicados de forma tópica, podem restaurar a capacidade antioxidante da pele. Devido à comprovada eficácia antioxidante do EPF, podemos incluí-lo no manejo de certas patologias cutâneas. Em outro estudo realizado por Ni et al.[38] com 30 mulheres, foi avaliada a eficácia e segurança do uso de Pycnogenol®. Foram administrados 75 mg por dia do produto durante 30 dias. De acordo com os resultados, as participantes apresentaram diminuição na área do melasma, bem como da intensidade pigmentária após o tratamento. Nenhum evento adverso foi relatado. Pycnogenol® foi seguro e eficaz para o tratamento do melasma. Um estudo realizado por Campos[39] avaliou a eficácia e segurança do uso diário de 100 mg de Pycnogenol® durante dois meses em 29 mulheres com melasma. O produto foi eficaz em 88,8% das participantes, não ocorrendo nenhum caso de evento adverso.

Outro estudo observou a ação do Pycnogenol® na via do ácido aracdônico, ao fornecer 150 mg/dia, durante cinco dias, para voluntárias entre 35 e 50 anos, com coleta do sangue das pacientes a seguir. Esse estudo pôde concluir que a ação anti-inflamatória do Pycnogenol® foi devido à redução da expressão gênica da COX-2, diminuindo a biossíntese de leucotrienos[40].

Vitis vinifera e o *Pinus pinaster* atuam sinergicamente com a vitamina C, potencializando sua ação antioxidante, tanto tópica como oral[41].

Oenothera biennis L[42,43]

Nomenclatura popular: Óleo de prímula, prímula.

Parte utilizada: Óleo das sementes, por prensagem a frio.

Indicação: Atividades dermatológicas e eczemas. Auxilia no combate à anorexia e no tratamento de artrite reumática. Outras indicações incluem casos de cirrose descompensada, neuropatias diabéticas, tensão pré-menstrual (TPM), síndrome do ovário policístico (SOP) e endometriose. Previne doenças neurodegenerativas do sistema nervoso central e esquizofrenia (coadjuvante).

Contraindicações: Não há evidências da administração de *Oenothera biennis L* durante a gestação, recomendando seu uso unicamente em caso de real benefício para a paciente e prescrição somente por um médico.

Princípios ativos: Fitoesteroides, ácidos graxos livres (ácidos palmítico, esteárico, oleico, linoleico e gamalinolênico), lactonas sesquiterpênicas, vitaminas (tocoferol), ácido fenólico, taninos, ligninas, polissacarídeos, proteínas e aminoácidos.

Formas farmacêuticas: Cápsulas.

Doses recomendadas:

- Óleo: Extrato padronizado a 8% de ácido gamalinolênico em doses de 320 a 480 mg ao dia. Para uso interno, sugere-se de 6 a 8 g (adultos) e de 2 a 4 g (crianças), em caso de eczema atópico.
- Extrato fluido: 5 g ao dia.

Efeitos adversos: Nas doses adequadas, o óleo de prímula costuma ser bem tolerado[44]. Ocasionalmente, foram observados distúrbios digestivos (náuseas, perda de consistência nas fezes e dispepsia) e cefaleia[45]. Altas doses podem causar cólicas intestinais[46].

Interações medicamentosas: Monitorar ao associar com psicotrópicos, repositores hormonais e anticoncepcionais. Relatou-se a possibilidade de aumentar o risco de crise epiléptica do lobo temporal naqueles pacientes com esquizofrenia que simultaneamente estejam tomando medicações neurolépticas. Assim, foi observada diminuição da atividade de fármacos anticonvulsivantes[47].

Evidências científicas: O ácido gamalinolênico foi aprovado na Alemanha para tratamento de eczema atópico, aparecendo em diversos produtos comerciais contendo 500 mg de óleo de prímula, equivalente a 40 mg de ácido gamalinolênico. Os resultados costumam ser observados em poucas semanas depois do início do tratamento, devendo ser usado por 3 meses, com descansos posológicos de algumas semanas para depois iniciar novo ciclo[44].

Em um estudo duplo-cego controlado com placebo, constatou-se que a administração de ácido gamalinolênico reduz de modo significativo os fenômenos derivados do eczema, principalmente o prurido[48]. Uma metanálise por meio de uma revisão de dez estudos clínicos randomizados e duplo-cego, controlados por placebo (total de 200 indivíduos com eczema atópico), constatou que, por 3 meses, uma dose efetiva de ácido gamalinolênico em crianças de 1 a 12 anos de idade é de 160 a 320 mg diários, e para adultos, de 320 a 480 mg ao dia[49]. Outros ensaios clínicos realizados em crianças com eczema atópico também mostraram melhoras significativas após o uso de *Oenothera biennis L.* (3 g) durante a 4ª e 20ª semana[50,51].

Um ensaio clínico duplo-cego com 36 pacientes com psoríase em placas não mostrou efeito com o uso do óleo de prímula e ômega 3[52]. Já óleo de prímula, combinado com gérmen de trigo, ureia, óleo de girassol e piruvato de sódio, mostrou melhoras significativas em pacientes com psoríase e outros tipos de hiperqueratose[53]. Entretanto, ficou comprovada uma redução na necessidade de agentes anti-histamínicos, antibióticos e corticoides em diferentes patologias de pele a partir do uso tópico e oral do *Oenothera biennis L.*[54]

Acne vulgar

A acne é uma condição inflamatória crônica, doença do folículo pilossebáceo, e tem quatro fatores etiopatogênicos fundamentais: hiperprodução sebácea, hiperqueratinização folicular, aumento da colonização por *Propionibacterium acnes* e inflamação dérmica periglandular. Ocorre em todas as raças, embora seja menos intensa em orientais e negros[55-57]. Afeta áreas em que as glândulas sebáceas são maiores e mais abundantes, como o rosto, tronco anterior e parte superior das costas. Aproximadamente 80% dos adolescentes (mais comumente a partir dos 12 anos de idade) apresentam acne, mas também pode afetar 54% das mulheres adultas e 40% dos homens adultos[58].

De acordo com o tipo de lesão, a acne pode ser classificada em quatro categorias principais: não inflamatória (acne puramente comedona), papula leve, rotulagem papular e nodular, sendo os três últimos lesões inflamatórias da acne. Além das lesões, a acne pode deixar cicatrizes permanentes e ter consequências psicossociais significativas[59-60].

Historicamente, a relação entre dieta e acne tem sido altamente controversa. Nos últimos 50 anos, foram publicados inúmeros estudos com a finalidade de comprovar se a dieta está relacionada à etiologia da acne. Embora existam estudos antigos, que são bem difundidos entre profissionais da área da saúde, alguns negam a associação entre acne e dieta. Recentemente, novos artigos demonstraram evidências contrárias às publicações anteriores[57,61-65].

A abordagem nutricional na acne pode diminuir a atividade das glândulas sebáceas, reduzir o estresse oxidativo, repor nutrientes que possam estar deficientes, modular a resposta inflamatória e melhorar a permeabilidade intestinal. Estudos sugerem que as dietas com altas cargas glicêmicas geram um pico de insulina e, como consequência, aumentam a secreção sebácea via estímulo hormonal da testosterona, resultando em acne[57].

Fitoterápicos na acne vulgar

Prunus africana Hook F[42]

Nomenclatura popular: Pigeum africano.

Parte utilizada: Casca.

Indicação: É um potente fitoterápico que atua contra infecções do trato urinário. O extrato de *Pygeum* possui também uma função anti-inflamatória, um efeito estimulante da secreção e um efeito antiedematoso e afrodisíaco. É indicado no tratamento de distúrbios da micção provocados por hiperplasia prostática benigna.

Contraindicações: Contraindicado para menores de 12 anos.

Princípios ativos: Extrato seco 25% de fitoesteróis. Fitoesteróis (beta-sitosterol, lupinol lupoxin e tocoferol); triterpenos (ácidos ursólico e oleanólico); ésteres de ácidos ferúlicos (docosanol e tetracosanol); ácidos graxos saturados e insaturados; taninos; ceras; flavonoides; carotenoides; antocianidinas.

Formas farmacêuticas: Comprimidos e extrato seco em cápsulas.

Doses recomendadas: Extrato seco padronizado a 25% de fitoesteróis: doses variam entre 50 mg duas vezes por dia e 200 mg uma vez por dia.

Efeitos adversos: Nas doses recomendadas, apresenta ser bem tolerado, observando raramente casos de gastrenterite, conforme relatado em mais de 20 estudos clínicos.

Interações medicamentosas: Não foram encontradas na literatura pesquisada.

Evidências científicas: O *Prunus africana* (Pygeum) é um fitoterápico com atividade antiandrogênica, pois, por meio dos ésteres do ácido ferúlico, ele pode inibir a 5 alfa--redutase, reduzindo a conversão de testosterona para di-hidrotestosterona, e diminuem também a produção de prolactina. Seu consumo pode produzir ligeiras perturbações gástricas, como diarreia, dor gástrica e náuseas, atribuídas aos taninos. Podem ocorrer efeitos no metabolismo de androgênio e estrogênio[59].

Rosmarinus officinalis[42,43]

Nomenclatura popular: Alecrim.

Parte utilizada: Folhas.

Indicação: Bactericida e fungicida. Indicado para tratar doenças circulatórias. Carminativo, antiespasmódico, antioxidante, anti-inflamatório. Auxiliar em dores reumáticas, esgotamento físico e mental, gripe e febre. Analgésico e hepatoprotetor.

Contraindicações: O alecrim é contraindicado em caso de gravidez, problemas da próstata e gastroenterite. Seu óleo essencial pode causar eritema e dermatite em indivíduos sensíveis. Na gestação não é indicado em altas doses por via oral, pois é abortivo.

Princípios ativos: Óleo essencial composto principalmente por hidrocarbonetos, tais como: pineno, camfeno, limoneno, cânfora, borneol, cineol, linalool, e verbinol. Flavonoides: diosmetina, diosmina, genkwanina, luteolina, hispidulina e apige nina. Outros 3 flavonoides glucurônicos nas folhas. Ácidos triterpênicos: ácidos oleanólico e ursólico e diterpeno carnosol. Diterpenos fenólicos: ácidos cafeico, clorogênico, labiático, neoclorogênico e rosmarínico. Quantidades elevadas de salicilatos. Possuem também saponina, traços de alcaloides, princípios amargos e taninos.

Formas farmacêuticas: Óleo, tintura, extratos e chá.

Doses recomendadas:

- Infusão: 2 a 4 g em 1 xícara de chá (150 mL de água). Consumir até 3 xícaras ao dia, de preferência após as refeições.

- Extrato seco (8:1): 0,3 a 1 g ao dia, dividido em duas ou três tomadas.

- Extrato fluido (1:1): em 45% de álcool, administra-se de 2 a 4 mL diariamente.

- Tintura (1:5): 10 mL, 3 vezes ao dia.

- Óleo essencial: costuma-se administrar em cápsulas de 50 mg cada, com doses de 100 a 150 mg ao dia. Via oral, de 3 a 4 gotas, 3 vezes ao dia em torrão de açúcar, mel ou azeite.

- Vinho: maceração de 20 g da planta em 1 litro de vinho durante 5 dias, agitando periodicamente.

Precauções: A ingestão de doses elevadas provoca irritações gastrintestinais e nefrite, e seu uso deve ser evitado durante a noite, pois pode alterar o sono.

Efeitos adversos: Os extratos de alecrim, assim como óleo essencial, geralmente são bem tolerados. Em alguns casos, podem ocorrer dermatites de contato em pessoas mais sensíveis a alguns de seus componentes. O uso excessivo pode ocasionar náuseas e vômitos.

Interações medicamentosas: Cautela ao associar com psicotrópicos, estimulantes do sistema nervoso central.

Evidências científicas: O alecrim, *Rosmarinus officinalis*, contém ácido rosmarínico, tem efeito antioxidante e antibacteriano. O óleo de *Rosmarinus officinalis* também foi eficaz contra *P. acnes*, um tipo de bactéria que causa acne[66]. O *P. acnes* produz lipases, proteases e hidrolases, contribuindo para a inflamação e destruição de tecidos. Desta forma, os agentes anti-inflamatórios contribuem para o controle bacteriano e reduzem as cicatrizes provenientes das lesões[60].

Celulite

O termo celulite foi descrito pela primeira vez em 1920. Palavra de origem latina, *Cellulite* foi utilizada para descrever uma alteração estética da superfície da pele[67]. Celulite não seria o termo mais apropriado, pois a derivação da palavra significa inflamação celular, e estudos sugerem que não foram encontrados sinais de inflamação no tecido em questão[4].

A hidrolopodistrofia ginoide, popularmente conhecida como celulite, trata-se de uma alteração do relevo cutâneo, envolvendo modificações morfológicas, histoquímicas, bioquímicas e ultraestruturais nos adipócitos, além de alterações na derme e na microcirculação[67].

CAPÍTULO 21 • FITOTERAPIA EM NUTRIÇÃO ESTÉTICA

Diversos são os termos utilizados para definir estas alterações do tecido subcutâneo, na tentativa de adequar às alterações histomorfológicas, sendo eles: Lipodistrofia, Lipoedema, Fibroedema geloide, Hidrolipodistrofia, Hirolipodistrofia ginoide, Paniculopatia edematofibroesclerótica, Paniculose, Lipoesclerose nodular, Lipodistrofia ginoide[4].

Ocorre em maior incidência nas mulheres, entre 85 e 98% de todas as raças[67-70], pode acometer qualquer parte do corpo, exceto couro cabeludo, palma das mãos e dos pés. É caracterizada por um aspecto acolchoado ou "casca de laranja". A exata etiologia é desconhecida, contudo fatores genéticos, hormonais, sexo, hipertensão arterial, obesidade, fumo, sedentarismo e má alimentação predispõem o seu aparecimento[68].

Existem inúmeras formas de se tratar essa condição, por ser considerada uma condição complexa. Apesar das várias recomendações existentes, ainda há muita controvérsia a respeito da melhor composição dietética para auxiliar no tratamento[67,68].

Segundo Gonçalves, Rodrigues & Targino[69], a má alimentação é um fator fundamental. São poucos os estudos que relacionam os hábitos alimentares com o seu agravamento, porém sugere-se que seu tratamento nutricional seja composto por uma dieta adequada.

O tema celulite continuará sendo alvo de pesquisas científicas. Apesar de sua alta prevalência, de poucos estudos científicos sobre sua fisiopatologia, em função desta escassez que relacione a melhora do aspecto da celulite com fatores dietéticos, as orientações são baseadas em suposições fisiopatológicas, o que dificulta a decisão terapêutica e a abordagem a ser adotada. Recomendações baseadas em consensos e guias alimentares, concomitantes à prática de exercício físico orientado por um profissional da área, parecem ser uma opção segura no tratamento[68-70].

Fitoterápicos na celulite

Aesculus hippocastanum L[42,43,71]

Nomenclatura popular: Castanha-da-índia

Parte utilizada: Semente.

Indicação: Possui atividade anti-inflamatória sobre a circulação periférica, antiedematosa e flebotônica. É indicada na fragilidade capilar, varizes, hemorroidas e edemas por má circulação, flebites, insuficiência crônica venal, reduzindo o processo de retenção capilar, pele (dermatite, eczema, inflamações gerais), peso e dor nas pernas. Nas hemorroidas, acalma a dor, e, sendo vasoconstritor periférico, é empregada também na forma de pomadas. É adstringente, antiedêmica, anti-hemorroidal, anti-inflamatória, estimulante, hemostática, redutora da permeabilidade capilar, tônica, vasoconstritora e vasoprotetora[72].

Contraindicações: Pacientes com histórico de hipersensibilidade e alergia a qualquer um dos componentes do fitoterápico não devem usá-lo. Esse fitoterápico é contraindicado para pessoas com hipersensibilidade à escina ou a extratos de A. hippocastanum e pacientes com insuficiência renal ou hepática. Há indícios de que a absorção de escina seja maior em crianças, predispondo-as à maior toxicidade.

Princípios ativos: Cumarinas, flavonoides e saponinas.

Formas farmacêuticas: Cápsulas, comprimidos e chás.

Doses recomendadas:

* Extrato seco padronizado contendo de 16 a 20% de glicosídeos triterpênicos de escina: 250 a 312 mg (dividida em 2 vezes ao dia).

- Extrato seco (5:1): 1 g para 5 g de planta seca. Doses na faixa de 300 a 600 mg ao dia.
- Extrato fluido: 0,5 a 2 mL diariamente.
- Tintura: 20 g de extrato fluido e 80 g de álcool de 60° administrada na dose de 40 a 60 gotas, 3 vezes ao dia.

Precauções: Toxicidades renal e hepática foram relatadas com o uso de preparados a base de A. *hippocastanum* em pacientes propensos a esse tipo de distúrbios. Embora não existam restrições, pacientes idosos só devem utilizar o fitoterápico com orientação médica. Esse fitoterápico não deve ser utilizado por mulheres grávidas sem orientação médica, assim como por crianças e adolescentes.

Efeitos adversos: Após ingestão do fitoterápico, podem ocorrer, em casos isolados, prurido, náuseas e desconforto gástrico. Raramente podem ocorrer irritação da mucosa gástrica e refluxo.

Interações medicamentosas: Esse fitoterápico não deve ser administrado com anti-coagulantes orais, pois pode potencializar seu efeito anticoagulante. Cerca de 90% de escina ligam-se às proteínas plasmáticas, podendo interferir com a distribuição de outras drogas. Um caso de insuficiência renal foi relatado após administração concomitante de escina e o antibiótico gentamicina.

Evidências científicas: Apresenta propriedades anti-inflamatórias e antiedema. O ativo escina tem a capacidade de reduzir as atividades lisossômicas em até 30% quando em dermocosméticos, provavelmente pela estabilização do teor de colesterol das membranas de lisossomos, reduzindo, assim, a liberação de enzimas e permeabilidade capilar[73].

A castanha-da-índia age no sistema venoso como tônico circulatório, diminuindo a permeabilidade e fragilidade capilar. Tem ação vasoconstritora periférica, ativando a circulação sanguínea e favorecendo o retorno venoso, desta forma, prevenindo edemas, inibindo a peroxidação lipídica e agindo como anti-inflamatório. Assim, a castanha-da--índia otimiza a circulação sanguínea, prevenindo o acúmulo anormal de líquido no corpo, prevenindo, assim, a celulite[73,74].

Centella asiatica[42]

Nomenclatura popular: Centela, centelha.

Parte utilizada: Parte aérea.

Indicação: É indicado seu uso interno para desordens dermatológicas, como eczemas, úlceras varicosas, hematomas, rachaduras da pele, varizes e celulites. Usa-se externamente no tratamento da celulite e da gordura localizada.

Contraindicações: A presença de taninos contraindica seu emprego a longo prazo por via oral em casos de gastrites e úlcera gastrointestinal. Pouco se recomenda em epilepsia, hiperlipidemia e durante a gestação.

Princípios ativos: Ácidos triterpênicos (ácidos asiático, madecássico e asiaticosídeo); flavonoides (kampferol, quercetina, 3-glucosil-kampferol); ácidos graxos (ácidos linoleico, lignocérico, linolênico, oleico, palmítico, elaídico e esteárico); alcaloides; saponinas; óleos essenciais; quercetina; cânfora; cineol; açúcares; sais minerais; aminoácidos; resinas.

Formas farmacêuticas: Cápsulas (extratos e pó).

Doses recomendadas:
- Extrato seco padronizado a 40% de asiaticosídeos: até 600 mg ao dia[75].
- Extrato seco (5:1): 100 a 300 mg/dia.

- Pó: droga pulverizada em cápsulas de 600 mg, 3 vezes ao dia.
- Tintura (1:10): em álcool de 50°, 50 gotas 3 vezes ao dia.

Precauções: Em alguns pacientes se observou uma elevação do colesterol total, desta forma, deve-se prescrever com muita cautela nos casos de hipercolesterolemia familiar[76].

Efeitos adversos: De modo geral, a *Centella* é bem tolerada nas doses adequadas. Altas doses por via oral podem provocar cefaleias, vertigens, hipotensão arterial e estados narcóticos leves e moderados. Seu óleo essencial seria o responsável, preferindo-se administrar a fração triterpênica por via oral devido a sua menor toxicidade. No uso interno, recomenda-se não ultrapassar da dose de 500 a 600 mg do pó da droga, ou dez gotas do extrato, três vezes ao dia. A fração triterpênica não deve ultrapassar por via oral os 60 mg diários. Em doses elevadas pode produzir efeitos depressores do sistema nervoso central, podendo causar vertigem em pessoas com sensibilidade à droga. Em regiões tropicais, pode causar fotossensibilização cutânea.

Interações medicamentosas: Fenilbutazona e dexametasona interferem na velocidade de reparação induzida por asiaticosídeo em feridas experimentais em ratos, sendo mais pronunciada a interferência causada por fenilbutazona, já que este fármaco normalmente diminui a capacidade de reparação tecidual orgânica. Doses altas de *Centella asiatica* podem interferir com a administração conjunta de terapias hipoglicemiantes ou incrementar a concentração de colesterol sérico[77,78].

Evidências científicas: A *Centella asiatica* é um fitoterápico utilizado como anti-inflamatório, homeostático, estimulante das estruturas do tecido conjuntivo e vascular e como cicatrizante na celulite[79]. Segundo Frederico et al.[80], a *Centella asiatica* é classificada como droga normalizadora do tecido conjuntivo, na celulite age no meio intersticial, estimulando a microcirculação, diminuindo o edema, e agindo também na gordura localizada.

Possui substâncias como flavonoides que ajudam a reduzir os edemas e aceleram a integração do metabolismo de lisina e prolina, que são fundamentais na estrutura do colágeno[79]. A produção do colágeno em nível dos fibroblastos promove o restabelecimento de uma trama de colágeno normal, flexível e consequente desbloqueio das células adiposas, permitindo a liberação da gordura localizada, graças à possibilidade de penetração das enzimas lipolíticas. Tem a probabilidade, portanto, de proporcionar a normalização das trocas metabólicas entre a corrente sanguínea e as células adiposas. Esta função ainda auxilia pela melhora da circulação venosa de retorno, que combate os processos degenerativos do tecido venoso, também controlam a fixação da prolina e alanina, elementos fundamentais na formação do colágeno[81].

Foi em meados da década de 1970 que se iniciaram as primeiras investigações do uso da *Centella* na lipodistrofia[42]. Um dos primeiros estudos foi um ensaio clínico duplo-cego, com uso de 60 mg/dia de extrato padronizado de *Centella asiatica* por 3 meses, avaliado por estudos comparativos de amostras de biopsias da região do deltoide e do trocanter, coletadas antes e depois do tratamento. Os exames histológicos mostraram diminuição na tendência à esclerose de fibroblastos nos focos celulíticos, em comparação ao grupo controle[82].

Outro trabalho também na década de 1970 testou, em 65 mulheres com diferentes graus de celulite por 2 meses, extrato padronizado de *Centella asiatica*. Em 48 pacientes, o uso do extrato mostrou ser eficaz, demonstrando ser menos eficiente em casos mais graves[83]. Estudo similar, realizado na mesma época, mostrou resultado similar, no qual 22 das 30 pacientes avaliadas tiveram melhora significativa[84].

Vitis vinifera L.[42]

Nomenclatura popular: Uva.

Parte utilizada: Semente, frutos e ocasionalmente as folhas.

Indicação: Antioxidante, anti-inflamatória, antimicrobiana e anticarcinogênica, hipolipemiante, protetor cardiovascular, protetor renal, preventivo da arteriosclerose e no rejuvenescimento da pele.

Contraindicações: Não se recomenda na gravidez e lactação.

Princípios ativos: Flavonoides: catequina, epicatequina, galocatequina, quercetina e seus glicosídeos quercitrina e isoquercitrina; Taninos condensados, procianidinas, antocianidinas e leucocianidinas; Ácidos orgânicos: ácidos tartárico e málico, que representam 90% dos ácidos totais; Vitaminas: vitamina C, riboflavina, carotenoides, tiamina, piridoxina, ácido pantotênico, ácido fólico e niacina; Enzimas: invertase, pectina esterase, peroxidase, polifenol oxidase e ácido ascórbico oxidase; Carboidratos: entre 10 e 20% glicose e frutose; Compostos nitrogenados: aminoácidos, peptídeos e proteínas; Ácidos voláteis: ácido hidroxioleanoico, alfa e beta-amirina, taraxerol, taraxasterol, ácido ursólico etc. Ácidos graxos insaturados: 5 a 20%.

Formas farmacêuticas: Cápsulas (extratos), tintura e chá.

Doses recomendadas:

- Extrato seco padronizado de 80 a 85% de proantocianidinas: de 300 a 555 mg ao dia.
- Extrato seco (5:1): 100 a 300 mg, divididas em 1 a 3 vezes ao dia. Como manutenção, pode-se utilizar 50 mg/dia.
- Extrato fluido (1:1): 50 gotas, 1 a 4 vezes ao dia.
- Infusão: 1 colher de sobremesa das folhas para 150 mL de água (1 xícara), até 3 xícaras preferencialmente após as refeições.

Efeitos adversos: Os extratos das sementes da *Vitis vinifera L.* são geralmente bem tolerados.

Interações medicamentosas: Um ensaio clínico, randomizado, duplo-cego controlado por placebo mostrou aumento da pressão arterial após administração da associação dos extratos das sementes padronizados em polifenóis com vitamina C[85].

Evidências científicas: *Vitis vinifera L.* pode ser indicado para o tratamento da celulite, pois atua promovendo a redução da pressão arterial por inibição da enzima conversora de angiotensina I em II. Age na melhora da insuficiência venosa crônica, diminui a agregação plaquetária e atua também como um potente antioxidante, por meio da depuração de radicais livres e da captação de radicais superóxido e hidroxila[86].

Outros fitoterápicos indicados nas desordens estéticas

Aloe vera (Babosa) – Anexo VIII

Borago officinalis (Borragem) – Capítulo 22

Camellia sinensis (Chá-verde) – Capítulos 18 e 19

Curcuma longa L. (Açafrão) – Capítulo 18

Equisetum arvense (Cavalinha) – Capítulo 13

Echinodorus macrophyllus (Chapéu-de-couro) – Capítulo 13

Fucus vesiculosus (Fucus) – Capítulo 12

Hibiscus sabdariffa (Hibiscus) – Capítulo 10

Ocimum canum L. (Alfavaca) – Anexo VIII

Punica granatum L (Romã) – Capítulo 18

Vaccinium mysrtillus (Mirtilo) – Anexo VIII

Vitex agnus castus (Vitex) – Capítulo 22

Sugestões de fórmulas

Fórmula 1 – Acne na hiperprolactinemia

Vitex angus castus, extrato seco padronizado a 0,5% de agnosídeos, fruto – 10 mg.

Aviar X doses em cápsulas. Posologia: Consumir 2 doses ao dia, por X dias ou conforme orientação profissional.

Associar com:

Onenothera bionnis, padronizado a 15% de ácido gamalinoleico – 1 g.

Aviar X doses em cápsulas oleosas, consumir 2 doses ao dia, por X dias ou conforme orientação profissional.

Fórmula 2 – Clareamento da pele

Camellia sinensis, extrato seco padronizado a 95% de polifenóis, folha – 200 mg.

Vaccinium mysrtillus, extrato seco padronizado a 25% de antocioninas, fruto – 50 mg.

Punica granatum, extrato seco padronizado a 40% de ácido elágico, fruto – 200 mg.

Vitis vinifera, extrato seco padronizado a 95% de proantocianidinas, semente – 150 mg.

Polypodium leucotomos (20:1), raiz – 100 mg.

Aviar X doses em cápsulas. Posologia: Consumir 1 dose ao dia, 30 dias antes da exposição ao sol ou conforme orientação profissional.

Fórmula 3 – Fotoproteção

Vaccinium mysrtillus, extrato seco padronizado a 25% de antocioninas, frutos – 150 mg.

Punica granatum, extrato seco padronizado a 40% de ácido elágico, fruto – 250 mg.

Aviar X doses em cápsulas. Posologia: Consumir 1 dose ao dia, por X dias ou conforme orientação profissional.

Fórmula 4 – Anticelulite

Camellia sinenesis, extrato seco padronizado a 95% de polifenóis, folha – 400 mg.

Pycnogenol, extrato seco padronizado a 75% de proantocianidinas, casca – 100 mg.

Aesculus hippocastanum, extrato seco padronizado a 20% de glicosídeos triterpênicos calculados como escina, sementes – 100 mg.

Aviar X doses em cápsulas. Posologia: Consumir 1 dose, pela manhã, por X dias ou conforme orientação profissional.

Fórmula 5 – Retenção hídrica, celulite e cansaço nas pernas

Centella asiatica, extrato seco padronizado a 40% de asiaticosídeo, folhas – 100 mg.

Equisetum arvense L, extrato seco padronizado a 2,0 a 2,5% de flavonoides, partes aéreas – 100 mg.

Aviar X doses em cápsulas. Posologia: Consumir 1 dose, 2 vezes ao dia, antes das refeições, por X dias ou conforme orientação profissional.

Fórmula 6 – Celulite com retenção hídrica, cansaço nas pernas e varizes

Centella asiatica, extrato seco padronizado a 40% de asiaticosídeo, folhas – 100 mg.

Pycnogenol, extrato seco de *pinus pinaster* padronizado a 75% de proantocianidinas, casca – 50 mg.

Aesculus hippocastanum, extrato seco padronizado a 20% de glicosídeos triterpênicos calculados como escina, sementes – 100 mg.

Aviar X doses em cápsulas. Posologia: Consumir 1 dose, 2 vezes ao dia, longe das refeições, por X dias ou conforme orientação profissional.

Considerações finais

A fitoterapia é uma terapêutica que utiliza plantas medicinais em suas diferentes formas farmacêuticas. Neste capítulo, abordamos sobre como ela pode contribuir para a correção das imperfeições estéticas, visando a um corpo mais harmônico.

O profissional nutricionista pode aliar a fitoterapia ao plano alimentar do seu paciente, respeitando sempre a individualidade bioquímica, o mecanismo de ação, dose diária recomendada e possíveis efeitos colaterais, objetivando uma prescrição ética e eficiente.

Referências

1. Braga PD, Molina MCB, Cade NV. Expectativas de adolescentes em relação a mudanças do perfil nutricional. Ciên Saúde Colet. 2007;12(5):1221-8.
2. Witt JSGZ, Schneider AP. Nutrição estética: valorização do corpo e da beleza através do cuidado nutricional. Ciên Saúde Colet. 2011;16(9):3909-16.
3. Neto MF. Estudo da composição corporal e suas implicações no tratamento da hidrolipodistrofia e da síndrome de desarmonia corporal. Rev da Soc Bras de Medicina Estética. 2003;15:20-7.
4. Schneider AP. Nutrição estética. 1. ed. São Paulo: Atheneu; 2009.
5. Frederico MR, Gomes SVC, Melo VC, Martins RB, Lauria MC, de Moura RL et al. Tratamento de celulite (Paniculopatia Edemato Fibroesclerótica) utilizando fonoforese com substância acoplante à base de hera, centella asiática e castanha-da-índia. Fisioter Ser. 2006;1(1):610.
6. Santos RL, Guimarães GP, Nobre MSC, Portela AS. Revisão: análise sobre a fitoterapia como prática integrativa no Sistema Único de Saúde. Rev Brasileira Med. 2011;13:(4):486-91.
7. Melo JG, Martins JDGR, Amorim ELC, Albuquerque UP. Qualidade de produtos à base de plantas medicinais comercializados no Brasil: castanha-da-índia (Aesculushippocastanum L.), capim-limão (Cymbopogoncitratus (DC.) Stapf) e centela (Centellaasiatica L. Urban). Acta Bot Bras. 2007;21(1):27-36.
8. Klein T, Longhini R, Bruschi ML, Mello JCP. Fitoterápicos: um mercado promissor. Rev de Ciên Farmacêutica Básica e Aplicada. 2010;30(3):241-8.
9. Brasil. Conselho Federal de Nutricionistas – CFN. Resolução CFN n. 402 de 2007. Regulamenta a prescrição fitoterápica pelo nutricionista de plantas in natura frescas, ou como droga vegetal nas suas diferentes formas farmacêuticas, e dá outras providências. Brasília, DF.
10. Camargo S, Pereira VBL. A prática da fitoterapia pelo nutricionista: algumas reflexões. Rev Assoc Bras Nutrição. 2013;5(1):69-72.
11. Camargo S, Pereira VBL. A prática da fitoterapia pelo nutricionista. Rev Nutrição em Pauta. 2013;120:27-30.
12. Stahl W, Sies H. Carotenoids and flavonoids contribute to nutritional protection against skin damage from sunlight. Molecular Biotechnology. 2007;37(1):26-30.
13. Stahl W, Sies H. β-Carotene and other carotenoids in protection from sunlight. The American Journal of Clinical Nutrition. 2012.
14. Stahl W, Sies H. Photoprotection by dietary carotenoids: concept, mechanisms, evidence and future development. Molecular Nutrition & Food Research. 2012;56(2):287-95.
15. Walton S, Wyatt E, Cunlifffe WJ. Genetic control of sebum excretion and acne: a twin study. Br J Dermatol. 1998;118(3):393-6.
16. Frasson A et al. Doenças da mama: guia prático baseado em evidências. São Paulo: Atheneu; 2011.
17. Gilaberte Y, González S. Update on photoprotection. Actas Dermosifiliográficas. 2010;101(8):659-72.
18. González S, Pathak MA. Inhibition of ultraviolet-induced formation of reactive oxygen species, lipid peroxidation, erythema and skin photosensitization by polypodium leucotomos. Photodermatol Photoimmunol Photomed. 1996;12(2):45-56.

19. Horvath A, Alvarado F, Szöcs J, de Alvardo ZN, Padilla G. Metabolic effects of calagualine, an antitumoral saponine of Polypodium leucotomos. Nature. 1967;214(5094):1256-8.
20. Ramirez-Bosca A, Zapater P, Belloch I. Extracto de Polypodium leucotomos em dermatite atópica: Ensayo multicêntrico, aleatorizado, doble ciego y controlado com placebo. Actas Dermo-sifiliograficas. 2012;103(issue 7):599-607.
21. Arteche García A (Ed.) et al. Fitoterapia: vademecum de prescripción. España: Masson; 1998.
22. Gonzalez S, Gilaberte Y, Philips N, Juarranz A. Fernblock, a nutriceutical with photoprotective properties and potential preventive agent for skin photoaging and photoinduced skin cancers. International Journal of Molecular Sciences. 2011;12(12):8466-75.
23. Aguilera P, Carrera C, Puig-Butille JA, Badenas C, Lecha M, González S, Puig S. Benefits of oral Polypodium Leucotomos extract in MM high-risk patients. Journal of the European Academy of Dermatology and Venereology (JEADV). 2013;27(9):1095-100.
24. Gonzalez S, Gilaberte Y, Philips N, Juarranz A. Current trends in photoprotection-A new generation of oral photoprotectors. Open Dermatology Journal. 2011; 5(1):6-14.
25. Kurokawa I, Danby FW, Ju Q et al. New developments in our understanding of acne pathogenesis and treatment. Experimental Dermatology. 2009;18(10):821-32.
26. Emanuele E, Bertona M, Geroldi D. A multilocus candidate approach identifies ACE and HIF1A as susceptibility genes for cellulite. J Eur Acad Dermatol Venereol. 2010;24(8):930-5.
27. Rodríguez-Yanes E, Cuevas J, González S, Mallol J. Oral administration of Polypodium leucotomos delays skin tumor development and increases epidermal p53 expression and the anti-oxidant status of UV-irradiated hairless mice. Exp Dermatol. 2014;23(7):526-8.
28. Middelkamp-Hup MA, Pathak MA, Parrado C et al. Oral Polypodium leucotomos extract decreases ultraviolet-induced damage of human skin. J Am Acad Dermatol. 2004;51(6):910-8.
29. Caccialanza M, Percivalle S, Piccinno R, Brambilla R. Photoprotective activity of oral polypodium leucotomos extract in 25 patients with idiopathic photodermatoses. Photodermatol Photoimmunol Photomed. 2007;23(1):46-7.
30. Caccialanza M, Recalcati S, Piccinno R. Oral polypodium leucotomos extract photoprotective activity in 57 patients with idiopathic photodermatoses. G Ital Dermatol Venereol. 2011;146(2):85-7.
31. Batistuzzo JAO, Itaya M, Eto Y. Formulário médico-farmacêutico. 3. ed. São Paulo: Pharmabooks; 2006.
32. Heinrich U, Neukam K, Tronnier H, Sies H, Stahl W. Long-term ingestion of high flavanol cocoa provides photoprotection against UV-induced erythema and improves skin condition in women. The Journal of Nutrition. 2006;136(6):1565-9.
33. Liu X et al. Antidiabetic effect of Pycnogenol® French maritime pine bark extract in patients with diabetes type II. Life Sciences. 2004;7:2505-13.
34. Liu X, Zhou HJ, Rohdewald P. French maritime pine bark extract Pycnogenol dosedependently lowers glucose in type 2 diabetic patients. Diabetes Care. 2004;27:839.
35. Pinto CAS, Delfes MFZ, Reis LM, Garbers LE, Passos PCVR, Torre DS. Uso do pycnogenol no tratamento do melasma. Surg Cosmet Dermatol. 2015;7(3):218-22.
36. Berson DS. Natural antioxidants. J Drugs Dermatol. 2008;7(1):7-12.
37. Allemann B, Bauman L. Antioxidant used in skin formulations. Skin Therapy Letter. 2008;13(7):5-8.
38. Ni Z, Mu Y, Gulati O. Treatment of melasma with Pycnogenol®. Phytother Res. 2002;16(6):567-71.
39. Campos V. Oral administration of pycnogenol associated with sunscreen improve clinical symptoms of melasma. J Am Acad Dermatol. 2014;70(5):AB19.
40. Canali R, Comitato R, Schonlau F, Virgili F. The anti-inflammatory pharmacology of pycnogenol in humans involves COX-2 and 5-LOX m RNA expression in leukocytes. Int Immunopharmacol. 2009;9(10):1145-9.
41. Yamakoshi J, Sano A, Tokutake S, Saito M, Kikuchi M, Kubota Y, Kawachi Y, Otsuka F. Oral intake of proanthocyanidin rich extract from grape seeds improves chloasma. Phytother Res. 2004;18(11):895-9.
42. Alonso JR. Tratado de fitofármacos e nutracêuticos. 1. ed. São Paulo: AC Farmacêutica; 2016.
43. Panizza ST, Veiga RS, Almeida MC. Uso tradicional de plantas medicinais e fitoterápicos. Conbrafito; 2012.
44. Bayles B, Usatine R. Evening primrose oil. American Family Physician. 2009;80(12):1405-7.
45. Briggs C. Evening primrose. Canadian Pharmaceutical J. 1986;119:249-54.
46. Hansel R, Keller K, Rimpler H, Schneidser G. Hegers haarwuchs der pharmazeutischen práxis. Springer-Verlag. Berlin, Heidelberg, New York, 1993.
47. Miller L. Herbal medicinals: selectes clinical considerations focusing on known or potential drug-herb interactions. Arch Internal Medicine. 1998;158:2200-11.
48. Stewart JCM et al. Treatment of severe and moderately severe atopic dermatitis with evening primrose oil: a multicentre study. J Nutr Med. 1991;2:9-15.
49. Mc Henry P et al. Management of atopic eczema. British Med J. 1995;310:843-7.
50. Bordoni A, Biagi PL, Masi M, Ricci G, Fanelli C, Patrizi A, Ceccolini E. Evening primrose oil (Efamol) in the treatment of children with atopic eczema. Drugs Exp Clin Res. 1988;14(4):291-7.
51. Biagi PL, Bordoni A, Hrelia S, Celadon M, Ricci GP, Cannella V, Patrizi A, Specchia F, Masi M. The effect of gamma-linolenic acid on clinical status, red cell fatty acid composition and membrane microviscosity in infants with atopic dermatitis. Drugs Exp Clin Res. 1994;20(2):77-84.
52. Oliwiecki S, Burton JL. Evening primrose oil and marine oil in the treatment of psoriasis. Clin Exp Dermatol. 1994;19(2):127-9.

53. Ferrando J. Clinical trial of a topical preparation containing urea, sunflower oil, evening primrose oil, wheat germ oil and sodium pyruvate, in several hyperkeratotic skin conditions. Med Cutan Ibero Lat Am. 1986;14(2):133-7.
54. Horrobin DF. Gamma linolenic acid: an intermediate in essential fatty acid metabolism with potential as an ethical pharmaceutical and as a food [review] Rev Contemp Pharmacother. 1990;1(1):1-41.
55. Steiner D. Acne na mulher. Rev Bras Med. 2002;59:135-9.
56. Steiner D, Bedin V, Melo JSJ. Acne vulgar. Rev Bras Med. 2003;60:489-95.
57. Costa A, Lage D, Moisés TA. Acne e dieta: verdade ou mito? An Bras Dermatol. 2010;85(3):346-53.
58. Cao H, Yang G, Wang Y, Liu JP, Smith CA, Luo H, Liu Y. Complementary therapies for acne vulgaris. Cochrane Database Syst Rev. 2015;1:CD009436.
59. Walton S, Wyatt E, Cunlifffe WJ. Genetic control of sebum excretion and acne. A twin study. Br J Dermatol. 1998;118(3):393-6.
60. Webster G. Acne vulgaris. The British Medical Journal. 2002;325(7362):475-9.
61. Kucharska A, Szmurło A, Sińska B. Significance of diet in treated and untreated acne vulgaris. Postepy Dermatol Alergol. 2016;33(2):81-6.
62. Bowe WP, Joshi SS, Shalita AR. Diet and acne. J Am Acad Dermatol. 2010;63:124-41.
63. Gonçalves JS, Sampaio RM. Acne vulgar: relação com entre índice glicêmico e carga glicêmica. Rev Nutrição em Pauta. 2014;127:33-5.
64. Comin AF, Santos ZEA. Relação entre carga glicêmica da dieta e acne. Scientia Medica. 2011;21(1):37-43.
65. Scipioni G, Monteiro GC, Soldateli B. Acne e dieta: uma revisão. Nutrire. 2015;40(1):104-9.
66. Rafieian-Kopaei M, Shahinfard N, Rouhi-Boroujeni H, Gharipour M, Darvishzadeh-Boroujeni P. Effects of Ferulago angulata extract on serum lipids and lipid peroxidation. Evid Based Complement Alternat Med. 2014;2014:680-856.
67. David RB, Paula RF, Schneider AP. Lipodistrofia ginoide: conceito, etiopatogenia e manejo nutricional. Rev Bras Nutr Clin. 2011;26(3):202-6.
68. Santos IMNSR, Sarruf FD, Balogh TS, Aparecida C, Pinto SO, Kaneko TM, Baby AR, Velasco MVR. Hidrolipodistrofia ginoide: aspectos gerais e metodologias de avaliação da eficácia. Arq Bras Ciênc Saúde. 2011:36(2):85-94.
69. Gonçalves JS, Rodrigues AP, Targino KC. Conduta nutricional no tratamento da celulite: uma revisão. Rev Nutrição em Pauta. 2013;119:27-32.
70. Kalluf K. Fitoterapia funcional: dos princípios ativos à prescrição de fitoterápicos. 2. ed. São Paulo: Ação Set; 2015.
71. Brasil. Agência Nacional de Vigilância Sanitária. Memento fitoterápico da farmacopeia brasileira. Brasília: Anvisa; 2016.
72. Martins ELP, Brandão MDGL. Qualidade de amostras comerciais preparadas com Aesculus hippocastanum L. (castanha-da-índia). Revista Brasileira de Farmacognosia. Brazilian Journal of Pharmacognosy. 2006;16(2):224-9.
73. Hexsel D, Orlandi C, Zechmeister do Prado D. Botanical extracts used in the treatment of cellulite. Dermatol Surg. 2005;31(7 Pt 2):866-72.
74. Arena EP. Guia prático de fitoterapia em nutrição. São Paulo: Metha/Humana Alimentar; 2008.
75. Pujol AP. Manual de nutricosméticos: receitas e formulações para beleza. 2. ed. Camboriú: Ed. do Autor; 2016.
76. Ribeiro PGF, Diniz RC. Plantas aromáticas e medicinais: cultivo e utilização. Londrina: Iapar; 2008.
77. Shetty B, Udupa S, Udupa A, Somayaji S. Effect of Centella asiatica L (Umbelliferae) on normal and dexamethasone suppressed wound healing in Wistar albino rats. Int J Low Extrem Wounds. 2006;5(3):137-43.
78. Luo S, Jin H. Aislamiento e indentificación de asiaticoside em Centella aisiatica. Chung Ts' Ao Yao. 1980;11(6):244-6.
79. Rosa AW, Zanatta DS, David RB. O uso da fitoterapia no manejo da lipodistrofia ginoide. Rev Bras Nutr Clin. 2016;31(1):75-9.
80. Frederico MR, Gomes SVC, Melo VC, Martins RB, Lauria MC, Mourar RL et al. Tratamento de celulite (Paniculopatia Edemato Fibroesclerótica) utilizando fonoforese com substância acoplante à base de hera, centella asiática e castanha da índia. Fisioter Ser. 2006;1(1)6-10.
81. Costa EA. Nutrição e fitoterapia: tratamento alternativo através das plantas. 3. ed. Vozes; 2011.
82. Tsurumi K, Hiramatsu Y, Hayashi M, Fuhimura H. Efecto del madecasol como curativo de heridas. Oyo Yakuri. 1973;7(6):833-43.
83. Bourguignon A. Study of the action of titrated extract of Centella asiatica. Graz Med Fr. 1975;38:4579-83.
84. Bargheoh J. Cellulite et Centella asiatica. Vie Med Can Fr. 1976;10:597-601.
85. Ward N, Hodgson J, Croft K, Burke V, Beilin L, Puddey I. The combination of vitamin C and grape-seed polyphenols increases blood pressure: a randomized, double-blind, placebo-controlled trial. J Hypertension. 2005;23(2):427-34.
86. Arena EP. Guia prático de fitoterapia em nutrição. São Paulo: Metha/Humana Alimentar; 2008.

Fitoterapia na saúde da mulher 22

Ana Paula Pujol
Juliana da Silveira Gonçalves
Luana Bertamoni

Introdução

De acordo com a Organização Mundial da Saúde (OMS) e outros estudos, mais de três quartos da população mundial usam a fitoterapia para os seus cuidados de saúde, e, nas últimas décadas, um número crescente de produtos à base de plantas que visam especificamente os distúrbios característicos das mulheres apareceu no mercado mundial[1].

No caso das mulheres, há várias plantas que podem contribuir para o equilíbrio de distúrbios relacionados a essa população, por meio de compostos que auxiliam desde os incômodos com a menstruação até as doenças mais comuns, como cisto de ovário e miomas, evitando, dessa forma, o uso abusivo de medicamentos, normalmente com efeitos colaterais indesejáveis.

Diante disso, e após intensa revisão na literatura mais atual, nesse capítulo veremos quais são os principais fitoterápicos utilizados na saúde da mulher, principalmente em relação à síndrome pré-menstrual, menopausa, síndrome do ovário policístico e disfunção sexual, considerando as dosagens indicadas e efeitos adversos.

Síndrome pré-menstrual

A síndrome pré-menstrual (SPM) está entre os problemas de saúde mais comuns relatados por mulheres, afetando de 20 a 40% das mulheres em idade reprodutiva[2]. A SPM possui uma variedade de sintomas, incluindo ansiedade, melancolia, sensibilidade dos seios e aumento do apetite[3].

Dentre os sintomas, destacam-se também mudanças no comportamento alimentar, como a compulsão alimentar, além de cefaleia e dores abdominais, constipação ou diarreia. Estudos prévios têm evidenciado alterações no comportamento alimentar caracterizadas por modificação na quantidade e qualidade da ingestão calórica, glicídica, proteica e lipídica entre as diferentes fases do ciclo menstrual[4]. Uma variedade de métodos tem sido utilizada para a efetividade das técnicas ou de alternativas para a melhora dos sintomas da SPM, entre eles, a fitoterapia[5].

Fitoterápicos na síndrome pré-menstrual

Vitex agnus castus[6]

Nomenclatura popular: *Vitex*, agnus-castus.

Parte utilizada: Fruto.

Indicação: Problemas menstruais, tais como amenorreia, dismenorreia, síndrome pré-menstrual, menopausa, transtornos consecutivos a uma hiperfoliculinemia ou hiperprolactinemia. Nas distonias neurovegetativas, tais como ansiedade, insônia, palpitações, taquicardia e vertigens. Nos espasmos gastrintestinais.

Contraindicações: Em caso de gravidez e possível efeito hormonal pelo leite materno (prolactina).

Princípios ativos: Vitexina, casticina, agnusídeo, ácido p-hidroxibenzoico, alcaloides, diterpenoides, enquanto o fruto contém flavonoides, terpenoides e compostos fenólicos.

Formas farmacêuticas: Pó e extrato seco[7,8].

Dose recomendada: Extrato seco padronizado a 0,5% agnosídeos: de 20 a 80 mg ao dia[7,8].

Efeitos adversos: A planta mostrou ser eficaz, segura e bem tolerada[9]. Quanto aos efeitos adversos, há relatos de ligeira indisposição gástrica, dor de cabeça, cansaço, boca seca e pouca reação da pele[10].

Interações medicamentosas: Não deve ser associada à terapia de reposição hormonal e recomenda-se não associar com agonistas ou antagonistas de dopamina[9].

Evidências científicas: É originário da região mediterrânea, com folhas longas e caule macio, juntamente com flores e sementes de amadurecimento. Tradicionalmente, os frutos desta planta são utilizados como um medicamento à base de plantas para o tratamento de distúrbios hormonais em mulheres, de modo que o extrato de frutas é usado para o tratamento da síndrome pré-menstrual severa e afrontamentos associados à menopausa[11]. Na prática fitoterápica, o fruto *Vitex* vem sendo mais utilizado em problemas reprodutivos femininos, encontrando aplicação em condições como síndrome pré-menstrual, ciclos anovulatórios, infertilidade, endometriose, e hiperprolactinemia, bem como algumas pesquisas ainda apontam a diminuição da frequência e duração da enxaqueca[11,12].

Embora essas condições envolvam fisiopatologias hormonais diferentes, as semelhanças em algumas delas relacionam-se com a elevação da prolactina e a promoção do aumento da produção de progesterona[13]. Os extratos de *Vitex agnus castus* podem afetar essas condições por meio da atividade dopaminérgica pela ligação aos receptores da dopamina-2 (DA-2), resultando na inibição da prolactina[13,14]. Um estudo de revisão observou que o *Vitex agnus castus* foi o remédio mais investigado (quatro ensaios, cerca de 500 mulheres) e foi relatado para melhorar consistentemente SPM melhor do que placebo[15].

Evidências apontam seu uso para redução da prolactina, contribuindo na melhora da regularidade menstrual e no auxílio no tratamento da infertilidade. O *Vitex* contém uma variedade de compostos que se ligam aos receptores de dopamina tipo 2 (DA-2) no cérebro, reduzem o monofosfato cíclico de adenosina (cAMP) e diminuem a secreção de prolactina[16]. Em uma metanálise que objetivou avaliar seis fitoterápicos comumente utilizados na Síndrome do Ovário Policístico (SOP), ao analisar dezoito estudos pré-clínicos baseados em laboratório e quinze ensaios clínicos, observou-se, ao final, que apenas com o uso do *Vitex* houve elevada evidência de funcionalidade nos efeitos endócrinos reprodutivos em oligo e amenorreia, hiperandrogenismo e/ou SOP[17].

Crocus sativus[18-21]

Nomenclatura popular: Açafrão.

Parte utilizada: Estigma das flores.

Indicação: Indicado em tratamentos da perda de peso, como estimulante da sensação de saciedade, hipolipemiante, atividade antitumoral e tratamento da depressão leve e moderada.

Contraindicações: Mulheres grávidas não devem tomar a erva para fins medicinais, pode estimular as contrações uterinas.

Princípios ativos: Glucosídeos (picrocrocina); licopeno; zeaxantina; carotenoides (crocina); flavonoides; óleo essencial (safranal).

Formas farmacêuticas: Pó e extrato seco.

Dose recomendada: Extrato seco padronizado a 0,3% de safranol 176,5 mg ao dia (88,25 mg duas vezes por dia, sendo uma dose pela manhã e outra à noite).

Efeitos adversos: Não foram encontrados na literatura pesquisada.

Precauções: A dose letal para o adulto é considerada entre 12 e 20 g. Em doses elevadas, pode ser abortivo, assim como produzir hemorragias intensas. Os estigmas do açafrão podem provocar efeitos uteroestimulantes, por isso não se recomenda seu uso durante a gravidez.

Interações medicamentosas: Em pacientes sob terapêutica anticoagulante ou com certos tipos de insuficiência renal, sugere-se uma abordagem cautelosa para a prescrição.

Evidências científicas: Apesar de o principal uso do açafrão ser para fins culinários, ele também tem aplicações significativas em campos farmacêuticos e clínicos. O açafrão contém uma série de componentes bioativos que se acredita ser, em grande parte, responsável pelas suas propriedades de promoção da saúde, incluindo o tratamento de várias doenças, como asma, aterosclerose, períodos menstruais dolorosos e até mesmo depressão, na qual atua por meio de um mecanismo serotoninérgico no tratamento de mulheres com depressão leve a moderada[2,22]. Devido ao seu papel antioxidante, possui propriedades anticancerígenas, bem como redução dos níveis de colesterol e triglicérides no sangue de pessoas que sofrem de doenças cardiovasculares. Estudos sugerem que o mecanismo serotoninérgico está envolvido no efeito antidepressivo do açafrão, devido a sua atividade de inibir a recaptação de serotonina, aumentando seu nível para ligar-se ao receptor pós-sináptico no sistema nervoso central[23,24].

Borago officinalis L.[25]

Nomenclatura popular: Borragem.

Parte utilizada: Óleo obtido das sementes.

Indicação: Tradicionalmente, seu uso é indicado na tensão pré-menstrual, sintomas da menopausa e afecções da pele (eczema). É anti-inflamatório, sendo usado no reumatismo. Pode-se indicar em casos de congestão dos brônquios, tosse, depressão, hiperatividade infantil e cirrose hepática.

Contraindicação: Em gestantes e pacientes com epilepsia, deve-se ter cuidado[26].

Princípios ativos: O óleo extraído das sementes contém: ácidos palmítico, palmitoleico, esteárico, oleico, linoleico, alfalinoleico, gamalinolênico, eicosenoico e erúcico. Outros constituintes: alcaloides, taninos e saponinas.

Formas farmacêuticas: Cápsulas oleosas.

Doses recomendadas:

- Extrato seco padronizado em 20% de ácido gamalinolênico: 900 mg ao dia[27].
- Cápsulas moles: 75 mg ao dia. Tomar 2 a 4 cápsulas diárias depois das refeições. Deve-se ter em conta que o óleo utilizado seja puro, de primeira pressão a frio e sem adição de conservantes[25].

Efeitos adversos: Embora seja considerado seguro tanto para uso interno quanto tópico, há alguns efeitos colaterais já relatados associados com a ingestão do óleo de borragem. Os mais comuns foram náusea, dores de estômago, prisão de ventre ou diarreia.

Interações medicamentosas: Deverá ser administrado com muita precaução em pacientes medicados com fenotiazina, já que o ácido gamalinolênico pode interagir com o fármaco, provocando um quadro similar ao de epilepsia do lóbulo temporal nesses pacientes[25,28,29]. O uso concomitante com anti-inflamatórios não esteroidais teoricamente diminuiria os efeitos do *Borago officinalis*, porque esses medicamentos interferem na síntese de prostaglandinas[25,30].

Evidências científicas: O óleo extraído das sementes da planta de *Borago officinalis* é uma rica fonte de ácido gamalinolênico (GLA), um ácido graxo essencial da série ômega-6 que representa o primeiro produto da via de ácidos graxos poli-insaturados n-6. Acredita-se que o mecanismo de ação subjacente da GLA resulte da sua diminuição da produção de prostaglandina E2, que ocorre por uma rápida conversão de GLA em ácido di-homo-g-linolênico (DGLA). Ainda atua como forte supressor do TNFalfa, apresentando propriedades antimutagênicas/anticancerígenas, porque protege o DNA, modulando o dano genético oxidativo *in vivo*[31]. Essa composição é importante para pacientes com queixa de SPM, pois pesquisas relatam que mulheres com SPM não conseguem converter o ácido linoleico em ácido gamalinolênico (GLA)[26]. Um estudo duplo-cego, controlado por placebo, demonstrou que o fornecimento de GLA sob a forma de óleo de prímula é um tratamento altamente efetivo para a depressão e irritabilidade, dores na mama e retenção de líquidos associados à tensão pré-menstrual[27,32].

Menopausa

É uma alteração fisiológica natural decorrente do envelhecimento biológico, definida como amenorreia por pelo menos doze meses consecutivos, acompanhada, portanto, da cessação da capacidade reprodutiva de uma mulher. Ocorre tipicamente em mulheres na meia-idade, durante o final dos 40 anos ou início dos 50, sinalizando o fim da fase fértil da vida de uma mulher[33,34].

Nessa fase, os ovários param de produzir quantidades suficientes de hormônios sexuais, como estrogênio e progesterona, podendo acarretar sintomas menopausais clássicos, entre eles os fogachos, suores noturnos, alterações de humor e redução da libido e do metabolismo[33]. Caso as mulheres nessa fase tenham um estilo de vida sedentário, acompanhado, ainda, de hábitos alimentares inadequados, pode favorecer o desenvolvimento de fatores de risco, como ganho de peso, doenças oportunistas, osteoporose e intensificação dos sintomas climatéricos[34].

No caso dos fogachos, considerados um dos principais sintomas, já que são observados em 75% das mulheres pré-menopausadas, eles duram de 1 a 2 anos após a menopausa; no entanto, eles podem durar mais de 10 anos em algumas mulheres. Eles são acompanhados por períodos de rubor recorrentes e transitórios, sudorese e sensação de calor e geralmente são coincidentes com palpitações, ansiedade e às vezes com arrepios[35].

Fitoterápicos na menopausa

Angelica sinensis[37-39]

Nomenclatura popular: Angélica chinesa/*Dong quai*.

Parte utilizada: Raiz.

Indicação: Arritmias, tendência à trombose, obstrução coronariana, tromboangeíte obliterante. Irregularidades menstruais, oligomenorreia, tensão pré-menstrual, dismenorreia. Anemia, vertigens e fadiga. Constipação intestinal com fezes ressecadas.

Contraindicações: Não deve ser usado na gestação ou lactação, em crianças ou pacientes com diarreia, hemorragias ou hipermenorreia. *Dong quai* contém cumarinas, que podem exercer uma ação anticoagulante, sendo necessário atentar para pacientes em uso de medicamentos anticoagulantes (como a varfarina), devido à chance de superanticoagulação[41].

Princípios ativos: Alquil ftalídeos, terpenos (carvacrol, beta-cadineno, cis-beta-ocimeno), fenilpropanoides (ácido ferúlico, ferulato de coniferila), benzenoides, cumarinas, óleo essencial (safrol, ligustilídeo, butildenoftalídeo, valerofenona), cumarinas, polissacarídeos, sitosterol, vitamina A, ácido fólico, ácido nicotínico, cianocobalamina, caroteno, vitamina E.

Formas farmacêuticas: Droga vegetal (planta seca), extrato seco padronizado e tintura.

Doses recomendadas:

- Decocção: 4,5 a 9 g em 200 mL, tomar de 2 a 3 vezes por dia.
- Extrato seco padronizado em 1% de ligustilídeo: 300 a 900 mg/dia.
- Tintura (1:5 em álcool 45%): 4 a 8 mL/dia.

Precauções: Deve-se ter cuidado ao usar em pacientes com fluxo menstrual abundante, podendo agravar a menorragia. Por falta de estudos, seu uso no tratamento dos sintomas da peri ou pós-menopausa em pacientes com câncer de mama deve ser feito com restrições.

Efeitos adversos: Seu uso pode causar ginecomastia e diarreia em pessoas sensíveis.

Interações medicamentosas: Esse fitoterápico potencializa os efeitos de anticoagulantes e antiagregantes plaquetários, e estudos mostram interação com varfarina.

Evidências científicas: Considerada uma das plantas mais utilizadas na medicina chinesa por promover a circulação sanguínea e tratar distúrbios menstruais, tais como dismenorreia, oligomenorreia, fogachos, SPM e menopausa[39], em contrapartida, sua atividade estrogênica ainda é controversa[40]. Uma razão para os resultados contraditórios em relação às atividades estrogênicas poderia estar associada à instabilidade de suas frações, em particular pelo ligustilide[41]. Foi demonstrado que seu componente bioativo, Z-ligustilide, inibe a contração do útero e melhora a microcirculação, sugerindo efeitos antiespasmódicos (redução da contração muscular)[42]. Apresenta também efeitos anti-inflamatórios, o que poderia contribuir para os mecanismos de alívio dos sintomas menstruais[43].

A raiz seca de *Angelica sinensis* é uma erva usada na medicina chinesa para enriquecer o sangue, promover a circulação sanguínea e modular o sistema imunológico. Estudos mostraram os efeitos da *Angelica sinensis* em infarto cerebral, por meio de vias múltiplas, incluindo antiaterosclerose, melhorando a microcirculação, inibindo a agregação plaquetária, efeitos anti-inflamatórios e antioxidativos, sendo eficaz no tratamento e prevenção do acidente vascular encefálico. No que se refere ao sistema cardiovascular, a *Angelica sinensis* tem demonstrado, em estudos em animais, ação protetora significativa contra lesão induzida no miocárdio por isquemia e mostrou também atuar sobre o metabolismo lipídico e na aterogênese, reduzindo a trigliceridemia e a formação de placas de ateroma[44].

Glicine max[25,45]

Nomenclatura popular: Soja.

Parte utilizada: Sementes.

Indicação: Esse fitoterápico é indicado como coadjuvante no alívio dos sintomas do climatério e vasomotores, tais como ondas de calor e sudorese. É considerado modulador seletivo de receptores estrogênicos.

Contraindicação: Para menores de 12 anos e pacientes alérgicos a amendoim. Esse fitoterápico não deve ser utilizado por mulheres grávidas e em amamentação sem orientação médica.

Princípios ativos: Antocianinas, isoflavonas (genisteína, daidzeína, glicitina), tocoferol e saponinas.

Formas farmacêuticas: Cápsulas contendo extrato padronizado.

Doses recomendadas: Extrato seco padronizado a 40% de isoflavonas de 122 a 360 mg ao dia.

Precauções: Não há estudos disponíveis sobre a teratogenicidade de preparações com alta concentração de isoflavonas, bem como não há evidências científicas disponíveis sobre a segurança de seu uso durante a gestação e lactação, devendo seu emprego ser evitado nessas condições.

Efeitos adversos: Alguns efeitos citados são distúrbios gastrointestinais leves, como constipação, flatulência e náusea. Nas doses diárias recomendadas, não foram relatadas reações adversas graves[46].

Interações medicamentosas: Evitar a associação desse fitoterápico com contraceptivos e outros medicamentos de ação estrogênica. A efetividade do tamoxifeno pode ser diminuída por medicamentos à base de soja. A proteína da soja pode reduzir a absorção de levotiroxina no trato digestivo, portanto não se devem tomar os dois medicamentos concomitantemente. É necessário aguardar 2 horas entre uma tomada e outra. As isoflavonas genisteína e daidzeína podem bloquear a tireoide peroxidase e inibir a síntese de tiroxina. Pode ocorrer hipotireoidismo durante tratamentos prolongados. O uso de medicamentos que alteram a microbiota intestinal, como os antibióticos, pode interferir no metabolismo das isoflavonas.

Evidências científicas: As isoflavonas são polifenóis alimentares oriundos predominantemente do consumo de soja e seus derivados[47]. As isoflavonas são compostos derivados de plantas com estrutura e funções semelhantes a estrogênios, isto é, ligam-se aos receptores de estrogênio. O fogacho é o sintoma mais comum durante a transição da menopausa e está relacionado com a diminuição dos níveis de estrogênio[48]. Uma análise sistemática com 17 estudos mostrou uma redução ligeira a moderada nos fogachos em mulheres com um número elevado desses sintomas por dia, bem como poderia ser benéfica para redução do peso corporal, glicose e controle de insulina no plasma[49,50]. Em outro estudo de revisão, notou-se redução da secura vaginal em mulheres pós-menopausadas[46].

Em uma revisão sistemática de literatura, observou-se que as isoflavonas provavelmente têm efeitos benéficos na saúde óssea em mulheres na menopausa, fazendo com que a suplementação desse fitoestrógeno possa evitar a redução da densidade mineral óssea e manter uma estrutura óssea saudável durante a menopausa[48].

Um estudo prospectivo, com 50 mulheres na menopausa, objetivou avaliar os efeitos da isoflavona e do gérmen da soja sobre os sintomas climatéricos e o perfil lipídico. A amostra foi dividida em: G1, que recebeu isoflavona (60 mg/dia), e G2, placebo. No seguimento, de seis meses, foram obtidos o Índice Menopausa de Kupperman (IMK) e os perfis hormonal e lipídico. Os valores medianos do IMK, inicialmente iguais entre os grupos, reduziram-se nas usuárias de isoflavona aos 2 e 4 meses, e no grupo controle, apenas aos 2 meses[51].

Um ensaio clínico randomizado, duplo-cego e controlado envolvendo 90 mulheres pós menopausadas, entre 45 e 60 anos, com queixas de fogachos, acompanhados ou não de outros sintomas climatéricos, teve o objetivo de avaliar o efeito da isoflavona de soja sobre os sintomas climatéricos e espessura endometrial. A amostra foi randomizada para receber 50 mg de isoflavona a cada 12 horas, diariamente, por 12 semanas (n = 42), ou placebo (n = 48), e as pacientes foram avaliadas antes e ao final do tratamento, pelo índice menopausal de Kupperman (IK). Não foram observadas diferenças significativas no IK nem nos fogachos entre os grupos tratados com isoflavona ou placebo, respectivamente. Também não foram observadas diferenças significativas no IK e nos fogachos, antes e após o tratamento, quando os grupos tratados com isoflavona ou placebo foram analisados separadamente. Os autores deste estudo concluíram que a suplementação de isoflavona de soja, na dose de 100 mg/dia, não é mais efetiva que o placebo para a redução das ondas de calor e sintomas do hipoestrogenismo em mulheres na pós-menopausa e não apresenta efeitos sobre a espessura endometrial[52].

Panax ginseng C. A. Mey[25]

Nomenclatura popular: Ginseng.

Parte utilizada: Raiz, caule e folha.

Indicação: Indicado como estimulante e relaxante do sistema nervoso central, estimula o vigor muscular, tônico cardíaco, baixa os níveis de glicose no sangue, ajuda o corpo a suportar a pressão do dia a dia, apresenta ação antiviral, antiagregante, antioxidante e melhora estados de debilidade, tais como após uma doença ou na velhice, aumentar o vigor, bem como para melhorar a resposta do corpo ao estresse, aumentando as capacidades físicas e cognitivas.

Contraindicação: Contraindicado para gestantes e lactantes. Seu uso pode induzir a hipoglicemia, portanto deve-se ter cuidado se o paciente utiliza hipoglicemiantes orais. Demonstra baixa incidência de efeitos adversos, porém, quando relatados, são considerados leves (como dispepsia, calorões, insônia e constipação)[53].

Princípios ativos: Extrato padronizado em 2 a 4% de ginsenosídeos. Possui saposídeos triterpênicos: ginsenosídeos (Rg1, Rc, Rd, Rb1, Rb2, Rb0); óleos essenciais: limoneno, terpineol, sitosterol, citral e álcoois de poliacetileno; glicosídeos, vitaminas B e C; ácidos orgânicos: acético cítrico, málico e pirúvico; enzimas; aminoácidos: tirosina, lisina, histidina, arginina; mucilagem; fitoesteróis (beta-sitosterol); fitoestrógenos (estrona); sais minerais.

Formas farmacêuticas: Decocção, extrato seco, pó e tintura.

Doses recomendadas:

- Extrato seco padronizado a 4% de ginsenosídeos: 200 a 500 mg ao dia.
- Pó: 1 a 4 g diários, em cápsulas.

274 PARTE 3 – TÓPICOS ESPECIAIS EM FITOTERAPIA

- Decocção: 3 a 10 g da raiz partidas em 500 mL de água. Consumir 3 xícaras (150 mL) diárias.
- Tintura: 30 gotas 2 vezes ao dia, em solução edulcorante, saborizante, sorbitol ou solução de glicose.

Precauções: Utilizar por no máximo três meses[54]. Deve-se ter precaução quando estiver tomando outros estimulantes centrais, como café, guaraná ou hormônios, pela possibilidade de potencialização de efeitos ou da geração de hipertensão arterial.

Efeitos adversos: A utilização oral de extratos de ginseng em doses normais costuma ser bem tolerada. Foi descrita uma síndrome produzida por abuso de ginseng (aproximadamente 15 g/dia), conhecida como ginseng *abuse syndrome* (GAS), que se caracteriza por hipertensão arterial, estado de agitação com insônia, erupções cutâneas e diarreia matinal. Menos frequentemente se observam amenorreia, depressão, diminuição de apetite, hipotensão arterial e edemas. Os sintomas se agravariam com o consumo simultâneo de cafeína e cedem com a suspensão da utilização do produto[25]. Entre as reações adversas mais comuns com a utilização de extratos de ginseng, destacam-se as de origem digestiva, como gastrite, náuseas, diarreias e vômitos. Poucas evidências mostram casos de mastalgia em alguns indivíduos, com uso prolongado de ginseng, mesmo que ainda não tenha sido comprovado aumento dos níveis de estrogênio circulantes[55].

Interações medicamentosas: Deverá ter cautela com uso concomitante com psicotrópicos, anti-hipertensivos, cardiotônicos, anticoagulantes, hipoglicemiantes, contraceptivos e repositores hormonais[56].

Evidências científicas: Mulheres menopáusicas experimentam mudanças de humor, ondas de calor, insônia, secura vaginal, suores noturnos, diminuição da libido e comprometimento da função cognitiva[57]. Uma revisão sistêmica demonstrou os efeitos do ginseng nos sintomas da menopausa comparando seus efeitos com o placebo, e, como conclusão, observou-se que os resultados foram favoráveis sobre os sintomas, incluindo a excitação sexual, saúde global e os sintomas da menopausa[58]. Possíveis mecanismos de ação do ginseng nos sintomas da menopausa incluem efeitos hormonais semelhantes aos do estrogênio, devido à presença dos ginsenosídeos, que são os principais componentes ativos que demonstraram exercer ação estrogênica sem ligação direta ao receptor[57,58].

Síndrome do Ovário Policístico (SOP)

A SOP é a desordem endócrina mais comum em mulheres, apresentando uma prevalência entre 6 e 10%, com base nos critérios do Instituto Nacional de Saúde. A expressão clínica varia, mas geralmente inclui oligo ou anovulação, hiperandrogenismo (clínico ou bioquímico), bem como a presença de ovários policísticos, gerando sintomas referentes a ciclos menstruais irregulares, hirsutismo (devido ao aumento da testosterona), acne e infertilidade. As mulheres com SOP possuem um maior risco de desenvolver uma série de distúrbios metabólicos, incluindo resistência à insulina, diabetes *mellitus*, hipertensão, dislipidemia e doenças cardiovasculares[60]. A etiologia da síndrome permanece obscura, e a variabilidade na expressão do fenótipo continua sendo um desafio ao tratamento clínico e à pesquisa sobre esta condição heterogênea[61]. Acredita-se que a causa tenha origens epigenéticas, influenciadas pelo ambiente uterino e fatores comportamentais. Os sinais e sintomas são mediados por distúrbios hormonais, incluindo androgênicos elevados e insulina em jejum, relação anormal do hormônio luteinizante das gonadotropinas (LH) e do hormônio folículo estimulante (FSH)[16].

Fitoterápicos na síndrome do ovário policístico

Mentha piperita[25,56]

Nomenclatura popular: Hortelã ou menta.

Parte utilizada: Folha.

Indicação: Carminativa, diaforética, digestiva, antisséptica, antiespasmódica, anestésica, galactogoga e aromatizante. Auxilia no tratamento da síndrome do cólon irritável (somente sob prescrição médica)[54], colites, halitose e afecções do trato respiratório. Estimulante do sistema nervoso central e antiandrogênico.

Contraindicação: Reações adversas não foram relatadas, embora tenha sido solicitado cuidado em pacientes com refluxo gastrintestinal, hérnia hiatal ou cálculos renais[62].

Princípios ativos: Óleo essencial (mentol); piperitone; alfamentona; mentofurano; metilacelato; pulegona; cineol; limoneno; jasmone; princípio amargo; vitaminas C e D; traços de nicotinamida; terpenos; cetonas; taninos; sesquiterpenos (cariofileno, bisabolol), flavonoides (mentoside, isoroifolina, luteolina); ácidos cumarínico, ferúlico, cafeico, clorogênico, rosmarínico e outros; carotenoides; colina; betaína e minerais.

Formas farmacêuticas: Chás, extrato seco, tintura e óleo.

Doses recomendadas:

- Extrato seco padronizado a 2,4% de fenólicos totais, como ácido tânico: 500 a 2.000 mg ao dia.
- Extrato seco (4:1): 1 g ao dia, divididos em 2 a 3 vezes.
- Extrato fluido (1:1): 2 a 4 g diários, divididos em várias vezes.
- Infusão: 1 a 3 g em 1 xícara de água (150 mL) de água. Tomar 1 xícara após cada refeição.
- Tintura: 30 g de folhas em 100 mL de álcool a 70°. Consumir 3 a 4 colheres de chá dissolvidas no chá, café ou mate.

Efeitos adversos: Em geral, os extratos de *Mentha piperita* administrados via oral são bem tolerados. Em algumas pessoas sensíveis ao mentol podem surgir irritabilidade e insônia. No caso de superdoses, o mentol pode causar efeitos narcóticos, estupefacientes e, em menor escala, irritação dérmica.

Interações medicamentosas: Aumenta o efeito estrogênio do estradiol quando se administra em forma conjunta. Estudos demonstram que o mentol tem efeito relaxante sobre o trato gastrintestinal, o que poderia influenciar a velocidade de absorção de outros fármacos.

Evidências científicas: O estresse oxidativo (EO) pode desempenhar um papel na fisiopatologia da SOP, sendo que antioxidantes podem modular este efeito e prevenir o estresse oxidativo. Pode afetar a resistência à insulina, condição comumente encontrada em jovens mulheres com SOP. O tratamento com *M. piperita* apresentou uma recuperação significativa de níveis de testosterona, estrogênio, LH, bem como dos tecidos do ovário e útero. As observações histopatológicas do grupo tratado com este fitoterápico apresentaram recuperação do tecido do ovário, com a presença de muitos folículos nas várias fases de desenvolvimento, indicando ovogênese normal. A presença de corpo lúteo também foi vista após tratamento de plantas, sugerindo que o tratamento com *M. piperita* restaurou o ciclo menstrual normal, bem como o efeito antiandrogênico, ao reduzir o aumento dos níveis de andrógenos, melhorando a fertilidade e eficácia no gerenciamento da SOP[63].

Disfunção sexual

A disfunção sexual pode afetar qualquer fase, desde a libido até a excitação e/ou orgasmo[64]. Muitas mulheres experimentam uma redução significativa no desejo sexual durante os estágios de pós-menopausa tardio e perimenopausa, com o maior declínio no desejo sexual ocorrendo nos três anos anteriores do período menstrual final. No climatério, as mulheres passam por experiências individuais de complexa interação que afetam diretamente seu estado psicossocial e seu estilo de vida, além de mudanças metabólicas associadas com a diminuição gradual dos níveis de estradiol[65].

Além disso, os efeitos sistêmicos da deficiência estrogênica durante a pós-menopausa, tais como sintomas vasomotores, insônia, alterações do humor e sentimentos negativos, são recorrentes e podem agravar a função sexual nas mulheres[66]. Apesar de ser uma queixa feminina prevalente, atualmente não existe tratamento padrão para o baixo desejo sexual. Há numerosos ensaios e estudos farmacológicos de preparações de ervas específicas relacionadas com o tratamento de libido[67].

A maioria das mulheres que utiliza medicação antidepressiva decide interromper o tratamento devido ao efeito colateral de disfunção sexual, situação esta que aumenta o risco de complicações de seu transtorno psiquiátrico subjacente[68]. Entre as disfunções sexuais, a de curta duração pode provocar frustração e angústia. Já a disfunção crônica acarreta quadros de ansiedade e depressão, prejudicando, assim, a qualidade de vida da mulher[66].

Fitoterápicos na disfunção sexual

Lepidium meyenii[25]

Nomenclatura popular: Maca peruana.

Parte utilizada: Raiz (hipocólito).

Indicação: Utilizada principalmente para o aumento da libido sexual, ou seja, afrodisíaca, energética, na fertilidade e na impotência sexual, utilizada também para perda da memória, atua no tratamento da anemia, nos problemas de menstruação, na tuberculose e na menopausa, além da síndrome da fadiga crônica.

Contraindicação: Não é recomendada para gestante e lactantes.

Princípios ativos: Esteroides; compostos fenólicos; flavonoides; taninos; glicosídeos; saponinas; aminas secundárias alifáticas; aminas terciárias; alcaloides; antocianidinas, dextrinas; glicosinolatos.

Formas farmacêuticas: Pó, cápsulas e farinha.

Doses recomendadas:

- Extrato seco padronizado a 30% de saponinas de 250 mg a 3,0 g diários.
- Extrato seco: existem preparações comerciais à base de extratos secos (500 mg) em forma de cápsulas, com padronização de glicosinolatos.
- Farinha: em crianças, recomenda-se de 1 a 2 colheres de sopa diárias durante 15 dias e descansar 1 semana. A partir daí, pode-se tomar intercaladamente todos os dias. Pode-se acrescentar em sucos, leite, sopa, entre outras preparações. Adultos podem consumir de 3 a 4 colheres de sopa diárias, por até 1 mês. Descansar uma semana, e depois reiniciar o ciclo.

Precauções: Em nível popular, alguns recomendam não administrar maca em pacientes hipertensos, uma recomendação similar à que ocorre no *Panax ginseng*.

Efeitos adversos: O consumo de hipocólitos de maca geralmente é bem tolerado, assim como os extratos em cápsulas ou tabletes. Em uma revisão sistemática de literatura, observou-se que os efeitos adversos são inferiores a 1%, entre os quais: alteração do ciclo menstrual (ciclos anovulatórios ou com modificações de comprimento), cólicas intestinais, gastrite severa, aumento de pressão arterial, mudanças de humor, aumento da frequência cardíaca, insônia, depressão/ansiedade e sintomas de síndrome pré-menstrual[69,70].

Interações medicamentosas: Não foram encontrados dados na literatura pesquisada.

Evidências científicas: É uma raiz comestível tradicionalmente empregada devido ao seu efeito afrodisíaco e propriedades para aumento da fertilidade[71]. Os constituintes deste fitoterápico incluem ácidos graxos (ácidos palmítico, oleico e linoleico) esteróis, glicosinolatos aromáticos e seus derivados isotiocianatos e alcamidas[69]. Os mecanismos pelos quais o *Lepidium* pode influenciar o sistema reprodutor masculino ou feminino continuam a ser elucidados, mas há a possibilidade de que seu efeito estrogênico seja baseado no fato de a maca conter o fitoestrógeno beta-sitosterol[72-74]. Além disso, seu consumo melhora a resistência e força e pode aumentar o desejo sexual e fertilidade em homens[75]. O extrato, na dosagem entre 1,5 e 3,0 g/dia, aumentou o desejo sexual após oito semanas de administração em mulheres na menopausa[69,76]. Ainda apresenta grande atividade energizante e contém componentes nutricionais ricos em vitaminas e minerais (como manganês, cálcio, zinco e potássio)[77].

Trigonella fenum-graecum L[25]

Nomenclatura popular: Feno-grego, *Fenugreek*.

Parte utilizada: Sementes.

Indicação: É indicado na perda de peso, nas dispepsias hipossecretoras, na obstrução intestinal, na gastrite e na diabetes.

Contraindicação: Estudo de revisão apontou a relação do *Fenugreek* com o aumento do efeito anticoagulante, não sendo indicado o uso por pessoas que utilizam medicamentos como varfarina[78].

Princípios ativos: Mucilagens; proteínas; compostos fosforados (lecitina, fitina); alcaloides (trigonelina e colina); saponinas (diosgenina e fenugrequina); fitoesteróis (colesterol e sitosterol); flavonoides (vitexina, saponaretina e homo-orientina); ácidos graxos insaturados (oleico, linoleico e palmítico); traços de cumarinas, abundante em sais de ferro e manganês; vitamina A; iacina; tiamina e riboflavina; traços de óleo essencial rico em anetol; celulose.

Formas farmacêuticas: Chás, pós, extratos em cápsulas.

Doses recomendadas:

- Decocção: 1 colher de sopa em 400 mL de água, ferver de 10 a 15 minutos. Consumir 1 xícara (150 mL) pela manhã em jejum.
- Pó: 1 colher de sopa ao dia antes das refeições.
- Extrato seco padronizado a 50% de fenosídeos: 500 a 600 mg diário.
- Extrato seco (5:1): 100 mg de 2 a 3 vezes ao dia.
- Extrato fluido (1:1): proporção de 1 g = 46 gotas. De 1,5 a 3 mL ao dia, divididos em 2 a 3 tomadas.

Precauções: Um estudo aponta que deve ser evitado o consumo por pessoas que possuem alergia a amendoim e grão-de-bico por causa de reação cruzada possível, bem como asma crônica[79]. O amargor das sementes pode causar recusa do lactente durante a amamentação ao passar para o leite materno.

Efeitos adversos: Nas doses recomendadas não se observaram efeitos adversos[38,80]. Alguns casos de diarreia e flatulência foram relatados[81].

Interações medicamentosas: Não usar com anticoagulantes e antidiabéticos. Diminui a absorção de outros medicamentos se for usado concomitantemente. Pelo motivo de a droga reduzir a absorção intestinal dos glicídios, é necessário que haja controle da glicemia e das doses de insulina em pacientes diabéticos insulinodependentes[56].

Evidências científicas: Pode ser um tratamento útil para aumentar a excitação sexual e o desejo nas mulheres, pois gera aumento significativo na testosterona livre, bem como do hormônio Luteinizante (LH) e do Hormônio Folicular Estimulante (FSH)[80]. Uma das formas de suplementação do *Fenugreek* é por meio do Testofen®, que é um composto de extrato padronizado com 50% de fenosídeos, sendo este o princípio ativo que atua no metabolismo da testosterona e realiza uma ação específica junto à testosterona orgânica. Grande parte da testosterona do organismo está ligada às globulinas ligadoras de hormônios sexuais (SHBG, do inglês *sex hormone binding globulin*) e albumina, ficando com apenas 2 a 3% desse hormônio (5 a 50 pg/mL) circulante livre, como a forma biodisponível responsável pela ação hormonal. O fenosídeo presente no Testofen® promove então um deslocamento de testosterona ligada ao SHBG para testosterona livre, aumentando seus níveis em média de 98 a 99% em relação à concentração inicial. Seu extrato possui efeito positivo na saúde sexual e qualidade de vida, bem como na atividade anabólica e androgênica em homens[81]. Esses efeitos são atribuídos ao aumento da testosterona, incluindo a testosterona livre. Além disso, o Testofen® é eficaz na deficiência de andrógenos em homens idosos[82]. A evidência desta atividade androgênica pode ser devido ao fato de que o *Fenogreek* contém saponinas solúveis esteroidais, especificamente os glicosídeos de furostanol, responsáveis pela complexação do colesterol na membrana celular[82]. Outros estudos têm demonstrado que Testofen® aumenta a testosterona livre pela inibição da 5-alfa redutase e da aromatase[83].

Outros fitoterápicos indicados para saúde da mulher

Dioscorea villosa (Yam mexicano) – Anexo VIII

Glycyrrhiza glabra (Alcaçuz) – Capítulo 9

Equisetum arvense L (Cavalinha) – Capítulo 13

Mucuna pruriens (Mucuna) – Capítulo 15

Oenothera biennis L (Óleo de prímula) – Capítulo 21

Tribullus terrestres (Tribulus) – Capítulo 19

Sugestões de fórmulas

Fórmula 1 – Menopausa

Dioscorea villosa, extrato seco padronizado a 6% diogenina, raiz – 100 mg.

Angelica sinensis, extrato seco padronizado 1% ligostilide, raiz – 80 mg.

Vitex agnus castus, extrato seco padronizado a 0,5% agnosídeos, fruto – 80 mg.

Aviar X doses em cápsulas. Posologia: Consumir 1 dose ao dia, pela manhã ou conforme orientação profissional.

Fórmula 2 – Menopausa com fogachos

Glicine max., extrato seco padronizado a 40% de isoflavona, sementes – 50 mg.

Panax ginseng, extrato seco padronizado a 10% ginsenosídeos, raiz – 150 mg.

Aviar X doses em cápsulas. Posologia: Consumir 1 dose ao dia, pela manhã ou conforme orientação profissional.

Fórmula 3 – Menopausa sem reposição hormonal

Glicine max, extrato seco padronizado a 40% de isoflavona, sementes – 150 mg.

Dioscorea villosa, extrato seco padronizado a 6% diogenina, raiz – 100 mg.

Angelica sinensis, extrato seco padronizado a 1% ligostilide, raiz – 80 mg.

Vitex agnus castus, extrato seco padronizado a 0,5% agnosídeos, fruto – 80 mg.

Aviar X doses em cápsulas. Posologia: Consumir 1 dose, 2 vezes ao dia ou conforme orientação profissional.

Fórmula 4 – Estimulante da libido feminina

Panax ginseng, extrato seco padronizado a no mínimo 10% de saponinas, ginsenosídeos, raiz – 100 mg.

Tribullus terrestris, extrato seco padronizado a 45% de saponinas, raiz – 500 mg.

Lepidium meyenii, extrato seco padronizado a 30% de saponinas, raiz – 500 mg.

Mucuna pruriens, extrato seco padronizado a 15% de L-Dopa, sementes – 500 mg.

Aviar X doses em cápsulas. Posologia: Consumir 1 dose ao dia ou conforme orientação profissional.

Considerações finais

Percebe-se a necessidade de mais estudos, visto que a literatura se apresenta limitada por seu pequeno número na maioria dos fitoterápicos aqui citada, aliada, ainda, à heterogeneidade e curta duração das pesquisas. No entanto, parece haver evidências suficientes que justifiquem uma análise mais aprofundada, visto que a fitoterapia poderia ser coadjuvante em inúmeros distúrbios inerentes ao público feminino.

Por fim, vale salientar que, por mais que sejam observados inúmeros benefícios do uso das plantas medicinais, há a necessidade de uma abordagem holística com os pacientes, incluindo mudanças de estilo de vida, para, assim, reduzir dos sintomas e melhorar o funcionamento diário e a qualidade de vida associados a saúde da mulher.

Referências

1. Posadzki P, Watson LK, Alotaibi AE. Ernst, prevalence of use of complementary and alternative medicine (CAM) by patients/consumers in the UK: systematic review of surveys. Clin Med. 2013;13:126-131.
2. Agha-Hosseini M, Kashani L, Aleyaseen A, Ghoreishi A, Rahmanpour H, Zarrinara A et al. Crocus sativus L. (saffron) in the treatment of premenstrual syndrome: a double-blind, randomized and placebo-controlled trial. An Int J Obst Gynaec. 2008;115:515-9.
3. He Z, Chen R, Zhou Y, Geng L, Chen S. Treatment for premenstrual syndrome with Vitex agnus castus: a prospective, randomized, multi-center placebo controlled study in China. Maturitas. 2009;63(1):99-103.
4. Oliveira DR, Bicalho AH, Davis LG, Davis PS, Brito DAA et al. Síndrome pré-menstrual e aspectos relacionados à antropometria e ao comportamento alimentar. O Mundo da Saúde. 2013;37(3):280-7.
5. Marzouk TMF, El-Nemer AMR, Baraka HN. The effect of aromatherapy abdominal massage on alleviating menstrual pain in nursing students: a prospective randomized cross-over study. Evidence-Based Complementary and Alternative Medicine. 2013;2013:6.
6. Perini S, Isaia CF. Estudo de revisão da eficácia clínica do Vitex agnus-castus na saúde feminina. Revista Fitos. 2007;3(2):43-50.

7. Rafieian-Kopaei M, Movahedi M. Systematic review of premenstrual, postmenstrual and infertility disorders of Vitex Agnus Castus. Elect Phys. 2017;9(1):3685-9.
8. Jang SH, Kim DI, Choi MS. Effects and treatment methods of acupuncture and herbal medicine for premenstrual syndrome/premenstrual dysphoric disorder: systematic review. BMC Complementary and Alternative Medicine. 2014;14(1):11.
9. Schellenberg R. Treatment for the premenstrual syndrome with agnus castus fruit extract: prospective, randomized, placebo control study. Brit Med J. 2001;322(7279):134-7.
10. Haya J, Risco E, Rodriguez MJ. El sauzgatillo en los trastornos perimenstruales. Ginec y Obst Clin. 2005;6(2):103-9.
11. Mills J, Terasawa E, Tanumihardjo S. Ingestion of excessive preformed vitamin A by mothers amplifies storage of retinyl esters in early fetal livers of captive old world monkeys. American Association for Laboratory Animal Science. 2007;57(5):505-11.
12. Pizzorno J, Murray M. Textbook of natural medicine. New York: Churchill Livingstone; 2000.
13. Van Die MD, Burger HG, Teede HJ, Bone KM. Vitex agnus-castus extracts for female reproductive disorders: a systematic review of clinical trials. Plant Med. 2013;79(7):562-75.
14. Wuttke W, Jarry H, Christoffel V, Spengler B, Seidlova-Wuttke D. Chaste tree (Vitex agnus castus): pharmacology and clinical indications. Phytomedicine. 2003;10(4):348-57.
15. Dante G, Facchinetti F.Herbal treatments for alleviating premenstrual symptoms: a systematic review J Psychosom Obstet Gynaecol. 2011;32(1):42-51.
16. Arentz S, Abbott JA, Smith CA, Bensoussan A. Herbal medicine for the management of polycystic ovary syndrome (PCOS) and associated oligo/amenorrhoea and hyperandrogenism: a review of the laboratory evidence for effects with corroborative clinical findings. BMC Complementary and Alternative Medicine. 2014;14(1):511.
17. Mahmoud RK, Movahedi M. Systematic review of premenstrual, postmenstrual and infertility disorders of Vitex Agnus Castus. Electronic Physician. 2017;9(1):3685-9.
18. Beiranvand SP, Beiranvand NS, Moghadam ZB, Birjandi M, Azhari S, Rezaei E, Beiranvand S. The effect of Crocus sativus (saffron) on the severity of premenstrual syndrome. Eur J Int Med. 2016;8(1):55-61.
19. Moshiri M, Vahabzadeh M,Hosseinzadeh H. Clinical applications of saffron (Crocus sativus) and its constituents: a review. Drug Res. 2015;65(6):287-95.
20. Samarghandian S, Borji A. Anticarcinogenic effect of saffron (Crocus sativus L.) and its ingredients. Pharmac Res. 2014;6(2):99-107.
21. Modaghegh MH, Shahabian M, Esmaeili HA, Rajbai O, Hosseinzadeh H. Safety evaluation of saffron (Crocus sativus) tablets in healthy volunteers. Phytom. 2008;15(12):1032-7.
22. Tayebeh S, Elham A, Seid MJ. Main chemical compounds and pharmacological activities of stigmas and tepals of "red gold" saffron. Trends in Food Science & Technology. 2016;58:69-78.
23. Ghajar SM, Neishabouri N, Velayati L, Jahangard N, Matinnia M, Haghighi A et al. Crocus sativus L. versus citalopram in the treatment of major depressive disorder with anxious distress: a double-blind, controlled clinical trial. Pharmacopsychiatry, 2016.
24. Wang YM, Kong LD, Chen YM. Behavioural and biochemical effects of fractions prepared from Banxia Houpu decoction in depression models in mice. Phytother Res. 2005;19:526-9.
25. Alonso JR. Tratado de fitofármacos e nutracêuticos. 1 ed. São Paulo: AC Farmacêutica; 2016.
26. Wafa'a A, Schwartz MD, Alrashdi S, Algren AD, Morgan BW. Status epilepticus associated with borage oil ingestion. J Med Toxic. 2011;7(2):154-7.
27. Gama CRB, Lasmar R, Gama GF, Oliveira L, Ribeiro MG, Geller M. Premenstrual syndrome: clinical assessment of treatment outcomes following Borago officinalis extract therapy. RBM. 2014;71:211-7.
28. Newall C, Anderson L, Phillipson J. Herbal medicines. London: The Rharmaceuticals Press; 1996.
29. Brown R. Potential interactions of herbal medicines with antipsychotics, antidepressants and hypnotics. Europ J Med. 1997;3(2):25-8.
30. Leventhal LJ, Boyce EG, Zurier RB. Treatment of rheumatoid arthritis with gammalinolenic acid. Ann Intern Med. 1997;119(9):867-73.
31. Ghasemian M, Owlia S, Owlia MB. Review of anti-inflammatory herbal medicines. Advances in Pharmacological Sciences. 2016.
32. Rocha Filho EA, Lima JC, Pinho Neto JS, Montarroyos U. Essential fatty acids for premenstrual syndrome and their effect on prolactina and total cholesterol levels: a randomized, double-blind, placebo-controlled study. Reprod Health. 2011;8(1):2.
33. Rampelotto MV, Marques AYC, Loureiro M. Climatério e menopausa: efeitos sobre comportamento alimentar, estado nutricional, imagem corporal e doenças associadas. Anais do Salão Internacional de Ensino, Pesquisa e Extensão. 2017;8(2):5.
34. Panda S, Samanta AK, Sur PR. Herbal Aid in Women's Health. Int J Adv Pharm Biol Chem. 2014;3(1):221.
35. Bener A, Falah A. A measurement-specific quality-of-life satisfaction during premenopause, perimenopause and postmenopause in Arabian Qatari women. J Midlife Health. 2014;5:126-34.
36. Fritz H, Seely D, McGowan J, Skidmore B, Fernandes R, Kennedy DA, Fergusson D. Black cohosh and breast cancer: a systematic review. Integrative Cancer Therapies. 2014;13(1):12-29.

37. Chen XP, Li W, Xiao XF, Zhang LL, Liu CX. Phytochemical and pharmacological studies on Radix Angelica sinensis. Chin J Nat Med. 2013;11(6):577-87.
38. Izzo AA. Interactions between herbs and conventional drugs: overview of the clinical data. Med Princ Pract. 2012;21:404-28.
39. Wu YC,Hsieh CL. Pharmacological effects of radix Angelica Sinensis (Danggui) on cerebral infarction. Chinese Medicine. 2011;6(1):32.
40. Taylor M. Complementary and alternative approaches to menopause. Endocrinol Metab Clin N Am. 2015;44(3):619-48.
41. Dietz BM, Liu D, Hagos GK, Yao P, Schinkovitz A, Pro SM et al. Angelica sinensis and its alkylphthalides induce the detoxification enzyme NAD (P) H: quinone oxidoreductase 1 by alkylating Keap1. Chemm Res Toxic. 2008;21(10):1939-48.
42. Du J, Bai B, Kuang X, Yu Y, Wang C, Ke Y, Qian ZM. Ligustilide inhibits spontaneous and agonists-or K+ depolarization-induced contraction of rat uterus. J Ethn. 2006;108(1):54-8.
43. Shou C, Li J, Liu Z. Complementary and alternative medicine in the treatment of menopausal symptoms. Chin J Integ Med. 2011;17(12):883-88.
44. Wu YC, Hsieh CL. Pharmacological effects of Radix Angelica Sinensis (Danggui) on cerebral infarction. Chin Med. 2011;25:6-32.
45. Brasil. Agência Nacional de Vigilância Sanitária. Memento fitoterápico da farmacopeia brasileira. Brasília: Anvisa; 2016.
46. Ghazanfarpour M, Sadeghi R, Roudsari RL. The application of soy isoflavones for subjective symptoms and objective signs of vaginal atrophy in menopause: a systematic review of randomised controlled trials. J Obst Gynaec. 2016;36(2):160-71.
47. Williamson G, Coppens P, Serra-Majem L, Dew T. Review of the efficacy of green tea, isoflavones and aloe vera supplements based on randomized controlled trials. Food & Function. 2011;2(12):753-9.
48. Abdi F, Alimoradi Z, Haqi P, Mahdizad F. Effects of phytoestrogens on bone mineral density during the menopause transition: a systematic review of randomized, controlled trials. Climacteric. 2016;19(6):535-45.
49. Howes LG, Howes JB, Knight DC. Isoflavone therapy for menopausal flushes: a systematic review and meta-analysis. Maturitas. 2006;55(3):203-11.
50. Zhang YB, Chen WH, Guo JJ, Fu ZH, Yi C, Zhang M, Na XL. Soy isoflavone supplementation could reduce body weight and improve glucose metabolism in non-Asian postmenopausal women: a meta-analysis. Nutrition. 2013;29(1):8-14.
51. Nahás EAP, Neto JN, Luca LA, Traiman P, Pontes AU, Dalben I. Efeitos da isoflavona sobre os sintomas climatéricos e o perfil lipídico na mulher em menopausa. RBGO. 2003;25(5):337-343.
52. Sena VMGM, Costa LOBF, Costa HLFF. Efeitos da isoflavona de soja sobre os sintomas climatéricos e espessura endometrial: ensaio clínico, randomizado duplo-cego e controlado. Rev Bras Ginecol Obstet. 2007;29(10):532-7.
53. Volmer D, Raal A, Kalle R, Sõukand R. The use of Panax ginseng and its analogues among pharmacy customers in Estonia: a cross-sectional study. Acta Pol Pharm. 2016;73(3):795-802.
54. Brasil. Agência Nacional de Vigilância Sanitária. Instrução Normativa 02 – Lista de medicamentos fitoterápicos de registro simplificado" e "Lista de produtos tradicionais fitoterápicos de registro simplificado. Brasília: Anvisa, 2014.
55. Palmer B, Montgomery A, Monteiro J. Ginseng and mastalgia. Br Med J. 1978;1:1284.
56. Panizza ST, Veiga RS, Almeida MC. Uso tradicional de plantas medicinais e fitoterápicos. Conbrafito; 2012.
57. Burbos N, Musonda P, Duncan TJ, Crocker SG, Morris EP, Nieto JJ. Estimating the risk of endometrial cancer in symptomatic postmenopausal women: a novel clinical prediction model based on patients' characteristics. Int J Gynec Cancer. 2011;21(3):500-6.
58. Kim HJ, Kim P, Shin CY. A comprehensive review of the therapeutic and pharmacological effects of ginseng and ginsenosides in central nervous system. J Ginseng Research. 2013;37(1):8.
59. Polan ML, Hochberg RB, Trant AS, Wuh HC. Estrogen bioassay of ginseng extract and ArginMax, a nutritional supplement for the enhancement of female sexual function. J Women's Health. 2004;13:427-30.
60. Knochenhauer ES, Key TJ, Kahsar-Miller M, Waggoner W, Boots LR, Azziz R. Prevalence of the polycystic ovary syndrome in unselected black and white women of the southeastern United States: a prospective study. J Clinical Endocrinology & Metabolism. 1998;83(9):3078-82.
61. The Amsterdam ESHRE/ASRM-Sponsored 3rd PCOS Consensus Workshop Group; Consensus on women's health aspects of polycystic ovary syndrome (PCOS). Hum Reprod. 2012;27(1):14-24.
62. McKay DL, Blumberg JB. A review of the bioactivity and potential health benefits of peppermint tea (Mentha piperita L.). Phyt Res. 2006;20(8):619-33.
63. Grant P. Spearmint herbal tea has significant anti-androgen effects in polycystic ovarian syndrome. a randomized controlled trial. Phyt Res. 2010;24(2):186-8.
64. Williams VSL, Edin HM, Hogue SL, Fehnel SE, Baldwin DS. Prevalence and impact of antidepressant--associated sexual dysfunction in three European countries: replication in a cross-sectional patient survey. J Psychop. 2010;24(4):489-96.
65. Lisboa LL, Andrade SC, Azevedo GD. Influência do climatério nas disfunções sexuais em mulheres com doenças reumáticas. Rev Bras Reumatol. 2015;55(2):195-6.

66. Martins M, Thomas AA, Dreher DZ, Berlezi EM. Prevalência de disfunção sexual em mulheres climatéricas. Salão do Conhecimento. 2015;1(1).
67. Pellow J, McGrath L. Herbal medicine for low sexual desire in menopausal women: a clinical review. Complementary Therapies in Clinical Practice. 2016;25:122-9.
68. Cassano P, Fava M. Tolerability issues during long-term treatment with antidepressants. Annals of Clinical Psychiatry. 2004;16(1):15-25.
69. Gonzales-Arimborgo C, Yupanqui I, Montero E, Alarcón-Yaquetto DE, Zevallos-Concha A, Caballero L et al. Acceptability, safety, and efficacy of oral administration of extracts of black or red maca (Lepidium meyenii) in adult human subjects: a randomized, double-blind, placebo-controlled study. Pharmaceuticals. 2016;9(3):49.
70. Corazza O, Martinotti G, Santacroce R, Chillemi E, Di Giannantonio M, Schifano F, Cellek S. Sexual enhancement products for sale online: raising awareness of the psychoactive effects of yohimbine, maca, horny goat weed, and ginkgo biloba. BioMed Research International. 2014;14:1-13.
71. Chauhan NS, Sharma V, Dixit VK, Thakur M. A review on plants used for improvement of sexual performance and virility. BioMed Res Int. 2014;ID 868062.
72. Brooks NA, Wilcox G, Walker KZ, Ashton JF, Cox MB, Stojanovska L. Beneficial effects of Lepidium meyenii (maca) on psychological symptoms and measures of sexual dysfunction in postmenopausal women are not related to estrogen or androgen content. Menopause. 2008;15(6):1157-62.
73. Zheng BL, He K, Kim CH, Rogers L, Shao YU, Huang ZY, Zheng QY. Effect of a lipidic extract from Lepidium meyenii on sexual behavior in mice and rats. Urology. 2000;55(4):598-602.
74. Dording CM, Schettler PJ, Dalton ED, Parkin SR, Walker RSW, Fehling KB et al. A double-blind placebo-controlled trial of maca root as treatment for antidepressant-induced sexual dysfunction in women. Evidence-Based Complementary and Alternative Medicine. 2015;2015:9.
75. Cicero AF, Bandieri E, Arletti R. Lepidium meyenii Walp. improves sexual behavior in male rats independently from its action on spontaneous locomotor activity. J Ethnop. 2001;75(2):225-9.
76. Bogani P, Simonini F, Iriti M, Rossoni M, Faoro F, Poletti A, Visioli F. Lepidium meyenii (Maca) does not exert direct androgenic activities. J Ethnop. 2006;104(3):415-7.
77. Crespo AOO, Cedillo AXO, Cedillo POO, López MES. Systematic review on the use of maca (Lepidium Meyenii) in sexual dysfunction. Pinnacle Medicine & Medical Sciences. 2016;3(4):1050-6.
78. Ouzir M, Bairi KE, Amzazi S. Toxicological properties of fenugreek (Trigonella foenum graecum). Food and Chemical Toxicology. 2016;96:145-54
79. Verma N, Usman K, Patel N et al. A multicenter clinical study to determine the efficacy of a novel fenugreek seed (*Trigonella foenum-graecum*) extract (Fenfuro™) in patients with type 2 diabetes. Food & Nutrition Research. 2016;60:10.
80. Rao A, Steels E, Beccaria G, Inder WJ, Vitetta L. Influence of a specialized Trigonella foenum-graecum seed extract (Libifem), on testosterone, estradiol and sexual function in healthy menstruating women, a randomized placebo-controlled study. Phytotherapy Research. 2015;29(8):1123-30.
81. Steels E, Rao A, Vitetta L. Physiological aspects of male libido enhanced by standardized Trigonella foenum-graecum extract and mineral formulation. Phyt Res. 2011;25(9):1294-1300.
82. Aswar U, Bodhankar SL, Mohan V, Thakurdesai PA. Effect of furostanol glycosides from Trigonella foenum-graecum on the reproductive system of male albino rats. Phyt Res. 2010;24(10):1482-8.
83. Wilborn C, Taylor L, Poole C, Foster C, Willoughby D, Kreider R. Effects of a purported aromatase and 5 α-reductase inhibitor on hormone profiles in college-age men. Int J Sport Nut Ex Metab. 2010;20(6):457-65.

Plantas alimentícias não convencionais (PANCs) 23

Amanda Fraga Lencina
Janete Corrêa Haider
Juliana da Silveira Gonçalves

Introdução

As plantas alimentícias não convencionais, popularmente conhecidas por PANCs, cuja nomenclatura foi criada em 2008 pelo biólogo e professor Valdely Ferreira Kinupp, com objetivo de desmistificar preconceitos com plantas consideradas "daninhas", ou mesmo com plantas desvalorizadas e refere-se a todas as plantas que possuem uma ou mais partes comestíveis, sendo elas espontâneas ou cultivadas, nativas ou exóticas, que não estão incluídas em nosso cardápio cotidiano. Antigamente, as PANCs eram mais consumidas, mas, devido à falta de contato com a natureza que a vida na cidade proporcionou principalmente a partir do século XX, esses alimentos começaram a ser esquecidos.

Estima-se que o número de plantas consumidas pelo homem caiu de 10 mil para 170 nos últimos cem anos. Só no Brasil há uma biodiversidade enorme (aproximadamente 35 mil espécies têm potencial comestível a ser pesquisado), e hoje 90% delas vêm de 20 espécies, mostrando que consumimos menos de 0,04% da biodiversidade.

Quando comparadas com plantas domésticas, estudos revelam que as Pancs possuem teores relativamente maiores de minerais, fibras, antioxidantes e proteínas. Não fazem parte do cardápio diário da maior parte das pessoas e não costumam ser encontradas em mercados convencionais. São plantas de desenvolvimento espontâneo, facilmente encontradas em jardins, hortas, quintais e até mesmo em calçadas de rua, sendo pouco utilizadas na alimentação por falta de conhecimento ou costume. Em geral, não são transgênicas e, na maior parte dos casos, são orgânicas.

Abrangem desde plantas nativas e pouco usuais até exóticas e silvestres com uso alimentício direto (na forma de fruto ou verdura) e indireto (amido, fécula ou óleo). Elas se adaptam ao clima, têm baixa necessidade hídrica e baixa exigência de solo, sendo, inclusive, indicadoras de solo. O agrotóxico não é necessário para seu crescimento, pois ela é adaptada e conta com controle biológico, decorrente de ambientes biodiversos. Em resumo, tem manejo e cultivo fáceis.

A Lei da Segurança Alimentar e Nutricional (Lei n. 11.346, de 15 de julho de 2006) fala sobre "A realização do direito de todos ao acesso regular e permanente a alimentos de qualidade, em quantidade suficiente, sem comprometer o acesso a outras necessidades essenciais, tendo como base práticas alimentares promotoras de saúde, que respeitem a diversidade cultural e que sejam social, econômica e ambientalmente sustentáveis", indo ao encontro da proposta das PANCs, mas infelizmente o incentivo ao consumo das PANCs ainda caminha a passos lentos. Isso muda quando as espécies chegam na alta gastronomia.

Utilizando as PANCs

Culturalmente, nossa alimentação é baseada em uma pequeníssima parcela de alimentos. Mais de 50% das calorias que consumimos no mundo provêm de no máximo quatro espécies de plantas, e 90% dos alimentos consumidos vêm de somente 20 tipos de plantas. Por outro lado, temos uma oferta potencial de alimentos de pelo menos 30 mil plantas diferentes. A Organização das Nações Unidas para a Alimentação e a Agricultura (FAO), órgão da ONU, envolvido com a questão da alimentação mundial, estima que 75% das variedades convencionais de plantas alimentícias já foram perdidas.

Não existe muito segredo na preparação de receitas com as PANCs. Para começar a incluí-las na alimentação, basta achar um substituto para ingredientes da culinária tradicional. Em alguns dos casos, a troca do ingrediente não substitui também a forma como ele é preparado – por isso, no caso das PANCs, que são menos populares, é preciso estudar como são feitos a coleta e o processamento e quais são as precauções que devem ser tomadas.

Conhecendo as PANCs

Nome científico: *Begonia cucullata*.

Nome popular: Begônia/azedinha-do-brejo.

Parte(s) comumente utilizada(s): Flores.

Suas flores podem ser consumidas cruas em saladas e caem bem com geleias e mousses.

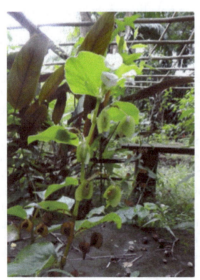
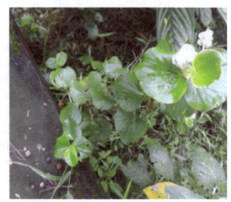

FIGURA 23.1 – *Begonia cucullata*.

Fonte: Kelen et al., 2015.

Nome científico: *Portulaca oleracea L.*

Nome popular: Beldroega.

Parte(s) comumente utilizada(s): Folhas, flores, ramos e sementes.

Rica em ômega 3, betacaroteno e vitamina C. Tem potencial antioxidante e é usada como anti-inflamatória, diurética e vermífuga. Pode ser consumida crua em saladas ou cozida em diversos pratos. As sementes podem ser utilizadas em pães, substituindo a chia e o gergelim. Sementes germinadas (brotos) são indicadas para saladas e decoração comestível.

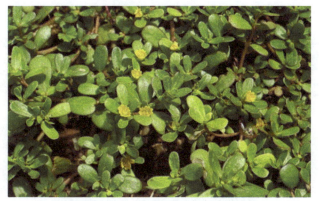

FIGURA 23.2 – *Portulaca oleracea L.*

Fonte: Kelen et al., 2015.

Nome científico: *Basellsa alba L.*

Nome popular: Bertalha.

Parte(s) comumente utilizada(s): Folhas e tubérculos.

É rica em ferro e fonte de vitaminas A, B e C. Tem potencial antimicrobiano. É utilizada refogada e em sopas, da mesma forma que o espinafre.

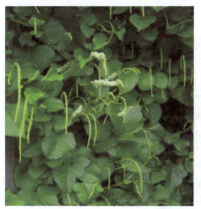 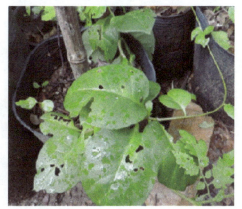

FIGURA 23.3 – *Basellsa alba L.*

Fonte: Kelen et al., 2015.

Nome científico: *Tropaeolum Majus L.*

Nome popular: Capuchinha.

Parte(s) comumente utilizada(s): Flores, folhas e frutos.

Rica em vitamina C, antocianina, carotenoides e flavonoides. O suco é expectorante. As folhas abrem o apetite, facilitam a digestão e são calmantes. Tem potencial antioxidante, anti-inflamatório e hipotensor. Tem sabor picante semelhante ao agrião. Confere um toque exótico às saladas. Seu caule é suculento e as folhas possuem formato arredondado, com flores vistosas em tons de vermelho, laranja e amarelo. As sementes, conservadas em vinagre, substituem à altura as alcaparras. As flores podem ser servidas ao natural ou enfeitando e enriquecendo saladas, fazendo parcerias deliciosas e refrescantes com legumes e folhas como rúcula, agrião, alface e outras.

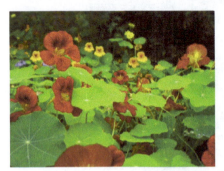
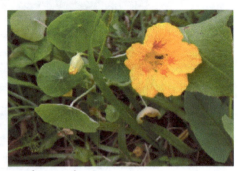

FIGURA 23.4 – *Tropaeolum majus L.*

Fonte: Kelen et al., 2015.

Nome científico: *Amaranthus* sp.

Nome popular: Caruru.

Parte(s) comumente utilizada(s): Folhas, sementes e raízes.

Fonte de betacaroteno, vitamina C, magnésio, ferro e potássio. Suas sementes têm alto teor de aminoácidos essenciais, as folhas são mucilaginosas, diuréticas e laxativas. As folhas são utilizadas em saladas, sucos e refogados, como se faz com a couve e o espinafre, e na preparação de molhos e sopas. As sementes são usadas no preparo de pães e podem também ser comidas torradas.

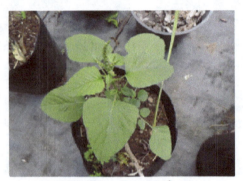

FIGURA 23.5 – *Amaranthus* sp.

Fonte: Kelen et al., 2015.

Nome científico: *Taraxacum officinale*.

Nome popular: Dente-de-leão.

Parte(s) comumente utilizada(s): Raízes e folhas.

Fonte de muitos fitonutrientes, são ricos em vitaminas A, B e C, além de ferro e potássio. As raízes são popularmente usadas como diuréticas e contêm inulina. Folhas com propriedades depurativas.

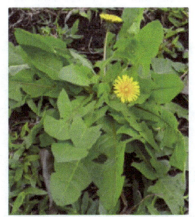

FIGURA 23.6 – *Taraxacum officinale*.

Fonte: Kelen et al., 2015.

Nome científico: *Pereskia aculeata* Mill.

Nome popular: Ora-pro-nóbis.

Parte(s) comumente utilizada(s): Folhas.

As folhas possuem cerca de 25% de proteínas (peso seco), das quais 85% acham-se numa forma digestível, facilmente aproveitável pelo organismo e muito indicada para dietas vegetarianas. Possui ainda vitaminas A, B e principalmente C, além de cálcio, fósforo e quantidade considerável de ferro, ajudando no combate a anemias. Usa-se a folha seca e moída no preparo da farinha múltipla, complemento nutricional no combate à desnutrição.

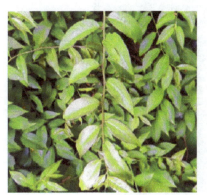 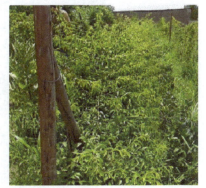

FIGURA 23.7 – *Pereskia aculeata* **Mill.**

Fonte: Kelen et al., 2015.

Nome científico: *Sonchus oleraceus*.

Nome popular: Serralha.

Parte(s) comumente utilizada(s): Folhas.

Possui vitaminas A, B e C, cálcio e ferro. Bastante usada como anti-inflamatório e diurético. A planta toda pode ser consumida (folhas, talos tenros e flores bem jovens). As folhas podem ser usadas tanto cruas, na forma de saladas, como cozidas e preparadas de várias formas. As flores e botões podem ser feitos à milanesa ou à dorê. Os caules (talos) podem ser usados para conservas tipo aspargos.

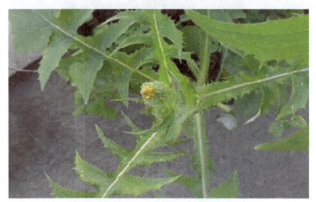

FIGURA 23.8 – *Sonchus oleraceus*.

Fonte: Kelen et al., 2015.

Nome científico: *Xanthosoma sagittifolium*.

Nome popular: Taioba.

Parte(s) comumente utilizada(s): Folhas, talos e rizomas.

Os rizomas são ricos em energia e fonte de carotenoides. Folha rica em fibras, cálcio, magnésio e vitaminas B2, B6 e C. A taioba pode ser utilizada contra febre, câncer, pólipo, inflamações e tumores, entre outros fins fitoterápicos. A folha pode ser usada refogada, com arroz, com frango, ou carne moída, em omeletes, suflês, entre outros.

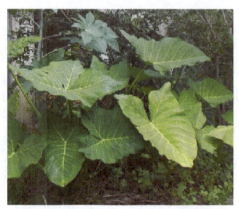

FIGURA 23.9 – *Xanthosoma sagittifolium*.

Fonte: Kelen et al., 2015.

Nome científico: *Colocasia esculenta*.

Nome popular: Inhame.

Parte(s) comumente utilizada(s): Rizomas (fécula ou polvilho).

Os tubérculos, após cozidos, podem ser utilizados em sopas, refogados, saladas, pães, bolos e sobremesas.

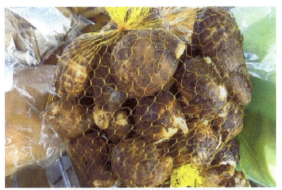

FIGURA 23.10 – Inhame.

Fonte: Kelen et al., 2015.

Nome científico: *Hypochaeris chillensis*.

Nome popular: Almeirão-do-campo/chicória-do-campo/radite.

Parte(s) comumente utilizada(s): Folhas.

Suas folhas têm alto teor de cálcio, zinco, fósforo e potássio e podem ser consumidas cruas ou cozidas, em saladas, refogados e sopas.

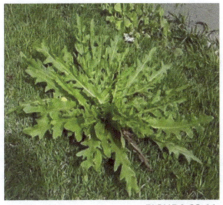 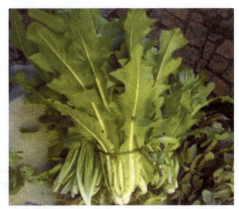

FIGURA 23.11 – Almeirão-do-campo.

Fonte: Kelen et al., 2015.

Nome científico: *Bidens pilosa*.

Nome popular: Picão/picão-preto/carrapicho.

Parte(s) comumente utilizada(s): Folhas e ramos.

Apresenta atividade antioxidante e analgésica, é fonte de proteínas, fibras, ferro, magnésio e alto teor de cobre. Também foram detectadas atividades antimalárica, bactericida, hepatoprotetora, anti-inflamatória, hipotensora, imunoestimulante, e anti-hipertensiva.

As folhas e ramos jovens podem ser consumidos crus e especialmente cozidos em diversos pratos: saladas temperadas, farofas, sopas, entre outros. Pode ser preparado um chá gelado a partir da água do cozimento do picão com adição de suco de limão e açúcar. Uma forma especial de consumo é o refrigerante fermentado com folhas e ramos jovens de picão-preto, que apresenta coloração, aroma e sabor muito agradáveis.

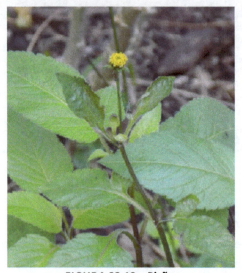

FIGURA 23.12 – Picão.

Fonte: Kelen et al., 2015.

Nome científico: *Psidium cattleianum*.

Nome popular: Araçá-do-campo.

Parte(s) comumente utilizada(s): Polpa.

Da família da goiaba, a fruta possui vitaminas A, B e C, antioxidantes, carboidratos e proteínas.

Nome científico: *Rumex acetosa L.*

Nome popular: Azedinha.

Parte(s) comumente utilizada(s): Folhas.

As folhas frescas picadas são utilizadas em saladas e sucos, conferindo-lhes um agradável e estimulante sabor ácido. As folhas também podem ser usadas refogadas e no preparo de sopas e molhos.

Nome científico: *Sttachys byzantina*.

Nome popular: Peixinho.

Parte(s) comumente utilizada(s): Folhas.

Também conhecida como lambari da horta e orelha de lebre, por sua textura peludinha. Suas folhas podem ser utilizadas no preparo de sucos, refogados, sopas, omeletes e em recheios diversos. Quando preparadas à milanesa, têm sabor de peixe.

Nome científico: *Trifolium repens*.

Nome popular: Trevo de 3 folhas.

Parte(s) comumente utilizada(s): Folhas.

Considerado por muitos uma erva-daninha, nasce à toa por vasos, jardineiras, quintais e calçadas. Folhas, talos e bulbilhos podem ser comidos. É uma planta rica em ácido oxálico, por isso não deve ser comida em grande quantidade.

Outras PANCs

- *Impatiens walleriana* (Maria-sem-vergonha)
- *Mammea americana L.* (Abricó)
- *Dipteryx alata Vogel* (Baru)
- *Maurita flexuosa L.* (Buriti)
- *Myrciaria dubia* (Camu-camu)
- *Spondias purpurea L.* (Ciriguela)
- *Solanum sessiliflorum* (Cubiu)
- *Artocarpus altilis* (Fruta-pão)
- *Campomanesia adamantium* (Guabiroba)
- *Syzgium cumini* (Jambolão)
- *Hancornia speciosa* (Mangaba)
- *Caryocar brasiliense* (Pequi-do-cerrado)
- *Physalis pubescens L.* (Fisális)
- *Maranta arundinacea L.* (Araruta)
- *Sorghum bicolor (L) Moench* (Sorgo)

Receitas com PANCs

Tapioca de maria sem-vergonha

Ingredientes:
- 4 colheres de sopa de farinha de tapioca
- 5 flores de maria-sem-vergonha

Modo de preparo: Dispor as flores com o cabo para cima na frigideira, colocar a farinha da tapioca por cima. Assim que estiverem unidas, virá-las. Assim que criar crosta, servir.

Rendimento: 2 unidades.

Valor energético: 300 kcal cada unidade.

Pasta de cururu

Ingredientes:
- 1 e 1/2 xícara de folhas de cururu lavadas e bem picadas
- 10 talos de salsinha picadas

- 5 cebolinhas verde picadas
- 200 g de manteiga
- Sal e pimenta do reino a gosto

Modo de preparo: Bater bem a manteiga até ficar clara. Acrescentar o caruru, salsinha e cebolinha. Guardar em pote fechado.

Rendimento: 250 g.

Valor energético: 100 kcal a cada 25 g (1 colher de sopa).

Suco verde de taioba

Ingredientes:
- 1 xícara de folhas taioba lavadas e bem picadas
- Suco de 2 laranjas
- 200 mL de água gelada
- 3 folhas de stévia

Modo de preparo: Bater tudo no liquidificador. Servir gelado.

Rendimento: 2 copos de 200 mL.

Valor energético: 75 kcal cada copo.

Geleia de flores

Ingredientes:
- 10 flores maria sem-vergonha
- 10 flores de begônia
- 1/2 xícara de hibisco
- 1/2 xícara de flor de dente-de-leão
- 1 xícara de açúcar demerara
- 1 xícara de água quente (150 mL)
- 2 maçãs médias

Modo de preparo: Bater a maçã e o açúcar no liquidificador, com água quente (triturar bem a maçã). Leve ao fogo, acrescente as flores e mexa até atingir a consistência de geleia.

Rendimento: 200 g.

Valor energético: 68 kcal a cada 25 g (1 colher de sopa).

Muffin de cururu com queijo

Ingredientes:
- 1 xícara de farinha de aveia
- 1/2 xícara de leite
- 1 colher (sopa) de óleo
- 2 ovos
- 1 colher (chá) de sal

- 1 colher (sopa) de fermento químico
- 1/2 xícara de cururu picado
- 2 colheres (sopa) de queijo parmesão ralado

Modo de preparo: Bater todos os ingredientes no liquidificador, exceto o fermento, que deve ser incorporado ao final, e colocar em forma de *muffin*. Assar em forno médio por 20 minutos.

Rendimento: 3 unidades.

Valor energético: 85 kcal por unidade.

Patê de capuchinha e grão-de-bico

Ingredientes:
- 250 g de grão-de-bico
- 2 xícaras de capuchinhas
- Suco de 1 limão
- Sal, orégano e pimenta a gosto

Modo de preparo: Cozinhe o grão-de-bico, e, quando estiver cozido, leve para liquidificar com as folhas da capuchinha. Bata com os temperos e guarde em recipiente fechado.

Rendimento: 300 g.

Valor energético: 40 kcal a cada 25 g (1 colher de sopa).

Salada verde

Ingredientes:
- 50 g de folhas de beldroega, lavadas e escorridas
- 50 g de alface pequeno
- 50 g de radite
- 50 g de rúcula
- 20 unidades de roseta sem espinho
- 2 colheres de sopa de óleo de oliva
- 1 dente pequeno de alho amassado
- Suco de 1 limão

Modo de preparo: Lavar bem as folhas e misturar. Fazer um molho com óleo de oliva, suco de limão, e o alho amassado. Coloque sal e pimenta a gosto e regue a salada. Decore com as rosetas.

Rendimento: 200 g.

Valor energético: 120 kcal.

Frango ensopado com taioba e tomate

Ingredientes:
- 500 g de isca de frango
- 1 cebola média

- 2 tomates picados
- 5 folhas de taioba picadas como couve
- Sal, pimenta e temperos a gosto

Modo de preparo: Refogar a cebola e acrescentar o frango. Assim que estiver cozido, acrescentar a taioba aos poucos, junto com o tomate. Tempere com sal, orégano fresco, *curry*, pimenta branca e deixe ferver e desligue. Manter abafado.

Rendimento: 500 g.

Valor energético: 264 kcal a cada 100 g.

Salada primaveril

Ingredientes:
- 1 molho de agrião roxo
- 10 begônias
- 10 folhas de maria-sem-vergonha
- 10 trevos de 3 folhas

Modo de preparo: Fazer uma cama de agrião e colocar as flores e os trevos bem distribuídos. Regue com azeite de oliva e polvilhe sal rosa.

Rendimento: 150 g.

Valor energético: 56 kcal.

Ravióli de bertalha (usar o recheio de sua preferência)

Ingredientes:
- 4 copos de farinha de trigo
- 1/2 colher (chá) de sal
- 2 ovos
- 1/4 de copo de azeite de oliva
- 1/2 copo de água
- 200 g de folhas de bertalha
- Farinha extra em mãos para polvilhar
- Recheio de sua preferência
- Molho de sua preferência

Modo de preparo: Faça o recheio do ravióli de sua preferência (queijo, frango, carne etc.). Quebre os ovos em uma tigela grande e bata-os com um garfo. Adicione água, azeite e sal e misture tudo. Adicione 1 copo de farinha à tigela e mexa para misturar a farinha com a mistura anterior. Repita com o restante da farinha, adicionando um copo de cada vez. Misture até formar uma massa macia. Polvilhe as mãos e uma superfície lisa com farinha. Retire a massa da tigela, forme uma bola e sove-a por 5 minutos ou até se tornar elástica. Polvilhe um rolo com farinha e abra a massa, acrescentando as folhas inteiras na massa, e, cada vez que abrir a massa, dobre mais uma vez e abra com o rolo novamente, até a folha da bertalha estar bem incorporada à massa. Ao final, a massa tem de ter aproximadamente 4 milímetros de altura. Caso não tenha molde de ravióli, use cortador de biscoito ou copo para cortar círculos na massa. Preencha os círculos com o recheio desejado e dobre a massa pela metade, fazendo uma meia-lua. Aperte as extremidades e feche completamente o ravióli com a ajuda de um cortador carretilha de massa ou um garfo. Caso tenha dificuldade em fechar a massa, molhe seus dedos em água e umedeça a extremidade externa do círculo. Enquanto está produzindo os raviólis, acomode os primeiros numa forma enfarinhada, para evitar que grudem. Cozinhe os raviólis em água fervente por 5 minutos ou até que comecem a flutuar. Sirva com o molho de sua preferência.

Rendimento: 6 porções com raviólis de 5 cm de largura (varia o tamanho de cada porção).

Valor energético: 390 kcal por porção.

Bolo de inhame com banana

Ingredientes:

- 2 xícaras (chá) de inhame cozido e amassado
- 1 xícara (chá) de açúcar
- 1 xícara (chá) de queijo minas ralado
- 2 xícaras (chá) de leite
- 4 ovos
- 1 xícara (chá) de manteiga
- 1 colher (sopa) de fermento em pó
- 1 pitada de sal
- 6 unidades médias de banana-caturra maduras
- 1 xícara (chá) de açúcar mascavo
- 1 colher (chá) de canela em pó
- Erva doce (opcional)

Modo de preparo: Bata no liquidificador os ovos, o açúcar, o leite, a margarina, o queijo e o inhame. Depois de bater bem, despeje em uma tigela e acrescente a farinha de trigo, o sal, o fermento e a erva-doce. Forre o fundo da assadeira com o açúcar mascavo, coloque as bananas cortadas em tiras finas e salpique a canela em pó sobre as bananas. Cubra as bananas com a massa e coloque para assar. Desenforme depois de frio.

Rendimento: 16 fatias.

Valor energético: 80 kcal por fatia.

Tortinha de serralha

Ingredientes:

- 1 xícara de farinha de trigo integral
- 1 xícara de farinha de aveia
- 2 ovos
- 1/2 xícara de óleo de soja
- 2 xícaras de serralha picada

- 1 cebola picada
- 1 alho-poró picado
- 1 colher de café de fermento em pó
- Sal e pimenta a gosto

Modo de preparo: Refogue a serralha, o alho-poró e a cebola com os temperos. Bater os ingredientes no liquidificador. Acrescentar refogado na massa e misturar o fermento. Colocar em forma de *muffin* untada com óleo de soja. Levar para assar por 20 minutos no forno a 180°.

Rendimento: 12 unidades.

Valor energético: 200 kcal por unidade.

Brusqueta de ora-pro-nóbis

Ingredientes:

- 3 ovos
- 8 folhas de ora-pro-nóbis
- 50 g de alho-poró
- Sal e pimenta a gosto
- 2 unidades de pão francês
- 1 dente de alho
- 2 colheres (sopa) de azeite de oliva

Modo de preparo do pão: Corte os pães em fatias e asse em forno médio por 10 minutos, e depois passe o dente de alho nos pães torrados.

Modo de preparo do ora-pro-nóbis: Lave as folhas, corte em fatias pequenas e reserve. Em uma tigela, misture os ovos, o ora-pro-nóbis e o alho-poró, bata com um garfo e coloque em uma frigideira, mexendo sempre, acrescente o sal e a pimenta e continue mexendo até cozinhar o ovo completamente. Depois, coloque a mistura de ovos e de ora-pro-nóbis em cima dos pães assados e acrescente o azeite de oliva.

Rendimento: 12 unidades.

Valor energético: 45 kcal por unidade.

Sopa fria de picão

Ingredientes:

- 6 cenouras grandes
- 3 colheres (sopa) de leite de coco
- 1/2 colher (sopa) de suco de laranja
- 4 dentes de alho
- 1 pitada de pimenta
- 1 pitada de noz moscada
- Folhas de picão
- Gengibre, coentro e salsinha a gosto

Modo de preparo: Refogue as cenouras, mexendo sempre. Após 10 minutos, adicione o alho, o leite de coco e o suco de laranja. Complete com água até dois dedos acima da cenoura e deixe cozinhar por 25 minutos. Adicione o coentro e o gengibre. Bata no liquidificador até virar um creme consistente. Adicione o picão escaldado, a salsinha picada, a pimenta, a noz moscada e o sal.

Rendimento: 6 porções.

Valor energético: 180 kcal por porção.

Considerações finais

É importante destacar o papel das PANCs como alimentos funcionais na nossa alimentação diária, trazendo benefícios ao nosso organismo, por meio de vitaminas, antioxidantes, fibras, sais minerais, que nem sempre são encontrados em outros alimentos.

Espera-se que a população tenha conhecimento das PANCs, assim como dos seus benefícios à saúde. Da mesma forma, espera-se que este conhecimento faça parte de um processo necessário de transformação sociopolítica, que busque o reequilíbrio ecológico e junte o resgate cultural, a maior alegria no prato, com base nos alimentos de nossas culturas em resgate e em uma nova construção.

Referências

1. Brasil. Ministério da Agricultura, Pecuária e Abastecimento. Secretaria de Desenvolvimento Agropecuário e Cooperativo. Cartilha Hortaliças não Convencionais, 2010.
2. Brasil. Ministério da Agricultura, Pecuária e Abastecimento. Secretaria de Desenvolvimento Agropecuário e Cooperativismo. Hortaliças Não Convencionais (Tradicionais). Brasília: Mapa ACS; 2010. 52 p.
3. Chaves DFS. Compostos bioativos dos alimentos. São Paulo: Valéria Paschoal; 2015.
4. Feugang JM et al. Nutritional and medicinal use of Cactus pear (Opuntia spp.) cladodes and fruits. Frontiers in Bioscience. 2006;11(1):2574-2589.
5. Kelen MEB, Nouhuys ISV, Kehl LC, Brack P, Silva DB. Plantas alimentícias não convencionais (PANCs): hortaliças espontâneas e nativas. 1. ed. Porto Alegre: UFRGS; 2015. 44 p.
6. Kinupp VF. Plantas alimentícias não convencionais da região metropolitana de Porto Alegre, RS. [Tese de Doutorado em Fitotecnia] Porto Alegre: 2007. 562 p.
7. Kinupp VF, Lorenzi H. Plantas alimentícias não convencionais (PANC) no Brasil: guia de identificação, aspectos nutricionais e receitas ilustradas. 1. ed. Nova Odessa: Plantarum; 2014. 768 p.
8. Lorenzi H. Plantas daninhas no Brasil: terrestres, aquáticas, parasitas e tóxicas. 4. ed. Nova Odessa: Plantarum; 2008. 640 p.
9. Lorenzi H. Plantas medicinais no Brasil: nativas e exóticas. 2. ed. Nova Odessa: Plantarum; 2008. 544 p.
10. Rapoport EH, Raffaele E; Ghermandi L, Margutti L. Edible weeds: a scarcely used resource. Bulletin of the Ecological Society of America. 1995;163-6.
11. Zurlo C, Brandão M. As ervas comestíveis: descrição, ilustração e receitas. 2. ed. São Paulo: Globo; 1990. 167 p.

Fitogastronomia 24

Caroline Bandeira

Introdução

A natureza é utilizada com finalidade terapêutica antes mesmo de Cristo, conceito atualmente conhecido como fitoterapia, que é o estudo das plantas medicinais e suas aplicações na cura e prevenção de doenças, bem como para a promoção da saúde. A fitoterapia tem registros de aplicabilidade, para este fim, de forma independente na maioria dos povos. Cabe lembrar, ainda, que a energia necessária à manutenção da homeostase orgânica, em qualquer ser vivo, vem dos substratos disponíveis na natureza, sejam eles plantas, frutos, sementes ou raízes. As plantas medicinais ou a fitoterapia vêm crescendo cada vez mais como formas de tratamento para várias doenças, e os chás são uma das preparações mais utilizadas para esse fim, tendo princípios ativos benéficos para poder prevenir, tratar ou amenizar diversas patologias e seus sintomas[1,2].

As plantas medicinais representam um fator muito importante na manutenção das condições de saúde dos indivíduos, e a interação da dieta com o uso de fitoterápicos é capaz de modificar a expressão genética, estimular o desenvolvimento físico e mental, aumentar o bem-estar e reduzir a susceptibilidade às doenças crônicas e de elevada prevalência, como doenças cardiovasculares, síndrome metabólica e câncer, assim como melhora a capacidade funcional dos órgãos e sistemas, devido aos efeitos que apresentam no organismo[3,4].

Com isso, surge um novo conceito para esta aplicabilidade: a fitogastronomia, em que as preparações gastronômicas podem ser um recurso para adesão de plantas medicinais no uso diário, e, desta forma, contribuir para a aceitação de uma conduta terapêutica e dietoterápica, assim como com a ação dos alimentos funcionais[5,6].

Cozinhar é um "ato de amor", é o gesto que transforma o alimento em algo profundamente diverso, com modificações químicas por meio da cocção, combinações de ingredientes, relação prazer/saúde e que permite levar à boca um alimento totalmente diferente do seu estado original[7]. Para haver consumo desse alimento, é preciso existir qualidade, levando em consideração não somente o aspecto nutricional, mas também percepção e sensação dos cinco sentidos, pois eles lançam mensagens ao cérebro, que os estimula[8].

Fitogastronomia

A fitogastronomia é um termo novo e que vem ganhando espaço no mercado, unindo a fitoterapia e a gastronomia, para que, juntas, tenha-se saúde e prazer. Ela aproxima o uso das plantas medicinais na culinária do dia a dia, permitindo a preparação de pratos medicinais, conseguindo, por meio deles, a prevenção, tratamento e o combate de diversas patologias[9-11].

Algumas plantas, hoje usadas como fitoterápicos, podem ou estão em preparações gastronômicas em quantidades que trazem benefícios à saúde.

Alho (Allium sativum)

Cultivado em todo o mundo como hortaliça e planta medicinal desde 3.000 a. C., nos tempos dos faraós, era utilizado como tônico cardíaco, como se indica no papiro do Código de Erbes. A alicina é o principal componente do alho, sendo atribuída a ela a maior parte das suas atividades biológicas, entre elas as ações bactericida, antifúngica e antiviral. Porém, outros compostos do alho apresentam atividade antioxidante, hipocolesterolemiante, vasodilatadora, imunomoduladora, além de proteger contra diversos tipos de câncer[12].

Cúrcuma (Curcuma longa)

É uma planta herbácea perene da família das Zingiberacea, conhecida como açafrão-da-terra, cúrcuma, açafrão-da-índia, açafrão, tumérico e gengibre amarelo, originária do sudeste da Ásia, mais precisamente da Índia, e cultivada em todo o mundo para uso medicinal e condimentar. É considerada uma especiaria preciosa por compor famosos temperos orientais e tem diversas funções e propriedades benéficas à saúde[3,13].

Alecrim (Rosmarinus officinalis)

Mais conhecido como tempero. Nesse sentido, é usado principalmente para temperar carnes, porém, por ter um sabor muito forte, deve ser utilizado com moderação. É bastante utilizado na indústria de alimentos e apreciado por suas propriedades: aromática, antioxidante, antimicrobiana e antitumoral[14,15].

Hortelã (Mentha piperita)

Originária da Ásia, é uma das plantas medicinais mais conhecidas e usadas em todo o mundo desde os tempos mais antigos, sendo trazida pelos ingleses para a América sob a fama de "chá para todas as doenças". É utilizada como tempero em inúmeros pratos, como planta medicinal em infusão e fornece óleos essenciais que podem ser extraídos da planta. Na fitoterapia, é indicada como estimulante gástrico nas atonias digestivas, flatulências, vômitos, vermífugo, cólicas uterinas, expectorante, antisséptico bucal, aftas, infecções da boca (bochechos) e garganta (gargarejos), tremores nervosos e calmante[15,16].

Maracujá *(Passiflora sp.)*

Bastante apreciado por populações do norte do Brasil. Cerca de 90% das 400 espécies deste gênero são originárias das regiões tropicais e subtropicais do globo, sendo o maior foco de distribuição geográfica o Centro-Norte do Brasil, onde se encontram pelo menos 79 espécies. Vários estudos indicam a presença de substâncias polifenólicas, ácidos graxos poli-insaturados, fibras, carotenoides e componentes inorgânicos (cálcio, ferro, fósforo), entre outras classes de substâncias, e a existência destas substâncias pode indicar o maracujá como um alimento funcional[17].

Canela *(Cinnamomum zeylanicum)*

Pertence à família Lauraceae, existindo aproximadamente 250 espécies distribuídas na China, Índia e Austrália. Seu nome científico *cinnamomum* possui origem na Indonésia, *kayu manis*, que significa "madeira doce". Conhecida desde 2.500 a.C. pelos chineses, possuía mais valor do que o ouro. Na Arábia, era considerada uma mercadoria preciosa, e os egípcios utilizavam-na para embalsamar seus mortos, junto com outros condimentos. Na fitoterapia, é indicada como antibacteriana, antifúngica, antioxidante e hipoglicemiante[18].

Sendo assim, da mesma forma, a bardana (*Arctium lappa*), gengibre (*Zingiber officinale*), goiaba (*Psidium guayava*), erva-doce (*Foeniculum vulgare),* capim-limão (*Cymbopogon citratus)*, entre outros, podem contribuir para o tratamento de algumas patologias e possuem condições de ser inseridas em preparações culinárias e gastronômicas.

Receitas aplicadas à fitogastronomia

Suchá relaxante

Ingredientes:
- 200 mL de água
- 1 colher (chá) de camomila seca (flores)
- 1 colher (chá) de melissa seca ou 4 folhas frescas
- Polpa de 1 maracujá pequeno
- 1 colher (chá) de mel (opcional)

Modo de preparo: Faça uma infusão, colocando a água no fogo, assim que ferver, desligue e coloque sob a camomila e a melissa. Tampe e deixe em infusão por 5 minutos e coe. Colocar no liquidificador ou *mixer* o chá preparado de camomila e melissa, acrescentar a polpa do maracujá e o mel. Coloque no modo "pulsar" do liquidificador ou *mixer* para não triturar as sementes do maracujá. Coar e tomar frio ou quente uma hora antes de dormir.

Rendimento: 1 porção de 200 mL.

Calorias: 64,6 kcal.

Suchá desintoxicante e drenante

Ingredientes:
- 1/2 litro de água

- 2 colheres (chá) de cavalinha
- 1 folha de couve
- 1 pedaço pequeno de aipo (o talo)
- 1 fatia média de melão
- Suco de ½ limão

Modo de preparo: Coloque a água no fogo e, assim que ferver, desligue e faça a infusão por 5 minutos com a cavalinha. Bata no liquidificador ou *mixer* o chá com os outros ingredientes e leve à geladeira. Após gelado, servir.

Rendimento: 2 porções de 250 mL.

Calorias: 47 kcal por porção.

Suco anti-inflamatório

Ingredientes:
- 1 cenoura média com casca
- 1/2 maçã com casca
- 1/2 pepino com casca
- 2 folhas de couve
- Suco de 1 laranja
- 1 pitada de pimenta caiena
- Gelo a gosto

Modo de preparo: Bater todos os ingredientes no liquidificador.

Rendimento: 1 porção de aproximadamente 150 mL.

Calorias: 128 kcal.

Smoothie *antioxidante e como pré-treino*

Ingredientes:
- 2 bananas maduras congeladas
- 200 mL de leite de coco
- 2 colheres de cacau em pó orgânico
- 1 pitada de canela em pó

Modo de preparo: Bater todos os ingredientes no liquidificador e, antes de servir, salpicar a canela.

Rendimento: 1 porção de 200 mL.

Calorias: 346 kcal.

Salada de endívias e amor-perfeito

Ingredientes:
- 1 pé de endívias
- 5 folhas de alface roxa
- 1/4 maço de manjericão

- 1 maço de cebolinha
- 2 colheres (sopa) de azeite de oliva
- Flores de amor-perfeito para decorar
- 1 pitada de sal rosa
- Pimenta do reino a gosto

Modo de preparo: Lave as endívias e a alface roxa separadamente e deixe escorrer. Coloque-as em um prato e reserve. Lave bem o manjericão e a cebolinha e deixe secar, e, após cortar em anéis finos a cebolinha, reservar. Lave as flores delicadamente e reserve. Em um prato, coloque as endívias, a alface o manjericão e a cebolinha, regue com o azeite, o sal e a pimenta. Por último, decore com o amor-perfeito e sirva.

Rendimento: 4 porções.

Calorias: 66,7 kcal por porção.

Peixe com molho de alecrim e gengibre

Ingredientes:
- 2 filés de peixe médios (linguado ou pescada)
- Suco de 1 limão
- 1 ramo de alecrim médio
- Pimenta do reino a gosto
- Sal rosa a gosto
- 2 lascas finas de gengibre

Modo de preparo: Em uma travessa, colocar os filés de peixe e adicionar o molho, deixando marinar (misturar todos os ingredientes em uma vasilha, menos os filés de peixe) por 20 minutos. Logo após grelhar os filés de peixe em uma frigideira antiaderente, no fogo baixo, deixe dourar em ambos os lados. Na hora de servir, coloque as raspas de gengibre.

Rendimento: 2 porções.

Calorias: 138 kcal por porção.

Purê de batata-baroa com ervas

Ingredientes:
- 2 batatas-baroas médias cozidas e amassadas
- 2 colheres (sopa) de ervas frescas picadas (alecrim, manjericão, orégano e salsinha)
- 2 colheres (sopa) de azeite de oliva
- Sal rosa a gosto
- Pimenta do reino a gosto

Modo de preparo: Em uma travessa funda, misture todos os ingredientes até ficar homogêneo. Sirva quente.

Rendimento: 3 porções.

Calorias: 125,3 kcal por porção.

Arroz integral com cúrcuma e amêndoas

Ingredientes:

- 1 xícara de chá de arroz integral
- 3 xícaras de chá de água
- Meia cebola pequena picada
- 1 dente de alho picado
- 1 colher (sopa) de óleo de coco sem sabor
- 1 colher (sobremesa) de cúrcuma em pó
- 2 colheres (sopa) de lascas de amêndoas tostadas
- Sal rosa a gosto

Modo de preparo: Lave o arroz e reserve. Em uma panela, coloque o óleo, a cebola, o alho e refogue. Em seguida, acrescente o arroz e refogue mais um pouco. Adicione a água e deixe cozinhar até que o arroz fique macio. Quando estiver pronto, acrescente o sal, apague o fogo e misture a cúrcuma. Sirva o prato e decore com as amêndoas.

Rendimento: 4 porções.

Calorias: 78,2 kcal por porção.

Sal de ervas e especiarias – Substituto do sal

Ingredientes:

- 1 colher (sopa) de alecrim desidratado
- 1 colher (sopa) de salsinha desidratada
- 1 colher (sopa) de manjericão desidratado
- 1/2 xícara de chá de sal rosa

Modo de preparo: Bata todos os ingredientes no liquidificador ou *mixer*. Coloque em um recipiente de vidro com tampa. Validade de 20 dias em vidro tampado e sem exposição solar. Podem ser utilizados outras ervas e outros tipos de sal.

Rendimento: 1 vidro pequeno de 100 g.

Considerações finais

A fitoterapia e, com ela, a fitogastronomia, ganha espaço nos dias atuais, em função do crescimento de doenças crônico-degenerativas e autoimunes. A evolução científica e tecnológica nos permite atualmente entender o funcionamento e a eficácia destes compostos e suas ações no organismo para melhora e manutenção da saúde.

Os fitoterápicos e os alimentos são reconhecidos como fontes potenciais de compostos bioativos e funcionais e, com isso, há um grande interesse quanto aos seus benefícios à saúde, pois o ideal é que se estabeleça uma rotina alimentar o mais natural possível, eliminando toda e qualquer substância sintética e tóxica que possa comprometer a harmonia dos processos orgânicos, que garantem a perfeita homeostase do corpo humano.

O surgimento da fitogastronomia visa ao aprimoramento das combinações e cocções que possam estabelecer a harmonia dos ingredientes por meio de receitas que otimizem a ação destes compostos e garantam seu melhor sabor para adesão continuada e consequente promoção da saúde.

Contudo, a Fitogastronomia ainda precisa ser mais explorada para que essas preparações tenham quantidades adequadas destas substâncias, trazendo efeitos benéficos cada vez maiores para a saúde, potencializando os resultados.

Lembrando que uma alimentação variada vai muito além de plantas medicinais e fitoterápicos. É necessário aliá-la ao corpo/mente e a uma dieta equilibrada – rica em frutas, verduras, legumes, cereais integrais, leguminosas e água, tendo mais eficiência na prevenção e tratamento de patologias, possibilitando mais longevidade e melhor qualidade de vida.

Referências

1. Del Ré PV, Jorge N. Especiarias como antioxidantes naturais: aplicações em alimentos e implicação na saúde. Rev. Bras. Pl. Med. 2012;14(2):389-99.
2. Lainetti & Brito. A cura pelas ervas e plantas medicinais brasileiras. São Paulo: Ediouro; 1979.
3. Prado CN, Neves DRJ, Souza HD, Navarro F. O uso de fitoterápicos no tratamento da obesidade. Rev. Bras. Obes. Nutr. Emagrec. 2010;4.
4. Carvalho ACB, Nunes DSG, Baratelli TG, Shuqair NSMSAQ, Netto EM. Aspectos da legislação no controle dos medicamentos fitoterápicos. T&C Amazônia. 2007;5(11).
5. Silva FC, Ribeiro AB, Ribeiro PRS. Avaliação da qualidade de plantas medicinais comercializadas no município de Imperatriz, Maranhão. Scientia Plena. 2017;13.
6. Paschoal V, Naves A, Fonseca ABPBL. Nutrição clínica funcional: dos princípios à prática clínica. São Paulo: VP; 2008.
7. Montanari M. Comida como cultura. São Paulo: Senac; 2008, 207p.
8. Silva JG, Teixeira MLO, Ferreira MA. Alimentação e saúde: sentidos atribuídos por adolescentes. Esc Anna Nery (impr.). 2012;16(1):88-95.
9. Silva SMCS, Mura JDP. Tratado de alimentação, nutrição e dietoterapia. São Paulo: Roca; 2008.
10. Klassa B, Grosseli MM, Kiyomura AK, Alves MJQF. Avaliação do efeito do alho (Allium sativum L.) sobre o colesterol plasmático em coelhos com hipercolesterolemia induzida. Rev. Bras. Pl. Med. 2013;15(4):557-65.
11. Wickenberg J. Ingemansson SL, Hlebowicz J. Effects of Curcuma longa (turmeric) on postprandial plasma glucose and insulin in healthy subjects. Nutr J. 2010;9:43.
12. Burian JP, Sacramento LVS, Carlos IZ. Fungal infection control by garlic extracts and modulation of macrophages activity. Braz. J. Biol. 2017;77(4):848-55.
13. Peres AS, Vargas EGA, De Souza VRS. Propriedades funcionais da cúrcuma na suplementação nutricional. 2015;2(1).
14. Silva AMO, De Andrade-Wartha ERS, De Carvalho EBT, De Lima A, Novoa AV, Mancini-Filho J. Efeito do extrato aquoso de alecrim (Rosmarinus officinalis L.) sobre o estresse oxidativo em ratos diabéticos. Rev. Nutr. 2011;24(1):121-30.
15. Clemente PJ. Steffen SJ. Plantas medicinais: usos populares tradicionais. Instituto Anchietano de Pesquisas/Unisinos; 2010.
16. Lemos Júnior HP, Lemos ALA. Hortelã. Diagn Tratamento. 2012;17(3):115-7.
17. Zeraik ML, Pereira CAM, Zuin VG, Yariwake JH. Maracujá: um alimento funcional? Rev. Bras. Farmacogn. Braz. J. Pharmacogn. 2010;20(3).
18. Zanardo VPS, Rambo DF, Schwanke CHA. Canela (Cinnamomum sp.) e seu efeito nos componentes da síndrome metabólica. Perspectiva. 2014;38:39-48.

Nutrição magistral 25

Galena Química e Farmacêutica

Introdução

Para nós, da Galena, termos sido convidados para fazer parte deste livro é, ao mesmo tempo, uma grande responsabilidade, um enorme privilégio e, sem dúvida, um prazer. Primeiro, pela admiração e respeito que dedicamos ao trabalho da Dra. Juliana Gonçalves, essa jovem profissional cujo talento e dedicação sempre nos têm entusiasmado.

Responsabilidade, porque o assunto do qual ele trata – a nutrição magistral – constitui, desde o princípio, não apenas a base do nosso universo profissional, mas aquilo que acreditamos ser um dos principais caminhos para uma vida mais saudável hoje e no futuro.

Exatamente por isso, nossa preocupação e foco sempre estiveram centrados em oferecer a esse mercado a confiabilidade, a base científica, a inovação e apoio que, segundo nossa visão, são os elementos essenciais para sua consolidação e desenvolvimento.

Por outro lado, o empenho profissional que tem norteado nosso trabalho, motivado nosso pioneirismo e projetado nossa marca certamente não nasceu de uma ambição corporativa. Ele é, na verdade, fruto de um profundo envolvimento e interesse por essa ciência, que é, ao mesmo tempo, ancestral e inovadora: a farmácia magistral.

Daí, sentimo-nos privilegiados em participar deste livro. Afinal, é sempre um prazer falar daquilo que admiramos. E, mais do que isso, daquilo que nos tem fascinado ao longo dos anos pela sua capacidade de contribuir para a cura do organismo, ajudar a restaurar a beleza, retardar a ação do tempo, preservar a saúde e potencializar a vitalidade do corpo e da alma.

Fascinante, acima de tudo, por demonstrar uma perfeita simbiose entre a natureza e o homem. Como se cada planta, cada mineral, cada organismo vivo tivesse sido criado e evoluído para oferecer ao ser humano as soluções para suas dores e necessidades físicas e mentais. Soluções tão incríveis como a laranja que é cultivada apenas nas encostas de um vulcão específico e produz um elemento capaz de reduzir a gordura abdominal. Ou o melão do qual se tira o ativo que contém os mais poderosos antioxidantes conhecidos atualmente.

PARTE 3 – TÓPICOS ESPECIAIS EM FITOTERAPIA

É esse extraordinário universo de substâncias, combinações e fórmulas e os meticulosos estudos científicos que comprovam sua eficácia que queremos compartilhar aqui.

Esperamos que, mais do que uma ferramenta de informação, seja uma fonte de inspiração tanto para os profissionais da saúde quanto para aquelas pessoas que desejam viver mais e felizes.

Iguais, mas diferentes

Nos anos 1950, a ciência começou a revelar ao mundo aquilo que nossos sentidos sempre nos disseram: somos iguais, porém diferentes.

Eu, você e a pessoa que está ao seu lado somos, geneticamente falando, 99,9% idênticos, mas os 0,1% restantes é que fazem toda diferença.

É essa, aparentemente, uma pequena fração daquilo que somos, que nos torna únicos. É ela que, juntamente com nosso estilo de vida e hábitos alimentares, determina nossa individualidade bioquímica, nome complexo, mas que pode ser traduzido de forma simples: o que faz bem ou mal para mim pode não ter efeito nenhum em você.

Alimentando o que é bom

É comum ouvirmos a expressão "somos aquilo que comemos". É, sem dúvida, uma frase inspiradora. Mas a Nutrigenética, ciência que estuda as diferenças individuais em relação à resposta a suplementos ou dieta, e a Nutrigenômica, ciência que estuda a interação entre nutriente, alimento e a expressão gênica, têm demonstrado que a relação pode não ser tão direta assim. É nesse contexto que os dois profissionais têm adquirido fundamental importância no cenário que envolve a saúde, a estética, a longevidade e o bem-estar: o nutricionista e o farmacêutico, que, na nossa visão, formam a base do desenvolvimento da nutrição magistral.

Ativos: extraindo o melhor da natureza

Uma vasta gama de fitoquímicos e uma infinidade de outros elementos com efeitos comprovados na prevenção e como auxiliares no tratamento de diversos quadros clínicos vêm de uma mesma fonte: frutas, vegetais e minerais obtidos na natureza.

No mundo todo, laboratórios de alta tecnologia, liderados por profissionais das mais diversas áreas da saúde, realizam o complexo trabalho de identificar, isolar e processar esses ativos para uso do setor farmacêutico.

Para que você entenda melhor o que é esse universo, falaremos, a seguir, de alguns ativos importados e comercializados pela Galena no Brasil e como são utilizados pelos profissionais de saúde.

Altilix™

Nome científico: *Cynara cardunculus L. var. altilis (DC)*.

Altilix™ é um ingrediente natural, extraído a partir das folhas da *Cynara cardunculus L. var. altilis (DC)*, subespécie diferenciada da alcachofra. Altilix™ é um extrato padronizado com altas concentrações de bioativos com ação detoxificante, aspecto relacionado ao perfil específico da planta cultivada na Sicília, devido às únicas condições climáticas e ambientais da região. Este ativo apresenta coloração amarelo-clara, diferentemente de

CAPÍTULO 25 • NUTRIÇÃO MAGISTRAL **309**

outros extratos, que é devido ao método de extração aquoso (decocção), garantindo a pureza do ativo. Em função das altas concentrações de ácido clorogênico, luteolina-7-glu-cosídeo e cinarina, Altilix™ age aumentando a resposta antioxidante dos hepatócitos e a síntese de bile, melhorando, consequentemente, a excreção intestinal. Tradicionalmente, os compostos bioativos contidos nas folhas de alcachofra são utilizados para atividade detoxificante devido a suas ações antioxidante, colerética e anticolestática, além de promover aumento da biogênese mitocondrial e diminuição do colesterol endógeno. Altilix™ promove ação colerética e anticolestática devido a sua composição completa com ácido clorogênico, cinarina e luteolina-7G. Esses bioativos promovem aumento da produção de bile e aumento do fluxo da bile para o duodeno. Como consequência, a motilidade intestinal é melhorada. Graças a essas ações, Altilix™ contribui para a atividade diurética e detoxificante, possui ação hepatoprotetora, ação antioxidante hepática, alcalinização intestinal e ação anticolestática. Outra ação que amplia as funcionalidades do Altilix™ é sua contribuição para a redução do colesterol e triglicerídeos endógenos.

Aplicações: Altilix™ é indicado para promover uma dieta mais saudável e facilitar a perda de peso. Pode ser utilizado em suplementos dietéticos (cápsulas, comprimidos, grânulos ou sachês), alimentos e bebidas funcionais feitos para melhorar a funcionalidade natural e saúde gastrointestinal.

Dosagem usual diária: 100 a 200 mg.

Bergavit®

Nome científico: *Citrus aurantium L. var. bergamia.*

Bergavit® é um pó obtido pela extração dos flavonoides majoritários do suco de bergamota. Estes flavonoides são a naringina, neoeriocitrina e neo-hesperidina, bioativos com eficácia comprovada no controle das dislipidemias. O mecanismo de ação de Bergavit® ocorre por meio da eliminação de radicais livres pela atividade dos flavonoides majoritários (naringina, neoeriocitrina e neo-hesperidina). As espécies reativas de oxigênio (ROS) estão envolvidas no processo de aterosclerose por meio da oxidação do LDL. Esses flavonoides também têm a capacidade de agir diretamente no parênquima hepático e influenciar o metabolismo de lipídios pelo fígado. Também foi observada a diminuição da disponibilidade de lipídios para a produção de apolipoproteína B (apo-B), modulação da atividade HMG-CoA e ação anti-inflamatória. Bergavit® promove a normalização dos níveis plasmáticos de lipídios, auxilia na redução do colesterol total, LDL e triglicerídeos, aumenta o HDL, inibe a atividade de ROS, é coadjuvante no tratamento de síndrome metabólica, reduz marcadores de risco cardiovascular, acúmulo de triglicerídeos hepáticos e promove a modulação da atividade HMG-CoA, além de possuir ação anti-inflamatória.

Aplicações: Manutenção dos níveis lipídicos e coadjuvante no controle de dislipidemias e outras síndromes metabólicas.

Dosagem usual diária: 550 a 600 mg.

Boswe® AKBA 10%

Nome científico: *Boswellia serrata extract.*

A *Boswellia serrata* é uma árvore originária da Índia e Arábia Saudita da qual se obtém um extrato de aplicação milenar muito conhecido por sua potente ação anti-inflamatória. Boswe® AKBA 10% é um extrato diferenciado da *Boswellia serrata*, sendo padronizado em, no mínimo, 10% de AKBA, 20% de ácidos boswélicos e 35% de ácidos orgânicos totais. Boswe® AKBA 10% atua em diferentes estágios da inflamação. O AKBA presente em uma concentração padronizada atua como coadjuvante potente na ação anti-inflamatória por meio da inibição da 5-lipoxigenase (5-LOX). Boswe® AKBA 10% também atua por meio da inibição da sinalização do fator de transcrição nuclear NF-κB, importante para a regulação da expressão de citocinas pró-inflamatórias, como TNF-α (fator de necrose tumoral α), IL-1 (interleucina 1), entre outros. O AKBA, associado a outros ácidos boswélicos, promove de maneira sinérgica a inibição das enzimas IKBα kinase (IKK), que degradam a IKBα, uma proteína responsável pela inativação do NF-κB. Boswe® AKBA 10% é uma alternativa natural e eficaz de ação anti-inflamatória para a promoção de benefícios únicos em patologias crônicas, como artrite reumatoide, osteoartrite, colite ulcerosa, doença de Crohn e asma. Tem sua ação potencializada pela presença de outros ácidos boswélicos e ácidos orgânicos totais em sua composição. Além disso, contribui para o aumento da mobilidade em doenças articulares crônicas e para o aumento da qualidade de vida de todos que apresentam problemas nas articulações.

Aplicações: Artrite reumatoide, osteoartrite, colite ulcerosa, doença de Crohn, asma, redução da dor, inchaço e da rigidez matinal das articulações, redução da inflamação e desgaste articular causado por prática de exercícios físicos.

Dosagem usual diária: 200 mg.

Cactin™

Nome científico: *Opuntia ficus-indica Fruit*.

Extrato seco hidrossolúvel obtido a partir dos frutos do cacto *Opuntia ficus-indica* por um processo destinado a preservar as suas propriedades nutricionais e funcionais. É um pó solúvel padronizado, de coloração vermelho-âmbar, naturalmente rico em betanina e indicaxantina, com a indicaxantina representando de 65 a 85% do total de betalaínas. Tal nutracêutico apresenta excelentes propriedades diuréticas e antioxidantes comprovadas por uma série de estudos *in vivo*, que atestaram capacidade de controle de peso e proteção antioxidante proporcionados pelos compostos ativos deste cacto. Cactin™ possui muitos benefícios e ações na obesidade e síndrome metabólica, pois diminui a glicemia pós-prandial em testes de tolerância oral à glicose, a presença de LDL-oxidada e marcadores de peroxidação lipídica em órgãos e na circulação sanguínea, aumenta os níveis circulantes de adiponectina, a sensibilidade à insulina em tecidos insulinossensíveis (principalmente fígado), reduz os níveis plasmáticos de triacilgliceróis e colesterol LDL pelo aumento da lipólise e redução da lipogênese hepática, reduz o peso e a gordura corporal pelo aumento da oxidação de gordura no tecido adiposo e, finalmente, ação diurética considerável, com aumento significativo do volume urinário, entretanto, sem interferir negativamente nos níveis plasmáticos de eletrólitos. Por contribuir com a diurese, devido, principalmente, aos minerais presentes, além de compostos que favorecem o relaxamento endotelial, como magnésio e taurina, podem contribuir no controle na pressão arterial, na depuração do organismo e na retenção hídrica/edema. Acredita-se que seus efeitos diuréticos sejam provenientes de suas características nutricionais, pois Cactin™ é rica em diversos nutrientes que estimulam a diurese, como potássio, magnésio, taurina e vitamina C. Além de efeito diurético, Cactin™ também possui ação na detoxificação, por atuar na fase II de detox, estimulando a enzima glutation S-transferase. Promove ainda benefícios na síndrome metabólica e na saúde da mulher na menopausa, na saúde óssea, e na gordura abdominal.

Aplicações: O ativo Cactin™ é indicado para o controle do peso corpóreo, prevenção da síndrome metabólica, retenção hídrica, coadjuvante no tratamento da celulite, no processo de detoxificação, na síndrome metabólica e na manutenção da pressão arterial.

Dosagem usual diária: 500 mg a 2 g por dia.

CherryPURE®

Nome científico: *Prunus cerasus.*

CherryPURE® é obtido das cerejas de Montmorency, rico em antocianinas e outros componentes que atenuam os danos no tecido muscular, além de favorecer a recuperação muscular por diferentes mecanismos de ação. As antocianinas apresentam atividade anti-inflamatória, pois são inibidores da enzima COX-2 (ciclo-oxigenase 2), e, além disso reduzem a concentração de fatores pro-inflamatórios, como IL-2 (interleucina 2) e TNF-α (fator de necrose tumoral α), assim como a peroxidação lipídica. Sua rica composição apresenta componentes antioxidantes que aumentam a expressão da SOD (superóxido dismutase) e GSH (glutationa peroxidase), reduzindo, desta forma, o estresse oxidativo no tecido muscular. Somada a essas ações, esta rica composição modula também os níveis de cortisol, e, consequentemente, atenua o catabolismo muscular. Essas ações combinadas favorecem a recuperação do tecido muscular, promovendo condições ideais para a prática esportiva nas variadas modalidades. CherryPURE® favorece a recuperação muscular entre os treinos, reduz os danos musculares ocasionados durante exercícios de alta intensidade, promove modulação da inflamação por reduzir a atividade de COX-2 e a concentração de fatores pró-inflamatórios, como TNF-α. Também promove regulação do estresse oxidativo por modular a atividade da superóxido dismutase (SOD) e glutationa peroxidase (GSH), além de diminuir a peroxidação lipídica.

Aplicações: Para auxiliar na recuperação muscular após a prática de exercícios intensos e manutenção da homeostase muscular. Pode ser administrado sozinho ou associado a suplementos pré e pós-treino, associados a BCAAs, suplementos para aumento da massa muscular – *whey protein*, entre outros. CherryPURE® pode ser aplicado em sachês, *shakes*, cápsulas e fórmulas em gel comestível.

Dosagem usual diária: 480 a 1.500 mg ao dia.

Dimpless®

Nome científico: *Cucumis melo L.*

Dimpless® é um concentrado *freeze-drying* da variedade francesa do melão de Cantaloupe (*Cucumis melo L. clipper*), que estimula uma sinalização específica por meio do fator transcricional NRF2, aumentando os antioxidantes enzimáticos, como superóxido desmutase, glutationa peroxidase e catalase, além de conter antioxidantes secundários, como coenzima Q-10, carotenoides, flavonoides e vitaminas A, E e C. Pela ampla ação antioxidante, Dimpless® promove inúmeros benefícios para a saúde e beleza. Atua na prevenção e tratamento da celulite por reduzir a fibrose tecidual, pela modulação do TGF-β (fator de transformação do crescimento beta), além de reduzir os fatores inflamatórios, como TNF-α (fator de necrose tumoral α), envolvidos na formação da celulite. Possui ação na fotoproteção, previne o envelhecimento cutâneo, reduz a rugosidade pela potente ação antioxidante e antiglicante, previne e retarda o aparecimento dos cabelos brancos. Contribui com a melhora da cognição, melhora da qualidade do sono, manutenção da imunidade, melhora na *performance* esportiva e contribui no gerenciamento do peso.

Aplicações: Dimpless® é indicado principalmente para prevenção e diminuição da celulite, além de benefícios únicos no envelhecimento cutâneo, reduzindo as rugas de expressão e fotoproteção. Também colabora para melhorar a cognição, qualidade de sono, estresse e atua positivamente nas doenças crônicas inflamatórias, incluindo a obesidade.

Dosagem usual diária:

- Celulite: 40 mg.
- Outras ações: 10 a 20 mg.

Fibregum B®

Nome científico: *Acacia gum.*

Fibregum B® é obtido da goma acácia, uma fibra dietética solúvel em água derivada dos exsudatos de goma seca dos caules e ramos da Acacia Senegal. É considerada pelo FDA (Food and Drug Administration) uma das fibras dietéticas mais seguras. Sua estrutura compreende polímeros de galactans altamente ramificados, com cadeias laterais de galactose ou arabinose, possivelmente com terminações de resíduos de rhamnose ou ácido glicurônico. A goma acácia não é digerida pelos seres humanos, por isso ela apresenta-se quase intacta às bactérias do cólon, onde é fermentada e produz grandes quantidades de ácidos graxos de cadeia curta (AGCC), principalmente de butirato e propionato, quando comparado a outras fibras solúveis, que induzem mudanças positivas na microbiota intestinal (como o aumento de bactérias dos gêneros Bacteroides e Bifidobacterium e a redução do gênero Clostridium). Por esses efeitos no trato gastrointestinal, estudos demonstraram que Fibregum B® possui fermentação lenta e gradual ao longo das três semanas de observação, está presente no cólon ascendente, mas principalmente no transverso e no descendente. Geralmente, as fibras prebióticas são fermentadas rapidamente na primeira porção do intestino delgado, favorecendo vários efeitos colaterais, como distensão abdominal, flatulência e cólicas que frequentemente interferem na adesão ao tratamento. Entretanto, o Fibregum B® é bem tolerado, e esses efeitos aparecem a partir de doses acima de 50 g/dia em humanos, sendo muito superior à dose diária recomendada para ação benéfica nos indivíduos. Fibregum B® aumenta a excreção da ureia pela via intestinal, diminuindo a excreção renal. Deve ser, portanto, o prebiótico de escolha em pacientes portadores de patologia renal e idosos. Fibregum B® recebeu o certificado FODMAP Friendly pelo Australian FODMAP Friendly™ Certification Program. FODMAP são carboidratos de cadeias curtas que são insuficientemente absorvidos pelo trato gastrointestinal e rapidamente fermentados pelas bactérias intestinais. Esse tipo de carboidrato causa sintomas da síndrome do intestino irritável, como gases, flatulências e desconfortos abdominais. Dietas pobres em FODMAP estão cada vez mais populares.

Aplicações: Fibregum B® é indicado para manutenção e reposição da flora intestinal saudável, previne a disbiose, modula a diarreia e constipação. Contribui para prevenção e redução da dislipidemia e da resposta insulinêmica. Utilizado para prevenção da diabetes e doenças metabólicas.

Dosagem usual diária: 3 a 10 g.

I-Plus®

Nome científico: *Ascophyllum nodosum.*

I-Plus® é a alga *Ascophyllum nodosum* pura e seca, contendo iodo de fonte natural – um dos nutrientes mais importantes para a biogênese dos hormônios tireoidianos. O iodo é conjugado à tirosina, impulsionando a síntese de T3 e T4, que promovem o aumento da produção de energia, termogênese, ativação das mitocôndrias e estimulam enzimas metabólicas. Esses conjuntos de ações ativam o metabolismo, melhorando e aumentando a *performance* durante as atividades físicas. A partir disso, um estudo conduzido com mulheres sem complicações tireoidianas e submetidas ao consumo da *Ascophyllum nodosum* identificou, após 2 semanas de intervenção, aumento nas concentrações de TSH (hormônio tireoestimulante), concomitantemente à normalidade nos níveis de T3 e T4. Desta forma, sugere-se o uso desta alga como preventiva de alterações da tireoide. Praticantes de atividade física – dependendo do nível de adaptação e tipo de atividade exercida – necessitam de maior demanda energética durante o exercício, e o adequado aporte de iodo pode ser determinante para esta função. Portanto, a deficiência de iodo pode prejudicar a execução do exercício, causando indisposição e fadiga ao indivíduo. Ainda é conhecido que praticantes de atividade física tendem à maior excreção de iodo pela urina e transpiração, o que pode contribuir com a sua deficiência. Além dos benefícios na tireoide, o adequado aporte de iodo é associado a outros órgãos, devido a suas ações antioxidantes e antiproliferativas, que auxiliam na manutenção da integridade de todos os sistemas. Na deficiência de iodo, aumenta-se o risco de alguns tipos de câncer, sendo o de mama o mais citado nesta condição. Como justificativa, o iodo possui a habilidade de proteger as células mamárias do dano oxidativo – em especial, de radicais peróxidos – e promover a ativação de PPAR gama (receptor ativado por proliferador de peroxissoma gama), gatilho para apoptose de possíveis células neoplásicas.

I-Plus® possui o certificado Kosher – que atesta que a empresa segue as normas que regem a dieta judaica, reconhecido mundialmente como controle máximo de qualidade – e o certificado Halal – que atesta que o ativo é produzido de acordo com as orientações da lei islâmica e, desta forma, pode ser consumido por muçulmanos.

Aplicações: I-Plus® é um ativo totalmente natural para reposição de iodo. Pode também ser utilizado como suplementação pré-treino para melhorar a *performance*, reposição dos minerais e reconstrução da massa muscular pós-treino, contribui para a normalização da função cognitiva, favorece o estímulo do metabolismo energético e auxilia na manutenção da imunidade. Pode ser aplicado em cápsulas e sachês.

Dosagem usual diária: 200 mg a 1 g (1 g de I-Plus® contém entre 800 e 1.100 mcg de iodo).

Lacto-Licopeno®

Nome científico: *LactoLycopene*.

Lacto-Licopeno® é um inovador complexo de licopeno extraído de uma variedade de tomate especificamente selecionada pela sua concentração elevada em licopeno, que é associado às proteínas do leite, aumentando a biodisponibilidade do licopeno. O mecanismo de ação do Lacto-Licopeno® se baseia em sua capacidade de reagir com os radicais livres, principalmente radicais peróxidos e com o oxigênio molecular, o que gera potente ação antioxidante. Além disso, também possui ação na proteção da pele contra a radiação UVB e estimula a diferenciação dos queratinócitos, favorecendo a modulação da espessura da epiderme e promovendo firmeza para a pele. Lacto-Licopeno® promove firmeza e redução das linhas finas de expressão e melhora a textura e homogeneidade da pele por estimular a renovação celular. Também protege a pele contra os danos causados pela radiação UVB e previne o dano celular por mecanismos de ativação de enzimas antioxidantes. O Lacto-Licopeno® está presente em nutricosméticos industrializados reconhecidos mundialmente.

Aplicações: Lacto-Licopeno® é indicado na melhora da homogeneização e firmeza da pele, no combate às rugas e linhas de expressão e em peles fotoenvelhecidas pelo seu potencial como antioxidante, combatendo os radicais livres e suas consequências na integridade da pele. Sua administração é indicada em cápsulas.

Dosagem usual diária: 33 ou 66 mg.

Morosil®

Nome científico: *Citrus aurantium dulcis (Citrus sinensis (L) Osbeck)*.

Morosil® é um extrato seco padronizado obtido a partir do suco da laranja vermelha Moro (*Citrus aurantium dulcis (Citrus sinensis (L) Osbeck)*), fruta cítrica encontrada principalmente no leste da Sicília (Itália), devido às únicas condições climáticas e ambientais da região. A polpa da laranja Moro apresenta uma coloração vermelha intensa, um tom que não é usualmente encontrado em outras frutas cítricas. Essa cor é garantida pelo pigmento hidrossolúvel antocianina cianidina-3-glucosídica (C3G), que não está presente nas laranjas amarelas. Além dessa diferença, sabe-se que as laranjas vermelhas também possuem maior teor de vitamina C e compostos fenólicos do que as amarelas. A laranja Moro é um importante componente da Dieta do Mediterrâneo e é usada há muito tempo na medicina por seus efeitos protetores à saúde, proporcionados pela potente atividade antioxidante e anti-inflamatória. Os compostos bioativos do Morosil® são, principalmente, antocianinas, como a C3G, um excelente antioxidante específico da laranja Moro, carotenoides, flavonoides, ácidos hidroxicinâmicos e ácido ascórbico. O potente sinergismo entre os componentes proporciona a redução do tamanho dos adipócitos, os níveis plasmáticos de triacilgliceróis e colesterol total, controla os processos inflamatórios envolvidos com a resistência à insulina e reduz também o ganho de peso. No fígado, Morosil® contribui para diminuir a expressão de genes envolvidos com a síntese de triacilgliceróis, como LXR e FAZ, reduz de forma significativa a lipogênese, além de aumentar a oxidação de gorduras por meio do PPARα (receptor ativado por proliferadores de peroxissoma). Devido a sua composição, Morosil® é um importante nutracêutico para o tratamento da obesidade, esteatose hepática e outras doenças correlacionadas.

Aplicações: Morosil® é utilizado classicamente para o gerenciamento do peso, além de contribuir para a redução da esteatose hepática, controle da dislipidemia, resistência à insulina e diabetes *mellitus* tipo II. Pode ser administrado em cápsulas, sachês e adicionado em alimentos funcionais, como bebidas sólidas e instantâneas.

Dosagem usual diária:

- Gerenciamento do peso: 400 a 500 mg.
- Demais benefícios: 200 a 500 mg.

Mucosave® FG

Nome científico: *Opuntia ficus-indica* e *Olea europaea*.

Mucosave® FG é um *blend* de extratos vegetais, composto por polissacarídeos do cladódio de *Opuntia ficus indica* (32 a 35%), e biofenóis da folha de *Olea europaea* (23 a 25%). Os polissacarídeos do cladódio de *Opuntia ficus indica* apresentam atividade

CAPÍTULO 25 • NUTRIÇÃO MAGISTRAL **315**

mucoadesiva, e os biofenóis da folha de *Olea europaea* apresentam efeito calmante e anti-inflamatório. Graças a sua constituição, Mucosave® FG forma um filme, protegendo a mucosa gástrica e auxiliando na recuperação da função barreira da mucosa.

Aplicações: Indicado para prevenção e cuidado das desordens do trato gastrointestinal superior, como refluxo gastroesofágico e esofagite gástrica. Pode ser administrado em sachês, cápsulas e suspensões e/ou emulsões orais.

Dosagem usual diária: 400 a 500 mg, 1 a 2 vezes ao dia.

Neuravena®

Nome científico: *Avena sativa L.*

Neuravena® é o extrato da parte aérea de uma variedade específica de aveia verde silvestre, cultivada em condições controladas, plantadas no outono e colhidas um pouco antes do florescer total na primavera. Composto por potentes bioativos, como avenantramidas, saponinas e flavonoides (vitexina e isovitexina), que contribuem para a melhora na concentração, desempenho da memória, aptidão mental e *performance* cognitiva, principalmente em situações de estresse. Neuravena® combina dois diferentes mecanismos que melhoram a saúde mental, inibidor da monoamina-oxidase B (MAO-B) e inibidor da fosfodiesterase 4 (PDE-4), duas enzimas do sistema nervoso central (SNC) diretamente ligadas à saúde mental e função cognitiva. MAO-B é uma enzima mitocondrial envolvida na degradação de aminas biogênicas, preferencialmente dopamina, feniletilamina e benzilamina. O inibidor da MAO-B promove o aumento dos níveis de dopamina que são associados à melhora do desempenho cognitivo. PDE são enzimas que hidrolisam nucleotídeos cíclicos 4, favorecendo, portanto, a melhora dos níveis de adenosina monofosfato cíclico (cAMP), importantes para as funções dos neurotransmissores e para a ação vasodilatadora das artérias cerebrais.

Aplicações: Neuravena® contribui para o desempenho cognitivo, incluindo a memória, além de reduzir o cansaço mental. Por aumentar os níveis de dopamina, também atua no gerenciamento do peso, reduzindo a compulsão, principalmente por alimentos salgados e café.

Dosagem usual diária: 200 a 800 mg.

Oli-Ola™

Nome científico: *Olea europaea fruit extract*.

Oli-Ola™ é um extrato 100% natural da oliva obtido do fruto da oliveira (oliva) padronizado em hidroxitirosol, um potente antioxidante. A produção do Oli-Ola™ é realizada pelo cultivo orgânico na Tunísia, região sul do mediterrâneo, e a sua concentração de hidroxitirosol é resultado de uma complexa interação entre diversos fatores, como clima, grau de maturação do fruto, cultivo e secagem da planta. Oli-Ola™ possui o certificado Ecocert. Oli-Ola™ estimula a síntese de colágeno e elastina por aumentar da vida cronológica dos fibroblastos, por meio do aumento da expressão de superóxido manganês (MnSOD) e redução dos níveis de ROS (espécies reativas de oxigênio) nas mitocôndrias. Reduz a atividade de melanogênese por atenuar e retardar as reações oxidativas, prevenindo as hipercromias. Possui efeito fotoprotetor e reduz os efeitos deletérios da radiação ultravioleta sobre a pele. Além dos inúmeros benefícios no rejuvenescimento da pele, Oli-Ola™ atua nas desordens cardiovasculares, como as dislipidemias, pela potente ação antioxidante e anti-inflamatória.

Aplicações: Oli-Ola™ atua na uniformização e redensificação da pele, promovendo iluminação, maciez e suavidade. Excelente como antioxidante oral. Pode ser utilizado para manutenção do rejuvenescimento em pré e pós-procedimentos, como manutenção no pós-*peeling*, auxiliando na redensificação e uniformização da pele. Interessante utilizar em peles acneicas, pois, além de reduzir os marcadores inflamatórios envolvidos na acne, previne a hiperpigmentação pós-inflamatória.

Dosagem usual diária: 100 a 300 mg.

Resveravine®

Nome científico: *Resveratrol (Trans-3,4', 5-Trihydroxystilbene) e ε-Viniferin.*

Resveravine® é um ativo 100% natural, obtido das videiras francesas, possui excelência na ação antioxidante. Combina os efeitos sinérgicos do trans-resveratrol com ε-viniferin, especificamente na modulação da expressão da sirtuína-1, potencializando a ação antioxidante e protetora dos telômeros, favorece a longevidade celular e reduz as espécies reativas de oxigênio. (ROS). Protege o sistema imunológico e modula os mecanismos fundamentais nas doenças neurodegenerativas relacionadas ao envelhecimento.

Aplicações: É amplamente utilizado para o rejuvenescimento cutâneo pela potente ação antioxidante e por proporcionar longevidade celular. Resveratrol possui muitos estudos embasados na prevenção e tratamento das doenças cardiovasculares e neurodegenerativas, redução do estresse oxidativo, aumento da *lifespan* e potente ação anti-inflamatória. Pela sinergia do resveratrol e ε-viniferin na expressão da sirtuína-1, a dose do Resveravine® é diminuída em relação ao resveratrol isolado.

Dosagem usual diária: 5 a 30 mg.

Saffrin®

Nome científico: *Microcrystaline cellulose, Crocus sativus stigma Extract.*

O açafrão, também conhecido como "ouro vermelho", é um tempero extraído da flor *Crocus sativus L.*, que é encontrada nas regiões do Mediterrâneo ou na vegetação típica da América do Norte. O açafrão é considerado a especiaria mais cara do mundo, pois sua obtenção é extremamente onerosa – há necessidade de aproximadamente 150 flores para obter apenas 1 g de açafrão seco, que é produzido por secagem a partir dos três finos estigmas vermelhos da flor *Crocus sativus L.* O açafrão é utilizado na culinária como uma especiaria refinada. O sabor amargo característico se dá pela presença da picrocrocina e do safranal. Apresenta diversas propriedades medicinais pela presença de elevadas concentrações de crocina, um carotenoide responsável pela coloração amarelo-ouro aos pratos contendo açafrão e safranal. Saffrin® é o extrato seco do verdadeiro açafrão padronizado em 0,3% de safranal, óleo volátil responsável pelo aroma do açafrão e rico em crocinas, derivado de carotenoide responsável pela cor do açafrão. Com relação aos seus efeitos biológicos, o Saffrin® tem se destacado principalmente pelas suas ações no sistema nervoso central, pois age na concentração sináptica de neurotransmissores, como GABA, dopamina, norepinefrina e serotonina e exerce funções ansiolíticas, antidepressivas, anticonvulsivantes e que melhoram a *performance* cognitiva por inibir a recaptação de alguns tipos de neurotransmissores. Os efeitos centrais do Saffrin® são interessantes no tratamento da obesidade, já que a otimização de vias serotoninérgicas e dopaminérgicas cerebrais auxilia no controle hipotalâmico da fome, promovendo redução da compulsão alimentar e aumento do gasto energético basal. O efeito ansiolítico do Saffrin® (via GABA) também auxilia no controle da ingestão alimentar associada ao estresse e à ansiedade, dois transtornos comuns em pessoas obesas e que contribuem para o excesso de produção de cortisol nesses indivíduos. Sabe-se que o cortisol auxilia no desenvolvimento de resistência à insulina e promove ganho de gordura abdominal, e o Saffrin® pode, por diversos mecanismos, regular essas ações relacionadas ao hipercorticosolismo. Também confere benefícios no aumento da sensibilidade à insulina.

Aplicações: Saffrin® é indicado para o controle da saciedade e ansiedade, reduz a sensação de fome e compulsão por carboidratos, além de contribuir para o equilíbrio emocional. Saffrin® promove redução dos sintomas no sistema nervoso central, associados à tensão pré-menstrual. Pode ser utilizado no tratamento de transtornos cerebrais para o controle do estresse e benefício no tratamento da depressão e na melhora da função cognitiva. Também pode ser utilizado para prevenção da resistência à insulina e diabetes. Estudos demonstram que o Saffrin® possui efeitos benéficos na doença de Alzheimer.

Pode ser administrado em cápsulas.

Dosagem usual diária:

* Isolado: 180 mg. Administrar 1 dose de 90 mg pela manhã e outra dose no final da tarde.
* Associado a outros ativos: 90 mg, divididos em 2 administrações.

Serenzo™

Nome científico: *Citrus sinensis extract.*

O Serenzo™ é um ativo de origem natural que apresenta certificados Ecocert e Kosher. Ele contém D-limoneno, obtido a partir do *Citrus sinensis* (laranja). Este composto bioativo é responsável pela fragrância característica dos cítricos e na aromaterapia pelo óleo essencial do gênero Citrus. Serenzo™ possui ação ansiolítica e sedativa reconhecida e diminui os sintomas característicos do estresse em alguns estudos. Estudos científicos comprovam que Serenzo™ age de forma eficaz na diminuição de fatores negativos induzidos pelo estresse e com efeitos confirmados em estudos *in vitro*, *in vivo* e em humanos devido à redução do TNF-α (fator de necrose tumoral α) e interleucina-1, e, consequentemente interferem na expressão de ICAM-1 (molécula de adesão) e redução dos sintomas gerados pelo estresse, como ansiedade, mudanças do humor, agressividade, diminui a resposta à dor, desordens gástricas e alteração do sono. Serenzo™ pode ser associado a fitoterápicos adaptógenos e micronutrientes que estão envolvidos com o controle do estresse e com a saúde adrenal. Além disso, auxilia na redução de fatores inflamatórios gerados pelo estresse, contribui na diminuição da resposta à dor, ajuda a reduzir desordens gástricas, modula o cortisol, melhora a qualidade do sono, dores musculares, ansiedade, irritabilidade e mudanças de humor. Sabe-se que uma das consequências da ansiedade é a compulsão alimentar, e Serenzo™ reduz a ansiedade gerada pelo estresse, podendo ser utilizado como uma opção no tratamento da compulsão alimentar, auxiliando no processo de emagrecimento.

Aplicações: Indicado no gerenciamento do peso, modulação do cortisol para pacientes com estresse, depressão e ansiedade. Serenzo™ pode ser administrado em cápsulas e sachês.

Dosagem usual diária: 250 a 500 mg.

Teacrine®

Nome científico: *1,3,7,9-Tetramethyluric acid.*

Teacrine® é um ativo padronizado em alta concentração de teacrina (98%), e a nature-za bioidêntica (molécula idêntica à encontrada na natureza) deste composto melhora os processos metabólicos naturais do organismo para fornecer energia, aumentar a *performance* por reduzir a fadiga, além de melhorar a motivação, humor e cognição. A teacrina é encontrada de forma abundante na juna fruta de cupuaçu (*Theobroma grandiflorum*), no café (*Coffea*) e principalmente, na planta *Camellia assamica var. kucha*, planta endêmica de Yunnan, província da China, que cresce acima de 1.000 m de altitude. Teacrine® age em dois caminhos neurais: dopaminérgico e adenosinérgico, ao estimular e inibir essas vias principais, respectivamente, e modular outros neurotransmissores, aumenta a ener-gia sem irritabilidade e permite que atletas de competição e indivíduos ativos melhorem o seu desempenho físico e mental. A maior concentração de dopamina disponível promove aumento do fluxo de informações, resultando em maior motivação para atividades. A adenosina é um neurotransmissor que age no controle da frequência cardíaca, da pres-são sanguínea e da temperatura corporal. Ela é responsável por induzir no organismo as sensações de sono e cansaço, por isso, quando há inibição dos receptores deste neuro-transmissor (A1 e A2), ocorre, consequentemente, a diminuição da sensação de fadiga e cansaço. Teacrine® aumenta a energia física e mental, promove energia sem causar irrita-bilidade ou tolerância, melhora o humor, aumenta a motivação para o exercício e melhora a concentração percebida e foco. Possui selo de reconhecimento auto-GRAS, designação americana do Food and Drug Administration (FDA) para produto químico ou suplemento alimentar considerado seguro, e possui certificações Informed-Choice e Informed-Sport (selos de qualidade para produtos de nutrição esportiva). O programa certifica que todos os suplementos e/ou ingredientes alimentares que levam o logotipo foram testados pelo laboratório de análises antidoping LGC.

Aplicações: Teacrine® é indicado para a melhora da *performance* física e mental, fa-vorecendo o aumento da concentração, humor, aumento da disposição, melhora da libido e potencializa a energia durante a prática de atividades físicas, desde as baixas até as de alta intensidade, entre outras. Seus efeitos são similares aos da cafeína, mas sem causar os efeitos colaterais como taquicardia, irritabilidade, fadiga e tolerância. Teacrine® pode ser utilizado seguramente por atletas por possuir certificações, garantindo sua não interferência nos exames antidoping. Pode ser aplicada em cápsulas e *shakes.*

Dosagem usual diária: 50 a 200 mg.

Testofen®

Nome científico: *Trigonella foenum graecum.*

Testofen® é um ativo 100% natural obtido a partir do extrato da semente do feno-grego, um *blend* padronizado em 50% de Fenosides™. Estes são ricos em glicosídeos de furostanol e outros componentes naturais, que elevam os níveis de testosterona livre. O seu aumento estimula o desenvolvimento muscular a partir do aumento de massa e força, e, além disso, Testofen® possui ação estimulante sexual, pois auxilia na regulação da libido, relacionada aos níveis de testosterona livre. Testofen® possui vários estudos publicados. Testofen® promove o desenvolvimento muscular, o aumento da força mus-cular, a manutenção dos níveis de testosterona livre, a melhora do desempenho sexual, promovendo a libido e redução dos sintomas da andropausa nos homens.

Aplicações: É indicado para esportistas e atletas que desejam aumento da massa muscular (anabolismo muscular) e que buscam redução da gordura corporal, redução dos sintomas da andropausa, aumento da libido e desempenho sexual em homens. Pode ser administrado em cápsulas e associado com outros ativos.

Dosagem usual diária: 300 a 600 mg.

Vinoxin®

Nome científico: *Vitis vinifera extract.*

Extraído do cacho todo da uva, compreendendo as grainhas e as uvas da região francesa, que, devido ao seu cultivo e extração, garante a obtenção em diversidade e em qualidade e quantidade maior que 90% em polifenóis. Com esta combinação entre os flavonoides, estilbenos, antocianinas e ácidos fenólicos da uva, a ação na redução da oxidação do colesterol e vasodilatação contribuirá para um melhor fluxo de sangue e maior aporte de nutrientes. Além disso, sua ação antioxidante é potencializada com efetividade contra o estresse oxidativo e prevenção de doenças cardiovasculares. O potente efeito benéfico à saúde dos polifenóis da uva foi diretamente ligado ao chamado "paradoxo francês", termo que se refere à baixa incidência de doença cardíaca na população da região do Mediterrâneo, apesar da dieta local rica em gorduras saturadas. A resposta está nos polifenóis contidos no vinho tinto, visto que os franceses consomem anualmente uma média de 100 garrafas de vinho por pessoa. Após alguns anos, foi confirmado que a ingestão diária de um cálice de vinho tinto promove inúmeros benefícios, como a proteção dos sistemas cardiovascular e cerebral, devido à rica composição e alto teor de polifenóis.

Aplicações: Vinoxin® é indicado para a prevenção e tratamento cardiovascular e neuroproteção, no gerenciamento do peso, devido à ação anti-inflamatória e antioxidante. Também possui efeito benéfico na atividade esportiva, devido ao aumento do aporte de oxigênio, reduzindo a fadiga. Pode ser administrado em cápsulas e sachês.

Dosagem usual diária:

* Isolado: 250 mg.
* Associado: 125 a 250 mg.

Sugestões de formulações

Nas próximas linhas, você encontrará formulações exclusivas que complementam e contribuem para devolver o equilíbrio nutricional quando associados à dieta, além de entender e produzir o real valor ao conceito de nutrição personalizada. Aproveite!

Modulação do cortisol e redução da compulsão alimentar

Saffrin® 90 mg

Serenzo™ 125 mg

Rhodiola rosae L, extrato seco padronizado em 3% salidrosídeo, raiz 100 mg

Posologia: Administrar 1 dose pela manhã e 1 dose no final do dia, ou conforme individualidade do paciente.

Redução da compulsão por doces e carboidratos

Saffrin® 70 mg

Vinoxin® 100 mg

Griffonia simplicifolia, extrato seco padronizado mínimo 98% de 5-HTP, sementes 25 mg

Mucuna pruriens, extrato seco padronizado a 20% Levodopa, semente 100 mg

Posologia: Administrar 1 dose pela manhã e 1 dose no final da tarde, ou conforme individualidade do paciente.

Redução da compulsão por café e alimentos salgados

Neuravena® 100 mg

Vinoxin® 100 mg

Saffrin® 50 mg

Mucuna pruriens, extrato seco padronizado a 20% Levodopa, semente 150 mg

Posologia: Administrar 1 dose pela manhã e 1 dose no final da tarde.

Redução da ansiedade, estresse e modulação do cortisol

Serenzo™ 125 mg

Saffrin® 50 mg

Withania Somnifera, extrato seco padronizado à 3% de withanolídeos, raiz 150 mg

Posologia: Administrar 1 dose pela manhã e 1 dose no final da tarde.

Gerenciamento dos níveis lipídicos

Morosil® 100 mg

ID-alG™ 100 mg

Camellia sinensis, extrato seco 98% de epigalocatequina galato, folhas 100 mg

Posologia: Administrar 1 dose pela manhã.

Associar com:

NeOpuntia® 1 g

Posologia: Administrar 1 dose 15 minutos após o almoço e jantar.

Manutenção dos níveis de iodo, aumento da termogênese e lipólise

I-Plus® 200 mg

Altilix™ 100 mg

Capsicum annuum L., extrato seco padronizado em 40% de capsinóides, fruto 6 mg

Piper nigrum L., extrato seco padronizado a 98% de piperina, fruto 5 mg

Camellia sinensis, extrato seco 95% de polifenóis, folhas 200 mg

Posologia: Administrar 1 dose ao dia.

Ação detoxificante e redução da inflamação na obesidade

Altilix™ 100 mg

Cactin™ 500 mg

Curcuma longa, extrato seco padronizados a 95% de curcuminóides, rizomas 300 mg

Piper nigrum L., extrato seco padronizado a 98% de piperina, fruto 5 mg

Posologia: Administrar 1 dose ao dia.

Prevenção da esteatose hepática e dislipidemia

Morosil® 200 mg

Cactin™ 500 mg

Fibregum B® 3 g

Posologia: Administrar 1 dose pela manhã.

Associar com:

Ômega 3 1 g

Posologia: Administrar 1 dose no almoço e jantar.

Redução da absorção de carboidratos e lipídios

ID-alG™ 100 mg

Cactin™ 750 mg

Posologia: Administrar 15 minutos após o almoço e antes do jantar.

Sachê simbiótico para disbiose intestinal

Fibregum B® 3 g

B. lactis 1 bilhão de UFC

B. breve 1 bilhão de UFC

B. infantis 10 milhões de UFC

Sachê 1 unidade.

Posologia: Adicionar 1 sachê, na banana ou no suco, pela manhã. Não administrar com bebidas quentes.

Controle da Síndrome do Intestino Irritável (benefícios de ser FODMAP friendly)

Fibregum B® 2 g

Sachê 1 unidade

Posologia: Dissolver o conteúdo do sachê em 250 mL de água e administrar 15 minutos antes do almoço e jantar.

Equilíbrio da microbiota intestinal

NeOpuntia® 500 mg

Fibregum B® 3 g

Posologia: Administrar 1 dose antes do almoço e jantar.

Prevenção de doenças cardiovasculares (manutenção da pressão arterial)

Dimpless® 5 mg

Resveravine® 5 mg

Cactin™ 1 g

Posologia: Administrar 1 dose ao dia.

Referências

Altilix™

1. Literatura do Fabricante – (Bionap/Itália).
2. Falleh H et al. Phenolic composition of Cynara Cardunculus L. organs, and their biological activities. C.R Biologies. 2008;331:372-9.
3. Gebhardt R et al. Choleretic and anticholestatic activity of flavonoids of artichoke (Cynaracardunculus l. subsp. scolymus (l.) hayek). Acta Horticulturae. 2005 May;681(681):429-36.
4. Fratianniet et al. Polyphenolic composition in different parts of some cultivars of globe artichoke (Cynaracardunculus L. var. scolymus (L.) Fiori). FoodChemistry. 2007;104:1282-6.
5. Kraft K. Artichoke leaf extract – recent findings reflecting effects on lipid metabolism, liver and gastrointestinal tracts. Phytomedicine. 1997;4(4):369-378.
6. Qiusheng et al. Protective effects of luteolin-7-glucoside against liver injury caused bycarbon tetrachloride in rats. Pharmazie. 2004;59:286-9.

322 PARTE 3 – TÓPICOS ESPECIAIS EM FITOTERAPIA

7. Lazzini et al. The effect of ginger (Zingiberofficinalis) andartichoke (Cynaracardunculus) extract supplementation on gastric motility: a pilotrandomized study in healthy volunteers. European Review for Medical and Pharmacological Sciences. 2016;20:146-9.
8. Song et al. Luteolin and luteolin-7-O-glucoside strengthen antioxidative potential through the modulation of Nrf2/MAPK mediated HO-1 signaling cascade in RAW 264.7 cells. Food and Chemical Toxicology. 2014 March;65:70-5.
9. Xua et al. Luteolin provides neuroprotection in models of traumatic brain injury via the Nrf2-ARE pathway. Free Radical Biology and Medicine. 2014 June;71:186-95.
10. Zhang et al. Antioxidant and Nrf2 inducing activities of luteolin, a flavonoid constituent in Ixerissonchifolia Hance, provide neuroprotective effects against ischemia-induced cellular injury. Food and Chemical Toxicology. 2013 Sep;59:272-80.
11. Zheng Q et al. Protective effects of luteolin-7-glucoside against liver injury caused by carbon tetrachloride in rats. Pharmazie. 2004;59:286-9.
12. Kirchhoff R et al. Results of a randomised placebo-controlled double-blind study. Phytomedicine. 1994;1:107.

Bergavit®

1. Literatura do fabricante – Bionap (Itália).
2. Gattuso G et al. Flavonoid glycosides in bergamot juice (Citrus bergamia Risso). Journal of Agriculture and Food Chemistry. 2006;54(11):3929-35.
3. The Lancet. Efficacy and safety of more intensive lowering of LDL cholesterol: a meta-analysis of data from 170000 participants in 26 randomised trials. 2010;3761670-81.
4. Machado H et al. Flavonoides e seu potencial terapêutico. Boletim do Centro de Biologia da Reprodução. 2008;27(1/2):33-9.
5. Toth PP et al. Bergamot reduces plasma lipids, atherogenic small dense LDL, and subclinical atherosclerosis in subjects with moderate hypercholesterolemia: a 6 months prospective study. Front. Pharmacol. 2016;6(299).

Boswe® AKBA 10%

1. Anthoni C et al. Mechanisms underlyingth e anti-inflammatory actions of boswellic acid derivatives in experimental colitis. Am J Physiol Gastrointest Liver Physiol. 2006;290:1131-7.
2. Siddiqui MZ. Boswellia serrata, a potential anti-inflammatory agent: an overview. Indian J Pharmsci. 2011;73(3):255-61.
3. Sontakke S et al. Open, randomized, controlled clinical trial of boswellia serrata extract as compared to valdecoxib in osteoarthritis of knee. Indian J. Farmacol. 2007;39(1):27-9.
4. Syrovets T, Berthold B, Krauss C, Laumonnier Y, Simmet T. Acetyl-boswelic acids inhibit lipopolysaccharide-mediated TNF-α induction in monocytes by direct interaction with IκBKinases. J. Immunol. 2005;174:498-506.
5. Walzer SM, Weinmann D, Toegel S. Medical plant extracts for treating knee osteoarthritis: a snapshot of recent clinical trials and their biological background. Curr Rheumatol Rep. 2015;17(8):54.

Cactin™

1. Brahmi D, Bouaziz C, Ayed Y, Mansour HB, Zourgui L, Bacha H. Chemopreventive effect of cactus Opuntia ficus indica on oxidative stress and genotoxicity of aflatoxin B1. 2011;8:73.
2. Stintzing FC, Carle R. Cactus stems (Opuntia spp.): a review on their chemistry, technology, and uses. Mol Nutr Food Res. 2005;49:175-194.
3. Tesoriere L, Allegra M, Butera D, Livrea MA. Absorption, excretion, and distribution of dietary antioxidant betalains in LDLs: potential health effects of betalains in humans. Am J Clin Nutr. 2004;80:941-5.
4. Lee CH, Wettasinghe M, Bolling BW, Ji LL, Parkin KL. Betalains, phase II enzyme-inducing components from red beetroot (Beta vulgaris L.) extracts. Nutr Cancer. 2005;53(1):91-103.
5. Medina-Torres L, Vernon-Carter EJ, Gallegos-Infante JA, Rocha-Guzman NE, Herrera-Valencia EE, Calderas F et al. Study of the antioxidant properties of extracts obtained from nopal cactus (Opuntia ficus-indica) cladodes after convective drying. J Sci Food Agric. 2011;91:1001-5.
6. Alimi H, Hfaeidh N, Bouoni Z, Sakly M, Rhouma KB. Protective effect of Opuntia ficus indica f. inermis prickly pear juice upon ethanol-induced damages in rat erythrocytes. Alcohol. 2012;46:235-43.
7. Material Cactinea – Bio Sereae Laboratories.
8. Butterweck V, Semlin L, Feistel B, Pischel I, Bauer K, Verspohl EJ. Comparative evaluation of two different opuntia ficus-indica extracts for blood sugar lowering effects in rats. Phytother. Res. 2011;25:370-5.
9. Godard MP, Ewing BA, Pischel I, Ziegler A, Benedek B, Feiste B. Acute blood glucose lowering effects and long-term safety of OpunDia™ supplementation in pre-diabetic males and females. J Ethnopharmacol. 2010;130:631-4.

CAPÍTULO 25 • NUTRIÇÃO MAGISTRAL **323**

10. Moran-Ramos S, Avila-Nava A, Tovar AR, Pedraza-Chaverri J, Lopez-Romero P, Torres N. Opuntia ficus indica (Nopal) attenuates hepatic steatosis and oxidative stress in obese zucker (fa/fa) rats. J Nutr. 2012;142:1956-63.
11. Ko BS, Lee HW, Kim DS, Kang S, Ryuk JA, Park S. Supplementing with opuntia ficus-indica mill and dioscoreanipponica Makino extracts synergistically attenuates menopausal symptoms in estrogen-deficient rats. J Ethnopharmacol. 2014;155:267-76.
12. Bisson JB, Daubié S, Hidalgo S, Guillemet D, Linarés E. Diuretic and antioxidant effects of Cacti-Nea®, a dehydrated water extract from prickly pear fruit, in rats. Phytother Res. 2010;24:587-94.
13. Galati EM, Tripodo MM, Trovato A, Miceli N, Monforte MT. Biological effect of Opuntia ficus indica (L.) Mill. (Cactaceae) waste matter. Note I: diuretic activity. J Ethnopharmacol. 2002;79:17-21.
14. Harris NN, Javellana J, Davies KM, Lewis DH, Jameson PE, Deroles SC et al. Betalain production is possible in anthocyanin producing plant species given the presence of DOPA-dioxygenase and L-DOPA. BMC Plant Biology. 2012;12:34.
15. Clinical Study – BioSereae Laboratories.
16. Kang JW, Shin J. Ko E, Ryu H, Kim HJ, Lee SM. Opuntia ficus-indica seed attenuates hepatic steatosis and promotes M2 macrophage polarization in high-fat diet-fed mice. Nutrition Research. 2016;36:369-79.
17. López-Romero P, Pichardo-Ontiveros E, Avila-Nava A, MSc; Vázquez-Manjarrez N, Tovar AR, PhD; Pedraza-Chaverri J, PhD; Torres N, PhD. The effect of nopal (opuntia ficus indica) on postprandial blood glucose, incretins, and antioxidant activity in mexican patients with type 2 diabetes after consumption of two different composition breakfasts. Journal of the Academy of Nutrition and Dietetics. 2014 November;114 (11)
18. Matias A, Nunes SL, Poejo J, Mecha E, Serra AT, Madeira PJA, Bronze MR, Duarte CMM. Antioxidant and anti-inflammatory activity of a flavonoid-rich concentrate recovered from Opuntia ficus-indica juice. Food Funct. 2014;5:3269.
19. Onakpoya IJ, O'Sullivan J, Heneghan CJ, Phil D. The effect of cactus pear (Opuntia ficus-indica) on body weight and cardiovascular risk factors: A systematic review and meta-analysis of randomized clinical trials. Nutrition. 2015;31:640-6.
20. Allegra M, Ianaro A, Tersigni M, Panza E, Tesoriere L, Livrea MA. Indicaxanthin from cactus pear fruit exerts anti-inflammatory effects in carrageenin-induced rat pleurisy. The Journal of Nutrition and Disease.

CherryPURE®

1. Seymour EM et al. Altered hyperlipidemia, hepatic steatosis, and hepatic peroxisome proliferator-activated receptors in rats with intake of tart cherry. Journal of Medicinal Food. 2008;11(2):252-9.
2. Wang H et al. Antioxidant and anti-inflammatory activities of anthocyanins and their aglycon, cyanidin, from tart cherries. Journal of Natural Products. 1999;62:294-6.
3. Wang W et al. Antioxidant polyphenols from tart cherries (prunus cerasus). Journal of Agricultural and Food Chemistry. 1999;47:840-4.
4. Piccolella S et al. Antioxidant properties of sour cherries: role of colorless phytochemicals from the methanolic extract of ripe fruits. Journal of Agricultural and Food Chemistry. 2008;56:1928-35.
5. Ferretti G et al. Cherry antioxidants: from farm to table. Molecules. 2010;15:6993-7005.
6. Bourquin L, Nair M. Degradation products of cyanidin glycosides from tart cherries and their bioactivities seeram. J Agric Food Chem. 2001;49:4924-9.
7. Burkhardt S et al. Detection and quantification of the antioxidant melatonin in montmorency and balaton tart cherries (Prunus cerasus). Journal of Agricultural and Food Chemistry. 2001;49:4898-902.
8. Bobe G et al. Dietary anthocyanin-rich tart cherry extract inhibits intestinal tumorigenesis in APC minus mice fed suboptimal levels of sulindac. Journal of Agricultural and Food Chemistry. 2006;54:9322-8.
9. Tall J, Raja S. Dietary constituents as novel therapies for pain. Clinical Journal Pain. 2004;20:19-26.
10. Pigeon W et al. Effects of a tart cherry juice beverage on the sleep of older adults with insomnia: a pilot study. Journal of Medicinal Food. 2010;13(3):579-583.
11. Connolly DAJ, McHugh MP, Padilla-Zakour OI. Efficacy of a tart cherry juice blend in preventing the symptoms of muscle damage. Br J Sports Med. 2006;40:679-83.
12. Kuehl K et al. Efficacy of tart cherry juice in reducing muscle pain during running: a randomized controlled trial. Journal of the International Society of Sports Nutrition. 2010;7:17.
13. Garrido M et al. Jerte valley cherry-enriched diets improve nocturnal rest and increase 6-Sulfatoxymelatonin and total antioxidant capacity in the urine of middle-aged and elderly humans. J Gerontology A Biol Sci Med Sci Sep. 2010;65A(9):909-14.
14. Levers K, Dalton R, Galvan E, Goodenough C, O'Connor A et al. Effects of powdered montmorency tart cherry supplementation on an acute bout of intense lower body strength exercise in resistance trained males. Journal of the International Society of Sports Nutrition. 2015;12:41.
15. Levers K, Dalton R, Galvan E, O'Connor A, Goodenough C et al. Effects of powdered montmorency tart cherry supplementation on acute endurance exercise performance in aerobically trained individuals. Journal of the International Society of Sports Nutrition. 2016;13:22.
16. Mulabagal V, Lang G, DeWitt D, Dalavoy S, Nair M. Anthocyanin content, lipid peroxidation and cyclo-oxygenase enzyme inhibitory activities of sweet and sour cherries. J. Agric. Food Chem. 2009;57:1239-46.

324 PARTE 3 – TÓPICOS ESPECIAIS EM FITOTERAPIA

17. Seymour EM et al. Regular tart cherry intake alters abdominal adiposity, adipose gene transcription, and inflammation in obesity-prone rats fed a high fat diet. Journal of Medicinal Food. 2009;12(5):935-42.
18. Sarie A, Sobocanec S, Balog T, Kusie B, Sverko V et al. Improved antioxidant and anti-inflammatory potential in mice consuming sour cherry juice. 2009;64:231-7.
19. Seeram NP, Momin RA, Nair MG, Bourquin LD. Ciclo-oxygenase inhibitory and antioxidant cyaniding glycosides in cherries and berries. 2001;8(5):362-9.
20. Blando F, Gerardi C, Nicoletti I. Sour cherry (Prunus cerasus L) anthocyanins as ingredients for functional foods. Journal of Biomedicine and Biotechnology. 2004;5:253-8.
21. Kang S et al. Tart cherry anthocyanins inhibit tumor development in Apc minus mice and reduce proliferation of human colon cancer cells. Cancer Letters. 2003;194:13-19.
22. Tall J et al. Tart cherry anthocyanins suppress inflammation-induced pain behavior in rat. Behavioral Brain Research. 2004;153:181-8.
23. Seymour EM. Tart cherry intake reduces indices of metabolic syndrome in rats. International Symposium on Human Health Effects of Fruits and Vegetables. 2007;2:215-20.
24. Traustadottir T et al. Tart cherry juice decreases oxidative stress in healthy older men and women. Journal of Nutrition. 2009; 139:1896-900.

Dimpless®

1. Literatura do fabricante – Bionov.
2. Al-Bader T, Byrne A, Gillbro J, Mitarotonda A, Metois A, Vial F et al. Effect of cosmetic ingredients as anticellulite agents: synergistic action of actives with in vitro and in vivo efficacy. Journal of Cosmetic Dermatology. 2012;11(1):17-26.
3. Al-Himdani S, Ud-Din S, Gilmore S, Bayat A. Striaedistensae: a comprehensive review and evidence-based evaluation of prophylaxis and treatment. Br J Dermatol. 2014;170:527-47.
4. Atwal GS, Manku LK, Griffiths CE et al. Striaegravidarum in primiparae. Br J Dermatol. 2006;155:965-9.
5. Avram MM. Cellulite: a review of its physiology and treatment. Journal of cosmetic and laser therapy: official publication of the European Society for Laser Dermatology. 2004;6(4):181.
6. Bellocq A, Azoulay E, Marullo S, Flahault A, Fouqueray B, Philippe C et al. Reactive oxygen and nitrogen intermediates increase transforming growth factor-beta1 release from human epithelial alveolar cells through two different mechanisms. American Journal of Respiratory Cell and Molecular Biology. 1999;21(1):128-36.
7. Bourgier C, Monceau V, Bourhis J, Deutsch É, Vozenin MC. Modulation pharmacologique des effets tardifs de l'irradiation. Cancer/Radiothérapie. 2011;15(5):383-9.
8. Brennan M, Young G, Devane D et al. Topical preparations for preventing stretch marks in pregnancy. Cochrane DatabaseSystRev. 2012;11:CD000066.
9. Campana F, Zervoudis S, Perdereau B, Gez E, Fourquet A, Badiu C et al. Topical superoxide dismutase reduces post-irradiation breast cancer fibrosis. J Cell Mol Med. 2004;8(1):109-16.
10. Carillon J et al. Dietary supplementation with a superoxide dismutase-melon concentrate reduces stress, physicaland mental fatigue in healthy people: a randomized, double-blind, placebo-controlled trial. Nutrients. 2014 Jul;6(6):2348-59.
11. Cavallini M, Iorio EL. Effect of training and antioxidant supplementation on oxidative balance in martial arts. Journal of Molecular and Clinical Pathology. 2007;2:14-15.
12. Wood JM et al. Senile hair graying: H2O2-mediated oxidative stress affects human hair color by blunting methionine sulfoxide repair. The Faseb Journal. 2009 Fev;23(7):2065-75.
13. Cho S, Park ES, Lee DH et al. Clinical features and risk factors for striae distensae in korean adolescents. J Eur Acad Dermatol Venereol. 2006; 20:1108-13.
14. Draelos ZD, Marenus KD. Cellulite: etiology and purported treatment. Dermatologic surgery: official publication for American Society for Dermatologic Surgery [et al]. 1997;23(12):1177-81.
15. Delanian S, Martin M, Bravard A, Luccioni C, Lefaix JL. Cu/Zn superoxide dismutase modulates phenotypic changes in cultured fibroblasts from human skin with chronic radiotherapy damage. Radiother Oncol. 2001;58(3):325-31.
16. Desmouliere A, Redard M, Darby I, Gabbiani G. Apoptosis mediates the decrease in cellularity during the transition between granulation tissue and scar. The American Journal of Pathology. 1995;146(1):56-66.
17. Desmouliere A, Geinoz A, Gabbiani F, Gabbiani G. Transforming growth factor-beta 1 induces alpha-smooth muscle actin expression in granulation tissue myofibroblasts and in quiescent and growing cultured fibroblasts. J Cell Biol. 1993;122(1):103-11.
18. Draelos ZD. The disease of cellulite. Journal of Cosmetic Dermatology. 2005;4(4):221-2.
19. Emanuele E, Minoretti P, Altabas K, Gaeta E, Altabas V. Adiponectin expression in subcutaneous adipose tissue is reduced in women with cellulite. Int J Dermatol. 2011;50(4):412-6.
20. Emanuele E, Bertona M, Geroldi D. A multilocus candidate approach identifies ACE and HIF1A as susceptibility genes for cellulite. J Eur Acad Dermatol Venereol. 2010;24(8):930-5.
21. Goldman MP, Hexsel D. Cellulite: pathophysiology and treatment. 2nd edition. Informa Healthcare; 2009.
22. Gold MH. Cellulite: an overview of non-invasive therapy with energy-based systems. JDDG: Journal der Deutschen Dermatologischen Gesellschaft. 2012;10(8):553-8.

23. Gorinstein S, Leontowicz H, Leontowicz M, Drzewiecki J, Najman K, Katrich E et al. Raw and boiled garlic enhances plasma antioxidant activity and improves plasma lipid metabolism in cholesterol-fed rats. Life Sci. 2006;78(6):655-63.
24. Gruber DM, Huber JC. Gender-specific medicine: the new profile of gynecology. Gynecol Endocrinol. 1999;13(1):1-6.
25. Haczynski J, Tarkowski R, Jarzabek K, Slomczynska M, Wolczynski S, Magoffin DA et al. Human cultured skin fibroblasts express estrogen receptor alpha and beta. International Journal of Molecular Medicine. 2002;10(2):149-53.
26. Hexsel D, Soirefmann M. Cosmeceuticals for cellulite. Seminars in Cutaneous Medicine and Surgery. 2011;30(3):167-70.
27. Hinz B, Dugina V, Ballestrem C, Wehrle-Haller B, Chaponnier C. Alpha-smooth muscle actin is crucial for focal adhesion maturation in myofibroblasts. Molecular Biology of the Cell. 2003;14(6):2508-19.
28. Iacovelli P et al. Clinical evaluation of the protective effect of an antioxidant complex against polymorphic light eruption induced by a photoprovocation test. Dermatological Experiences. 2006 Apr;8(2):57-62.
29. Khan MH, Victor F, Rao B, Sadick NS. Treatment of cellulite: part I. Pathophysiology. Journal of the American Academy of Dermatology. 2010a;62(3):361-70;quiz 71-2.
30. Kelekci KH, Kelekci S, Destegul E et al. Prematurity: is it a riskfactor for striaedistensae? Int J Dermatol. 2011;50:1240-5.
31. Langer C, Jurgensmeier JM, Bauer G. Reactive oxygen species act at both TGF-beta-dependent and -independent steps during induction of apoptosis of transformed cells by normal cells. Experimental Cell Research. 1996;222(1):117-24.
32. Lefaix JL, Delanian S, Leplat JJ, Tricaud Y, Martin M, Nimrod A et al. Successful treatment of radiation--induced fibrosis using Cu/Zn-SOD and Mn-SOD: an experimental study. Int J Radiat Oncol Biol Phys. 1996;35(2):305-12.
33. Lefaix JL, Delanian S, Leplat JJ, Tricaud Y, Martin M, Hoffschir D et al. [Radiation-induced cutaneo--muscular fibrosis (III): major therapeutic efficacy of liposomal Cu/Zn superoxide dismutase]. Bull Cancer. 1993;80(9):799-807.
34. Lemaire B et al. Étude clinique d'une Super Oxide Dismutase de melonnaturelle et bioactive (SOD B Dimpless®) surlacellulite. Phytothérapie. 2015 Set;14(1):23-8.
35. Martin M, Delanian S, Sivan V, Vozenin-Brotons MC, Reisdorf P, Lawrence D et al. Fibrose superficielle radio-induite et TGF-β1. Cancer/Radiothérapie. 2000;4(5):369-84.
36. Martin M, Lefaix J, Delanian S. TGF-beta1 and radiation fibrosis: a master switch and a specific therapeutic target? Int J Radiat Oncol Biol Phys. 2000;47(2):277-90.
37. Mélissopoulos A, Levacher C. La peau, structure et physiologie. 2 ed. TEC&DOC/Lavoisier; 2012.
38. Milesi MA et al. Effect of an oral supplementation with a proprietary melon juice concentrate (extramel) on stress and fatigue in healthypeople: a pilot, double-blind, placebo-controlled clinical trial. Nutrition Journal. 2009;15:8:40.
39. Mirrashed F, Sharp JC, Krause V, Morgan J, Tomanek B. Pilot study of dermal and subcutaneous fat structures by MRI in individuals who differ in gender, BMI, and cellulite grading. Skin Res Technol. 2004;10(3):161-8.
40. Mlosek RK, Woźniak W, Malinowska S, Lewandowski M, Nowicki A. The effectiveness of anticellulite treatment using tripolar radiofrequency monitored by classic and high-frequency ultrasound. Journal of the European Academy of Dermatology and Venereology. 2012;26(6):696-703.
41. Nurnberger F [Practically important diseases of the subcutaneous fatty tissue (including so-called cellulite)]. Die Medizinische Welt. 1981;32(18): 682-8.
42. Nurnberger F, Muller G. So-called cellulite: an invented disease. The Journal of Dermatologic Surgery and Oncology. 1978;4(3):221-9.
43. Parlement Européen et Conseil de l'Europe. Directive 2000/13/CE du Parlement Européen et du Conseil du 20 mars 2000 relative au rapprochement des législations des États membres concernant l'étiquetage et la présentation des denrées alimentaires ainsi que la publicité faite à leur égard. Journal Officiel des Communautés Européennes (Joce); 2000.
44. Parlement Européen et Conseil de l'Europe. Règlement (CE) n. 178/2002 du Parlement Européen et du Conseil du 28 janvier 2002 – établissant les principes généraux et les prescriptions générales de la législation alimentaire, instituant l'autorité européenne de sécurité des aliments et fixant des procédures relatives à la sécurité des denrées alimentaires. Journal Officiel de l'Union Européenne (JOUE); 2002.
45. Parlement Européen et Conseil de l'Europe. Directive 2003/89/CE du Parlement Européen et du Conseil du 10 novembre 2003 modifiant la directive 2000/13/CE en ce qui concerne l'indication des ingrédients présents dans les denrées alimentaires. Journal Officiel de l'Union Européenne (Joue); 2003.
46. Parlement Européen et Conseil de l'Europe. Règlement (CE) n. 1829/2003 du Parlement Européen et du Conseil du 22 septembre 2003 concernant les denrées alimentaires et les aliments pour animaux génétiquement modifiés. Journal Officiel de l'Union Européenne (Joue); 2003.
47. Parlement Européen et Conseil de l'Europe. Règlement (CE) n. 1830/2003 du Parlement Européen et du Conseil du 22 septembre 2003 concernant la traçabilité et l'étiquetage des organismes génétiquement modifiés et la traçabilité des produits destinés à l'alimentation humaine ou animale produits a partir d'organismes génétiquement modifiés, et modifiant la directive 2001/18/CE. Journal Officiel de l'Union européenne (Joue); 2003.

48. Parlement Européen et Conseil de l'Europe. Règlement (CE) n. 1935/2004 du Parlement Européen et du Conseil du 27 octobre 2004 concernant les atériaux et objets destinés à entrer en contact avec des denrées alimentaires et brogeant les directives 80/590/CEE et 89/109/CEE. Journal Officiel de l'Union Européenne (Joue); 2004.
49. Parlement Européen et Conseil de l'Europe. Règlement (CE) n. 852/2004 du Parlement Européen et du Conseil du 29 avril 2004 relatif à l'hygiène des denrées alimentaires. Journal Officiel de l'Union européenne (Joue); 2004.
50. Parlement Européen et Conseil de l'Europe. Règlement (CE) n. 298/2008 du Parlement Européen et du Conseil du 11 mars 2008 modifiant le Règlement (CE) n. 1829/2003 concernant les denrées alimentaires et les aliments pour animaux génétiquement modifiés, en ce qui concerne les compétences d'éxécution conférées à la Commission. Journal Officiel de l'Union Européenne (Joue); 2008.
51. Pugliese P. The pathogenesis of cellulite: a new concept. Journal of Cosmetic Dermatology. 2007;6(2):140-2.
52. Pierard GE, Nizet JL, Pierard-Franchimont C. Cellulite: from standing fat herniation to hypodermal stretch marks. The American Journal of Dermatopathology. 2000;22(1):34-7.
53. Pierard GE. Commentary on cellulite: skin mechanobiology and the waist-to-hip ratio. Journal of Cosmetic Dermatology. 2005;4(3):151-2.
54. Poli G, Parola M. Oxidative damage and fibrogenesis. Free Radical Biology and Medicine. 1997;22(1-2):287-305.
55. Quatresooz P, Xhauflaire-Uhoda E, Pierard-Franchimont C, Pierard GE. Cellulite histopathology and related mechanobiology. International Journal of Cosmetic Science. 2006;28(3):207-10.
56. Querleux B, Cornillon C, Jolivet O, Bittoun J. Anatomy and physiology of subcutaneous adipose tissue by in vivo magnetic resonance imaging and spectroscopy: relationships with sex and presence of cellulite. Skin Res Technol. 2002;8(2):118-24.
57. Rawlings AV. Cellulite and its treatment. International Journal of Cosmetic Science. 2006;28(3):175-90.
58. Rosenbaum M, Prieto V, Hellmer J, Boschmann M, Krueger J, Leibel RL et al. An exploratory investigation of the morphology and biochemistry of cellulite. Plastic and Reconstructive Surgery. 1998;101(7):1934-9.
59. Rossi AB, Vergnanini AL. Cellulite: a review. J Eur Acad Dermatol Venereol. 2000;14(4):251-62.
60. Sadick N, Magro C. A study evaluating the safety and efficacy of the VelaSmooth system in the treatment of cellulite. Journal of Cosmetic and Laser Therapy: Official Publication of the European Society for Laser Dermatology. 2007;9(1):15-20.
61. Sarnoff DS. Therapeutic update on the treatment of striae distensae.
62. J Drugs Dermatol. 2015;14:11-2.
63. Seneviratne A, Attia E, Williams RJ, Rodeo SA, Hannafin JA. The effect of estrogen on ovine anterior cruciate ligament fibroblasts: cell proliferation and collagen synthesis. The American Journal of Sports Medicine. 2004;32(7):1613-8.
64. Scherwitz C, Braun-Falco O. So-called cellulite. The Journal of Dermatologic Surgery and Oncology. 1978;4(3):230-4.
65. Schmitt K, Lemaire B, Lacan D. Assessment of SOD B® mechanism of action in vitro: measure of fat cells size and of lipolysis in human adipose tissue explants. 2012.
66. Schmitt K, Simoneau G, Lemaire B, Lacan D. A double-blind, randomized placebo controlled clinical study demonstrates Cellulight® activity on cellulite. 2012.
67. Schmitt K, Lemaire B, Lacan D. Assessment of Cellulight® mechanism of action in vitro: measure of fat cells size and of lipolysis in human adipose tissue explants. School of anatomy and human biology, the University of Western Australia. Blue Histology – Connective Tissues. 2013.
68. Thannickal VJ, Toews GB, White ES, Lynch JP 3rd, Martinez FJ. Mechanisms of pulmonary fibrosis. Annual Review of Medicine. 2004; 55:395-417.
69. Thannickal VJ, Fanburg BL. Activation of an H2O2-generating NADH oxidase in human lung fibroblasts by transforming growth factor beta 1. J Biol Chem. 1995;270(51):30334-8.
70. Tomasek JJ, Gabbiani G, Hinz B, Chaponnier C, Brown RA. Myofibroblasts and mechano-regulation of connective tissue remodelling. Nature Reviews Molecular Cell Biology. 2002;3(5):349-63.
71. United Nations. Female population by five-year age group, major area, region and country, annually for 2011-2100 (thousands) extracted from world population prospects. Population Division, Department of Economic and Social Affairs; 2011.
72. Vozenin-Brotons MC, Sivan V, Gault N, Renard C, Geffrotin C, Delanian S et al. Antifibrotic action of Cu/Zn SOD is mediated by TGF-beta1 repression and phenotypic reversion of myofibroblasts. Free Radical Biology & Medicine. 2001;30(1):30-42.
73. Wahrenberg H, Lonnqvist F, Arner P. Mechanisms underlying regional differences in lipolysis in human adipose tissue. The Journal of Clinical Investigation. 1989;84(2):458-67.
74. Williams CM. Lipid metabolism in women. The Proceedings of the Nutrition Society. 2004;63(1):153-60.
75. Yang R, Le G, Li A, Zheng J, Shi Y. Effect of antioxidant capacity on blood lipid metabolism and lipoprotein lipase activity of rats fed a high-fat diet. Nutrition. 2006;22(11-12):1185-91.
76. Yarnold J, Vozenin Brotons MC. Pathogenetic mechanisms in radiation fibrosis. Radiotherapy and Oncology. 2010;97(1):149-61.

Fibregum B®

1. Nasir O, Artunc F, Saeed A, Kambal MA, Kalbacher H, Sandulache D et al. Effects of gum arabic (Acacia senegal) on water and electrolyte balance in healthy mice. J Ren Nutr. 2008;18:230-8.
2. Nasir O, Artunc F, Wang K, Rexhepaj R, Föller M, Ebrahim A et al. Down regulation of mouse intestinal Na+-coupled glucose transporter SGLT1 by gum arabic (Acacia Senegal). Cell Physiol Biochem. 2010;25:203-10.
3. Phillips GO. Acacia gum (gum arabic): a nutritional fibre; metabolism and calorific value. Food Addit Contam. 1998;15:251-64.
4. Material FibreGum Nexira.
5. Terpend K. In vitro study with the twin-shime model made by ProDigest. 2010.
6. Cherbut C, Michel C, Raison V, Kravtchenko TP, Meance S. Acacia gum is a bifidogenic dietary fiber with high digestive tolerance in healthy humans. Microbial Ecol Health Dis. 2003;15:43-50.
7. Ibrahim MA, Kohn N, Wapnir RA. Proabsorptive effect of gum arabic in isotonic solutions orally administered to rats: effect on zinc and other solutes. J Nutr Biochem. 2004;15:185-9.
8. Jensen CD, Spiller GA, Gates JE, Miller AF, Whittam JH. The effect of acacia gum and a water-soluble dietary fiber mixture on blood lipids in humans. J Am Coll Nutr. 1993;12:147-54.
9. Ali BH, Za'Abi M, Ramkumar A, Yasin J, Nenmar A. Anemia in adenine-induced chronic renal failure and the influence of treatment with gum acacia thereon. Physiol Res. 2014;63:351-8.
10. Leclère CJ, Champ M, Boillot J, Guille G, Lecannu G, Molis C et al. Role of viscous guar gums in lowering the glycemic response after a solid meal. Am J Clin Nutr. 1994;59:914-21.
11. Ali BH, Ziada A, Blunden G. Biological effects of gum arabic: a review of some recent research. Food Chem Toxicol. 2009;47:1-8.
12. Michel C, Kravtchenko TP, David A, Gueneau S, Kozlowski F, Cherbut C. InVitro prebiotic effects of acacia gums onto the human intestinal microbiota depends on both botanical origin and environmental pH. Anaerobe. 1998;4:257-66.
13. Sharma RD. Hypoglycemic effect of gum acaccia in healthy human subjects. Nutr Res. 1985;5:1437-41.
14. Vinolo MA, Rodrigues HG, Nachbar RT, Curi R. Regulation of inflammation by short chain fatty acids. Nutrients. 2011;3(10):858-76.
15. Kimura I, Inoue D, Hirano K, Tsujimoto G. The SCFA receptor GPR43 and energy metabolism. Front Endocrinol (Lausanne). 2014;5:85.
16. Sokol H, Pigneur B, Watterlot L, Lakhdari O, Bermúdez-Humarán LG, Gratadoux JJ et al. Faecali bacterium prausnitzii is an anti-inflammatory commensal bacterium identified by gut microbiota analysis of Crohn disease patients. Proc Natl Acad Sci USA. 2008;105(43):16731-6.
17. Acacia gum (Fibregum™), a very well tolerated specific natural prebiotic having a wide range of food applications – Part 1. AgroFOOD industry hi-tech –2004:24-8.
18. Jung TH, Jeon WM, Han KS. In Vitro Effects of Dietary Inulin on Human Fecal Microbiota and Butyrate Production. J Microbiol Biotechnol. 2015; 25(9):1555-8.
19. Kimura I, Inoue D, Hirano K, Tsujimoto G. The SCFA Receptor GPR43 and Energy Metabolism. Front Endocrinol (Lausanne). 2014; 5:85.
20. Vinolo MA, Rodrigues HG, Nachbar RT, Curi R. Regulation of inflammation by short chain fatty acids. Nutrients. 2011; 3(10):858-76.

I-Plus®

1. Toth G, Noszái B. Thyroid hormones and their precursors I. Biochemical properties. Acta Pharm Hung. 2013;83(2):35-45.
2. Combet E, Ma ZF, Cousins F et al. Low-level seaweed supplementation improves iodine status in iodine--insufficient women. Br J Nutr. 2014;112(5):753-61.
3. Vaitkus JA, Farrar JS, Celi FS. Thyroid hormone mediated modulation of energy expenditure. Int J Mol Sci. 2015;16(7):16158-75.

Lacto-Licopeno®

1. Darvin ME. Non-invasive measurements of the kinetics of the carotenoid antioxidant substances in the skin. PhD thesis, Universitätsmedizin Berlin-Charite, 2007.
2. Darvin M, Patzelt A, Gehse S, Schanzer S, Benderoth C, Sterry W, Lademann J. Cutaneous concentration of lycopene correlates significantly with the roughness of the skin. European Journal of Pharmaceutics and Biopharmaceutics. 2008;69:943-47.
3. Moritz B, Tramonte VLC. Biodisponibilidade do licopeno. Rev. Nutr. 2006 Mar Abr;19(2):265-73.
4. Richelle M, Bortlik K, Liardet S, Hager C, Lambelet P, Baur M, Applegate LA, Offord EA. A food-based formulation provides lycopene with the same bioavailability to humans as that from tomato paste. J Nutr. 2002; 132(3):404-8.

328 PARTE 3 – TÓPICOS ESPECIAIS EM FITOTERAPIA

5. Richelle M et al. Skin bioavailability of dietary vitamin E, carotenoids, polyphenols, vitamin C, zinc and selenium. British Journal of Nutrition. 2006;96:227-38.
6. Shami NJIE, Moreira EAM. Lycopene as an antioxidant agent. Rev. Nutr. 2004;17(2):227-36.
7. Walters HA, Roberts MS. Dermatologic, cosmeceutic, and cosmetic development. 2007.
8. Padovani et al. Dietary reference intakes: aplicabilidade das tabelas em estudos nutricionais. Rev. Nutr. 2006; 19(6):741-760.

Morosil®

1. Grosso G, Galvano F, Mistretta A, Marventano S, Nolfo F, Calabrese G et al. Red orange: experimental models and epidemiological evidence of its benefits on human health. Oxidative Med Cell Long. 2013; Article ID 157240, 11 p.
2. Cardile V, Frasca G, Rizza L, Rapisarda P, Bonina F. Anti-inflammatory effects of a red orange extract in human keratinocytes treated with Interferon-gamma and histamine. Phytother Res. 2010;24:414-8.
3. Titta L, Trinei M, Stendardo M, Berniakovich I, Petroni K, Tonelli C et al. Blood orange juice inhibits fat accumulation in mice. Int J Ob. 2010;34:578-88.
4. Trayhurn P. Hypoxia and adipocyte physiology: implications for adipose tissue dysfunction in obesity. Annu Rev Nutr. 2014;34:207-36.
5. Salamone F, Li Volti G, Titta L, Puzzo L, Barbagallo I, La Delia F et al. Moro orange juice prevents fatty liver in mice. World J Gastroenterol. 2012;18(29):3862-8.
6. Ghanim H, Sia CL, Upadhyay M, Korzeniewski K, Viswanathan P, Abuaysheh S et al. Orange juice neutralizes the proinflammatory effect of a high-fat, high-carbohydrate meal and prevents endotoxin increase and Toll-like receptor expression. Am J Clin Nutr. 2010;91:940-9.
7. Buscemi S, Rosafio G, Arcoleo G, Mattina A, Canino B, Montana M et al. Effects of red orange juice intake on endothelial function and inflammatory markers in adult subjects with increased cardiovascular risk. Am J Clin Nutr. 2012;95:1089-95.
8. Aptekmann NP, Cesar TB. Long-term orange juice consumption is associated with low LDL-cholesterol and apolipoprotein B in normal and moderately hypercholesterolemic subjects. Lipids Health Dis. 2013;12:119.
9. Napoleone E, Cutrone A, Zurlo F, Di Castelnuovo A, D'Imperio M, Giordano L et al. Both red and blond orange juice intake decreases the procoagulant activity of whole blood in healthy volunteers. Thromb Res. 2013;132:288-92.
10. Material Bionap Morosil®.

Mucosave® FG

1. Alecci U et al. Efficacy and safety of a natural remedy for the treatment of gastroesophageal reflux: a double-blinded randomized-controlled study. Evidence-Based Complementary and Alternative Medicine. 2016: Article ID 2581461, 8 p.
2. Literatura do fabricante – Bionap (Itália).
3. Norton RC et al. Gastroesophageal reflux. Jornal de Pediatria. 2000;76(Suppl. 2):218-24.
4. Oliveira SS, Santos IS, Silva JFP, Machado EC. Prevalência e fatores associados à doença do refluxo gastroesofágico. Arq. Gastroenterol. 2005;42(2):116-121.
5. Rizza L et al. Caco-2 cell line as a model to evaluate mucoprotective properties. International Journal of Pharmaceutics. 2012;422:318-22.
6. Smart JD. The basics and underlying mechanisms of mucoadhesion. Advanced Drug Delivery Reviews. 2005;57:1556-68.
7. Sumbul S et al. Role of phenolic compounds in peptic ulcer: an overview. J Pharm Bioall Sci. 2011;3:361-7.

Neuravena®

1. Kennedy DO et al. Acute effects of a wild green-oat (Avena sativa) extract on cognitive function in middle-aged adults: a double-blind, placebo-controlled, within-subjects trial. Nutritional Neuroscience; 2015:1-17.
2. Dimpfel W, Storni C, Verbruggen M. Ingested oat herb extract (Avena sativa) changes eeG spectral frequencies in healthy subjects. The Journal of Alternative and Complementary Medicine. 2011;17(5):427-34.
3. Fuji F et al. Pilot study of the standardized oats herb extract for smoking reduction. Pharmacometrics. 2008;75(3/4):47-53.
4. Wong RHX et al. Chronic effects of a wild green oat extract supplementation on cognitive performance in older adults: a randomized, double-blind, placebo-controlled, crossover trial. Nutrients. 2012;4(5):331-42.
5. Narelle MB et al. Acute effects of an Avena sativa herb extract on responses to the stroop color–word test. The Journal of Alternative and Complementary Medicine. 2011;17(7):635-7.

Oli-Ola™

1. Literatura do fornecedor – Nexira (França).
2. Bagatin E, Hassun K, Talarico S. Revisão sistemática sobre peelings químicos. Surgical & Cosmetic Dermatology. 2009;1(1):37-46.
3. Bagatin E. Mecanismos do envelhecimento cutâneo e o papel dos cosmecêuticos. RBM Rev. Bras. Med. 2009; 66(Suppl.3):5-11.
4. Braam B, Langelaar-Makkinje M, Verkleij A, Bluyssen H, Verrips T, Koomans HA, Joles JA, Post JA. Antioxidant sensitivity of donor age-related gene expression in cultured fibroblasts. Eur J Pharmacol. 2006; 542(1-3):154-61.
5. Gallala H, Macheleidt O, Doering T, Schreiner V, Sandhoff K. Nitric oxide regulates synthesis of gene products involved in keratinocyte differentiation and ceramide metabolism. Eur J Cell Biol. 2004; 83(11-12):667-79.
6. Guaratini T, Gates PJ, Pinto E, Colepicolo P, Lopes NP. Differential ionisation of natural antioxidant polyenes in electrospray and nanospray mass spectrometry. Rapid Commun Mass Spectrom. 2007;21(23):3842-8.
7. Okano Y, Abe Y, Masaki H, Santhanam U, Ichihashi M, Funasaka Y. Biological effects of glycolic acid on dermal matrix metabolism mediated by dermal fibroblasts and epidermal keratinocytes. Exp Dermatol. 2003;12(Suppl 2):57-63.
8. De la Fuente PP, Chamorro M, Poza MAM. Propriedades antioxidantes del hidroxitirosol procedente de la hoja de oliva (Olea europaea L.). Revista de Fitoterapia. 2004;4(2):139-47.
9. Rafehi H, Smith AJ, Balcerczyk A, Ziemann M, Ooi J, Loveridge SJ, Baker EK, El-Osta A, Karagiannis TC. Investigation into the biological properties of the olive polyphenol, hydroxytyrosol: mechanistic insights by genome-wide mRNA-Seq analysis. Genes Nutr. 2012; 7(2):343-55.
10. Rendon MI, Berson DS, Cohen JL, Roberts WE, Starker I, Wang B. Evidence and considerations in the application of chemical peels in skin disorders and aesthetic resurfacing. J Clin Aesthet Dermatol. 2010; 3(7):32-43.
11. Sarsour EH, Kumar MG, Kalen AL, Goswami M, Buettner GR, Goswami PC. MnSOD activity regulates hydroxytyrosol-induced extension of chronological lifespan. Age (Dordr). 2012; 34(1):95-109.
12. Zrelli H, Matsuka M, Araki M, Zarrouk M, Miyazaki H. Hydroxytyrosol induces vascular smooth muscle cells apoptosis through NO production and PP2A activation with subsequent inactivation of Akt. Planta Med. 2011; 77(15):1680-6.
13. Handog EB et al. A randomized, double-blind, placebo-controlled trial of oral procyanidin with vitamins A, C, E for melasma among Filipino women. Int J Dermatol. 2009;48(8):896-901.

Resveravine®

1. Literatura do fabricante – Nexira Health (França).
2. Sautter CK et al. Determinação de resveratrol em sucos de uva no Brasil, ciência e tecnologia de alimentos. 2005; 25(3): 437-42.
3. Pinto MC et al. Resveratrol is a potent inhibitor of the dioxygenase activity of lipoxigenase. J. Agri. Food Chem. 1999; 47:4842-6.
4. Pérez AA, Raventós RML, Waterhouse AL, Boronat MC, Levels of cis- and trans-resveratrol and their glucosides in white and rosé vitis vinifera wines from Spain. J. Agric. Food Chem. 1996;44:2124-8.
5. Hung LM, Chen JK, Huang SS, Lee RS, Su MJ. Cardioprotective effect of resveratrol, a natural antioxidant derived from grapes. Cardiovasc Res. 2000; 47(3):549-55.
6. Penna NG, Hecktheuer LHR. Vinho e saúde: uma revisão. Infarma. 2004; 16(1-2):64.
7. Bhullar KS, Hubbard BP. Lifespan and healthspan extension by resveratrol. Biochimica et Biophysica Acta. 2015;1852:1209-18.
8. Bosch-Presegué L, Vaquero A. Sirtuins in stress response: guardians of the genome. Oncogene. 2014;33:3764-775.
9. Favero G et al. Sirtuins, aging, and cardiovascular risks. American Aging Association 2015; 37(4): 65.
10. Gertz M et al. A molecular mechanism for direct sirtuin activation by resveratrol. Plos One, 2012;7(11):e49761.
11. Kennedy DO et al. Effects of resveratrol on cerebral blood flow variables and cognitive performance in humans: a double-blind, placebo-controlled, crossover investigation. The American Journal of Clinical Nutrition. 2010;91(6):1590-7.
12. Marques FZ, Markus M, Morris BJ. Resveratrol: cellular actions of a potent natural chemical that confers a diversity of health benefits. The International Journal of Biochemistry & Cell Biology. 2009;41:2125-8.
13. Pardo PS, Boriek AM. The physiological roles of Sirt1 in skeletal muscle. Aging. 2011; 3(4):430-7.
14. Privat C et al. Antioxidant properties of trans-ε-viniferin as compared to stilbene derivatives in aqueous and nonaqueous media. Journal of Agricultural and Food Chemistry. 2002;50(5):1213-7.
15. Soeura J et al. Skin resistance to oxidative stress induced by resveratrol: From Nrf2 activation to GSH biosynthesis. Free Radical Biology and Medicine. 2015;78:213-23.
16. Turpaev KT. Keap1-Nrf2 signaling pathway: mechanisms of regulation and role in protection of cells against toxicity caused by xenobiotics and electrophiles. Biochemistry. 2013;78(2):111-26.

17. Zghonda N et al. Viniferin is more effective than its monomer resveratrol in improving the functions of vascular endothelial cells and the heart. Bioscience, Biotechnology, and Biochemistry. 2012;76(5):954-60.
18. Zghonda N et al. Greater effectiveness of ε-viniferin in red wine than its monomer resveratrol for inhibiting vascular smooth muscle cell proliferation and migration. Bioscience, Biotechnology, and Biochemistry. 2010;75(7):1259-67.

Saffrin®

1. Material Safrin Plantex.
2. Bathaie SZ, Mousavi SZ. New applications and mechanisms of action of saffron and its important ingredients. Crit Rev Food Sci Nutr. 2010;50(8):761-86.
3. Rezaee R, Hosseinzadeh H. Safranal: from an aromatic natural product to a rewarding pharmacological agent. Iran J Basic Med Sci. 2013;16(1):12-26.
4. Sadeghnia HR, Kamkar M, Assadpour E, Boroushaki MT, Ghorbani A. Protective effect of safranal, a constituent of crocus sativus, on quinolinic acid-induced oxidative damage in rat hippocampus. Iran J Basic Med Sci. 2013;16(1):73-82.
5. Blum K, Bagchi D, Bowirrat A, Downs BW, Waite RL, Giordano J et al. Nutrigenomics of neuradaptogen amino-acid-therapy and neurometabolic optimizers: overcoming carbohydrate bingeing and overeating through neurometabolic mechanisms. Funct Foods Health Dis. 2011;9:310-78.
6. Hosseinzadeh H, Noraei NB. Anxiolytic and hypnotic effect of Crocus sativus aqueous extract and its constituents, crocin and safranal, in mice. Phytother Res. 2009;23:768-74.
7. Kyrou I, Tsigos C. Stress hormones: physiological stress and regulation of metabolism. Curr Opin Pharmacol. 2009;9(6):787-93.
8. Kyrou I, Chrousos GP, Tsigos C. Stress, visceral obesity, and metabolic complications. Ann N Y Acad Sci. 2006;1083:77-110.
9. Gout B, Bourges C, Paineau-Dubreuil S. Satiereal, a Crocus sativus L extract, reduces snacking and increases satiety in a randomized placebo-controlled study of mildly overweight, healthy women. Nutr Res. 2010;30:305-13.
10. Maeda A, Kai K, Ishii M, Ishii T, Akagawa M. Safranal, a novel protein tyrosine phosphatase 1B inhibitor, activates insulin signaling in C2C12 myotubes and improves glucose tolerance in diabetic KK-Ay mice. Mol Nutr Food Res. 2014;58:1177-89.
11. Samarghandian S, Borji A, Delkhosh MB, Samini F. Safranal treatment improves hyperglycemia, hyperlipidemia and oxidative stress in streptozotocin-induced diabetic rats. J Pharm Pharm Sci. 2013;16(2):352-62.
12. Mehdizadeh R, Parizadeh MR, Khooei AR, Mehri S, Hosseinzadeh H. Cardioprotective effect of saffron extract and safranal in isoproterenol-induced myocardial infarction in wistar rats. Iran J Basic Med Sci. 2013;16(1):56-63.
13. Modabbernia A, Sohrabi H, Nasehi AA, Raisi F, Saroukhani S, Jamshidi A, et al. Effect of saffron on fluoxetine-induced sexual impairment in men: randomized double-blind placebo-controlled trial. Psychopharmacology. 2012; 223:381-8.
14. Schmidt M, Betti G, Hensel A. Saffron in phytotherapy: pharmacology and clinical uses. Wien Med Wochenschr. 2007;157(13-14):315-9.
15. De Monte C, Carradori S, Chimenti P, Secci D, Mannina L, Alcaro F et al. New insights into the biological properties of Crocus sativus L.: chemical modifications, human monoamine oxidases inhibition and molecular modeling studies. Eur J Med Chem. 2014;82:164-71.
16. Akhondzadeh et al. A 22-week, multicenter, randomized, double-blind controlled trial of crocus sativus in the treatment of mild-to-moderate Alzheimer's disease. Psychopharmacology. 2010;207:637-43.

Serenzo™

1. Head KA, Kelly GS. Nutrients and botanicals for treatment of stress: adrenal fatigue, neurotransmitter imbalance, anxiety, and restless sleep. Altern Med Rev. 2009;14(2):114-40.
2. Kyrou I, Tsigos C. Stress hormones: physiological stress and regulation of metabolism. Curr Opin Pharmacol. 2009;9(6):787-93.
3. Kyrou I, Chrousos GP, Tsigos C. Stress, visceral obesity, and metabolic complications. Ann N Y Acad Sci. 2006;1083:77-110.
4. Wake DJ, Walker BR. Inhibition of 11beta-hydroxysteroid dehydrogenase type 1 in obesity. Endocrine. 2006;29(1):101-8.
5. Material Serenzo – BioSereae Laboratories.
6. Pimenta FCF, Correia NA, Albuquerque KLGD, De Sousa DP, Da Rosa MRD, Pimenta MBF et al. Naturally occurring anxiolytic substances from aromatic plants of genus citrus. J Med Plants Res. 2012;6(3):342-7.
7. Goes TC Antunes FD, Alves PB, Teixeira-Silva F. Effect of sweet orange aroma on experimental anxiety in humans. J Altern Complem Med. 2012;18(8):798-804.
8. Sun J. D-Limonene: safety and clinical applications. Altern Med Rev. 2007;12(3):259-64.

CAPÍTULO 25 • NUTRIÇÃO MAGISTRAL   **331**

9. Bio Sereae Laboratories. Effect of Serenzo™ on the reduction of inflammatory disorder induced by stress, 2009.
10. Bio Sereae Laboratories. Effect of Serenzo™ on the reduction of stress symptoms and mood disorders induced by stress, 2009.
11. Nexira Health. Evaluation of benefit and tolerability of Serenzo™ in chronically stressed subjects. Open-labe, pilot monocentric study, 2012.

Teacrine®

1. Literatura do Fornecedor – Compund Solutions (EUA).
2. Tim N, Ziegenfuss PHD, Scott M. Habowski MS, Jennifer E, Sandrock MSA et al. A two-part approach to examine the effects of theacrine (TeaCrine®) supplementation on oxygen consumption, hemodynamic responses, and subjective measures of cognitive and psychometric parameters. Journal of Dietary Supplements 2016; 14:9-24.
3. Zheng XQ, Ye CX, Kato M, Crozier A, Ashihara H. Theacrine (1,3,7,9-tetramethyluric acid) synthesis in leaves of a chinese tea, kucha (Camellia assamica var. kucha). Phytochemistry. 2002;60(2):129-34.
4. Habowski SM, Sandrock JE, Kedia AW, Ziegenfuss T. The effects of Teacrine™, a nature-identical purine alkaloid, on subjective measures of cognitive function, psychometric and hemodynamic indices in healthy humans: a randomized, double-blinded crossover pilot trial. J Int Soc Sports Nutr. 2014;11(1):1-2.
5. Feduccia AA, Wang Y, Simms JA, Yi HY, Li R, Bjeldanes L et al. Locomotor activation by theacrine, a purine alkaloid structurally similar to caffeine: involvement of adenosine and dopamine receptors. Pharmacol Biochem Behav. 2012;102(2):241-8.
6. Hui HE, Dejian MA, Crone LB, Butawan M, Meibohm B, Bloomer RJ, Yates CR. Assessment of the drug--drug interaction potential between theacrine and caffeine in humans. Journal of Caffeine Research. 2017; 7(3):95-102.

Testofen®

1. Cadore LE, Brentano MA, Lhullier RLF. Fatores relacionados com as respostas da testosterona e do cortisol ao treinamento de força. *Rev Bras Med Esporte* [online]. 2008; 14 (1):74-78.
2. Rao A, Steels E, Inder WJ, Abraham S, Vitetta L. Testofen, a specialised trigonella foenum-graecum seed extract reduces age-related symptoms of androgen decrease, increases testosterone levels and improves sexual function in healthy aging males in a double-blind randomised clinical study. Aging Male. 2016; 19(2):134-42.
3. Steels E, Rao A, Vitetta L. Physiological aspects of male libido enhanced by standardized trigonella foenum--graecum extract and mineral formulation. Phytotherapy Research. Phytother Res. 2011; 25(9):1294-300.
4. Wankhede S, Mohan V, Thakurdesai P. Beneficial effects of fenugreek glycoside supplementation in male subjects during resistance training: a randomized controlled pilot study. J Sport Health Sci. 2016; 5(2):176-182.

Vinoxin®

1. Literatura do fabricante – Nexyra (França).
2. Flamini R et al. Advanced knowledge of three important classes of grape phenolics: anthocyanins, stilbenes and flavonols. Int. J. Mol. Sci. 2013;14:1965-9.
3. Georgiev V, Ananga A, Tsolova V. Recent advences and uses of grape flavonoids as nutraceuticals. Nutrients. 2014; 6:391-415.

Parte 4

ANEXOS

"As plantas medicinais não curam
apenas, fazem milagres."
(Von Martius)

Anexo I

Lista de plantas de registro simplificado de medicamentos fitoterápicos e produtos tradicionais fitoterápicos (adaptado da IN 02/2014)

	LISTA DE MEDICAMENTOS FITOTERÁPICOS DE REGISTRO SIMPLIFICADO	
	Nomenclatura botânica	*Aesculus hippocastanum L.*
	Nome popular	**Castanha-da-índia**
	Parte usada	Sementes
	Padronização/marcador	Glicosídeos triterpênicos expressos em escina anidra
1	Derivado de droga vegetal	Extratos
	Indicações/ações terapêuticas	Fragilidade capilar, insuficiência venosa
	Dose diária	32 a 120 mg de glicosídeos triterpênicos expressos em escina anidra
	Via de administração	Oral
	Restrição de uso	Venda sem prescrição médica
	Nomenclatura botânica	*Allium sativum L.*
	Nome popular	**Alho**
	Parte usada	Bulbo
	Padronização/marcador	Alicina
2	Derivado de droga vegetal	Extratos/óleos
	Indicações/ações terapêuticas	Coadjuvante no tratamento da hiperlipidemia e hipertensão arterial leve, auxiliar na prevenção da aterosclerose
	Dose diária	3 a 5 mg de alicina
	Via de administração	Oral
	Restrição de uso	Venda sem prescrição médica

(Continua)

(Continuação)

	LISTA DE MEDICAMENTOS FITOTERÁPICOS DE REGISTRO SIMPLIFICADO	
3	Nomenclatura botânica	*Arctostaphylos uva-ursi Spreng.*
	Nome popular	**Uva-ursi**
	Parte usada	Folha
	Padronização/marcador	Derivados de hidroquinonas expressos em arbutina
	Derivado de droga vegetal	Extratos
	Indicações/ações terapêuticas	Infecções do trato urinário
	Dose diária	400 a 840 mg de derivados de hidroquinonas expressos em arbutina
	Via de administração	Oral
	Restrição de uso	Venda sob prescrição médica. Não utilizar continuamente por mais de uma semana nem por mais de cinco semanas/ano. Não usar em crianças com menos de 12 anos.
4	Nomenclatura botânica	*Centella asiatica (L.) Urban*
	Nome popular	**Centela, Centela-asiática**
	Parte usada	Partes aéreas
	Padronização/marcador	Derivados triterpênicos totais expressos em asiaticosídeo
	Derivado de droga vegetal	Extratos
	Indicações/ações terapêuticas	Insuficiência venosa dos membros inferiores
	Dose diária	36 a 144 mg de derivados triterpênicos totais expressos em asiaticosídeo
	Via de administração	Oral
	Restrição de uso	Venda sem prescrição médica
5	Nomenclatura botânica	*Actacea racemosa L.*
	Nome popular	**Cimicífuga**
	Parte usada	Raiz ou rizoma
	Padronização/marcador	Glicosídeos triterpênicos expressos em 23-epi-26-deoxiacteína
	Derivado de droga vegetal	Extratos
	Indicações/ações terapêuticas	Sintomas do climatério
	Dose diária	2 a 7 mg de glicosídeos triterpênicos expressos em 23-epi-26-deoxiacteína
	Via de administração	Oral
	Restrição de uso	Venda sob prescrição médica
6	Nomenclatura botânica	*Cynara scolymus L.*
	Nome popular	**Alcachofra**
	Parte usada	Folhas
	Padronização/marcador	Derivados do ácido cafeoilquínico expressos em ácido clorogênico
	Derivado de droga vegetal	Extrato
	Indicações/ações terapêuticas	Colagogo e colerético. Tratamento dos sintomas de dispepsia funcional e de hipercolesterolemia leve a moderada.
	Dose diária	24 a 48 mg de derivados de ácido cafeoilquínico expressos em ácido clorogênico
	Via de administração	Oral
	Restrição de uso	Venda sem prescrição médica

(Continua)

ANEXO I **337**

(Continuação)

LISTA DE MEDICAMENTOS FITOTERÁPICOS DE REGISTRO SIMPLIFICADO

7	Nomenclatura botânica	*Echinacea purpurea Moench*
	Nome popular	**Equinácea**
	Parte usada	Partes aéreas floridas
	Padronização/marcador	Soma dos ácidos caftárico e ácido chicórico
	Derivado de droga vegetal	Extrato
	Indicações/ações terapêuticas	Preventivo e coadjuvante na terapia de resfriados e infecções do trato respiratório e urinário
	Dose diária	13 a 36 mg de fenóis totais expressos em ácido caftárico, ácido chicórico, ácido clorogênico e equinacosídeo
	Via de administração	Oral
	Restrição de uso	Venda sob prescrição médica
8	Nomenclatura botânica	*Ginkgo biloba L.*
	Nome popular	**Ginkgo**
	Parte usada	Folhas
	Padronização/marcador	Ginkgoflavonoides (22 a 27%), determinados como quercetina, kaempferol e isorhamnetina; e terpenolactonas (5 a 7%), determinadas como ginkgolídeos A, B, C, e bilobalídeo. Marcador negativo: ácidos gincólicos em quantidade inferior a 5 mcg/g.
	Derivado de droga vegetal	Extratos
	Indicações/ações terapêuticas	Vertigens e zumbidos (tinidos) resultantes de distúrbios circulatórios; distúrbios circulatórios periféricos (claudicação intermitente) e insuficiência vascular cerebral.
	Dose diária	26,4 a 64,8 mg de ginkgoflavonoides e 6 a 16,8 mg de terpenolactonas
	Via de administração	Oral
	Restrição de uso	Venda sob prescrição médica
9	Nomenclatura botânica	*Glycine max (L.) Merr.*
	Nome popular	**Soja**
	Parte usada	Sementes
	Padronização/marcador	Isoflavonas
	Derivado de droga vegetal	Derivado vegetal
	Indicações/ações terapêuticas	Coadjuvante no alívio dos sintomas do climatério
	Dose diária	50 a 120 mg de isoflavonas
	Via de administração	Oral
	Restrição de uso	Venda sem prescrição médica
10	Nomenclatura botânica	*Glycyrrhiza glabra L.*
	Nome popular	**Alcaçuz**
	Parte usada	Raízes
	Padronização/marcador	Ácido glicirrizínico
	Derivado de droga vegetal	Extratos
	Indicações/ações terapêuticas	Coadjuvante no tratamento de úlceras gástricas e duodenais
	Dose diária	200 a 600 mg de ácido glicirrizínico
	Via de administração	Oral
	Restrição de uso	Venda sem prescrição médica. Não utilizar continuamente por mais de seis semanas sem acompanhamento médico.

(Continua)

(Continuação)

LISTA DE MEDICAMENTOS FITOTERÁPICOS DE REGISTRO SIMPLIFICADO

11	Nomenclatura botânica	*Hypericum perforatum L.*
	Nome popular	**Hipérico**
	Parte usada	Partes aéreas
	Padronização/marcador	Hipericinas totais expressas em hipericina
	Derivado de droga vegetal	Extratos/tintura
	Indicações/ações terapêuticas	Estados depressivos leves a moderados
	Dose Diária	0,9 a 2,7 mg hipericinas totais expressas em hipericina
	Via de administração	Oral
	Restrição de uso	Venda sob prescrição médica
12	Nomenclatura botânica	*Mentha piperita L.*
	Nome popular	**Hortelã-pimenta**
	Parte usada	Folhas
	Padronização/marcador	30 a 55% de mentol e 14% a 32% de mentona
	Derivado de droga vegetal	Óleo essencial
	Indicações/ações terapêuticas	Expectorante, carminativo e antiespasmódico. Tratamento da síndrome do cólon irritável.
	Dose diária	60 a 440 mg de mentol e 28 a 256 mg de mentona
	Via de administração	Oral
	Restrição de uso	Venda sem prescrição médica: expectorante, carminativo e antiespasmódico. Venda sob prescrição médica: tratamento da síndrome do cólon irritável.
13	Nomenclatura botânica	*Panax ginseng C. A. Mey.*
	Nome popular	**Ginseng**
	Parte usada	Raiz
	Padronização/marcador	Ginsenosídeos Rb1, Re, Rb1, Rc, Rb2, Rd, Rf e Rg2 (Rf e Rg2 apenas para identificação)
	Derivado de droga vegetal	Extratos
	Indicações/ações terapêuticas	Estado de fadiga física e mental, adaptógeno
	Dose diária	8 a 16 mg de ginsenosídeos Rb1, Re, Rb1, Rc, Rb2 e Rd
	Via de administração	Oral
	Restrição de uso	Venda sem prescrição médica. Utilizar por no máximo três meses.
14	Nomenclatura botânica	*Paullinia cupana Kunth*
	Nome popular	**Guaraná**
	Parte usada	Sementes
	Padronização/marcador	Metilxantinas expressas em cafeína
	Derivado de droga vegetal	Extratos
	Indicações/ações terapêuticas	Psicoestimulante e astenia
	Dose diária	15 a 70 mg de metilxantinas expressas em cafeína
	Via de administração	Oral
	Restrição de uso	Venda sem prescrição médica

(Continua)

(Continuação)

LISTA DE MEDICAMENTOS FITOTERÁPICOS DE REGISTRO SIMPLIFICADO

15	Nomenclatura botânica	*Pimpinella anisum L.*
	Nome popular	**Erva-doce, Anis**
	Parte usada	Frutos
	Padronização/marcador	Transanetol
	Derivado de droga vegetal	Extratos/tintura
	Indicações/ações terapêuticas	Expectorante, antiespasmódico, carminativo, dispepsias funcionais
	Dose diária	0 a 1 ano: 16 a 45 mg de transanetol; 1 a 4 anos: 32 a 90 mg de transanetol; adultos: 80 a 225 mg de transanetol
	Via de administração	Oral
	Restrição de uso	Venda sem prescrição médica
16	Nomenclatura botânica	*Piper methysticum G. Forst.*
	Nome popular	**Kava-kava**
	Parte usada	Rizoma
	Padronização/marcador	Kavalactonas
	Derivado de droga vegetal	Extratos/tintura
	Indicações/ações terapêuticas	Ansiolítico e insônia
	Dose diária	60 a 210 mg de kavalactonas
	Via de administração	Oral
	Restrição de uso	Venda sob prescrição médica. Utilizar no máximo por dois meses.
17	Nomenclatura botânica	*Plantago ovata Forssk.*
	Nome popular	**Plantago**
	Parte usada	Casca da semente
	Padronização/marcador	Índice de intumescência
	Derivado de droga vegetal	Droga vegetal pulverizada (pó)
	Indicações/ações terapêuticas	Coadjuvante nos casos de obstipação intestinal. Tratamento da síndrome do cólon irritável.
	Dose diária	3 a 30 g do pó
	Via de administração	Oral
	Restrição de uso	Venda sem prescrição médica: coadjuvante nos casos de obstipação intestinal. Venda sob prescrição médica: tratamento da síndrome do cólon irritável.
18	Nomenclatura botânica	*Polygala senega L.*
	Nome popular	**Polígala**
	Parte usada	Raízes
	Padronização/marcador	Saponinas triterpênicas
	Derivado de droga vegetal	Extratos/tintura
	Indicações/ações terapêuticas	Bronquite crônica, faringite
	Dose diária	18 a 33 mg de saponinas triterpênicas
	Via de administração	Oral
	Restrição de uso	Venda sem prescrição médica

(Continua)

(Continuação)

LISTA DE MEDICAMENTOS FITOTERÁPICOS DE REGISTRO SIMPLIFICADO

19		
	Nomenclatura botânica	*Frangula purshiana (DC.)*
	Nome popular	**Cáscara sagrada**
	Parte usada	Casca
	Padronização/marcador	Derivado hidroxiantracênico expressos em cascarosídeo A
	Derivado de droga vegetal	Extratos
	Indicações/ações terapêuticas	Constipação ocasional
	Dose Diária	20 a 30 mg de derivado hidroxiantracênico expressos em cascarosídeo A
	Via de administração	Oral
	Restrição de uso	Venda sem prescrição médica. Não utilizar continuamente por mais de uma semana.
20		
	Nomenclatura botânica	*Salix alba L., S. purpurea L., S. daphnoides Vill, S. fragilis L.*
	Nome popular	**Salgueiro-branco**
	Parte usada	Casca
	Padronização/marcador	Salicina
	Derivado de droga vegetal	Extratos
	Indicações/ações terapêuticas	Antitérmico, anti-inflamatório, analgésico
	Dose diária	60 a 240 mg de salicina
	Via de administração	Oral
	Restrição de uso	Venda sem prescrição médica
21		
	Nomenclatura botânica	*Senna alexandrina Mill.*
	Nome popular	**Sene**
	Parte usada	Folhas e frutos
	Padronização/marcador	Derivados hidroxiantracênicos expressos em senosídeo B
	Derivado de droga vegetal	Extratos/tintura
	Indicações/ações terapêuticas	Laxativo
	Dose diária	10 a 30 mg de derivados hidroxiantracênicos expressos em senosídeo B
	Via de administração	Oral
	Restrição de uso	Venda sem prescrição médica
22		
	Nomenclatura botânica	*Serenoa repens (W. Bartram) Small*
	Nome popular	**Saw palmetto**
	Parte usada	Frutos
	Padronização/marcador	Ácidos graxos
	Derivado de droga vegetal	Extrato
	Indicações/ações terapêuticas	Hiperplasia benigna de próstata e sintomas associados
	Dose diária	272 a 304 mg de ácidos graxos
	Via de administração	Oral
	Restrição de uso	Venda sob prescrição médica

(Continua)

ANEXO I **341**

(Continuação)

LISTA DE MEDICAMENTOS FITOTERÁPICOS DE REGISTRO SIMPLIFICADO		
23	Nomenclatura botânica	*Tanacetum parthenium (L.) Sch. Bip.*
	Nome popular	**Tanaceto**
	Parte usada	Folhas
	Padronização/marcador	Partenolídeos
	Derivado de droga vegetal	Extratos/tintura
	Indicações/ações terapêuticas	Profilaxia da enxaqueca
	Dose diária	0,2 a 0,6 mg de partenolídeos
	Via de administração	Oral
	Restrição de uso	Venda sob prescrição médica. Não usar de forma contínua.
24	Nomenclatura botânica	*Vaccinum myrtillus L.*
	Nome popular	**Mirtilo**
	Parte usada	Frutos maduros
	Padronização/marcador	Antocianosídeos expressos em cloreto de cianidina-3-O-glicosídeo. Marcador negativo: máximo de 1% de antocianidinas expressos em cloreto de cianidina.
	Derivado de droga vegetal	Extratos seco aquoso, metanólico ou etanólico
	Indicações/ações terapêuticas	Fragilidade e alteração da permeabilidade capilar, insuficiência venosa periférica
	Dose diária	110 a 170 mg de antocianosídeos expressos em cloreto de cianidina-3-O-glicosídeo
	Via de administração	Oral
	Restrição de uso	Venda sem prescrição médica
25	Nomenclatura botânica	*Valeriana officinalis L.*
	Nome popular	**Valeriana**
	Parte usada	Raízes
	Padronização/marcador	Ácidos sesquiterpênicos expressos em ácido valerênico
	Derivado de droga vegetal	Extratos/tinturas
	Indicações/ações terapêuticas	Sedativo moderado, hipnótico e no tratamento de distúrbios do sono associados à ansiedade
	Dose diária	1,0 a 7,5 mg de ácidos sesquiterpênicos expressos em ácido valerênico
	Via de administração	Oral
	Restrição de uso	Venda sob prescrição médica
26	Nomenclatura botânica	*Zingiber officinale Roscoe*
	Nome popular	**Gengibre**
	Parte usada	Rizomas
	Padronização/marcador	Gingeróis (6-gingerol, 8-gingerol, 10-gingerol, 6-shogaol)
	Derivado de droga vegetal	Extrato
	Indicações/ações terapêuticas	Profilaxia de náuseas causadas por movimento (cinetose) e pós-cirúrgicas
	Dose diária	Crianças acima de 6 anos: 4 a 16 mg de gingeróis; adulto: 16 a 32 mg de gingeróis.
	Via de administração	Oral
	Restrição de uso	Venda sem prescrição médica

(Continua)

PARTE 4 – ANEXOS

(Continuação)

LISTA DE MEDICAMENTOS FITOTERÁPICOS DE REGISTRO SIMPLIFICADO

27		
	Nomenclatura botânica	*Zingiber officinale Roscoe*
	Nome popular	**Gengibre**
	Parte usada	Rizomas
	Padronização/marcador	Gingeróis (gingerol, gingerdionas, shogaol)
	Derivado de droga vegetal	Droga vegetal, fresca ou seca, pulverizada (pó)
	Indicações/ações terapêuticas	Profilaxia de náuseas e vômitos durante a gravidez
	Dose diária	Adulto: 1 a 2 gramas de rizoma em pó (equivalente a 8 a 16 mg de gingeróis na droga vegetal)
	Via de administração	Oral
	Restrição de uso	Venda sem prescrição médica

LISTA DE PRODUTOS TRADICIONAIS FITOTERÁPICOS DE REGISTRO SIMPLIFICADO

1		
	Nomenclatura botânica	*Arnica montana L.*
	Nome popular	**Arnica**
	Parte usada	Capítulo floral
	Padronização/marcador	Lactonas sesquiterpênicas totais expressas em tiglato de di-hidrohelenalina
	Derivado de droga vegetal	Extratos
	Alegação de uso	Equimoses, hematomas e contusões
	Concentração da forma farmacêutica	0,16 a 0,20 mg de lactonas sesquiterpênicas totais expressas em tiglato de di-hidrohelenalina por grama ou 0,08 mg de lactonas sesquiterpênicas totais expressas em tiglato de di-hidrohelenalina por mL.
	Via de administração	Tópica
	Restrição de uso	Venda sem prescrição médica. Não usar em ferimentos abertos.
2	Nomenclatura botânica	*Calendula officinalis L.*
	Nome popular	**Calêndula**
	Parte usada	Flores
	Padronização/marcador	Flavonoides totais expressos em hiperosídeos
	Derivado de droga vegetal	Extratos
	Alegação de uso	Cicatrizante, anti-inflamatório
	Concentração da forma farmacêutica	1,6 a 5,0 mg de flavonoides totais expressos em hiperosídeos por 100 g ou 0,8 a 1,0 mg de flavonoides totais expressos em hiperosídeos por mL
	Via de administração	Tópica
	Restrição de uso	Venda sem prescrição médica
3	Nomenclatura botânica	*Eucalyptus globulus Labill.*
	Nome popular	**Eucalipto**
	Parte usada	Folhas
	Padronização/marcador	Cineol
	Derivado de droga vegetal	Óleo essencial/extratos

(Continua)

(Continuação)

LISTA DE PRODUTOS TRADICIONAIS FITOTERÁPICOS DE REGISTRO SIMPLIFICADO

3	Alegação de uso	Antisséptico das vias aéreas superiores e expectorante
	Concentração da forma farmacêutica	14 a 42,5 mg de cineol
	Via de administração	Oral e inalatória
	Restrição de uso	Venda sem prescrição médica
4	Nomenclatura botânica	*Glycyrrhiza glabra L.*
	Nome popular	**Alcaçuz**
	Parte usada	Raízes
	Padronização/marcador	Ácido glicirrizínico
	Derivado de droga vegetal	Extratos
	Alegação de uso	Expectorante
	Concentração da forma farmacêutica	60 a 200 mg de ácido glicirrizínico
	Via de administração	Oral
	Restrição de uso	Venda sem prescrição médica. Não utilizar continuamente por mais de seis semanas sem acompanhamento médico.
5	Nomenclatura botânica	*Hamamelis virginiana L.*
	Nome popular	**Hamamélis**
	Parte usada	Folhas
	Padronização/marcador	Taninos totais expressos em pirogalol
	Derivado de droga vegetal	Extratos
	Alegação de uso	Uso interno: alívio sintomático de prurido e ardor associado a hemorroidas. Uso tópico: hemorroidas externas e equimoses.
	Concentração da forma farmacêutica	Uso interno: 420 a 900 mg de taninos totais expressos em pirogalol. Uso tópico: 0,35 a 1,0 mg de taninos expressos em pirogalol por 100 mg ou 3,5 a 10 mg de taninos por mL.
	Via de administração	Tópica e interna
	Restrição de uso	Venda sem prescrição médica
6	Nomenclatura botânica	*Harpagophutum procumbens DC. Ex Meissen e H. zeyheri Decne*
	Nome popular	**Garra-do-diabo**
	Parte usada	Raízes secundárias
	Padronização/marcador	Harpagosídeo ou iridoides totais expressos em harpagosídeos
	Derivado de droga vegetal	Extrato aquoso ou hidroetanólico (30 a 60%)
	Alegação de uso	Alívio de dores articulares moderadas e dor lombar aguda
	Dose diária	30 a 100 mg de harpagosídeo ou 45 a 150 mg de iridoides totais expressos em harpagosídeos
	Forma farmacêutica	Comprimido revestido gastrorresistente
	Via de administração	Oral
	Restrição de uso	Venda sem prescrição médica
7	Nomenclatura botânica	*Matricaria recutita L.*
	Nome popular	**Camomila**
	Parte usada	Capítulos florais

(Continua)

PARTE 4 – ANEXOS

(Continuação)

LISTA DE PRODUTOS TRADICIONAIS FITOTERÁPICOS DE REGISTRO SIMPLIFICADO

7	Padronização/marcador	Apigenina-7-glicosídeo e derivados bisabolônicos calculados como levomenol
	Derivado de droga vegetal	Extratos/tinturas
	Alegação de uso	Uso oral: antiespasmódico intestinal, dispepsias funcionais. Uso tópico: anti-inflamatório
	Dose diária	Uso oral: 4 a 24 mg de apigenina-7-glicosídeo
	Concentração da forma farmacêutica	Uso tópico: 0,005 a 0,05 mg de apigenina 7-glicosídeo por 100 g ou 100 mL e 0,004 a 0,07 mg de derivados bisabolônicos calculados como levomenol por 100 g ou 100 mL.
	Via de administração	Oral e tópica, tintura apenas tópica
	Restrição de uso	Venda sem prescrição médica
8	Nomenclatura botânica	*Maytenus ilicifolia Mart. ex Reiss.*
	Nome popular	**Espinheira-santa**
	Parte usada	Folhas
	Padronização/marcador	Taninos totais expressos em pirogalol
	Derivado de droga vegetal	Extratos/tinturas
	Alegação de uso	Dispepsias, coadjuvante no tratamento de gastrite e úlcera gastroduodenal
	Dose diária	60 a 90 mg taninos totais expressos em pirogalol
	Via de administração	Oral
	Restrição de uso	Venda sem prescrição médica.
9	Nomenclatura botânica	*Melissa officinalis L.*
	Nome popular	**Melissa, erva-cidreira**
	Parte usada	Folhas
	Padronização/marcador	Ácidos hidroxicinâmicos expressos em ácido rosmarínico
	Derivado de droga vegetal	Extratos/tinturas
	Alegação de uso	Carminativo, antiespasmódico, ansiolítico leve
	Dose diária	60 a 180 mg de ácidos hidroxicinâmicos expressos em ácido rosmarínico
	Via de administração	Oral
	Restrição de uso	Venda sem prescrição médica
10	Nomenclatura botânica	*Mikania glomerata Spreng., M. laevigata Sch. Bip. Ex Baker*
	Nome popular	**Guaco**
	Parte usada	Folhas
	Padronização/marcador	Cumarina
	Derivado de droga vegetal	Extratos/tinturas
	Alegação de uso	Expectorante, broncodilatador
	Dose diária	0,5 a 5 mg de cumarina
	Via de administração	Oral
	Restrição de uso	Venda sem prescrição médica

(Continua)

ANEXO I **345**

(Continuação)

LISTA DE PRODUTOS TRADICIONAIS FITOTERÁPICOS DE REGISTRO SIMPLIFICADO

11	Nomenclatura botânica	*Passiflora edulis Sims*
	Nome popular	**Maracujá, Passiflora**
	Parte usada	Partes aéreas
	Padronização/marcador	Flavonoides totais expressos em vitexina
	Derivado de droga vegetal	Extratos/tinturas
	Alegação de uso	Ansiolítico leve
	Dose diária	30 a 120 mg de flavonoides totais expressos em vitexina
	Via de administração	Oral
	Restrição de uso	Venda sem prescrição médica
12	Nomenclatura botânica	*Peumus boldus Molina*
	Nome popular	**Boldo, boldo-do-chile**
	Parte usada	Folhas
	Padronização/marcador	Alcaloides totais expressos em boldina
	Derivado de droga vegetal	Extratos/tinturas
	Alegação de uso	Colagogo, colerético, dispepsias funcionais, distúrbios gastrointestinais espásticos
	Dose diária	2 a 5 mg alcaloides totais expressos em boldina
	Via de administração	Oral
	Restrição de uso	Venda sem prescrição médica
13	Nomenclatura botânica	*Sambucus nigra L.*
	Nome popular	**Sabugueiro**
	Parte usada	Flores
	Padronização/marcador	Flavonoides totais expressos em isoquercitrina
	Derivado de droga vegetal	Extratos/tinturas
	Alegação de uso	Mucolítico/expectorante, tratamento sintomático de gripe e resfriado
	Dose diária	80 a 120 mg de flavonoides totais expressos em isoquercitrina
	Via de administração	Oral
	Restrição de uso	Venda sem prescrição médica
14	Nomenclatura botânica	Silybum marianum (L.) Gaertn
	Nome popular	*Milk thistle*, **Cardo-mariano**
	Parte usada	Frutos sem papilho
	Padronização/marcador	Silimarina expressos em silibina
	Derivado de droga vegetal	Extratos/tinturas
	Alegação de uso	Hepatoprotetor
	Dose diária	200 a 400 mg de silimarina expressos em silibina (por UV). 154 a 324 mg de silimarina expressos em silibina (por HPLC).
	Via de administração	Oral
	Restrição de uso	Venda sem prescrição médica

(Continua)

PARTE 4 – ANEXOS

(Continuação)

LISTA DE PRODUTOS TRADICIONAIS FITOTERÁPICOS DE REGISTRO SIMPLIFICADO		
15	Nomenclatura botânica	*Symphytum officinale L.*
	Nome popular	**Confrei**
	Partes usadas	Raízes
	Padronização/marcador	Alantoína
	Derivado de droga vegetal	Extrato
	Alegação de uso	Cicatrizante, equimoses, hematomas e contusões
	Dose diária	0,03 a 0,16 mg de alantoína por 100 mg
	Via de administração	Tópica
	Restrição de uso	Venda sem prescrição médica. Utilizar por no máximo 4 a 6 semanas/ano. Utilizar somente em lesões localizadas, quando abertas.
16	Nomenclatura botânica	*Uncaria tomentosa (Willd. Ex Roem. & Schult.) DC.*
	Nome popular	**Unha-de-gato**
	Partes usadas	Casca do caule e raiz
	Padronização/marcador	Alcaloides oxindólicos pentacíclicos. Mercador negativo: Alcaloides oxindólicos tetracíclicos.
	Derivado de droga vegetal	Extrato
	Alegação de uso	Anti-inflamatório
	Concentração da forma farmacêutica	0,9 mg de alcaloides oxindólicos pentacíclicos
	Via de administração	Oral
	Restrição de uso	Venda sem prescrição médica. Não utilizar em gestantes, lactantes e lactentes.

Anexo II

Critérios para enquadramento de medicamentos como isentos de prescrição médica (adaptado da RDC 98/2016, da Anvisa)

Para um medicamento ser enquadrado como isento de prescrição, é necessário que comprove os critérios estabelecidos a seguir:

I – Tempo mínimo de comercialização do princípio ativo ou da associação de princípios ativos, com as mesmas indicações, via de administração e faixa terapêutica de:	a) 10 (dez) anos, sendo, no mínimo, 5 (cinco) anos no Brasil como medicamento sob prescrição; ou b) 5 (cinco) anos no exterior como medicamento isento de prescrição cujos critérios para seu enquadramento sejam compatíveis com os estabelecidos nesta Resolução.
II – Segurança, segundo avaliação da causalidade, gravidade e frequência de eventos adversos e intoxicação, baixo potencial de causar dano à saúde quando obtido sem orientação de um prescritor, considerando sua forma farmacêutica, princípio ativo, concentração do princípio ativo, via de administração e posologia, devendo o produto apresentar:	a) Reações adversas com causalidades conhecidas e reversíveis após suspensão de uso do medicamento; b) Baixo potencial de toxicidade, quando reações graves ocorrem apenas com a administração de grande quantidade do produto, além de apresentar janela terapêutica segura; c) Baixo potencial de interação medicamentosa e alimentar clinicamente significante.
III – Indicação para o tratamento, prevenção ou alívio de sinais e sintomas de doenças não graves e com evolução inexistente ou muito lenta, sendo que os sinais e sintomas devem ser facilmente detectáveis pelo paciente, seu cuidador ou pelo farmacêutico, sem necessidade de monitoramento laboratorial ou consulta com o prescritor.	
IV – Utilização por curto período de tempo ou por tempo previsto em bula, exceto para os de uso preventivo, bem como para os medicamentos específicos e fitoterápicos indicados para doenças de baixa gravidade.	
V – Ser manejável pelo paciente, seu cuidador, ou mediante orientação pelo farmacêutico.	

(Continua)

PARTE 4 – ANEXOS

(Continuação)

VI – Baixo potencial de risco ao paciente, nas seguintes condições:	a) Mau uso, com a utilização do medicamento para finalidade diferente da preconizada em bula; b) Abuso, com a utilização do medicamento em quantidade superior à preconizada ou por período superior ao recomendado; e c) Intoxicação.
VII – Não apresentar potencial dependência, ainda que seja utilizado conforme preconizado em bula.	

Obs. 1: Para **fitoterápicos**, o tempo de uso, conforme previsto no inciso I, poderá ser demonstrado para a droga ou derivado vegetal específico que se pretende registrar.

Obs. 2: Não são passíveis de enquadramento como medicamentos isentos de prescrição:

- As apresentações do medicamento cuja via de administração seja a parenteral (injetáveis);
- As apresentações que tenham indicação sob prescrição.

Obs. 3: É permitido que, em um mesmo processo de registro, coexistam apresentações isentas e sob prescrição, desde que diferenciadas por concentração ou forma farmacêutica ou unidades farmacotécnicas.

- Para as apresentações isentas de prescrição médica, o texto e o *layout* de bula e rotulagem deverão conter, obrigatoriamente, as informações estabelecidas em resolução específica.

Obs. 4: O enquadramento como MIP para medicamentos dinamizados segue a regulamentação específica.

Anexo III
Resolução CFN n. 402/2007

Regulamenta a prescrição fitoterápica pelo nutricionista de plantas *in natura* frescas, ou como droga vegetal nas suas diferentes formas farmacêuticas, e dá outras providências.

O Conselho Federal de Nutricionistas, no exercício das competências previstas na Lei n. 6.583, de 20 de outubro de 1978, no Decreto n. 84.444, de 30 de janeiro de 1980 e no Regimento Interno aprovado pela Resolução CFN n. 320, de 2 de dezembro de 2003, e tendo em vista o que foi deliberado na 186ª Sessão Plenária, Ordinária, realizada nos dias 16 e 17 de junho de 2007; e

CONSIDERANDO que a fitoterapia tem grande interface com a Nutrição e que as plantas medicinais têm finalidades terapêuticas, bioativas e em alguns casos funções nutricionais evidenciadas cientificamente por estudos específicos;

CONSIDERANDO que órgãos internacionais, em especial a Organização Mundial de Saúde vêm reconhecendo, valorizando e incentivando o uso de plantas medicinais e fitoterápicos dentro dos serviços públicos de saúde;

CONSIDERANDO que a II Conferência de Segurança Alimentar e Nutricional realizada em 2004, ratificou o valor das plantas medicinais e fitoterápicos na saúde da população;

CONSIDERANDO o reconhecimento crescente do Ministério da Saúde e o uso da Fitoterapia nas áreas de plantas medicinais e fitoterápicos, nas unidades de saúde do Sistema Único de Saúde – SUS em diversos Estados e Municípios;

CONSIDERANDO a Portaria do Ministério da Saúde n. 971, de 03/05/2006, que aprova a Política Nacional de Práticas Integrativas e Complementares no SUS, que inclui plantas medicinais e fitoterapia com um caráter de atuação multidisciplinar no SUS;

CONSIDERANDO o Decreto Presidencial n. 5.813, de 22/06/06, que aprova a Política Nacional de Plantas Medicinais e Fitoterápicos e dá outras providências;

CONSIDERANDO que o uso das plantas medicinais e fitoterápicos deve se dar de forma segura e eficaz, buscando promover o uso sustentável da biodiversidade brasileira;

CONSIDERANDO as informações levantadas e avaliadas pelo Conselho Federal de Nutricionistas sobre o tema desde julho de 2002, com a criação, em janeiro de 2004, do Grupo Técnico Nacional de Terapias Complementares, que inclui a fitoterapia;

CONSIDERANDO que a prática da prescrição das plantas e drogas vegetais constitui estratégia complementar à prescrição dietética elaborada pelo Nutricionista;

CONSIDERANDO o art. 2º, o inciso VI do art. 6º e os incisos IV e X do art. 7º, da Resolução CFN n. 334/2004, que dispõe sobre o Código de Ética do Nutricionista;

CONSIDERANDO a necessidade de regulamentar a prática da prescrição fitoterápica, para uma atuação ética e a qualidade na prestação de serviços individuais ou coletivos;

RESOLVE:

Art. 1º. Regulamentar a prescrição fitoterápica pelo nutricionista de plantas *in natura* frescas, ou como droga vegetal nas suas diferentes formas farmacêuticas.

Art. 2º. Considera-se para os fins desta Resolução as seguintes definições:

Fitoterapia: terapêutica caracterizada pelo uso de plantas medicinais em suas diferentes formas farmacêuticas, sem a utilização de substâncias ativas isoladas, ainda que de origem vegetal.

Fitoterápico: é o produto obtido empregando-se exclusivamente matérias-primas ativas vegetais, caracterizado pelo conhecimento da eficácia e dos riscos de seu uso, assim como pela reprodutibilidade e constância de sua qualidade. Sua eficácia e segurança é validada através de levantamentos etnofarmacológicos de utilização, documentações tecno-científicas em publicações ou ensaios clínicos fase 3.

Plantas Medicinais: todo e qualquer vegetal que possui, em um ou mais órgãos, substâncias que podem ser utilizadas com fins terapêuticos ou que sejam precursores de fármacos semissintéticos.

Droga Vegetal: planta medicinal ou suas partes após processo de coleta, estabilização e secagem, podendo ser íntegra, rasurada, triturada ou pulverizada.

Pós: plantas cortadas e depois moídas. Os pós devem ser empregados na obtenção de extratos ou algumas vezes podem ser usados como tal.

Infuso: preparação extrativa que resulta do contato da planta com água fervente. Indicado para folhas e flores.

Decocto: preparação extrativa onde os princípios ativos são extraídos com água até a ebulição. Mais indicado para raízes, cascas e rizomas.

Macerado: preparação extrativa realizada a frio, que consiste em colocar a parte da planta dentro de um recipiente contendo água, álcool ou óleo. Ao fim do tempo previsto, filtra-se o líquido.

Nomenclatura botânica: gênero e espécie.

Extratos: são preparações líquidas, sólidas ou semissólidas obtidas pela extração de drogas vegetais frescas ou secas, por meio líquido, extrator adequado, seguida de uma evaporação total ou parcial e ajuste do concentrado a padrão previamente estabelecido.

Tintura: extração hidroalcoólica, onde se utiliza sempre a planta seca na proporção de 20% (vinte por cento).

Alcoolatura: extração hidroalcoólica, onde se utiliza sempre a planta fresca na proporção de 50% (cinquenta por cento).

Art. 3º. A Prescrição Fitoterápica é parte do procedimento realizado pelo Nutricionista na prescrição dietética que deverá conter, obrigatoriamente:

I – nomenclatura botânica, sendo opcional o nome popular;

II – parte usada;

III – forma farmacêutica/modo de preparo;

IV – tempo de utilização;

V – dosagem;

VI – frequência de uso;

VII – horários.

Parágrafo único. As formas farmacêuticas permitidas para o uso pelo profissional nutricionista são exclusivamente as de uso oral, tais como:

I – infuso;

II – decocto;

III – tintura;

IV – alcoolatura;

V – extrato.

Art. 4º. O Nutricionista terá total autonomia para prescrever os produtos objetos desta Resolução, quando julgar conveniente a necessidade de complementação da dieta de indivíduos ou grupos, atuando isoladamente ou como membro integrante de uma equipe multiprofissional de saúde.

Parágrafo Único. O Nutricionista, quando integrante da equipe multiprofissional de saúde, poderá contribuir com orientações técnicas para a utilização de produtos fitoterápicos sob prescrição médica, no que se refere às possíveis interações entre estes produtos e os alimentos, bem como no melhor aproveitamento biológico da dieta prescrita.

Art. 5º. O Nutricionista, quando prescrever os produtos objetos da presente Resolução, deverá fazê-lo recomendando os de origem conhecida, quando industrializados, com rotulagem adequada às normas da Agência Nacional de Vigilância Sanitária – ANVISA, e, quando *in natura*, que o consumidor observe as condições higiênico-sanitárias da espécie vegetal prescrita.

Art. 6º. O Nutricionista não poderá prescrever aqueles produtos cuja legislação vigente exija prescrição médica.

Art. 7º. O Nutricionista somente poderá prescrever aqueles produtos que tenham indicações terapêuticas relacionadas ao seu campo de conhecimento específico.

Art. 8º. O Conselho Federal de Nutricionistas recomenda que o Nutricionista, que optar por utilizar em suas prescrições os produtos objetos desta Resolução, seja devidamente capacitado.

Art. 9º. Os casos omissos nesta Resolução serão resolvidos pelo Plenário do Conselho Federal de Nutricionistas.

Art. 10. Esta Resolução entra em vigor na data de sua publicação.

Brasília, 30 de julho de 2007.

Nelcy Ferreira da Silva
Presidente do CFN
CRN-4/801

Maria Emília Daudt von der Heyde
Secretária do CFN
CRN-8/557

(Publicada no DOU do dia 6/8/2007, Seção I, Pág. 121)

Anexo IV

Resolução CFN n. 525/2013

> Regulamenta a prática da fitoterapia pelo nutricionista, atribuindo-lhe competência para, nas modalidades que especifica, prescrever plantas medicinais, drogas vegetais e fitoterápicos como complemento da prescrição dietética e dá outras providências.

O Conselho Federal de Nutricionistas (CFN), no exercício das competências previstas na Lei n. 6.583, de 20 de outubro de 1978, no Decreto n. 84.444, de 30 de janeiro de 1980 e no Regimento Interno aprovado pela Resolução CFN n. 320, de 2 de dezembro de 2003, ouvidos os Conselhos Regionais de Nutricionistas, e, tendo em vista o que foi deliberado na 252ª Reunião Plenária, Ordinária do CFN, realizada no dia 19 de maio de 2013 e,

Considerando:

A Política Nacional de Práticas Integrativas e Complementares no SUS que, aprovada pela Portaria do Ministério da Saúde n. 971, de 03/05/2006, inclui o uso de plantas medicinais e da fitoterapia como prática da assistência em saúde;

O Decreto Presidencial n. 5.813, de 22/06/2006, que aprovou a Política Nacional de Plantas Medicinais e Fitoterápicos com o objetivo de garantir à população brasileira o acesso seguro e o uso racional de plantas medicinais e fitoterápicos, em consonância com sugestão da Organização Mundial da Saúde para incentivar a "adoção de práticas tradicionais, com comprovada eficiência, como ferramenta para manutenção de condições de saúde";

A Portaria Interministerial n. 2960, de 9/12/2008, que aprovou o Programa Nacional de Plantas Medicinais e Fitoterápicos com o objetivo de, entre outros, construir um marco regulatório sobre plantas medicinais e fitoterápicos e estabelecer critérios de inclusão e exclusão de espécies nas Relações Nacionais e Regionais de Plantas Medicinais, e que devem ser utilizados pelos prescritores como guia ou memento;

A Resolução RDC n. 10 de 9/03/2010, da ANVISA, que lista as drogas vegetais notificadas junto a esse órgão, assim como atualizações pertinentes ao assunto;

O Código de Ética do Nutricionista, aprovado pela Resolução CFN n. 334/2004, que no seu artigo 1° estabelece o Princípio Fundamental de atender aos "princípios da ciência da Nutrição para contribuir para a saúde dos indivíduos e da coletividade" e determina, no inciso IV do artigo 5°, o dever do nutricionista de "utilizar todos os recursos disponíveis de diagnóstico e tratamento nutricionais ao seu alcance, em favor de indivíduos e coletividade sob sua responsabilidade profissional";

O reconhecimento de evidências científicas sobre a efetividade da fitoterapia assim como da existência de reações adversas, efeitos colaterais, contraindicações, toxicidade e interações com outras plantas, drogas vegetais, medicamentos e alimentos associados a essa prática, determinando que sua adoção seja precedida de competente capacitação, acompanhada de contínua atualização científica e do cumprimento dos regulamentos normativos sobre o tema;

O reconhecimento de práticas culturais que utilizam plantas medicinais com efeitos terapêuticos tradicionalmente reconhecidos e a necessidade de aprofundar pesquisas que fundamentem a adoção de recursos naturais de promoção e recuperação da saúde no atendimento do nutricionista;

A necessidade de regulamentar a prática da fitoterapia como estratégia complementar da prescrição dietética, para preservar e promover a atuação técnica e ética do nutricionista,

RESOLVE:

Art. 1º. Regulamentar a prática da Fitoterapia pelo nutricionista atribuindo-lhe as competências definidas na presente Resolução.

Art. 2º. O Nutricionista poderá adotar a fitoterapia para complementar a sua prescrição dietética somente quando os produtos prescritos tiverem indicações de uso relacionadas com o seu campo de atuação e estejam embasadas em estudos científicos ou em uso tradicional reconhecido.

Parágrafo Único. Ao adotar a Fitoterapia o nutricionista deve basear-se em evidências científicas quanto a critérios de eficácia e segurança, considerar as contraindicações e oferecer orientações técnicas necessárias para minimizar os efeitos colaterais e adversos das interações com outras plantas, com drogas vegetais, com medicamentos e com os alimentos, assim como os riscos da potencial toxicidade dos produtos prescritos.

Art. 3º. A competência para a prescrição de plantas medicinais e drogas vegetais é atribuída ao nutricionista sem especialização, enquanto a competência para prescrição de fitoterápicos e de preparações magistrais é atribuída exclusivamente ao nutricionista portador de título de especialista ou certificado de pós-graduação *lato sensu* nessa área.

§ 1º. O reconhecimento da especialidade nessa área será objeto de regulamentação a ser baixada pelo CFN, em conjunto com a Associação Brasileira de Nutrição (ASBRAN).

§ 2º. Somente será exigido o cumprimento do disposto no *caput* deste artigo após três anos de vigência desta Resolução, contados a partir da data de sua publicação.

§ 3º. É recomendado aos Cursos de Graduação em Nutrição que incluam em sua matriz curricular conteúdos com carga horária compatível com a capacitação para a prescrição de plantas medicinais e drogas vegetais.

Art. 4º. A competência do nutricionista para atuar na Fitoterapia não inclui a prescrição de produtos sujeitos à prescrição médica, seja na forma de drogas vegetais, de fitoterápicos ou na de preparações magistrais.

Art. 5º. A prescrição de plantas medicinais ou drogas vegetais deverá ser legível, conter o nome do paciente, data da prescrição e identificação completa do profissional prescritor (nome e número do CRN, assinatura, carimbo, endereço e forma de contato) e conter todas as seguintes especificações quanto ao produto prescrito:

I – nomenclatura botânica, sendo opcional incluir a indicação do nome popular;

II – parte utilizada;

III – forma de utilização e modo de preparo;

IV – posologia e modo de usar;

V – tempo de uso.

Art. 6º. Na prescrição de plantas medicinais e drogas vegetais, considerar que estas devem ser preparadas unicamente por decocção, maceração ou infusão, conforme indicação, não sendo admissível que sejam prescritas sob forma de cápsulas, drágeas, pastilhas, xarope, *spray* ou qualquer outra forma farmacêutica, nem utilizadas quando submetidas a outros meios de extração, tais como extrato, tintura, alcoolatura ou óleo, nem como fitoterápicos ou em preparações magistrais.

Parágrafo Único. Partes de vegetais quando utilizadas para o preparo de bebidas alimentícias, sob forma de infusão ou decocção, sem finalidades farmacoterapêuticas, são definidas como alimento e não constituem objeto desta Resolução.

Art. 7°. A prescrição de fitoterápicos e de preparações magistrais, sob responsabilidade do nutricionista detentor de título de especialista outorgado pela ASBRAN e registrado no Conselho Regional onde mantém inscrição principal, deverá atender às exigências dos artigos 4° e 5° desta Resolução, acrescentando-se sempre que disponível na literatura científica, a padronização do marcador da parte da planta prescrita, a forma ou meio de extração, e a forma farmacêutica, exclusivamente para consumo via oral.

Parágrafo Único. A prescrição de preparações magistrais e de fitoterápicos far-se-á exclusivamente a partir de matérias-primas derivadas de drogas vegetais, não sendo permitido o uso de substâncias ativas isoladas, mesmo as de origem vegetal, ou das mesmas associadas a vitaminas, minerais, aminoácidos ou quaisquer outros componentes.

Art. 8°. O nutricionista, ao prescrever os produtos objeto desta Resolução, deverá recomendar os de origem conhecida e com rotulagem adequada às normas da Agência Nacional de Vigilância Sanitária – ANVISA.

Art. 9°. A prescrição dos produtos objeto desta Resolução exige pleno conhecimento do assunto, cabendo ao nutricionista responsabilidade ética, civil e criminal quanto aos efeitos da sua prescrição na saúde do paciente, considerando as reações adversas, efeitos colaterais e interação com outras plantas, medicamentos e alimentos assim como os riscos da potencial toxicidade dos produtos prescritos.

Art. 10. Os casos omissos desta Resolução serão resolvidos pelo Plenário do Conselho Federal de Nutricionistas.

Art. 11. São partes integrantes desta Resolução os seguintes anexos:

Anexo I – Glossário; e

Anexo II – Bibliografia Recomendada.

Art. 12. Esta Resolução entra em vigor na data de sua publicação, revogando-se a Resolução CFN n. 402, de 2007.

Brasília, 25 de junho de 2013.

Élido Bonomo
Presidente do CFN
CRN-9/0230

Vera Barros de Leça Pereira
Secretária do CFN
CRN-3/003

(Publicado no Diário Oficial da União de 28/6/2013, página 141, Seção I)

ANEXO I
GLOSSÁRIO

I – Fitoterapia – Método de tratamento caracterizado pela utilização de plantas medicinais em suas diferentes preparações, sem a utilização de substâncias ativas isoladas, ainda que de origem vegetal, sob orientação de um profissional habilitado.

> **Nota**: A fitoterapia engloba a utilização de plantas medicinais *in natura*, de drogas vegetais, de derivados de drogas vegetais e de medicamentos fitoterápicos.

II – Droga vegetal – Planta medicinal ou suas partes, que contenham substâncias ou classes de substâncias responsáveis pela ação terapêutica, após processo de coleta, estabilização e/ou secagem, podendo ser íntegra, rasurada, triturada ou pulverizada;

III – **Derivado de droga vegetal** – Produto de extração da planta medicinal *in natura* ou da droga vegetal, podendo ocorrer na forma de extrato, tintura, alcoolatura, óleo fixo e volátil, cera, exsudato e outros;

IV – **Plantas medicinais** – Espécie vegetal cultivada ou não, utilizada com propósitos terapêuticos. Chama-se planta fresca aquela coletada no momento do uso e planta seca a que foi submetida à secagem, quando se denomina droga vegetal;

V – **Decocção** – Preparação que consiste na ebulição da droga vegetal em água potável por tempo determinado. Método indicado para partes de droga vegetal com consistência rígida tais como cascas, raízes, rizomas, caules, sementes e folhas coriáceas;

VI – **Infusão** – Preparação que consiste em verter água fervente sobre a droga vegetal e, em seguida tampar ou abafar o recipiente, por período de tempo determinado. Método indicado para partes da droga vegetal de consistência menos rígida tais como folhas, flores, inflorescências, e frutos, ou com substâncias ativas voláteis;

VII – **Maceração com água** – Preparação que consiste no contato da droga vegetal com água à temperatura ambiente, por tempo determinado para cada droga vegetal. Esse método é indicado para drogas vegetais que possuam substâncias que se degradam com o aquecimento;

VIII – **Fitoterápico** – Produto obtido de planta medicinal ou de seus derivados, exceto substâncias isoladas, com finalidade profilática, curativa ou paliativa.

IX – **Preparação magistral** – É aquela obtida em farmácia, aplicando-se as boas práticas de manipulação (BPM), a partir de prescrições de profissionais habilitados ou da indicação pelo farmacêutico e solicitação de compra, dispensados aos usuários ou à seu responsável e que estabelece uma relação prescrição-farmacêutico-usuário.

X – **Posologia** – Descreve a dose de um medicamento, os intervalos entre as administrações e a duração do tratamento (Resolução RDC n. 134 de 13/09/2001).

XI – **Forma Farmacêutica** – Estado final de apresentação que os princípios ativos farmacêuticos possuem após uma ou mais operações farmacêuticas executadas com ou sem a adição de excipientes apropriados, a fim de facilitar a sua utilização e obter o efeito terapêutico desejado, com características apropriadas a uma determinada via de administração.

Nota: Os produtos na forma de cápsulas, comprimidos, xaropes, soluções, ou em qualquer outra forma farmacêutica, não são necessariamente medicamentos, pois a definição de medicamentos envolve outros aspectos além da forma farmacêutica.

ANEXO II
BIBLIOGRAFIA RECOMENDADA

ANVISA. Instrução Normativa n. 5 de dezembro/2008 – Determina a publicação da "Lista de medicamentos fitoterápicos de registro simplificado".

ANVISA. Resolução RDC n. 10, de março/2010 – Dispõe sobre a notificação de drogas vegetais junto à Agência Nacional de Vigilância Sanitária (ANVISA) e dá outras providências.

ANVISA. Resolução RDC n. 67, de outubro/2007 – Dispõe sobre Boas Práticas de Manipulação de Preparações Magistrais e Oficinais para Uso Humano em farmácias.

Ministério da Saúde. Portaria n. 886, de abril/2010. Institui a Farmácia Viva no âmbito do Sistema Único de Saúde (SUS).

Ministério da Saúde. Portaria n. 971, de maio/2006 – Aprova a Política Nacional de Práticas Integrativas e Complementares (PNPIC) no Sistema Único de Saúde.

Ministério da Saúde. Secretaria de Ciência, Tecnologia e Insumos Estratégicos. Programa Nacional de Plantas Medicinais e Fitoterápicos. Brasília, 2007.

Agência Nacional de Vigilância Sanitária. Formulário de Fitoterápicos da Farmacopeia Brasileira/Agência Nacional de Vigilância Sanitária. Brasília. 2011.

Ministério da Saúde. Formulário Nacional da Farmacopeia Brasileira. 2.ed. Brasília: ANVISA, 2012.

Anexo V

Resolução CFN n. 556/2015

Altera as Resoluções n. 416, de 2008, e n. 525, de 2013, e acrescenta disposições à regulamentação da prática da Fitoterapia para o nutricionista como complemento da prescrição dietética.

O Presidente do Conselho Federal de Nutricionistas (CFN), no exercício das competências previstas na Lei n. 6.583, de 20 de outubro de 1978, no Decreto n. 84.444, de 30 de janeiro de 1980, e no Regimento Interno aprovado pela Resolução CFN n. 320, de 2 de dezembro de 2003, e tendo em vista o que foi deliberado na 277ª Reunião Plenária, Ordinária, do CFN, realizada nos dias 9, 11 e 12 de abril de 2015;

RESOLVE:

Art. 1º A Resolução CFN n. 416, de 23 de janeiro de 2008, publicada no Diário Oficial da União, Seção 1, Edição de 29 de janeiro de 2008, página 81, passa a vigorar com a seguinte alteração:

"Art. 6º (...)

§ 1º (...)

V – Fitoterapia.

(...)"

Art. 2º O art. 3º da Resolução CFN n. 525, de 25 de junho de 2013, publicada no Diário Oficial da União, Seção 1, Edição de 28 de junho de 2013, página 141, passa a vigorar com as seguintes alterações:

"Art. 3º O exercício das competências do nutricionista para a prática da Fitoterapia como complemento da prescrição dietética deverá observar que:

I – a prescrição de plantas medicinais e chás medicinais é permitida a todos os nutricionistas, ainda que sem título de especialista;

II – a prescrição de medicamentos fitoterápicos, de produtos tradicionais fitoterápicos e de preparações magistrais de fitoterápicos, como complemento de prescrição dietética, é permitida ao nutricionista desde que seja portador do título de especialista em Fitoterapia, observado o disposto no § 4º deste artigo.

§ 4° Para a outorga do título de especialista em Fitoterapia, a Associação Brasileira de Nutrição (ASBRAN), atendido o disposto no § 1° deste artigo, adotará regulamentação própria, a ser amplamente divulgada aos interessados, prevendo os critérios que serão utilizados para essa titulação.

§ 5° Na regulamentação de que trata o § 1° deste artigo, serão considerados, como parâmetros, os componentes curriculares mínimos da base teórica, da teoria aplicada e da prática, além da experiência profissional na área, que capacitem o nutricionista para o exercício das seguintes competências:

1) identificar indicações terapêuticas da fitoterapia na prevenção de agravos nutricionais e de saúde e na promoção ou recuperação do estado nutricional de indivíduos e coletividades;

2) identificar o processo produtivo das plantas medicinais, chás medicinais, medicamentos fitoterápicos, produtos tradicionais fitoterápicos e preparações magistrais de fitoterápicos;

3) reconhecer e indicar processos extrativos e formas farmacêuticas adequadas à prática da fitoterapia aplicada à nutrição humana;

4) reconhecer e adotar condutas que permitam minimizar os riscos sanitários e a toxicidade potencial da fitoterapia e potencializem os efeitos terapêuticos dessa prática, considerando as interações entre os fitoterápicos e entre estes e os alimentos e os medicamentos;

5) cumprir de maneira plena e ética o que determinam os artigos 5° a 7° da Resolução do CFN n. 525, de 2013;

6) cumprir a legislação e, sempre que houver, os protocolos adotados em serviços de saúde que oferecem a fitoterapia;

7) inserir o componente de sua especialidade na proposta terapêutica individual ou coletiva, adotada por equipes multiprofissionais de atendimento à saúde;

8) valorizar as práticas sustentáveis adotadas nos processos produtivos e nas pesquisas;

9) identificar fontes de informações científicas e tradicionais que permitam atualização contínua e promovam práticas seguras da fitoterapia em nutrição humana; e

10) acompanhar e promover o desenvolvimento de pesquisa na área da fitoterapia, analisando criticamente a produção científica dessa área."

Art. 3° O Conselho Federal de Nutricionistas (CFN) celebrará, com a Associação Brasileira de Nutrição (ASBRAN), instrumento jurídico de cooperação destinado a atender o disposto no § 1° do art. 3° da Resolução n. 525, de 2013, e a garantir os recursos institucionais, humanos, inclusive jurídicos, e financeiros necessários ao desempenho, pela ASBRAN, das atividades inerentes ao reconhecimento da especialidade Fitoterapia.

Art. 4° Não se aplicará o disposto no *caput*, inciso II e § 4° do art. 3° da Resolução n. 525, de 2013, com as alterações dadas por esta Resolução, aos nutricionistas que, até a data de publicação desta Resolução, estejam matriculados ou tenham obtido certificado de conclusão de cursos de pós-graduação *Lato Sensu*, com ênfase na área de fitoterapia relacionada à nutrição.

§ 1° Ressalvado o disposto no § 3° deste artigo, aos nutricionistas de que trata o *caput* deste artigo será permitido, depois de registrarem o certificado de conclusão de curso de pós-graduação *Lato Sensu*, o exercício das competências previstas no § 5° do art. 3° da Resolução n. 525, de 2013, acrescido por esta Resolução.

§ 2° O registro dos certificados de conclusão de curso de pós-graduação *Lato Sensu* de que trata o § 1° deste artigo será feito pelo Conselho Regional de Nutricionistas em que o profissional tenha o seu registro, atendendo, no que couber, às disposições da Resolução CFN n. 416, de 23 de janeiro de 2008.

§ 3° Nenhum nutricionista de que trata este artigo poderá desempenhar atividades além daquelas que lhe competem pelas características da matriz curricular, consideradas, em cada caso, as disciplinas dos respectivos cursos de pós-graduação.

Art. 5º O prazo a que se refere o § 2º do art. 3º da Resolução 525, de 2013, será contado a partir da data da publicação desta Resolução.

Art. 6º A ementa da Resolução 525, de 2013, passa a vigorar com a seguinte redação:

"Regulamenta a prática da Fitoterapia pelo nutricionista, atribuindo-lhe competência para, nas modalidades que especifica, prescrever plantas medicinais e chás medicinais, medicamentos fitoterápicos, produtos tradicionais fitoterápicos e preparações magistrais de fitoterápicos como complemento da prescrição dietética e dá outras providências."

Art. 7º O CFN providenciará a publicação da Resolução 525, de 2013, consolidada com as alterações de que trata esta Resolução, no sítio eletrônico na Rede Mundial de Computadores (Internet).

Art. 8º Esta Resolução entra em vigor na data de sua publicação.

Brasília, 11 de abril de 2015.

Élido Bonomo
Presidente do CFN
CRN-9/0230

Vera Barros de Leça Pereira
Secretária do CFN
CRN-3/003

(Publicada no Diário Oficial da União de 14/5/2015, página 97, Seção 1)

Anexo VI

Modelos de prescrição

Modelo de receituário de prescrição de chás medicinais de preparo por infusão:

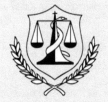

Dr. XXXXXXX XXXXXXXX – CRN X/XXXXX

Sr. XXXX XX XXXXX

Via oral: Chá infusão

Cynara scolymus (alcachofra) – 1 colher de sobremesa (2 g) da droga vegetal da folha

150 mL de água pré-fervente

Modo de preparo:
- Colocar 150 mL (1 xícara) de água pré-fervente sobre 1 colher de sobremesa da droga vegetal, em um recipiente apropriado (porcelana ou vidro).
- Abafar por cerca de 15 minutos (infusão);
- Coar e, em seguida, beber.

Posologia: Tomar 1 xícara (150 mL), 3x/dia, antes das refeições ou sempre que os sintomas surgirem, por 7 dias.

Data
Assinatura
Carimbo

Endereço: Rua/Av. XXXXXXXXXXXXXX, XX, bairro, cidade, Estado. CEP: XXXXX-XXX
E-mail: contato@nutricionista.com.br | Tel: (XX) XXXX.XXXX

Modelo de receituário de prescrição de chás medicinais por decocção:

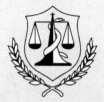

Dr. XXXXXXX XXXXXXXX – CRN X/XXXXX

Sr. XXXX XX XXXXX
Via oral: Chá decocção
Cinnamomum verum (canela) – 4 colheres de café (0,5 a 2 g) da droga vegetal da casca 150 mL de água

Modo de preparo:
- Colocar o conteúdo de 4 colheres de café rasa em 150 mL de água fria.
- Ferver por cerca de 3 a 5 minutos.
- Deixar em contato por 15 minutos.
- Coar e, em seguida, beber.

Posologia: Tomar 1 xícara (150 mL), 3x/dia, antes das refeições, por 1 semana.

Data
Assinatura
Carimbo

Endereço: Rua/Av. XXXXXXXXXXXXXX, XX, bairro, cidade, Estado. CEP: XXXXX-XXX
E-mail: contato@nutricionista.com.br | Tel: (XX) XXXX.XXXX

Modelo de receituário de prescrição de chás medicinais por maceração:

Dr. XXXXXXX XXXXXXXX – CRN X/XXXXX

Sr. XXXX XX XXXXX

Via oral: Maceração

Allium sativum (alho) – 1 colher de café (0,5) da droga vegetal do bulbo

Modo de preparo:
- Cobrir o conteúdo de 1 colher de café rasa em 30 mL de água fria.
- Deixar em temperatura ambiente por 1 hora.
- Agitar ocasionalmente e coar.

Posologia: Tomar 1 cálice (30 mL), 2x/dia, antes das refeições, por 1 mês.

Data
Assinatura
Carimbo

Endereço: Rua/Av. XXXXXXXXXXXXXX, XX, bairro, cidade, Estado. CEP: XXXXX-XXX
E-mail: contato@nutricionista.com.br | Tel: (XX) XXXX.XXXX

Modelo de receituário de prescrição de fitoterápicos ou preparações magistrais contendo droga vegetal:

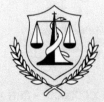

Dr. XXXXXXX XXXXXXXX – CRN X/XXXXX

Sr. XXXX XX XXXXX

Via oral:

Plantago ovata, pó da semente – 3,5 g

Aviar 60 doses em sachê.

Posologia: Adicionar o conteúdo de um sachê em meio copo d'água. Tomar 2 doses ao dia, 1 dose 30 minutos antes do almoço e 1 dose 30 minutos antes jantar, por 3 meses.

* Não repetir receita.

Data
Assinatura
Carimbo

Endereço: Rua/Av. XXXXXXXXXXXXXX, XX, bairro, cidade, Estado. CEP: XXXXX-XXX
E-mail: contato@nutricionista.com.br | Tel: (XX) XXXX.XXXX

Modelo de receituário de prescrição de fitoterápicos ou preparações magistrais contendo derivado vegetal:

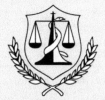

Dr. XXXXXXX XXXXXXXX – CRN X/XXXXX

Sr. XXXX XX XXXXX

Via oral: Fórmula Termogênica

Camellia sinensis, extrato seco padroniza a 50% de polifenóis, folhas – 250 mg
Capsicum annuum extrato seco padronizado a 40% de capsinóides, fruto – 15 mg
Citrus aurantium, extrato seco padronizado a 6% de sinefrina, fruto – 300 mg

Aviar 60 doses em cápsulas.

Posologia: Consumir 2 doses ao dia. 1 dose às 10 h e outra dose às 16 h, por 90 dias.
*Não repetir receita.

Data
Assinatura
Carimbo

Endereço: Rua/Av. XXXXXXXXXXXXXX, XX, bairro, cidade, Estado. CEP: XXXXX-XXX
E-mail: contato@nutricionista.com.br | Tel: (XX) XXXX.XXXX

Modelo de receituário de prescrição de fitoterápicos ou preparações magistrais contendo derivado vegetal:

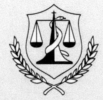

Dr. XXXXXXX XXXXXXXX – CRN X/XXXXX

Sr. XXXX XX XXXXX

Via oral: Tintura calmante

Cymbopogun citrato (Tintura da folha) – 50%
Matricaria recutita (Tintura da flor) – 50%

Aviar tintura de 60 mL.

Posologia: Consumir 20 gotas diluídas em 100 mL de água, 1x/dia, pela manhã, por 30 dias.
*Não repetir receita.

Data
Assinatura
Carimbo

Endereço: Rua/Av. XXXXXXXXXXXXXX, XX, bairro, cidade, Estado. CEP: XXXXX-XXX
E-mail: contato@nutricionista.com.br | Tel: (XX) XXXX.XXXX

Anexo VII

Resolução RDC n. 10/2010 – Diretoria colegiada

Dispõe sobre a notificação de drogas vegetais junto à Agência Nacional de Vigilância Sanitária (ANVISA) e dá outras providências.

A Diretoria Colegiada da Agência Nacional de Vigilância Sanitária, no uso da atribuição que lhe confere o inciso IV do art. 11 do Regulamento da ANVISA aprovado pelo Decreto n. 3.029, de 16 de abril de 1999, e tendo em vista o disposto no inciso II e nos §§ 1º e 3º do art. 54 do Regimento Interno aprovado nos termos do Anexo I da Portaria n. 354 da ANVISA, de 11 de agosto de 2006, republicada no DOU de 21 de agosto de 2006, em reunião realizada em 8 de março de 2010,

considerando as disposições contidas na Lei n. 9.782, de 26 de janeiro de 1999, que define o Sistema Nacional de Vigilância Sanitária, cria a ANVISA, e dá outras providências, em especial à competência estabelecida pelo inciso III do art. 7º dessa Lei que confere à Agência atribuição para estabelecer normas, propor, acompanhar e executar as políticas, as diretrizes e as ações de vigilância sanitária;

considerando o Decreto n. 5.813, de 22 de junho de 2006, que aprova a Política Nacional de Plantas Medicinais e Fitoterápicos no país;

considerando a Portaria GM/MS n. 971, de 3 de maio de 2006, que aprova a Política Nacional de Práticas Integrativas e Complementares (PNPIC) no Sistema Único de Saúde (SUS),

considerando a Portaria Interministerial n. 2.960, de 9 de dezembro de 2008, que aprova o Programa Nacional de Plantas Medicinais e Fitoterápicos e cria o Comitê Nacional de Plantas Medicinais e Fitoterápicos; e

considerando a necessidade de contribuir para a construção do marco regulatório para produção, distribuição e uso de plantas medicinais, particularmente sob a forma de drogas vegetais, a partir da experiência da sociedade civil nas suas diferentes formas de organização, de modo a garantir e promover a segurança, a eficácia e a qualidade no acesso a esses produtos,

adota a seguinte Resolução de Diretoria Colegiada e eu, Diretor-Presidente, determino a sua publicação:

Seção I
Das disposições iniciais

Art. 1º Fica instituída a notificação de drogas vegetais no âmbito da ANVISA, assim consideradas as plantas medicinais ou suas partes, que contenham as substâncias, ou classes de substâncias, responsáveis pela ação terapêutica, após processos de coleta ou colheita, estabilização e secagem, íntegras, rasuradas, trituradas ou pulverizadas, relacionadas no Anexo I desta Resolução.

§ 1º. O disposto nesta Resolução se aplica aos produtos classificados como drogas vegetais relacionadas no Anexo I dessa Resolução.

§ 2º. A fabricação, a importação e a comercialização dos produtos de que trata o parágrafo anterior ficam sujeitos ao disposto nessa Resolução, devendo-se adotar, integral e exclusivamente, as informações padronizadas do Anexo I dessa Resolução.

§ 3º. As plantas medicinais *in natura* cultivadas em hortos comunitários e Farmácias Vivas reconhecidas junto a órgãos públicos e as drogas vegetais manipuladas em farmácias de manipulação não estão sujeitas à notificação instituída por esta Resolução, devendo atender às condições estabelecidas em regulamento próprio.

§ 4º. O Anexo I dessa Resolução estará disponível no site da ANVISA.

Art. 2º As drogas vegetais relacionadas no Anexo I são produtos de venda isenta de prescrição médica destinados ao consumidor final. Sua efetividade encontra-se amparada no uso tradicional e na revisão de dados disponíveis em literatura relacionada ao tema.

§ 1º. Os produtos de que trata esta Resolução destinam-se ao uso episódico, oral ou tópico, para o alívio sintomático das doenças relacionadas no Anexo I dessa Resolução, devendo ser disponibilizadas exclusivamente na forma de droga vegetal para o preparo de infusões, decocções e macerações.

§ 2º. Não podem ser notificadas drogas vegetais em qualquer outra forma (cápsula, tintura, comprimido, extrato, xarope, entre outros).

Seção II
Das definições e da padronização das medidas de referência

Art. 3º Para a notificação das drogas vegetais relacionadas no Anexo I dessa Resolução são consideradas as seguintes definições:

I – banho de assento: imersão em água morna, na posição sentada, cobrindo apenas as nádegas e o quadril geralmente em bacia ou em louça sanitária apropriada;

II – compressa: é uma forma de tratamento que consiste em colocar, sobre o lugar lesionado, um pano ou gaze limpa e umedecida com um infuso ou decocto, frio ou aquecido, dependendo da indicação de uso;

III – decocção: preparação que consiste na ebulição da droga vegetal em água potável por tempo determinado. Método indicado para partes de drogas vegetais com consistência rígida, tais como cascas, raízes, rizomas, caules, sementes e folhas coriáceas;

IV – doença de baixa gravidade: doença autolimitante, de evolução benigna, que pode ser tratada sem acompanhamento médico;

V – droga vegetal: planta medicinal ou suas partes, que contenham as substâncias, ou classes de substâncias, responsáveis pela ação terapêutica, após processos de coleta ou colheita, estabilização, secagem, podendo ser íntegra, rasurada ou triturada, relacionada no Anexo I dessa Resolução;

VI – folheto informativo: documento que acompanha o produto, cuja finalidade é orientar o usuário acerca da correta utilização da droga vegetal, nos termos deste regulamento, e não pode apresentar designações, símbolos, figuras, desenhos, imagens, slogans e quaisquer argumentos de cunho publicitário;

VII – gargarejo: agitação de infuso, decocto ou maceração na garganta pelo ar que se expele da laringe, não devendo ser engolido o líquido ao final;

VIII – inalação: administração de produto pela inspiração (nasal ou oral) de vapores pelo trato respiratório;

IX – infusão: preparação que consiste em verter água fervente sobre a droga vegetal e, em seguida, tampar ou abafar o recipiente por um período de tempo determinado. Método indicado para partes de drogas vegetais de consistência menos rígida tais como folhas, flores, inflorescências e frutos, ou com substâncias ativas voláteis;

X – maceração com água: preparação que consiste no contato da droga vegetal com água, à temperatura ambiente, por tempo determinado para cada droga vegetal disposta no anexo I dessa Resolução. Esse método é indicado para drogas vegetais que possuam substâncias que se degradam com o aquecimento;

XI – notificação: prévia comunicação à autoridade sanitária federal (ANVISA) referente à fabricação, importação e comercialização das drogas vegetais relacionadas no Anexo I;

XII – planta medicinal: espécie vegetal, cultivada ou não, utilizada com propósitos terapêuticos;

XIII – reação indesejada: qualquer efeito prejudicial ou indesejável, não intencional, que aparece após o uso de uma determinada droga vegetal em quantidades normalmente utilizadas pelo ser humano;

XIV – uso episódico: utilização de produto para o alívio sintomático de doenças de baixa gravidade, de forma não continuada, por período limitado de tempo.

XV – uso oral: forma de administração de produto utilizando ingestão pela boca;

XVI – uso tópico: aplicação do produto diretamente na pele ou mucosa; e

XVII – uso tradicional: uso alicerçado na tradição popular, sem evidências conhecidas ou informadas de risco à saúde do usuário, cujas propriedades são validadas através de levantamentos etnofarmacológicos, de utilização e documentações científicas.

Art. 4º Para fins de padronização, são adotadas as seguintes medidas de referência:

I – colher das de sopa: 15 mL/3 g;

II – colher das de sobremesa: 10 mL/2 g;

III – colher das de chá: 5 mL/1 g;

IV – colher das de café: 2 mL/0,5 g;

V – xícara das de chá ou copo: 150 mL;

VI – xícara das de café: 50 mL; e

VII – cálice: 30 mL.

Seção III
Da notificação e da produção de drogas vegetais

Art. 5º Somente será permitida a notificação de produto contendo apenas uma droga vegetal e de acordo com os seguintes critérios:

I – deve ser realizada uma notificação individual por produto;

II – a notificação deve ser atualizada sempre que houver modificação em quaisquer informações prestadas por meio da notificação eletrônica;

III – todas as notificações devem ser renovadas a cada cinco anos, no primeiro semestre do último ano do quinquênio de validade, com a apresentação dos requisitos previstos neste regulamento e demais legislações pertinentes;

§ 1º. A notificação de drogas vegetais deve ser efetuada por meio do site da ANVISA.

§ 2º. Será disponibilizada para consulta no site da ANVISA a relação de produtos notificados e fabricantes cadastrados.

Art. 6º O fabricante deve adotar, integral e exclusivamente, as informações padronizadas do Anexo I e atualizações posteriores, além de seguir as Boas Práticas de Fabricação e Controle, conforme disposto em regulamento próprio.

Parágrafo único: Apenas as empresas fabricantes, que cumprem as Boas Práticas de Fabricação e Controle (BPFC) para medicamentos ou para drogas vegetais sob notificação, conforme regulamento específico, poderão notificar e fabricar as drogas vegetais abrangidas por essa resolução, mediante certificado de BPFC.

Art. 7º Não é permitida a adição de substâncias isoladas, de origem vegetal ou não, derivados vegetais ou excipientes às drogas vegetais notificadas.

Art. 8º Os fabricantes das drogas vegetais abrangidos por esta resolução devem apresentar metodologia, especificações e resultados dos seguintes testes de identidade e qualidade da droga vegetal no momento da notificação:

I – descrição da droga vegetal em Farmacopeias reconhecidas pela ANVISA, ou, em sua ausência, em publicação técnico-científica indexada ou laudo de identificação emitido por profissional habilitado;

II – prospecção fitoquímica, Cromatografia em Camada Delgada (CCD) ou outro método cromatográfico, acompanhada da respectiva imagem em arquivo eletrônico reconhecido pela ANVISA, com comparação que possa garantir a identidade da droga vegetal;

III – características organolépticas;

IV – granulometria (grau de divisão) da droga;

V – teor de cinzas totais;

VI – teor de umidade/perda por dessecação;

VII – contaminantes macroscópicos;

VIII – teste limite para metais pesados;

IX – contaminantes microbiológicos, para os quais serão adotados os seguintes limites:

a) para plantas medicinais que passarão por processo extrativo a quente (preparados por infusão e decocção):

1. bactérias aeróbicas: máximo de 10^7 UFC por grama;

2. fungos: máximo de 10^4 UFC por grama;

3. Escherichia coli: máximo de 10^2 UFC por grama;

4. outras enterobactérias: máximo de 10^4 UFC por grama;

5. salmonela: ausência; e

6. aflatoxinas: ausência. A avaliação da ausência de aflatoxinas deverá ser realizada quando for citado em monografia específica em Farmacopeia reconhecida ou quando existir citação em literatura científica da necessidade dessa avaliação ou de contaminação da espécie por aflatoxinas;

b) para plantas medicinais que não passarão por processo extrativo a quente (preparados por maceração):

1. bactérias aeróbicas: máximo de 10^5 UFC por grama;

2. fungos: máximo de 10^3 UFC por grama;

3. Escherichia coli: máximo de 10 UFC por grama;

4. outras enterobactérias: máximo de 10^3 UFC por grama;

5. salmonela: ausência; e

6. aflatoxinas: ausência. A avaliação da ausência de aflatoxinas deverá ser realizada quando for citado em monografia específica em Farmacopeia reconhecida ou quando existir citação em literatura científica da necessidade dessa avaliação ou de contaminação da espécie por aflatoxinas.

§ 1°. Para os testes exigidos por este artigo serão consideradas as metodologias dispostas na Farmacopeia Brasileira, ou, em sua ausência, em outras farmacopeias reconhecidas pela ANVISA ou, nos guias referentes ao controle de qualidade de espécies vegetais publicados pela Organização Mundial da Saúde (OMS), ou ainda métodos próprios validados.

§ 2°. Os testes referentes ao controle da qualidade de drogas vegetais, quando terceirizados, deverão ser executados em laboratórios certificados em Boas Práticas Laboratoriais (BPL) e/ou por empresas fabricantes de medicamentos que tenham certificado válido de Boas Práticas de Fabricação e Controle (BPFC).

§ 3°. Os resultados dos testes deverão ser apresentados no ato da notificação da droga vegetal e deverão estar disponíveis para fins de inspeção.

§ 4°. As drogas vegetais notificadas abrangidas por esta resolução terão prazo de validade de até um ano, estando isentos da apresentação de testes de estabilidade.

§ 5°. Pode ser aceito um prazo de validade maior caso o fabricante apresente resultados de ensaios de estabilidade que garantam a manutenção das características do produto no período proposto conforme Guia para realização de estudos de estabilidade vigente.

§ 6°. O fabricante deve garantir a manutenção da qualidade do produto durante o prazo de validade, confirmada por meio de laudo técnico de análise.

Seção IV

Da embalagem e do folheto informativo

Art. 9° A embalagem deve garantir a proteção da droga vegetal contra contaminações e efeitos da luz e umidade e apresentar lacre ou selo de segurança que garanta a inviolabilidade do produto.

Art. 10. A embalagem deve apresentar exclusivamente as seguintes informações:

I – nome do produto, no painel principal, que deverá ser composto pela nomenclatura popular escolhida dentre as relacionadas no Anexo I dessa Resolução, seguida da nomenclatura botânica: espécie (Gênero + epíteto específico);

II – a frase: "Este produto deve ser armazenado ao abrigo da luz, à temperatura ambiente e em locais secos.";

III – a frase: "PRODUTO NOTIFICADO NA ANVISA nos termos da RDC n. ...... AFE no.....";

IV – a frase: "Este produto deve ser mantido fora do alcance de crianças.";

V – a frase: "Este produto é indicado com base no seu uso tradicional.";

VI – nome do farmacêutico responsável e respectivo número de CRF;

VII – nome do fabricante;

VIII – número do CNPJ do fabricante;

IX – endereço completo do fabricante;

X – número do SAC do fabricante;

XI – número do lote;

XII – data de fabricação;

XIII – prazo de validade;

XIV – código de barras;

XV – a frase: "Usado tradicionalmente para o alívio sintomático de", complementado pela respectiva alegação terapêutica; seguida das informações de "Contraindicações e restrições de uso", "Efeitos adversos" e "Precauções e informações adicionais de embalagem" dispostas no Anexo I dessa Resolução para cada droga vegetal específica.

§ 1°. Caso não haja espaço suficiente na embalagem para as informações descritas no Inciso XV, as mesmas deverão ser integralmente e exclusivamente disponibilizadas no folheto informativo.

§ 2º. Poderá ser adicionada uma marca para distinguir a linha de produção dentro da mesma empresa para todas as drogas vegetais notificadas pelo mesmo fabricante, não podendo haver nome comercial para cada droga vegetal notificada.

§ 3º. Poderá ser adicionada uma imagem da droga vegetal notificada.

Art. 11. As seguintes informações poderão ser disponibilizadas na embalagem e, não havendo espaço suficiente, ser integralmente e exclusivamente disponibilizadas no folheto informativo:

I – parte utilizada da droga vegetal disposta no Anexo I dessa Resolução;

II – posologia e modo de usar;

III – frases para produtos que tenham a indicação para uso infantil e para maiores de setenta anos, respectivamente:

a) "Para crianças de três a sete anos, recomenda-se um quarto da dose utilizada para adultos; entre sete e doze anos, recomenda-se metade da dose adulta";

b) "Maiores de setenta anos deverão utilizar metade da dose utilizada para adultos";

IV – a frase: "Este produto pode ser utilizado sem prescrição médica para o alívio sintomático de doenças de baixa gravidade por períodos curtos. Caso os sintomas persistam ou piorem, ou apareçam reações indesejadas não descritas na embalagem ou folheto informativo, interrompa seu uso e procure orientação de profissional de saúde.";

V – a frase: "Se você utiliza medicamentos de uso contínuo, busque orientação de profissional de saúde antes de utilizar este produto";

VI – a frase: "Preparar a infusão ou, decocção imediatamente antes do uso". Para algumas espécies vegetais dispostas no Anexo I, há a orientação de preparo para mais de uma dose a ser utilizada no mesmo dia, nestes casos, essa frase é dispensada;

VII – a frase: "Drogas vegetais não devem ser utilizadas por período superior ao indicado, ou continuamente, a não ser por orientação de profissionais de saúde";

VIII – para produto que tenha recomendação de uso prolongado, incluir a frase: "O uso prolongado deste produto deve ser acompanhado por profissional de saúde";

IX – a frase: "Mulheres grávidas ou amamentando não devem utilizar este produto, já que não há estudos que possam garantir a segurança nestas situações";

X – a frase: "Crianças menores de dois anos não devem utilizar este produto, já que não há estudos que possam garantir a segurança nestas situações";

XI – forma de utilização da droga vegetal disposta no Anexo I desta Resolução, complementada pelas frases trazidas nos parágrafos desse artigo:

§ 1º. Nos casos da droga vegetal ser utilizada por infusão, deverá constar a seguinte frase, conforme previsto no inciso XI do presente artigo: "colocar (o número de) mL ou (o número de) medida de água fervente sobre (o número de) g ou (o número de) medida do produto em um recipiente apropriado. Abafar por cerca de 15 minutos, coar se necessário, e utilizar";

§ 2º. Nos casos da droga vegetal ser utilizada por decocção, deverá constar a seguinte frase, conforme previsto no inciso XI do presente artigo: "colocar (o número de) g ou (o número de) medida do produto em (o número de) quantidade de água fria e ferver por cerca de 3 a 5 minutos, deixar em contato por aproximadamente 15 minutos, coar se necessário, e utilizar"; ou

§ 3º. Nos casos da droga vegetal ser utilizada por maceração com água, deverá constar a seguinte frase, conforme previsto no inciso XI do presente artigo: "cobrir (o número de) g ou (o número de) medida do produto com (o número de) mL ou (o número de) medida de água e deixar em temperatura ambiente por (o número de) horas; agitar ocasionalmente, coar se necessário, e utilizar".

§ 4º. Algumas espécies vegetais dispostas no Anexo I possuem indicação de uso para mulheres grávidas ou crianças menores de dois anos. Nesses casos, é dispensada a inclusão das frases dos incisos IX e X deste artigo.

Art. 12. Nenhuma informação além das dispostas nesse regulamento pode estar presente no folheto informativo.

Art. 13. Deve ser utilizada fonte Times New Roman com tamanho mínimo de 10 pt (dez pontos), com espaçamento simples entre letras nas frases e informações da embalagem e folheto informativo.

Art. 14. A palavra chá não deve ser utilizada para designar o produto, podendo constar apenas nas informações sobre forma de utilização, nos casos em que a empresa citar a expressão "xícara das de chá".

Art. 15. Não poderão constar da embalagem, do folheto informativo, da rotulagem ou publicidade dos produtos de que trata esta resolução, designações, nomes geográficos, símbolos, figuras, desenhos ou quaisquer indicações que possibilitem interpretação falsa, erro ou confusão quanto à origem, procedência, natureza, composição ou qualidade, que atribuam ao produto finalidades diferentes daquelas previstas no Anexo I.

Art. 16. Sugere-se que a embalagem contenha doses individualizadas, ou um medidor apropriado à dose a ser utilizada.

Seção V

Das disposições finais

Art. 17. Os produtos importados devem seguir os mesmos critérios exigidos para aqueles de fabricação nacional, além de documentos oficiais expedidos pelas autoridades sanitárias do país de origem que confirmem seu registro no país, acompanhados de tradução juramentada na forma da lei.

Art. 18. As informações apresentadas na notificação são de responsabilidade do fabricante e são objeto de controle sanitário pelo Sistema Nacional de Vigilância Sanitária.

Art. 19. As atualizações ao Anexo I dessa Resolução serão publicadas periodicamente na forma de atos normativos específicos, por iniciativa própria da ANVISA ou por solicitações externas, conforme disposto no Anexo II, segundo critérios de conveniência e oportunidade da Agência.

Art. 20. A propaganda e a publicidade dos produtos de que trata esta Resolução estão sujeitas ao controle, fiscalização e acompanhamento da ANVISA, nos termos da legislação vigente.

Art. 21. Esta resolução entra em vigor na data de sua publicação.

DIRCEU RAPOSO DE MELLO

ANEXO I

As alegações terapêuticas consideram apenas as formas de preparo e usos específicos aqui tratados, ficando excluídas desta resolução ações farmacológicas e indicações terapêuticas que, embora relevantes pelo uso tradicional, ou subsidiadas por estudos científicos, requeiram formas de preparação ou uso não previstas nesta Resolução.

NOMENCLATURA BOTÂNICA	NOMENCLATURA POPULAR	PARTE UTILIZADA	FORMA DE UTILIZAÇÃO	POSOLOGIA E MODO DE USAR	VIA	USO	
Achillea millefolium	Mil-folhas	Partes aéreas	Infusão: 1-2 g (1-2 col chá) em 150 mL (xíc chá)	Utilizar 1 xíc chá 3 a 4 x ao dia	Oral	A/I	
Achyrocline satureioides	Macela; Marcela; Marcela do campo	Sumidades floridas	Infusão: 1,5 g (1/2 col de sopa) em 150 mL (xíc chá)	Utilizar 1 xíc chá 4 x ao dia	Oral	A/I	
Aesculus hippocastanum	Castanha-da-índia	Sementes com casca	Decocção: 1,5 g (½ col sopa) em 150 mL (xíc chá)	Utilizar 1 xíc chá, 2 x dia, logo após as refeições	Oral	A	
Ageratum conyzoides	Mentrasto, Catinga de bode	Partes aéreas sem as flores	Infusão: 2-3 g (2-3 col chá) em 150 mL (xíc de chá)	Utilizar 1 xíc chá de 2 a 3 x ao dia	Oral	A	
Allium sativum	Alho	Bulbo	Maceração: 0,5 g (1 col café) em 30 mL (cálice)	Utilizar 1 cálice 2 x ao dia antes das refeições	Oral	A/I	
Anacardium occidentale	Cajueiro	Entrecasca	Decocção: 4,5 g (1 ½ col sopa) em 150 mL (xíc chá)	Utilizar 1 xíc, 3 a 4 x ao dia	Oral	A	
				Aplicar compressa na região afetada 3 a 4 x ao dia	Tópico		

ALEGAÇÕES	CONTRAINDICAÇÕES	EFEITOS ADVERSOS	INFORMAÇÕES ADICIONAIS EM EMBALAGEM	REFERÊNCIAS
Falta de apetite, dispepsia (perturbações digestivas), febre, inflamação e cólicas	Não deve ser utilizado por pessoas portadoras de úlcera gástrica ou duodenal ou com oclusão das vias biliares	O uso pode causar cefaleia e inflamação. O uso prolongado pode provocar reações alérgicas. Caso ocorra um desses sintomas, suspender o uso e consultar um especialista	------------	WICHTL, 2003 MILLS & BONE, 2004 ALONSO, 2004
Má digestão e cólicas intestinais; como sedativo leve; e como anti-inflamatório	------------	------------	------------	ALONSO, 1998 GUPTA et al., 1995 IPATINGA, 2000 SIMÕES et al., 1998
Fragilidade capilar, insuficiência venosa (hemorroidas e varizes)	Não utilizar na gravidez, lactação, insuficiência hepática e renal, como também em casos de lesões da mucosa digestiva em atividade	Altas doses podem causar irritação do trato digestivo, náusea e vômito	Não utilizar junto com anticoagulantes	BLUMENTHAL, 2000 ALONSO, 2004 CARDOSO, 2009
Dores articulares (artrite, artrose) e reumatismo	Não deve ser utilizado por pessoas com problemas hepáticos	---------	Nunca usar por mais de três semanas consecutivas	DINIZ et al., 2006 MATOS et al., 2001 MATOS, 1997b MATOS, 1998 MELO-DINIZ et al., 1998 RODRIGUES, 2006
Hipercolesterolemia (colesterol elevado). Atua como expectorante e antisséptico	Não deve ser utilizado por menores de três anos e pessoas com gastrite e úlcera gástrica, hipotensão (pressão baixa) e hipoglicemia (concentração de açúcar baixa no sangue). Não utilizar em caso de hemorragia e em tratamento com anticoagulantes	Doses acima da recomendada podem causar desconforto gastrointestinal	Descontinuar o uso 10 dias antes de qualquer cirurgia. Deixar a droga seca rasurada por cerca de uma hora em maceração	WICHTL, 2003 MILLS & BONE, 2004 GRUENWALD, et al., 2000
Diarreia não infecciosa	Não deve ser utilizado por período superior ao recomendado	---------	Não utilizar junto com anticoagulantes, corticoides e anti-inflamatórios	LORENZI & MATOS, 2008
Lesões como antisséptico e cicatrizante	Deverá ser utilizado com cautela na gravidez			

(Continua)

NOMENCLATURA BOTÂNICA	NOMENCLATURA POPULAR	PARTE UTILIZADA	FORMA DE UTILIZAÇÃO	POSOLOGIA E MODO DE USAR	VIA	USO
Arctium lappa	Bardana	Raízes	Decocção: 2,5 g (2,5 col chá) em 150 mL (xíc chá)	Utilizar 1 xíc chá 2 a 3 x ao dia	Oral	A
				Aplicar compressas na pele lesada 3 x ao dia	Tópico	A
Arnica montana	Arnica	Flores	Infusão: 3 g (1 col de sopa) em 150 mL (xíc chá)	Aplicar compressa na área a ser tratada de 2 a 3 x ao dia	Tópico	A/I
Baccharis trimera	Carqueja; Carqueja amarga	Partes aéreas	Infusão: 2,5 g (2,5 col chá) em 150 mL (xíc chá)	Utilizar 1 xíc chá de 2 a 3 x ao dia	Oral	A
Bidens pilosa	Picão	Folhas	Infusão: 2 g (1 col sobremesa) em 150 mL (xíc chá)	Utilizar 1 xíc chá 4 x ao dia	Oral	I
Calendula officinalis	Calêndula	Flores	Infusão: 1-2 g (1 a 2 col chá) em 150 mL (xíc chá)	Aplicar compressa na região afetada 3 x ao dia	Tópico	A/I
Caesalpinia ferrea	Jucá, Pau-ferro	Favas	Decocção: 7,5 g (2,5 col sopa) em 150 mL (xíc chá)	Aplicar compressa na região afetada de 2 a 3 x ao dia	Tópico	A
Casearia sylvestris	Guaçatonga, Erva-de-bugre, Erva-de-lagarto	Folha	Infusão: 2 a 4 g (1 a 2 col de sobremesa) em 150 mL (xíc chá)	Utilizar 1 xíc chá 3-4 x ao dia	Tópico	A/I
					Interno	A/I

ANEXO VII

(Continuação)

ALEGAÇÕES	CONTRAINDICAÇÕES	EFEITOS ADVERSOS	INFORMAÇÕES ADICIONAIS EM EMBALAGEM	REFERÊNCIAS
Dispepsia (distúrbios digestivos). Como diurético e como anti-inflamatório nas dores articulares (artrite) Dermatites (irritação da pele), como antisséptico e anti-inflamatório	------------	------------	------------	GARCIA et al., 1999 GRUENWALD et al., 2000 WICHTL, 2003
Traumas, contusões, torções, edemas devido a fraturas e torções. Hematomas	Não utilizar por via oral, pois pode causar gastrenterites e distúrbios cardiovasculares, falta de ar e morte. Não aplicar em feridas abertas	Pode, em casos isolados, provocar reações alérgicas na pele como vesiculação e necrose. Não utilizar por um período superior a 7 dias pois o uso prolongado pode provocar reações do tipo dermatite de contato (irritação da pele), formação de vesículas e eczemas	Evitar o uso em concentrações superiores às recomendadas	PROPLAM, 2004 SIMÕES et al., 1998 WICHTL, 2003 MILLS & BONE, 2004 ESCOP, 2003 CARDOSO, 2009
Dispepsia (distúrbios da digestão)	Não utilizar em grávidas, pois pode promover contrações uterinas. Evitar o uso concomitante com medicamentos para hipertensão e diabetes	O uso pode causar hipotensão (queda da pressão)	------------	ALONSO, 1998 GUPTA et al., 1995 PROPLAM, 2004 SIMÕES et al., 1998 ALONSO, 2004
Icterícia (coloração amarelada de pele e mucosas devido a uma acumulação de bilirrubina no organismo)	Não utilizar na gravidez	------------	------------	GUPTA et al., 1995 IPATINGA, 2000 SIMÕES et al., 1998 ALONSO, 2004
Inflamações e lesões, contusões e queimaduras	------------	------------	------------	WICHTL, 2003 MILLS & BONE, 2004 ESCOP, 2003 CARDOSO, 2009
Lesões, como adstringente, hemostático, cicatrizante e antisséptico	------------	------------	------------	DINIZ et al., 2006 IEPA, 2005 MATOS, 1997b MELO-DINIZ et al., 1998
Dor e lesões, como antisséptico e cicatrizante tópico	Não utilizar na gravidez e lactação	------------	------------	LORENZI & MATOS, 2008
Dispepsia (distúrbios digestivos), gastrite e halitose (mau hálito)				ITF, 2008

(Continua)

PARTE 4 – ANEXOS

NOMENCLATURA BOTÂNICA	NOMENCLATURA POPULAR	PARTE UTILIZADA	FORMA DE UTILIZAÇÃO	POSOLOGIA E MODO DE USAR	VIA	USO
Cinnamomum verum	Canela, Canela-do-Ceilão	Casca	Decocção: 0,5-2 g (1 a 4 col café) em 150 mL (xíc chá)	Utilizar 1 xíc chá de 2 a 6 x ao dia	Oral	A
Citrus aurantium	Laranja-amarga	Flores	Maceração: 1-2 g (1-2 col chá) em 150 mL (xíc chá)	Utilizar 1 a 2 xíc chá, antes de dormir	Oral	A/I
Cordia verbenacea	Erva-baleeira	Folha	Infusão: 3 g (1 col sopa) em 150 mL (xíc chá)	Utilizar 1 xíc, 3 x ao dia	Oral	A
				Aplicar compressa na região afetada 3 x ao dia	Tópico	
Curcuma longa	Cúrcuma, açafroa, açafrão-da-Terra	Rizomas	Decocção: 1,5 g (3 col café) em 150 mL (1 xíc chá)	Utilizar 1 xíc chá 1 a 2 x ao dia	Oral	A/I
Cymbopogon citratus	Capim-santo, Capim-limão, Capim-cidró, Capim-cidreira, Cidreira	Folhas	Infusão: 1-3 g (1 a 3 col chá) em 150 mL (xíc chá)	Utilizar 1 xíc chá de 2 a 3 x ao dia	Oral	A/I

ANEXO VII

(Continuação)

ALEGAÇÕES	CONTRAINDICAÇÕES	EFEITOS ADVERSOS	INFORMAÇÕES ADICIONAIS EM EMBALAGEM	REFERÊNCIAS
Falta de apetite, perturbações digestivas com cólicas leves, flatulência (gases) e sensação de plenitude gástrica	Não utilizar na gravidez	Podem ocorrer reações alérgicas de pele e mucosas	------------	WICHTL, 2003 GRUENWALD et al., 2000 GARCIA et al., 1999
Quadros leves de ansiedade e insônia, como calmante suave	Não deve ser utilizado por pessoas portadoras de distúrbios cardíacos	------------	Respeitar rigorosamente as doses recomendadas. Deixar em maceração por 3 a 4 horas	WICHTL, 2003 GARCIA et al., 1999 LORENZI & MATOS, 2008
Inflamação em contusões e dor	------------	------------	------------	LORENZI & MATOS, 2008
Dispepsia (distúrbios digestivos). Como anti-inflamatório	Não deve ser utilizado por pessoas portadoras de obstrução dos dutos biliares e em caso de úlcera gastroduodenal. Em caso de cálculos biliares (pedra na vesícula), utilizar somente sob avaliação médica.	------------	Não utilizar junto com anticoagulantes	WICHTL, 2003 GARCIA et al., 1999 ALONSO, 1998 OMS, 1999
Cólicas intestinais e uterinas. Quadros leves de ansiedade e insônia, como calmante suave	------------	------------	Pode aumentar o efeito de medicamentos sedativos (calmantes)	BIESKI & MARI GEMMA, 2005 DINIZ et al., 2006 GILBERT et al., 2005 GUPTA et al., 1995 IEPA, 2005 MATOS et al., 2001 MATOS, 1997a MATOS, 1997b MATOS, 1998 MATOS, 2000 MELO-DINIZ et al., 1998 PROPLAM, 2004 SIMÕES et al. 1998 VIANA et al., 1998 BARBOSA et al., 2009 LUZ NETTO, 1998

(Continua)

PARTE 4 – ANEXOS

NOMENCLATURA BOTÂNICA	NOMENCLATURA POPULAR	PARTE UTILIZADA	FORMA DE UTILIZAÇÃO	POSOLOGIA E MODO DE USAR	VIA	USO	
Cynara scolymus	Alcachofra	Folhas	Infusão: 2 g (1 col sobremesa) em 150 mL (xíc chá)	Utilizar 1 xíc chá 3 x ao dia	Oral	A	
Echinodorus macrophyllus	Chapéu de couro	Folhas	Infusão: 1 g (1 col chá) em 150 mL (xíc de chá)	Utilizar 1 xíc chá 3 x ao dia	Oral	A	
Equisetum arvense	Cavalinha	Partes aéreas	Infusão: 3 g (1 col sopa) em 150 mL (xíc chá)	Utilizar 1 xíc chá 2 a 4 x ao dia	Oral	A	
Erythrina verna	Mulungu	Casca	Decocção: 4 a 6 g (2 a 3 col de sobremesa) em 150 mL (xíc chá)	Utilizar 1 xíc chá de 2 a 3 x ao dia	Oral	A	
Eucalyptus globulus	Eucalipto	Folhas	Infusão: 2 g (col sobremesa) em 150 mL (xíc chá)	Fazer inalação de 2 a 3 x ao dia	Inalatório	A	
Eugenia uniflora	Pitangueira	Folhas	Infusão: 3 g (1 colher de sopa) em 150 mL (xíc chá)	Utilizar 1 cálice (30 mL) após a evacuação no máximo 10 x ao dia	Oral	A	

ANEXO VII

(Continuação)

ALEGAÇÕES	CONTRAINDICAÇÕES	EFEITOS ADVERSOS	INFORMAÇÕES ADICIONAIS EM EMBALAGEM	REFERÊNCIAS
Dispepsia (distúrbios da digestão)	Não deve ser utilizado por pessoas com doenças da vesícula biliar. Usar cuidadosamente em pessoas com hepatite grave, falência hepática e câncer hepático	O uso pode provocar flatulência (gases), fraqueza e sensação de fome	-----------	GARCIA et al., 1999 MATOS, 2000 PROPLAM, 2004 WICHTL, 2003 MILLS & BONE, 2004 CARDOSO, 2009
Edemas (inchaço) por retenção de líquidos e processos inflamatórios	Não deve ser utilizado por pessoas portadoras de insuficiência renal e cardíaca	Não utilizar doses acima da recomendada pois pode causar diarreia	Pode interagir com medicamentos anti-hipertensivos, causando queda da pressão	AMARAL et al., 2005 PROPLAM, 2004 GILBERT et al., 2005
Edemas (inchaços) por retenção de líquidos	Não deve ser utilizado por pessoas com insuficiência renal e cardíaca	Uma alergia rara pode ocorrer em pacientes sensíveis à nicotina. O uso por período superior ao recomendado pode provocar dor de cabeça e anorexia. Altas doses podem provocar irritação gástrica, reduzir os níveis de vitamina B1 e provocar irritação no sistema urinário	-----------	ALONSO, 1998 MARINGÁ, 2001 IPATINGA, 2000 MILLS & BONE, 2004
Quadros leves de ansiedade e insônia, como calmante suave	-----------	-----------	Não usar por mais de 3 dias seguidos	LIMA et al., 2006 MATOS, 1997a MATOS, 1997b IPATINGA, 2000
Gripes e resfriados para desobstrução das vias respiratórias, como adjuvante no tratamento de bronquite e asma	Não deve ser utilizado por pessoas com inflamação gastrointestinal e biliar, doença hepática grave, gravidez, lactação e em menores de 12 anos	Em casos raros, pode provocar náusea, vômito e diarreia	Evitar o uso associado com sedativos, anestésicos e analgésicos, pois pode potencializar suas ações. Pode interferir com tratamentos hipoglicemiantes. Colocar a infusão em recipiente aberto, cobrir a cabeça com um pano junto ao recipiente e inalar	ALONSO, 1998 MATOS, 1997b MATOS, 2000 PROPLAM, 2004 WICHTL, 2003 BLUMENTHAL, 2000 GARCIA et al., 1999
Diarreia não infecciosa	-----------	-----------	-----------	ALONSO, 2004

(Continua)

PARTE 4 – ANEXOS

NOMENCLATURA BOTÂNICA	NOMENCLATURA POPULAR	PARTE UTILIZADA	FORMA DE UTILIZAÇÃO	POSOLOGIA E MODO DE USAR	VIA	USO
Glycyrrhiza glabra	Alcaçuz	Raiz	Infusão: 4,5 g (1 ½ col sopa) em 150 mL (xíc chá)	Utilizar 1 xíc de chá 3-4 x ao dia	Oral	A
Hamamelis virginiana	Hamamélis	Casca	Decocção: 3-6 g (12 col sopa) em 150 mL (xíc chá)	Aplicar em compressas na região afetada 2 a 3 x ao dia	Tópico	A/I
Harpagophytum procumbens	Garra do diabo	Raiz	Infusão: 1 g (1 colher de chá) em 150 mL (xíc chá)	Utilizar 1 xíc, 2 a 3 x ao dia	Oral	A
Illicium verum	Anis estrelado	Fruto	Infusão: 1,5 g (1 ½ col de chá) em 150 mL (xíc chá)	Utilizar 1 xíc de chá 3-4 x ao dia	Oral	A
Justicia pectoralis	Chambá, Chachambá, Trevo-cumaru	Partes aéreas	Infusão: 5 g (5 col chá) em 150 mL (xíc chá)	Utilizar 1 xíc chá de 2 a 3 x ao dia	Oral	A/I
Lippia alba	Erva-cidreira, Falsa erva--cidreira, Falsa-melissa	Partes aéreas	Infusão: 1 a 3 g (1 a 3 col chá) em 150 mL (xíc chá)	Utilizar 1 xíc chá de 3 a 4 x ao dia	Oral	A/I

ANEXO VII

(Continuação)

ALEGAÇÕES	CONTRAINDICAÇÕES	EFEITOS ADVERSOS	INFORMAÇÕES ADICIONAIS EM EMBALAGEM	REFERÊNCIAS
Tosses, gripes e resfriados	Não deve ser utilizado na gravidez e pessoas com hipertensão arterial, hiperestrogenismo e diabetes	Possível quadro de pseudoaldosteronismo por ação mineralocorticoide (caracterizado por retenção de sódio, cloro e água, edema, hipertensão arterial e ocasionalmente mioglobinúria)	Deve haver cautela ao associar com anticoagulantes, corticoides e anti-inflamatórios	ALONSO, 1998 GARCIA, 1999
Inflamações da pele e mucosas. Hemorroidas	--------------	Não ingerir, pois pode, eventualmente, provocar irritação gástrica e vômitos	Nunca usar continuamente por mais de 4 semanas	WICHTL, 2003 GRUENWALD, et al., 2000 GARCIA et al., 1999
Dores articulares (artrite, artrose, artralgia)	Não utilizar em portadores de úlceras estomacais e duodenais	---------	----------	ITF, 2008
Bronquite, como expectorante	Não utilizar na gravidez e no hiperestrogenismo	O uso pode ocasionar reações de hipersensibilidade cutânea, respiratória e gastrintestinal	------------	ALONSO, 1998; MATOS, 1998
Tosse, como expectorante e broncodilatador	Pacientes com problemas de coagulação e em uso de anticoagulantes e analgésicos	---------	------------	BIESKI & MARI GEMMA, 2005 DINIZ et al., 2006 GUPTA et al., 1995 MATOS et al., 2001 MATOS, 1997a MATOS, 1998 MATOS, 2000 VIANA et al., 1998
Quadros leves de ansiedade e insônia, como calmante suave. Cólicas abdominais, distúrbios estomacais, flatulência (gases), como digestivo e expectorante	Usar cuidadosamente em pessoas com hipotensão (pressão baixa)	Doses acima da recomendada podem causar irritação gástrica, bradicardia (diminuição da frequência cardíaca) e hipotensão (queda da pressão)	------------	BIESKI & MARI GEMMA, 2005 DINIZ et al., 2006 GILBERT et al., 2005 GUPTA et al., 1995 IEPA, 2005 IPATINGA, 2000 MATOS et al., 2001 MATOS, 1997b MATOS, 1998 MATOS, 2000 MELO-DINIZ et al., 1998 PROPLAM, 2004 LUZ NETTO, 1998

(Continua)

PARTE 4 – ANEXOS

NOMENCLATURA BOTÂNICA	NOMENCLATURA POPULAR	PARTE UTILIZADA	FORMA DE UTILIZAÇÃO	POSOLOGIA E MODO DE USAR	VIA	USO	
Lippia sidoides	Alecrim-pimenta	Folhas	Infusão: 2-3 g (2-3 col chá) em 150 mL (xíc chá)	Aplicar de 2 a 3 x ao dia	Tópico: gargarejos, bochechos e lavagens	A	
Malva sylvestris	Malva	Folhas e flores	Infusão: 2 g (1 col sobremesa) em 150 mL (xíc chá)	Utilizar 1 xíc chá 4 x ao dia	Oral	A	
			Infusão: 6 g (2 col sopa) em 150 mL (xíc chá)	Aplicar de 3 a 4 x ao dia	Tópico		
Matricaria recutita	Camomila	Flores	Infusão: 3 g (1 col sopa) em 150 mL (xíc chá)	Utilizar 1 xíc chá de 3 a 4 x ao dia	Oral	A/I	
			Infusão: 6-9 g (2-3 col sopa) em 150 mL (xíc chá)	Aplicar de 3 a 4 x ao dia, em forma de compressas, bochechos e gargarejos	Tópico		
Maytenus ilicifolia	Espinheira santa	Folhas	Infusão: 1-2 g (1-2 col chá) em 150 mL (xíc chá)	Utilizar 1 xíc chá de 3 a 4 x ao dia	Oral	A	
Melissa officinalis	Melissa, Erva-cidreira	Sumidades floridas	Infusão: 2 a 4 g (1-2 col sobremesa) em 150 mL (xíc chá)	Utilizar 1 xíc chá de 2 a 3 x ao dia	Oral	A	
Mentha x piperita	Hortelã-pimenta	Folhas e sumidades floridas	Infusão: 1,5 g (3 col café) em 150 mL (xíc chá)	Utilizar 1 xíc chá de 2 a 4 x ao dia	Oral	A/I	

ANEXO VII

(Continuação)

ALEGAÇÕES	CONTRAINDICAÇÕES	EFEITOS ADVERSOS	INFORMAÇÕES ADICIONAIS EM EMBALAGEM	REFERÊNCIAS
Inflamações da boca e garganta, como antisséptico	------------	------------	Não deve ser usado em inalações devido à ação irritante dos vapores. Não engolir o produto após o bochecho e gargarejo	GILBERT et al., 2005 MATOS, 1997a MATOS, 1998 MATOS, 2000 VIANA et al., 1998
Afecções respiratórias, como expectorante	------------	------------	------------	ALONSO, 1998 GARCIA et al., 1999 PROPLAM, 2004 SIMÕES et al., 1998 ALONSO, 2004 WICHTL, 2003
Contusões e processos inflamatórios da boca e garganta				
Cólicas intestinais. Quadros leves de ansiedade, como calmante suave	------------	Podem ocorrer reações alérgicas ocasionais. Em caso de superdose, pode ocorrer o aparecimento de náuseas, excitação nervosa e insônia		MATOS, 1998 PROPLAM, 2004 WICHTL, 2003 MILLS & BONE, 2004 ALONSO, 2004 CARDOSO, 2009
Contusões e processos inflamatórios da boca e gengiva			Não aplicar a infusão na região próxima aos olhos	
Dispepsia (distúrbios da digestão), azia e gastrite. Coadjuvante no tratamento episódico de prevenção de úlcera em uso de anti-inflamatórios não esteroidais	Não deve ser utilizado por crianças menores de 6 anos. Não utilizar em grávidas até o terceiro mês de gestação e lactantes, pois promove a redução do leite	O uso pode provocar secura, gosto estranho na boca e náuseas	------------	AMARAL et al., 2005 GUPTA et al., 1995 IPATINGA, 2000 LIMA et al., 2006 MARINGÁ, 2001 PROPLAM, 2004 SIMÕES et al., 1998
Cólicas abdominais. Quadros leves de ansiedade e insônia, como calmante suave	Não deve ser utilizado por pessoas com hipotireoidismo (redução da função da tireoide)	Utilizar cuidadosamente em pessoas com pressão baixa	------------	GARCIA et al., 1999 MATOS, 2000 PROPLAM, 2004 SIMÕES et al., 1998 WICHTL, 2003 MILLS & BONE, 2004 ALONSO, 1998
Cólicas, flatulência (gases), problemas hepáticos	Não deve ser utilizado em casos de obstruções biliares, danos hepáticos severos e durante a lactação. Na presença de cálculos biliares, consultar profissional de saúde antes de usar	----------	------------	WICHTL, 2003 MATOS, 2000 MILLS & BONE, 2004 GRUENWALD, et al., 2000 GARCIA et al., 1999

(Continua)

PARTE 4 – ANEXOS

NOMENCLATURA BOTÂNICA	NOMENCLATURA POPULAR	PARTE UTILIZADA	FORMA DE UTILIZAÇÃO	POSOLOGIA E MODO DE USAR	VIA	USO
Mentha pulegium	Poejo	Partes aéreas	Infusão: 1 g (1 col sobremesa) em 150 mL (xíc chá)	Utilizar 1 xíc chá de 2 a 3 x ao dia durante ou após as refeições	Oral	A
Mikania glomerata	Guaco	Folhas	Infusão: 3 g (1 col sopa) em 150 mL (xíc chá)	Utilizar 1 xíc chá 3 x ao dia	Oral	A/I
Momordica charantia	Melão-de-São-Caetano	Folhas, frutos e sementes	Decocção: 5 g em 1 L	Aplicar nos locais afetados 2 x ao dia ou banhar-se uma vez ao dia	Tópico	A
Passiflora alata	Maracujá	Folhas	Infusão: 3 g (1 col sopa) em 150 mL (xíc chá)	Utilizar 1 xíc chá de 1 a 2 x ao dia	Oral	A/I
Passiflora edulis	Maracujá-azedo	Folhas	Infusão: 3 g (1 col sopa) em 150 mL (xíc chá)	Utilizar 1 xíc chá de 1 a 2 x ao dia	Oral	A/I

ANEXO VII **387**

(Continuação)

ALEGAÇÕES	CONTRAINDICAÇÕES	EFEITOS ADVERSOS	INFORMAÇÕES ADICIONAIS EM EMBALAGEM	REFERÊNCIAS
Afecções respiratórias, como expectorante. Estimulante do apetite, perturbações digestivas, espasmos gastrointestinais, cálculos biliares e colecistite	Não deve ser utilizada na gravidez, lactação e em crianças menores de 6 anos. Contraindicam-se o uso prolongado e a inalação	A administração em doses e tempo de uso acima dos recomendados pode promover danos no fígado e ocasionar problemas na gravidez	------------	GARCIA et al., 1999 GRUENWALD, et al., 2000 IPATINGA, 2000 MATOS, 1998
Gripes e resfriados, bronquites alérgica e infecciosa, como expectorante	---------	A utilização pode interferir na coagulação sanguínea. Doses acima da recomendada podem provocar vômitos e diarreia.	Pode interagir com anti-inflamatórios não esteroidais	BIESKI & MARI GEMMA, 2005 GILBERT et al., 2005 GUPTA et al., 1995 IPATINGA, 2000 MARINGÁ, 2001 MATOS et al., 2001 MATOS, 1997a MATOS, 1998 PROPLAM, 2004 VIANA et al., 1998 LUZ NETTO, 1998
Dermatites (irritação da pele) e escabiose (sarna)	-------------	---------	Pode interagir com hipoglicemiantes. Não utilizar por via oral, pois pode causar coma hipoglicêmico (por diminuição de açúcar no sangue) e convulsões em crianças, problemas hepáticos e dor de cabeça	ALONSO, 1998 GUPTA et al., 1995 IEPA, 2005 MATOS, 1997b MELO-DINIZ et al., 1998
Quadros leves de ansiedade e insônia, como calmante suave	-------------	O uso pode causar sonolência	Não deve ser usado junto com medicamentos sedativos e depressores do sistema nervoso. Nunca utilizar cronicamente	DINIZ et al., 2006 GUPTA et al., 1995 MATOS et al., 2001 MATOS, 1997a MATOS, 1997b MATOS, 1998 MATOS, 2000 MELO-DINIZ et al., 1998 SIMÕES et al., 1998 VIANA et al., 1998
Quadros leves de ansiedade e insônia, como calmante suave	-------------	Seu uso pode causar sonolência	Não deve ser usado junto com medicamentos sedativos e depressores do sistema nervoso. Nunca utilizar cronicamente	DINIZ et al., 2006 GUPTA et al., 1995 MATOS et al., 2001 MATOS, 1997a MATOS, 1997b MATOS, 1998 MATOS, 2000 MELO-DINIZ et al., 1998 SIMÕES et al. 1998 VIANA et al., 1998

(Continua)

NOMENCLATURA BOTÂNICA	NOMENCLATURA POPULAR	PARTE UTILIZADA	FORMA DE UTILIZAÇÃO	POSOLOGIA E MODO DE USAR	VIA	USO
Passiflora incarnata	Maracujá	Partes aéreas	Infusão: 3 g (1 col sopa) em 150 mL (xíc chá)	Utilizar 1 xíc chá de 3 a 4 x ao dia	Oral	A
Paullinia cupana	Guaraná	Sementes	0,5-2 g do pó (1 a 4 col café)	Utilizar puro ou diluído em água	Oral	A
Peumus boldus	Boldo-do-chile	Folhas	Infusão 1 a 2 g (1 a 2 col chá) em 150 mL (xíc chá)	Utilizar 1 xíc chá 2 x ao dia	Oral	A
Phyllanthus niruri	Quebra-pedra	Partes aéreas	Infusão: 3 g (1 col sopa) em 150 mL (xíc chá)	Utilizar 1 xíc chá de 2 a 3 x ao dia	Oral	A
Pimpinela anisum	Anis, Erva-doce	Frutos	Decocção: 1,5 g (3 col café) em 150 mL água (xíc chá)	Utilizar 1 xíc chá 3 x ao dia	Oral	A/I

ANEXO VII **389**

(Continuação)

ALEGAÇÕES	CONTRAINDICAÇÕES	EFEITOS ADVERSOS	INFORMAÇÕES ADICIONAIS EM EMBALAGEM	REFERÊNCIAS
Quadros leves de ansiedade e insônia, como calmante suave	--------------	Seu uso pode causar sonolência	Não deve ser usado junto com medicamentos sedativos e depressores do sistema nervoso. Nunca utilizar cronicamente	MATOS, 1997b OMS, 2007 PROPLAM, 2004 MILLS & BONE, 2004
Fadiga, como estimulante	Não deve ser utilizado por pessoas com ansiedade, hipertiroidismo, hipertensão, arritmias, problemas cardíacos, estomacais e intestinais, taquicardia paroxística, gastrite e cólon irritável	Em altas doses pode causar insônia, nervosismos e ansiedade	Não associar com outras drogas com bases xânticas (café, noz de cola, mate), nem com anti-hipertensivos	GARCIA et al., 1999 GRUENWALD, et al., 2000 MILLS & BONE, 2004 ALONSO, 2004
Dispepsia (distúrbios da digestão), como colagogo e colerético	Não deve ser utilizado por pessoas com obstrução das vias biliares, doenças severas no fígado e nos casos de gravidez. Usar cuidadosamente em pessoas com doença hepática aguda ou severa, colecistite séptica, espasmos do intestino e íleo e câncer hepático	---------	Não exceder a dosagem recomendada	GUPTA et al., 1995 MATOS, 1998 MATOS, 2000 PROPLAM, 2004 SIMÕES et al., 1998 WICHTL, 2003 MILLS & BONE, 2004 CARDOSO, 2009 LUZ NETTO, 1998
Litíase renal (cálculos renais), por auxiliar na eliminação de cálculos renais pequenos	Contraindicado na eliminação de cálculos grandes. Não utilizar na gravidez	Em concentrações acima da recomendada pode apresentar diarreia e hipotensão (pressão baixa)	Nunca utilizar por mais de 3 semanas	BIESKI & MARI GEMMA, 2005 DINIZ et al., 2006 GILBERT et al., 2005 GUPTA et al., 1995 IEPA, 2005 MATOS et al., 2001 MATOS, 1997b MATOS, 1998 MELO-DINIZ et al., 1998 PROPLAM, 2004 SIMÕES et al., 1998 ALONSO, 2004
Dispepsia (distúrbios digestivos), cólicas gastrointestinais e como expectorante	--------------	---------	A droga vegetal deve ser amassada imediatamente antes de usar	WICHTL, 2003 GARCIA et al., 1999 ALONSO, 2004

(Continua)

NOMENCLATURA BOTÂNICA	NOMENCLATURA POPULAR	PARTE UTILIZADA	FORMA DE UTILIZAÇÃO	POSOLOGIA E MODO DE USAR	VIA	USO	
Plantago major	Tanchagem; Tansagem, Tranchagem	Folhas	Infusão: 6-9 g (2-3 col sopa) em 150 mL (xíc chá)	Aplicar no local afetado, em bochechos e gargarejos 3 x ao dia	Tópico	A	
Plectranthus barbatus	Boldo-nacional, Hortelã-homem, Falso-boldo, Boldo-africano	Folhas	Infusão: 1-3 g (1-3 col chá) em 150 mL (xíc chá)	Utilizar 1 xíc chá de 2 a 3 x ao dia	Oral	A	
Polygala senega	Polígala	Raiz	Infusão: 4,5 g (1 ½ colher de sopa) em 150 mL (xíc chá)	Utilizar 1 xíc chá, 3 a 4 x ao dia	Oral	A	
Polygonum punctatum	Erva-de-bicho, Pimenteira--d'água	Partes aéreas	Infusão: 3 g (1 col sopa) em 150 mL (xíc chá)	Aplicar na região afetada 3 x ao dia	Tópico	A	
Psidium guajava	Goiabeira	Folhas jovens	Infusão: 2 g (col sobremesa) em 150 mL (xíc chá)	Utilizar 1 cálice (30 mL) após a evacuação no máximo 10 x ao dia	Oral	A	
					Tópica	A/I	
Punica granatum	Romã	Pericarpo (casca do fruto)	Decocção: 6 g (2 col sopa) em 150 mL (xíc chá)	Aplicar no local afetado, em bochechos e gargarejos 3 x ao dia	Tópico	A	

ANEXO VII **391**

(Continuação)

ALEGAÇÕES	CONTRAINDICAÇÕES	EFEITOS ADVERSOS	INFORMAÇÕES ADICIONAIS EM EMBALAGEM	REFERÊNCIAS
Inflamações da boca e faringe	Hipotensão arterial (pressão baixa), obstrução intestinal e gravidez	---------	Não engolir a preparação após o bochecho e gargarejo. Nunca utilizar a casca da semente	BIESKI & MARI GEMMA, 2005 GARCIA et al., 1999 GILBERT et al., 2005 GUPTA et al., 1995 MATOS, 1997b ALONSO, 2004
Dispepsia (distúrbios da digestão) e hipotensão (pressão baixa)	Não deve ser utilizado em gestantes, lactantes, crianças, pessoas com hipertensão (pressão alta), hepatites e obstrução das vias biliares. Pessoas que fazem uso de medicamentos para o sistema nervoso central devem evitar o uso	O uso pode diminuir a pressão arterial. Doses acima da recomendada e utilizadas por um período de tempo maior que o recomendado podem causar irritação gástrica	Não usar junto com metronidazol ou dissulfiram	BIESKI & MARI GEMMA, 2005 DINIZ et al., 2006 IEPA, 2005 MATOS, 1997a MATOS, 1997b MATOS, 2000 MELO-DINIZ et al., 1998 PROPLAM, 2004 SIMÕES et al., 1998
Congestão respiratória, como expectorante	----------	Altas doses produzem efeito emetizante (provoca vômito) e diarreias, além de problemas gastrintestinais	----------	ALONSO, 2004
Varizes e úlceras varicosas	Gravidez	---------	---------	ITF, 2008
Diarreias não infecciosas Pele e mucosas lesadas, como antisséptico	--------------	--------	Não utilizar continuamente	GILBERT et al., 2005 DINIZ et al., 2006 MATOS et al., 2001 MATOS, 1997a MATOS, 1997b MATOS, 1998 MATOS, 2000 MELO-DINIZ et al., 1998
Inflamações e infecções da mucosa da boca e faringe, como anti-inflamatório e antisséptico	--------------	Se ingerido, pode provocar zumbido, distúrbios visuais, espasmos na panturrilha e tremores	Não engolir a preparação após o bochecho e gargarejo	BIESKI & MARI GEMMA, 2005 DINIZ et al., 2006 MATOS et al., 2001 MATOS, 1997a MATOS, 1997b MATOS, 1998 MATOS, 2000 MELO-DINIZ et al., 1998 PROPLAM, 2004 SIMÕES et al., 1998 VIANA et al., 1998 OMS, 2003

(Continua)

NOMENCLATURA BOTÂNICA	NOMENCLATURA POPULAR	PARTE UTILIZADA	FORMA DE UTILIZAÇÃO	POSOLOGIA E MODO DE USAR	VIA	USO	
Rhamnus purshiana	Cáscara sagrada	Casca	Decocção: 0,5 g (col café) em 150 mL (xíc chá)	Utilizar de ½ a 1 xíc chá, antes de dormir	Oral	A	
Rosmarinus officinalis	Alecrim	Folhas	Infusão: 3-6 g (1-2 col sopa) em 150 mL (xíc chá)	Aplicar no local afetado 2 x ao dia	Tópico	A	
				Utilizar de 1 a 2 xíc chá ao dia	Oral		
Salix alba	Salgueiro	Casca do caule	Infusão: 3 g (1 col sopa) em 150 mL (xíc chá)	Utilizar 1 xíc, 2 a 3 x ao dia	Oral	A	
Salvia officinalis	Sálvia	Folhas	Infusão: 3,5 g (7 col café) em 150 mL (xíc chá)	Aplicar no local afetado, em bochechos e gargarejos 1 ou 2 x ao dia	Tópico	A/I	
			Infusão: 1,5-2 g (3-4 col café) em 150 mL (xíc chá)	Utilizar 1 xíc chá de 2 a 3 x ao dia	Oral	A/I	
Sambucus nigra	Sabugueiro	Flor	Infusão: 3 g (1 col sopa) em 150 mL (xíc chá)	Utilizar 1 xíc, 2 a 3 x ao dia	Oral	A	

ANEXO VII

(Continuação)

ALEGAÇÕES	CONTRAINDICAÇÕES	EFEITOS ADVERSOS	INFORMAÇÕES ADICIONAIS EM EMBALAGEM	REFERÊNCIAS
Constipação intestinal eventual	Não deve ser utilizado por pessoas com obstrução intestinal, refluxo, inflamação intestinal aguda (doença de Crohn), colite, apendicite ou dor abdominal de origem desconhecida, pacientes com histórico de pólipos intestinal. Não utilizar durante lactação, gravidez e em menores de 12 anos	Pode ocorrer desconforto no trato gastrintestinal, principalmente em pacientes com cólon irritável, além de mudança de coloração na urina	Não fazer uso crônico (mais de 1 semana). O uso contínuo pode promover diarreia, perda de eletrólitos e dependência	WICHTL, 2003 OMS, 2004 ALONSO, 2004 CARDOSO, 2009
Distúrbios circulatórios, como antisséptico e cicatrizante Dispepsia (distúrbios digestivos)	Não deve ser utilizado por pessoas com doença prostática, gastroenterites, dermatoses em geral e com histórico de convulsão	Usado cronicamente, ou em doses excessivas pode causar irritação renal e gastrointestinal	---------	BIESKI & MARI GEMMA, 2005 IPATINGA, 2000 MATOS, 1997b MATOS, 1998 MATOS, 2000 MELO-DINIZ et al., 1998 MELO-DINIZ et al., 2006 PROPLAM, 2004 SIMÕES et al., 1998
Inflamação, dor e febre. Gripe e resfriados	Não utilizar junto com maracujá e noz-moscada	----------	Usar cautelosamente junto a anticoagulantes, corticoides e anti-inflamatórios não esteroidais	LORENZI & MATOS, 2008 ESCOP, 1997
Inflamações da boca e garganta, gengivites e aftas Dispepsias (distúrbios digestivos) e transpiração excessiva	Não utilizar na gravidez e lactação, insuficiência renal e tumores mamários estrogenodependentes	--------	Não engolir a preparação após o bochecho e gargarejo pois pode causar náusea, vômitos, dor abdominal, tonturas e agitação. Pode elevar a pressão em pacientes hipertensos. Em altas doses pode ser neurotóxica (causar convulsões) e hepatotóxica (causar dano no fígado)	WICHTL, 2003 MILLS & BONE, 2004 GRUENWALD, et al., 2000
Gripe e resfriado	----------	O uso em quantidades maiores que o recomendado pode promover hipocalemia (diminuição da taxa de potássio no organismo)	Não utilizar folhas, por conterem glicosídeos cianogênicos que podem ser tóxicos	NEWALL, 1996 ALONSO, 2004

(Continua)

PARTE 4 – ANEXOS

NOMENCLATURA BOTÂNICA	NOMENCLATURA POPULAR	PARTE UTILIZADA	FORMA DE UTILIZAÇÃO	POSOLOGIA E MODO DE USAR	VIA	USO
Schinus terebinthifolia	Aroeira-da-praia	Casca do caule	Decocção: 1 g em 1 L de água	Aplicar na região afetada 2 x ao dia, em compressas, banhos de assento	Tópico	A
Senna alexandrina	Sene	Fruto e folíolos	Decocção: 1 g (col café) em 150 mL (xíc chá)	Utilizar 1 xíc chá, antes de dormir	Oral	A
Solanum paniculatum	Jurubeba	Planta inteira	Infusão: 1 g (1 col chá) em 150 mL (xíc chá)	Utilizar 1 xíc chá de 3 a 4 x ao dia	Oral	A
Stryphnodendrom adstrigens	Barbatimão	Casca	Decocção: 3 g (col sopa) em 1 L de água	Aplicar compressas no local afetado 2-3 x ao dia	Tópico	A/I
Taraxacum officinale	Dente-de-leão	Toda a planta	Decocção: 3-4 g (3-4 col chá) em 150 mL (xíc chá)	Utilizar 1 xíc chá 3 x ao dia	Oral	A
Uncaria tomentosa	Unha-de-gato	Entrecasca	Decocção: 0,5 g (1 col café) em 150 mL (xíc chá)	Utilizar 1 xíc chá de 2 a 3 x ao dia	Oral	A
Vernonia condensata	Boldo-baiano	Folha	Infusão: 3 g (1 col sopa) em 150 mL (xíc chá)	Utilizar 1 xíc, 3x ao dia, antes das principais refeições	Oral	A

ANEXO VII

(Continuação)

ALEGAÇÕES	CONTRAINDICAÇÕES	EFEITOS ADVERSOS	INFORMAÇÕES ADICIONAIS EM EMBALAGEM	REFERÊNCIAS
Inflamação vaginal, leucorreia (corrimento vaginal), como hemostático, adstringente e cicatrizante	------------	---------	-------------	MATOS, 1997b MELO-DINIZ et al., 1998 MELO-DINIZ et al., 2006 PROPLAM, 2004 SIMÕES et al., 1998
Constipação intestinal eventual	Não deve ser utilizado por pessoas portadoras de obstrução intestinal, inflamação intestinal aguda (doença de Crohn), colite, apendicite ou dor abdominal de origem não diagnosticada, constipação crônica. Não usar em crianças menores de 10 anos	Desconforto do trato gastrintestinal, principalmente em pacientes com cólon irritável, mudança na coloração da urina	Não fazer uso crônico (mais de 1 semana). O uso contínuo pode promover diarreia e perda de eletrólitos	WICHTL, 2003 OMS, 1999 CARDOSO, 2009
Dispepsia (distúrbios da digestão)	-------------	Doses acima da recomendada e por período de tempo acima do recomendado podem causar intoxicação com náuseas, vômitos, diarreia, cólicas abdominais, confusão mental, edema cerebral e morte	---------	GUPTA et al., 1995 IPATINGA, 2000 MATOS, 1997b SIMÕES et al., 1998 CEDAC ALONSO, 2004
Lesões, como cicatrizante e antisséptico tópico na pele e mucosas bucal e genital	Não deve ser utilizado em lesões com processo inflamatório intenso	---------	------------	RODRIGUES, 2006 LIMA et al., 2006 GILBERT et al., 2005
Dispepsia (distúrbios digestivos), estimulante do apetite e como diurético	Não deve ser utilizado por pessoas portadoras de obstrução dos dutos biliares e do trato intestinal. Na ocorrência de cálculos biliares, consultar profissional de saúde antes do uso	O uso pode provocar hiperacidez gástrica e hipotensão (queda da pressão)	Não utilizar em menores de dois anos	WICHTL, 2003 OMS, 2007 ALONSO, 2004
Dores articulares (artrite e artrose) e musculares agudas, como anti-inflamatório	Não é recomendado o uso antes e depois de quimioterapia, nem em pacientes hemofílicos. Não utilizar em menores de 3 anos	O uso pode provocar cansaço, febre, diarreia, constipação. Altas doses podem causar sintomas pancreáticos e alterações do nervo óptico	Evitar o uso concomitante com imunossupressores e em pacientes transplantados ou esperando transplantes	GILBERT et al., 2005 GUPTA et al., 1995 MILLS & BONE, 2004 ALONSO, 2004
Dor e dispepsia	----------	---------	----------	LORENZI & MATOS, 2008

(Continua)

NOMENCLATURA BOTÂNICA	NOMENCLATURA POPULAR	PARTE UTILIZADA	FORMA DE UTILIZAÇÃO	POSOLOGIA E MODO DE USAR	VIA	USO
Vernonia polyanthes	Assa-peixe	Folha	Infusão: 3 g (1 col sopa) em 150 mL (xíc chá)	Gargarejar e, em seguida, ingerir 1 xícara (150 mL) 3 x ao dia	Oral	A
				Aplicar sobre a área afetada 2 x ao dia durante 2 horas de cada vez	Tópico	A
Zingiber officinale	Gengibre	Rizoma	Decocção: 0,5-1 g (1 a 2 col café) em 150 mL (xíc chá)	Utilizar 1 xíc chá de 2 a 4 x ao dia	Oral	A/I

Legenda utilizada na tabela do Anexo I:

A sigla disposta na tabela deve ser substituída pela palavra correspondente na embalagem e folheto informativo do produto.

A – Adulto

I – Infantil

L – Litro

mg – miligrama

g – grama

mL – mililitro

col – colher

xíc – xícara

x – vezes

-------- Informação não encontrada na literatura citada. Nesses casos, deve-se omitir o item da tabela na embalagem ou folheto informativo.

Referências utilizadas:

1. ALONSO, JR. Tratado de fitomedicina. Bases clínicas e farmacológicas. ISIS Ed. Argentina. 1998.

2. ALONSO, JR, Tratado de fitofármacos y nutraceuticos. Ed. Corpus. 2004.

3. BARBOSA, WLR et al. Etnofarmácia. Fitoterapia popular e ciência farmacêutica. Belém: NUMA/UFPA. 2009.

4. BLUMENTHAL, M.; GOLDBERG, A.; BRINCKMANN, J. Herbal medicine – Expanded commission E monographs. 1. ed. Newton, MA, EUA: American Botanical Council. 2000. 519p.

5. AMARAL, ACF; SIMÕES, EV; FERREIRA, JLP. Coletânea científica de plantas de uso medicinal. Rio de Janeiro. 2005.

6. BIESKI, IGC, MARI GEMMA, C. Quintais medicinais. Mais saúde, menos hospitais – Governo do Estado de Mato Grosso. Cuiabá. 2005.

7. CARDOSO, CMZ. Manual de controle de qualidade de matérias-primas vegetais para farmácia magistral. Pharmabooks. 2009.

8. EUROPEAN SCIENTIFIC COOPERATIVE ON PHYTOTHERAPY (ESCOP). Monographs: The Scientific Foundation for Herbal Medicinal Products. 2 ed. Exeter, UK: European Scientific Cooperative on Phytotherapy and Thieme, 2003.

9. GARCIA, AA. et al. Fitoterapia. Vademécum de prescripción. Plantas medicinales. 3ª ed. 1999.

10. GILBERT, B; FERREIRA, JL; ALVES, LF. Monografias de plantas medicinais brasileiras e aclimatadas. Curitiba. ABIFITO. 2005.

11. GUPTA, MP et al. 270 plantas medicinais iberoamericanas. CYTED. Colômbia. 1995.

12. GRUENWALD, J et al. PDR for herbal medicines. 2000.

13. IEPA. Farmácia da terra – Plantas medicinais e alimentícias. 2ª ed. Macapá. 2005.

(Continuação)

ALEGAÇÕES	CONTRAINDICAÇÕES	EFEITOS ADVERSOS	INFORMAÇÕES ADICIONAIS EM EMBALAGEM	REFERÊNCIAS
Bronquite e tosse persistente Dores musculares	Não deve ser utilizada durante a gravidez e lactação	---------	----------	LORENZI & MATOS, 2008
Enjoo, náusea e vômito da gravidez, de movimento e pós-operatório. Dispepsias em geral.	Em casos de cálculos biliares, utilizar apenas com acompanhamento de profissional de saúde. Evitar o uso em pacientes que estejam usando anticoagulantes, com desordens de coagulação, ou com cálculos biliares; irritação gástrica e hipertensão, especialmente em doses altas. Evitar o uso em menores de seis anos	--------	-----------	OMS, 1999 WICHTL, 2003 MILLS & BONE, 2004 BARBOSA et al., 2009

14. ÍNDICE TERAPÊUTICO FITOTERÁPICO. EPUB. 2008.

15. LIMA, JLS et al. Plantas medicinais de uso comum no Nordeste do Brasil. Campina Grande, 2006.

16. LUZ NETTO, Nilton. Memento terapêutico fitoterápico do hospital das forças armadas. Brasília: EGGCF, 1998.

17. MARINGÁ. Guia fitoterápico. 2001.

18. MATOS, FJA. As plantas das Farmácias Vivas. Fortaleza. 1997a.

19. MATOS, FJA. O formulário fitoterápico do professor Dias da Rocha. 2 ed. UFC Edições. 1997b.

20. MATOS, FJA. Farmácias vivas. UFC Edições. 3ª ed. Fortaleza. 1998.

21. MATOS, FJA. Plantas medicinais. Guia de seleção e emprego de plantas usadas em fitoterapia no Nordeste Brasileiro. 2ª ed. Editora UFC. Fortaleza, 2000.

22. MATOS, FJA; VIANA, GSB; BANDEIRA, MAM. Guia fitoterápico. Fortaleza. 2001.

23. MATOS, FJA. & LORENZI, H. Plantas medicinais no Brasil. Nativas e exóticas. 2 ed. Nova Odessa: Instituto Plantarum, 2008.

24. MELO-DINIZ et al. Memento de plantas medicinais. As plantas como alternativa terapêutica. Aspectos populares e científicos. Ed. UFPB. 2006.

25. MELO-DINIZ et al. Memento Fitoterápico. As plantas como alternativa terapêutica. Aspectos populares e científicos. Ed. UFPB. 1998.

26. MEMENTO TERAPÊUTICO FITOTERÁPICO – Farmácia verde – Ipatinga, 2000.

27. NEWALL, C.A.; ANDERSON, L.A.; PHILLIPSON, J.D. Herbal medicines – a guide for health-care professionals. London, Reino Unido: The Pharmaceutical Press. 1996. 296p.

28. MILLS, S; BONE, K. The essential guide to herbal safety. Elsevier. 2004.

29. OMS. Organização Mundial da Saúde. WHO monographs on selected medicinal plants. Vol. 1. 1999.

30. OMS. Organização Mundial da Saúde. WHO monographs on selected medicinal plants. Vol. 2. 2004.

31. OMS. Organização Mundial da Saúde. WHO monographs on selected medicinal plants. Vol. 3. 2007.

32. PROPLAM – Guia de Orientações para implantação do Serviço de Fitoterapia. Rio de Janeiro. 2004.

33. RODRIGUES, AG et al. A fitoterapia no SUS e o programa de plantas medicinais da Central de medicamentos. Brasília. 2006.

34. SIMÕES, CMO et. al. Plantas da medicina popular no Rio Grande do Sul. 5ª ed. Editora da Universidade UFRGS. 1998.

35. VIANA, GSB; BANDEIRA, MAM; MATOS, FJA. Guia fitoterápico. Fortaleza. 1998.

36. WITCHL, M et al. Herbal drugs and phytopharmaceuticals. A handbook for practice on a scientific basis. 3 ed. Medpharm. CRC Press. Washington. 2004.

Anexo VIII

Tabela de uso tradicional de fitoterápicos

A seguir você encontrará uma tabela com todas as plantas abordadas ou citadas no livro de forma resumida com importantes informações para a sua prescrição como: nomenclatura, indicação de uso, contraindicação, efeitos adversos, interações medicamentosas e doses recomendadas.

NOMENCLATURA CIENTÍFICA/ POPULAR	INDICAÇÃO	CONTRAINDICAÇÃO
Achillea millefolium L. (Mil-folhas)	Falta de apetite, perturbações digestivas, cólicas, febre e inflamações. É antidispéptico, carminativo, anti-inflamatório, colerético e auxiliar no tratamento de litíase renal. Alivia os sintomas da menopausa, auxilia no tratamento de prostatite, fissuras anais, hemorroidas e dores reumáticas.	O óleo essencial é contraindicado durante a gravidez e amamentação.
Aesculus hippocastanum L (Castanha-da-índia)	Anti-inflamatória sobre a circulação periférica, antiedematosa e flebotômica. É indicada na fragilidade capilar, varizes, hemorroidas e edemas por má circulação, flebites, insuficiência crônica venal, reduzindo o processo de retenção capilar, pele (dermatite, eczema, inflamações gerais), peso e dor nas pernas.	Pacientes com histórico de hipersensibilidade e alergia a qualquer um dos componentes. Pacientes com insuficiência renal ou hepática. Há indícios de que a absorção de escina seja maior em crianças, predispondo-as a maior toxicidade.
Ajuga turkestanica	Aumento da massa muscular e do desempenho físico. Melhora da função cardíaca.	Não há relatos na literatura até o momento de contraindicações.
Allium sativum L. (Alho)	Possui ação expectorante, antisséptico, anti-inflamatório, antibacteriano, tônico, hipotensor, vermífugo, hipoglicemiante, febrífugo, antiplaquetário, antioxidante e hipocolesterolemiante.	Uso cuidadoso em dispepsias, não usar em gastrites e úlcera gastroduodenal. Contraindicado também durante a amamentação, pois altera o sabor do leite e provoca cólicas no lactente.
Aloe vera (Babosa)	Cicatrizante, hidratante, hipoglicemiante, hipolipemiante, antimicrobiana e imunoestimulante. Digestiva, auxiliar no tratamento da psoríase e estomatite. Laxativa e anti-inflamatória.	Não deve ser administrada em grávidas e durante o período menstrual.

EFEITOS ADVERSOS	INTERAÇÕES MEDICAMENTOSAS	DOSES RECOMENDADAS	REFERÊNCIA
Pode causar dermatite de contato, alergia e vertigem. Há relatos de casos de fotossensibilidade.	Doses excessivas podem interferir em tratamentos com anticoagulantes e anti-hipertensivos.	**Tintura:** 5 mL em ½ copo d'água, 3 vezes ao dia entre as refeições. **Infusão das partes aéreas** de 1 a 2 g (1 a 2 colheres de chá) em 150 mL de água, 4 vezes ao dia. **Extrato fluido (1:1 em álcool a 25%):** de 2 a 4 mL, 3 vezes ao dia. **Extrato seco das partes aéreas (5:1):** 600 mg, 3 vezes ao dia. **Xarope:** preparado com 5% do extrato fluido, em de doses de 20 a 50 g ao dia.	Capítulo 14
Após ingestão do fitoterápico, podem ocorrer, em casos isolados, prurido, náuseas e desconforto gástrico. Raramente podem ocorrer irritação da mucosa gástrica e refluxo.	Não deve ser administrado com anticoagulantes orais. Cerca de 90% de escinas ligam-se às proteínas plasmáticas, podendo interferir com a distribuição de outras drogas.	**Extrato seco padronizado contendo de 16 a 20% de glicosídeos triterpênicos de escina, sementes:** 50 a 312 mg (dividida em 2 vezes ao dia). **Extrato seco (5:1):** de 300 a 600 mg ao dia. **Extrato fluido:** de 0,5 a 2 mL diariamente. **Tintura:** 20 g de extrato fluído e 80 g de álcool de 60º administrada na dose de 40 a 60 gotas, 3 vezes ao dia.	Capítulo 21
Até o momento, nenhum efeito colateral foi identificado.	Pode acentuar o efeito de esteroides anabolizantes.	Extrato seco padronizado da planta inteira a 2% de turkesterone: de 500 a 1.500 mg ao dia.	Marques, 2017
O consumo de grandes quantidades pode aumentar o risco de hemorragias pós-operatórias e causar irritações gástricas e náuseas. Pode também desencadear reações alérgicas em pessoas sensíveis.	Interações com anticoagulantes, reduzindo a biodisponibilidade. Intensifica o efeito de drogas hipoglicemiantes, provocando hipoglicemia. Diminui níveis plasmáticos dos medicamentos inibidores de protease, aumentando os desconfortos gastrointestinais.	**Infusão:** 2 ou 3 dentes de alho amassados em uma xícara de água, 1 vez ao dia, por 3 semanas. **Maceração:** 0,5 g (1 col café) em 30 mL (cálice). Utilizar 1 cálice 2 x ao dia antes das refeições. **Óleo de alho:** 2 a 5 mg/dia. **Extrato seco padronizado em 10 a 13% de alicina, bulbo:** 300 a 1.000 mg, 3 vezes ao dia. **Tintura (1:5 em álcool 45%):** 2 a 4 mL, 3 vezes ao dia.	Capítulo 10
No geral, é bem tolerada. Pode ocorrer dermatite de contato.	Pode diminuir o efeito de substancias como cafeína, cocaína, etanol, fenol, ferro, mentol, taninos, timol e iodo.	**Pó:** 10 a 60 mg/dia (digestivo, colagogo); 50 a 100 mg/dia (laxante). **Extrato seco (5:1):** 10 a 20 mg/dia.	Alonso, 2016 Panizza et al., 2012

(Continua)

NOMENCLATURA CIENTÍFICA/ POPULAR	INDICAÇÃO	CONTRAINDICAÇÃO
Amorphophallus konjac (Glucomanana)	Tratamento da obesidade, em regimes de emagrecimento como inibidor natural do apetite, como suplemento em fibras e como coadjuvante no tratamento da diabetes tipo 2.	Estenose esofágica ou pilórica. Contraindicado para pacientes com dificuldade de deglutição.
Anacardium ocidentale L (Cajueiro)	Hipoglicemiante, antimicrobiano, antioxidante e anti-inflamatório. Combate diarreias, ação dermatológica e auxiliar na atividade cardiovascular.	Gravidez
Angelica sinensis (Angélica chinesa/*Dong quai*)	Arritmias, tendência à trombose, obstrução coronariana e tromboangeíte obliterante. Irregularidades menstruais, oligomenorreia, tensão pré-menstrual, dismenorreia. Anemia, vertigens e fadiga. Constipação intestinal com fezes ressecadas.	Gestação ou lactação, em crianças ou pacientes com diarreia, hemorragias ou hipermenorreia. Pacientes em uso de medicamentos anticoagulantes devido à chance de superanticoagulação.
Astragalus membranaceus (Astragalus)	Apresenta diversas propriedades, entre elas ações imunoestimulantes, anti-inflamatórias, antioxidantes, antiglicação e ativação de telomerase.	Devido ao fato de estimular o sistema imunológico, deve ser usado com cuidado por pessoas em terapia imunossupressiva, assim como a administração após um transplante de órgão e por aqueles que sofrem de alguma doença autoimune, como lúpus.
Bacopa monnieri (Bacopa)	Indicado para potencializar a memória, aprendizagem e concentração, diminuir o estresse mental, auxiliando na prevenção à doença de Alzheimer. Anti-inflamatório, sedativo, cardiotônico, antiulceroso, aumenta a vida útil das células da mucosa gástrica, hepatoprotetor, auxilia na síndrome de cólon irritável, antioxidante, vasoconstritor, tratamento de bronquite, e auxilia no tratamento da epilepsia.	Não há relatos na literatura até o momento de contraindicações.
Baccharis Baccharis trimera (Less) DC. (Carqueja)	Colerético-colagoga, diurética, antimicrobiana e antioxidante. Auxiliar no tratamento de diabetes e hipertensão.	Gestação.
Bauhinia forticata (Pata-de-vaca)	Utilizado como auxiliar no tratamento do diabetes. Diurética, antidiarreica, cicatrizante e calmante suave. Auxilia na eliminação de cálculos renais.	Não usar em pacientes com hipotireoidismo, em especial durante tratamentos muito prolongados. Não foi demonstrada a inocuidade dessa espécie na gravidez e lactação.

(Continuação)

EFEITOS ADVERSOS	INTERAÇÕES MEDICAMENTOSAS	DOSES RECOMENDADAS	REFERÊNCIA
Obstrução esofágica.	Recomenda-se não administrar com nenhum outro medicamento, já que pode reduzir sua absorção. Podem ocorrer cólicas intestinais.	De 500 mg a 2 g (raiz) ao dia dividido em até 2 tomadas. Ingerir diariamente uma hora antes das principais refeições com 2 copos de água.	Panizza et al., 2012
Quadro alérgico de tipo asmático em pessoas sensíveis.	O extrato das folhas pode interferir com ação hipoglicemiante da insulina em pacientes com diabetes tipo 1.	**Decocção da casca:** 4,5 g (1 ½ colher de sopa) para 150 mL de água. Consumir 1 xícara de 3 a 4 vezes ao dia.	Alonso, 2016 Panizza et al., 2012
Seu uso pode causar ginecomastia e diarreia em pessoas sensíveis.	Potencializa os efeitos de anticoagulantes e antiagregantes plaquetários. Estudos mostram interação com varfarina.	**Decocção da raiz:** 4,5 a 9 g em 200 mL, 2 a 3 vezes ao dia. **Extrato seco padronizado em 1% de ligustilídeo:** 300 a 900 mg/dia. **Tintura (1:5 em álcool 45%):** 4 a 8 mL/dia.	Capítulo 22
Contém selênio, e, quando tomado em grandes quantidades ou por longo período, esse mineral pode causar fadiga e perda de cabelos e de dentes.	Não deve ser utilizado juntamente com inibidores de telomerases.	**Extrato seco padronizado 5% astragaloside IV, da raiz:** 500 mg, duas vezes ao dia.	Ren et al., 2013
Não apresenta efeitos adversos nas dosagens indicadas.	Não há relatos sobre interações medicamentosas até o presente momento.	**Extrato seco padronizado em 30% de bacosídeos, partes áreas:** 75 a 150 mg, três vezes ao dia.	Capítulo 15
Em doses usuais e por período não muito prolongado, não há evidências de efeitos adversos.	Cautela em associar com anti-hipertensivos e hipoglicemiantes.	**Extrato seco:** 100 a 300 mg até 3 vezes ao dia. **Infusão:** 2,5 g em 150 mL de água, 2 a 3 xícaras ao dia.	Alonso, 2016 Panizza et al., 2012
Não são relatados efeitos adversos com uso popular.	Pode interagir com hipoglicemiantes orais e insulina.	**Extrato seco padronizado a 5% taninos, folhas:** 250 mg ao dia. **Pó:** 400 mg, até 2 vezes ao dia. **Infusão das folhas:** 3 g para cada 150 mL de água. De 2 a 3 xícaras, preferencialmente depois das refeições. **Tintura:** 30 a 50 gotas até 3 vezes ao dia.	Capítulo 12

(Continua)

NOMENCLATURA CIENTÍFICA/ POPULAR	INDICAÇÃO	CONTRAINDICAÇÃO
Borago officinalis L. (Óleo de borragem)	Tensão pré-menstrual, sintomas da menopausa e afecções da pele (eczema). Anti-inflamatório, pode ser indicada em casos de congestão dos brônquios, tosse, depressão, hiperatividade infantil e cirrose hepática.	Em gestantes e pacientes com epilepsia deve-se ter cuidado.
Boswellia serrata (Boswellia)	Atua como um agente anti--inflamatório não esteroidal e analgésico. Seu efeito se deve à inibição da enzima 5-lipo-oxigenase, que previne a formação de leucotrienos inflamatórios. Indicado na artrite reumatoide e em outras condições inflamatórias.	Contraindicado nos casos de hipersensibilidade e gestação.
Camellia sinensis (L.) Kuntze (Chá-verde)	Atividade antitumoral, antioxidante, hipolipemiante, antimicrobiana, cardiotônica, ativadora do sistema nervoso central e atividade emagrecedora.	Gravidez e lactação em altas doses. Cuidado no uso com pacientes hipertensos, com úlceras gástricas, insônia e diabetes.
Capsicum annuum L. (Pimenta caiena)	Analgésico, estimulante digestivo, respiratório e cardíaco. Carminativo, antisséptico, termogênico.	Evitar o uso excessivo em portadores de gastrite, úlceras pépticas e duodenais, síndrome do colón irritável. Evitar durante a gravidez e lactação.
Casearia sylvestris Swartz. (Guaçatonga)	Cicatrizante, antisséptica, antiulcerativa, diurética, tônico, estimulante, antimicrobiana, fungicida e depurativa.	Gravidez e amamentação.
Cassia nomame (Cassiolamina)	Ação inibidora da lipase (diminui a absorção e digestão da gordura); por isso é indicada para auxiliar em regimes de emagrecimento. Redução da pressão arterial, colesterol e ácido úrico.	Mulheres grávidas, lactantes, pacientes sob medicação, diabéticos, pessoas com problemas cardíacos, dores de cabeça, problemas de tireoide, pressão alta, depressão, próstata aumentada, glaucoma ou com condições psiquiátricas devem consultar o médico antes de tomar este fitoterápico.

ANEXO VIII **405**

(Continuação)

EFEITOS ADVERSOS	INTERAÇÕES MEDICAMENTOSAS	DOSES RECOMENDADAS	REFERÊNCIA
Embora seja considerado seguro tanto para uso interno quanto tópico, há alguns efeitos colaterais já relatados associados com a ingestão do óleo de borragem. Os mais comuns foram náusea, dores de estômago, prisão de ventre ou diarreia.	Precaução em pacientes medicados com fenotiazina. O uso concomitante com anti-inflamatórios não esteroides teoricamente diminuiria os efeitos do fitoterápico porque esses medicamentos interferem na síntese de prostaglandinas.	**Extrato padronizado em 20% de ácido gamalinolênico, óleo das sementes:** 900 mg ao dia.	Capítulo 22
Pode ocorrer dermatite de contato.	Não encontradas na literatura consultada.	**Extrato padronizado em 60% de ácido boswélico, resina:** 400 mg, 3 vezes ao dia.	Kimmatkar et al., 2003 e Panizza et al., 2012
Podem ocorrer efeitos adversos como insônia, constipação e aumento de secreção gástrica.	Interferência na absorção de micronutrientes como ferro e na atividade de enzimas digestivas. Pode aumentar efeitos das cumarinas, potencializar a hiperexcitabilidade produzida por IMAO e pelos inibidores de receptação de serotonina.	**Extrato seco 50% de epigalocatequina galato das folhas:** de 100 a 600 mg/dia. **Extrato seco padronizado a 25% de catequinas das folhas:** 100 a 500 mg, 1 a 3 vezes ao dia.	Capítulos 18 e 19
Pode provocar dermatite de contato.	Cautela ao associar com agentes adrenérgicos de ação central, anticoagulantes, corticoides a anti-inflamatório.	Extrato seco padronizado em 40% de capsinóides, fruto: 5 a 10mg ao dia.	Panizza et al.; 2012
De modo geral é bem tolerada. Altas doses podem ocasionar vômitos e diarreia.	Devido a sua ação antagônica com a vitamina K, não deve ter uso prolongado (não mais que 3 meses), para evitar acidentes hemorrágicos.	**Infusão das folhas:** 2 a 4 g (1 a 2 colheres de sobremesa) em 150 mL e água, 2 a 4 xicaras diárias. **Tintura:** 40 a 60 gotas ao dia.	Alonso, 2016 e Panizza et al., 2012
Devido ao seu mecanismo de ação, pode causar diarreia ou fezes oleosas. Ele pode bloquear a absorção de outros compostos lipossolúveis na alimentação, como Vitaminas A, D, E e K, e medicamentos em geral. Cassiolamina não deve ser usada por períodos muito longos.	Cautela ao associar com antiarrítmicos, glicosídeos cardiotônicos, suplementos de sais minerais e laxantes.	**Extrato seco padronizado em 8% de cassiolamina, toda planta:** 200 a 600 mg de 3 vezes ao dia antes das refeições.	Panizza et al., 2012

(Continua)

NOMENCLATURA CIENTÍFICA/ POPULAR	INDICAÇÃO	CONTRAINDICAÇÃO
Centella asiatica (Centelha)	Desordens dermatológicas como eczemas, úlceras varicosas, hematomas, rachaduras da pele, varizes e celulites. Uso externo no tratamento da celulite e da gordura localizada.	A presença de taninos contraindica seu emprego a longo prazo por via oral em casos de gastrites e úlcera gastrointestinal. Pouco se recomenda em epilepsia, hiperlipidemia e durante a gestação.
Cinnamomum ssp. (Canela)	É um estimulante das funções digestivas e circulatórias. Tem propriedade tônica, carminativa, antiespasmódica, antimicrobiana e adstringente. É utilizada nas dispepsias atônicas, flatulências, diarreias e infecções.	Evitar o uso excessivo em indivíduos com gastrite, úlceras pépticas e duodenais, síndrome do cólon irritável e gestação.
Citrus aurantium (Laranja-da-terra)	Sedativa e tranquilizante, anti-inflamatória, antimicrobiana e fungicida. Anticancerígena, atividade cardiovascular, hipoglicemiante e emagrecedor.	Pacientes com pressão alta ou que tenham arritmias cardíacas, gestantes ou lactantes.
Citrus sinensis L. Osbeck var. Moro (Laranja vermelha Moro)	Efeito termogênico, redução da gordura abdominal, redução do apetite, melhora da sensibilidade à insulina, antioxidante, hipolipemiante e regulação da expressão de PPARγ, diminuindo a adipogênese.	Crianças, gestantes e lactantes. Ademais, recomenda-se prescrição cuidadosa para pacientes com alterações de pressão arterial e de frequência cardíaca.
Chlorella vulgari (Clorela)	Imunoestimulante, desintoxicante, anti-hipertensiva e benéfica na abordagem da síndrome metabólica.	Não foram documentadas até o momento.
Cordyceps sinensis (Cogumelo chinês)	Fadiga, disfunção renal, impotência sexual. Indicado como anti-inflamatório, antioxidante, hipoglicêmico, hipolipidêmico, imunomodulador, hepatoprotetor e melhora o desempenho de atletas.	Pacientes que sofrem de doenças autoimunes, como artrite reumatoide, lúpus eritematoso sistêmico e esclerose múltipla sugere-se evitar o uso.

ANEXO VIII **407**

(Continuação)

EFEITOS ADVERSOS	INTERAÇÕES MEDICAMENTOSAS	DOSES RECOMENDADAS	REFERÊNCIA
De modo geral, é bem tolerada nas doses adequadas. Altas doses por via oral podem provocar cefaleias, vertigens, hipotensão arterial e estados narcóticos leves e moderados. Doses elevadas podem produzir efeitos depressores do sistema nervoso central, podendo causar vertigem em pessoas com sensibilidade à droga. Em regiões tropicais pode causar fotossensibilização cutânea.	Fenilbutazona e dexametasona interferem na velocidade de reparação induzida por asiaticosídeo em feridas, sendo mais pronunciada a interferência causada por fenilbutazona, já que este fármaco normalmente diminui a capacidade de reparação tecidual orgânica. Doses altas de podem interferir com a administração conjunta de terapias hipoglicemiantes ou incrementar a concentração de colesterol sérico.	**Extrato seco padronizado a 40% de asiaticosídeos, parte área:** até 600 mg ao dia. **Extrato seco (5:1):** 100 a 300 mg/dia. **Pó:** droga pulverizada em cápsulas 600 mg, 3 vezes ao dia. **Tintura (1:10):** em álcool de 50º, 50 gotas, 3 vezes ao dia.	Capítulo 21
Não foram encontradas na literatura consultada.	Cautela ao interagir com antiarrítmicos, glicosídeos, cardiotônicos e diuréticos.	**Extrato padronizado em 50% de polifenóis, casca:** 500 mg, divididos em duas tomadas. **Pó:** 400 mg, 1 a 3 vezes ao dia, máximo de 6 g diárias. **Decocção da casca:** 0,5 a 2 g (1 a 4 colheres de café) em 150 mL de água, 1 xícara de 2 a 6 vezes ao dia.	Panizza et al., 2012
Em geral é bem tolerado.	Devido ao seu alto teor de pectina, pode retardar a absorção de antibióticos e insulina se administrada simultaneamente.	**Extrato seco padronizado 6% de sinefrina, fruto:** 200 a 600 mg, 2 vezes ao dia. **Extrato seco padronizado 30% de sinefrina, fruto:** 100 a 200 mg, 2 vezes ao dia.	Alonso, 2016
Podem relacionar-se com a sensibilidade ao princípio ativo da planta, sendo necessário cuidado com indivíduos que apresentam alterações na frequência cardíaca, na pressão arterial, tremores e ansiedade.	Não há relatos de interação com medicamentos.	**Extrato seco padronizado no mínimo 90% de bioflavonoides, fruto:** 400 a 500 mg, 1 vez ao dia, sendo a dosagem máxima de 600 mg/dia.	Capítulo 17
De modo geral é muito bem tolerada.	Não foram documentadas até o momento.	**Uso alimentar:** de 1 a 10 g diária. **Pó:** em forma de tabletes ou cápsulas (300 mg/unidade), recomendação de 1 a 5 unidades diariamente.	Alonso, 2016 Panizza et al., 2012
Alguns estudos mostraram desconfortos gastrointestinais, como boca seca, náuseas e diarreia.	Medicamentos antivirais e hipoglicemiantes.	**Extrato seco padronizado 7% a cordicéptico, micélio:** 100 a 150 mg/kg, não ultrapassando 1.000 mg ao dia. Tomar 1 cápsula ao dia, uma hora antes do treino.	Capítulo 19

(Continua)

PARTE 4 – ANEXOS

NOMENCLATURA CIENTÍFICA/ POPULAR	INDICAÇÃO	CONTRAINDICAÇÃO
Crataegus oxyacantha (Espinheiro-branco)	Atividade tônico-cardíaca e menor efeito sedativo e espasmolítico.	Gravidez e lactação, assim como associado com medicamentos para a impotência sexual e outros vasodilatadores coronarianos.
Crocus sativus (Açafrão)	Perda de peso, como estimulante da sensação de saciedade, hipolipemiante, atividade antitumoral e tratamento da depressão leve e moderada.	Mulheres grávidas não devem consumir, por estimular as contrações uterinas.
Curcuma longa L. (Açafrão-da-terra)	Hepatoprotetora, gastroprotetora, antitumoral, hipolipemiante, anti-inflamatória, antimicrobiana, hipoglicemiante, antioxidante, antidepressiva.	Gravidez, amamentação, crianças menores de 4 anos, oclusão das vias biliares e úlceras gástricas.
Cyanotis vaga	Para pessoas que desejam aumentar a massa muscular e melhorar a resistência física, pois auxilia o aumento da produção de testosterona.	Grávidas e lactantes e pessoas com hipoglicemia não devem fazer uso.
Cymbopogon citratus (DC.) Stapf (Capim-limão)	Digestiva, analgésica, anti-inflamatória e antimicrobiana. Expectorante, sedativo leve e diurético.	Não há referências na literatura consultada.
Cynara scolymus L. (Alcachofra)	Ajuda na diminuição do colesterol e ureia, digestivo, hepático, hipotensor, antianêmico, diurético, remineralizante, tônico e laxativa. Outros usos: ácido úrico, obesidade, diabetes, debilidade geral, convalescença, dispepsia, hipertensão, hipertireoidismo, afecções reumáticas.	Na gravidez por insuficiência de dados, durante a lactação, devido à presença de substâncias amargas que podem alterar o sabor e a consistência do leite materno. No caso de obstrução das vias biliares e em crianças menores de 12 anos, também por insuficiência de dados.

(Continuação)

EFEITOS ADVERSOS	INTERAÇÕES MEDICAMENTOSAS	DOSES RECOMENDADAS	REFERÊNCIA
Cansaço, sudorese, náuseas e *rash* cutâneo, bradicardia e hipotensão arterial, principalmente em altas doses.	Pode potencializar o efeito de anti-hipertensivos, antiarrítmicos, vasodilatadores coronarianos e digitálicos, não devendo ser utilizado associado a eles.	**Infusão:** 1 a 2 g em 150 mL de água, 2 a 3 vezes por dia (10 a 15 minutos após o preparo). **Droga vegetal pó seco 5:1 (encapsulada ou sachê):** 500 mg a 2 g, 1 a 4 vezes por dia. **Extrato seco padronizado a 1,5% de vitexina, das folhas:** 300 mg, 2 a 3 vezes ao dia. **Tintura (1:5 em 45% de álcool etílico):** 1 a 2 mL 3 vezes ao dia.	Capítulo 10
Não foram encontrados na literatura pesquisada.	Em pacientes sob terapêutica anticoagulante ou com certos tipos de insuficiência renal, sugere-se uma abordagem cautelosa para a prescrição de açafrão.	**Extrato seco padronizado a 0,3% de safranol, estigma:** 176,5 mg (pode ser dividido em 2 vezes ao dia).	Capítulo 22
Altas doses são bem toleradas. Curcuminoides a longo prazo podem apresentar alterações da mucosa gástrica. Relatos de fotossensibilidade em uso diário.	Anticoagulante, interfere na absorção da eficácia da droga quimioterápica, aumentou atividade de droga antiviral.	**Extrato seco padronizado a 95% de curcuminoides (rizomas):** uma média de 450 mg ao dia. **Tintura (1:10):** 2,5 a 5 mL, 1 a 3 vezes ao dia. **Decocção:** 1 a 3 g para uma xícara de água, 1 a 3 vezes ao dia.	Capítulo 18
Não há relatos sobre efeitos colaterais com a sua utilização até o momento.	Não há relatos sobre interações medicamentosas até o presente momento.	Extrato seco padronizado da planta inteira a 70% betaecdisterona: 5 mg/kg de peso ao dia.	Nandikar; Gurav, 2014
Geralmente muito bem tolerada nas doses indicadas. Doses elevadas podem ocasionar queda do estado geral e sedação.	Cautela em associar com depressores do sistema nervoso central.	**Infusão das folhas:** 1 a 3 g (1 a 3 colheres de chá) em 150 mL de água, 2 a 3 vezes ao dia. **Tintura (1:8):** preparada em álcool a 35%. De 30 a 40 gotas, 2 a 3 vezes ao dia.	Alonso, 2016 Panizza et al., 2012
Pode provocar dermatite de contato em função da presença de lactonas sesquiterpênicas. Foram encontrados relatos de casos de diarreia leve com espasmos abdominais, queixas epigástricas, como náuseas e azia.	Interações com diuréticos.	**Infusão:** 2 g das folhas em 150 mL de água fervente, tomar 3 vezes por dia. **Droga vegetal pó seco 5:1 (encapsulada):** 200 a 500 mg, 3 vezes ao dia. **Extrato seco padronizado em 2% de cinarina:** 200 a 625 mg. **Extrato fluido (1:1 em álcool etílico 25%):** 2,0 mL, 3 vezes ao dia. **Tintura (1:5 em álcool 45%):** 2 a 8 mL, 3 vezes ao dia.	Capítulo 10

(Continua)

NOMENCLATURA CIENTÍFICA/ POPULAR	INDICAÇÃO	CONTRAINDICAÇÃO
Dioscorea villosa (Yam mexicano)	Problemas reumáticos, cólicas biliares, dismenorreia e câimbras. Indicado para a síntese de hormônios esteroidais e nas preparações homeopáticas, sendo usado nas cólicas: uterinas, hepáticas, renais e intestinais espasmódicas. Casos de dispepsia com muitas dores flatulentas.	Não é recomendado para gestantes e lactantes.
Echinodorus macrophyllus (Kunth) Micheli (Chapéu-de-couro)	Ação diurética, doenças renais e das vias urinárias. São indicados em situações de retenção de líquidos (edema), em processos inflamatórios, e possuem propriedades antirreumática, antiartrítica e anti-hipertensiva.	Não devem ser utilizadas por pessoas com insuficiência renal e cardíacas e gestantes.
Eleutherococcus Senticosus (Ginseng siberiano)	Efeito protetor intenso sobre o sistema imune. Aumenta a resistência muscular. Melhora significativamente a memória seletiva, saúde mental e função social. Fadiga física, mental e astenia funcional. Períodos de convalescença, como resfriados e prevenção contra a gripe. Melhora o estado de alerta e aprendizagem.	Pacientes hipertensos. Em casos de alergia conhecida para outras espécies da família. Não deve ser administrado durante gravidez e amamentação.
Equisetum arvense L. (Cavalinha)	Adjuvante no tratamento de inflamação dos rins e do sistema urinário e infecções.	Em situações que há indicação de redução de ingestão de líquidos, como doenças renais graves e doenças cardíacas. Não deve ser usada em casos de gastrite e úlcera gastroduodenal, devido à presença de sais silícicos de taninos. O uso em crianças com menos de 12 anos de idade não é recomendado, assim como durante a gravidez e a lactação.
Erythrina mulungu (Mulungu)	Antidepressivo, ansiolítico, sedativo, calmante, tônico hepático (tonifica, equilibra e fortalece o fígado), antibacteriano, anti-inflamatório, antimicobacteriano, antiespasmódico, tônico, hipotensivo, diurético, expectorante, narcótico, tranquilizante, dores reumáticas e musculares.	Por seu efeito hipotensivo, é recomendado que pacientes que utilizem o fitoterápico e ainda façam uso de algum medicamento anti-hipertensivo tenham sua pressão controlada e monitorada de acordo com as devidas precauções.
Eucalyptus globulus Labill (Eucalipto)	Gripes, resfriados, para desobstrução das vias respiratórias e como adjuvante no tratamento de bronquite e asma.	Gravidez e lactação. Menores de 12 anos. Pessoas que estão ingerindo algum tipo de analgésico ou tranquilizante. Pode causar agitação e gastrite em pessoas sensíveis.

ANEXO VIII **411**

(Continuação)

EFEITOS ADVERSOS	INTERAÇÕES MEDICAMENTOSAS	DOSES RECOMENDADAS	REFERÊNCIA
Baixo índice de efeitos adversos, apenas sonolência e vertigens foram relatados.	Agentes esteroidais, estrogênios, contraceptivos orais e terapia de reposição estrogênica.	**Extrato seco padronizado a 6% de diosgenina, raiz:** de 100 a 750 mg, sendo usual 250 mg, 1 a 3 vezes ao dia.	Lima et al., 2013
Consumo acima do recomendado pode causar diarreia. O extrato administrado em doses elevadas pode causar anemia, leucocitose, aumentos de colesterol com possíveis alterações no fígado e nos rins.	Anti-hipertensivos, causando hipotensão.	**Infusão das folhas:** 1 g em 150 mL de água, utilizar 1 xícara 3 vezes ao dia. **Pó das folhas:** 300 a 600 mg, três vezes ao dia.	Capítulo 13
Apresenta menor índice de efeitos colaterais, por não produzir excitação, não desenvolver síndrome semelhante ao estresse. Diabéticos devem ser considerados efeito hipoglicemiante.	Não encontrada na literatura consultada.	**Extrato seco padronizado em 0,8% de eleutherosideos B+E, raiz:** 300 a 400 mg ao dia.	Anônimo, 2006
Foram relatadas queixas gastrointestinais leves. A ingestão crônica pode reduzir os níveis de vitaminas B1 e causar perda de potássio.	Possível interação com o antibiótico.	**Infusão ou decocção:** 1 a 5 g da planta triturada em 150 mL de água (5 a 15 minutos), 3 a 4 vezes ao dia. **Extrato seco (aquoso):** 370 mg três vezes ao dia ou 540 mg duas vezes ao dia; dose total deve ser de 1.080 a 1.110 mg/dia. **Extrato seco padronizado de 2,0/2,5% de flavonoides, partes áreas:** 180 a 500 mg ao dia.	Capítulo 13
É um sedativo e pode causar sonolência. Em excesso, pode causar depressão e paralisias musculares.	O uso de Mulungu pode potencializar o efeito de ansiolíticos e medicamentos anti-hipertensivos quando associados.	**Extrato seco padronizado a no mínimo 0,5% de taninos totais, casca:** 50 a 200 mg ao dia. **Infusão da casca:** 2 g para cada xícara, de 1 a 2 xícaras ao dia.	Panizza et al., 2012
Pode causar náuseas, vômitos e diarreia. Irritação cutânea em pessoas com hipersensibilidade ao óleo.	Sua essência produz, no fígado, aumento na velocidade de metabolização de vários medicamentos por indução enzimática do citocromo P450. Há relatos da potencialização de fármacos hipoglicemiantes em pacientes diabéticos. O óleo essencial pode modificar o efeito do diazepam, reduzindo seu efeito relaxante muscular, mas potencializando a atividade ansiolítica.	**Infusão das folhas:** 2 g (1 colher de sobremesa) para 150 mL de água, até 3 vezes ao dia. **Tintura (1:8):** com etanol a 35%, dose de 1 a 3 mL ao da. **Xarope:** preparado com 10% do extrato fluido, de 3 a 4 colheres diárias. **Extrato seco (5:1):** até 1 g ao dia, divididos em 2 a 3 administrações. **Extrato fluido (1:1):** 20 a 30 gotas, 2 a 3 vezes ao dia.	Capítulo 9

(Continua)

PARTE 4 – ANEXOS

NOMENCLATURA CIENTÍFICA/ POPULAR	INDICAÇÃO	CONTRAINDICAÇÃO
Foeniculum vulgare Mill. (Funcho, Erva-doce)	Inapetência, nas dispepsias hipossecretoras, na flatulência, nos espasmos gastrintestinais, nas diarreias, na dismenorreia, nas dores musculares e reumáticas, na bronquite, na asma e para estimular lactação.	Gravidas, lactentes, crianças menores de 4 anos, mulheres com histórico de câncer de mama. Pessoas com epilepsia ou convulsão.
Fucus vesiculosus (Fucus)	Hipotireoidismo, obesidade, adiposidades localizadas, bulimia, úlceras gastroduodenais, hiperlipidêmicas, mal-estar, diarreias.	Pacientes em tratamento com hormônios tireóideos e com agentes antitireoídeos. Ansiedade, insônia, taquicardia paroxística, hipertensão arterial, cardiopatias. Hipertireoidismo, gravidez, lactação.
Ganoderma lucidum (Ganoderma)	Antitumoral, antiviral, anti-inflamatória, hipoglicemiante, hepatoprotetora, antioxidante e imunológica.	Gestação e amamentação.
Garcinia cambogia (Garcínia)	Redução do apetite, inibição da lipogênese, ação anti-inflamatória e hipolipemiante.	Úlcera, colite, náusea e cefaleia. Gestante, nutriz, criança, indivíduos com DM, síndrome de demência e Alzheimer.
Glicine max (Soja)	Coadjuvante no alívio dos sintomas do climatério: sintomas vasomotores, como ondas de calor e sudorese. É considerado modulador seletivo de receptores estrogênicos.	Menores de 12 anos e pacientes alérgicos a amendoim. Não deve ser utilizado por mulheres grávidas e em amamentação sem orientação médica.

(Continuação)

EFEITOS ADVERSOS	INTERAÇÕES MEDICAMENTOSAS	DOSES RECOMENDADAS	REFERÊNCIA
Na doses adequadas é bem tolerado.	Pode interagir com antibiótico.	**Infusão das folhas:** 30 g/L, 3 xícaras diariamente. **Decocção da raiz:** 25 g/L, 2 a 3 xícaras diárias. **Extrato seco (4:1) das folhas:** 0,5 a 2 g diariamente. **Extrato seco (5:1), raiz:** 200 mg, 3 a 4 vezes ao dia. Dose máxima de 1 g/dia. **Pó:** 400 mg, 3 vezes ao dia. Máximo de 2 g ao dia.	Alonso, 2016
O consumo de grandes quantidades pode aumentar o risco de hemorragias pós-operatórias e causar irritações gástricas e náuseas. Pode também haver reações alérgicas em pessoas sensíveis.	Pode interferir nos tratamentos hormonais para normalizar a glândula da tireoide. Também há relatos de que pode reduzir a absorção normal de ferro no intestino.	**Extrato seco padronizado em 1,5% de Iodo, toda alga:** 10 a 330 mg ao dia.	Capítulo 12
Não foram observadas em doses usuais.	Pode potencializar atividade antiagregante de agentes antitrombóticos ou antiagregantes plaquetários.	**Extrato seco padronizado a 25% de polissacarídeos:** 600 mg ao dia. **Pó:** 3 a 9 g ao dia, divididos em 2 a 3 tomadas.	Alonso, 2016
De maneira geral, em doses aceitáveis, não ocasiona efeitos colaterais, contudo um estudo relatou sintomas como diarreia, cólica, vômito e náusea. E, quando administrado concomitantemente ao uso de anticoncepcional, poderá aumentar o fluxo sanguíneo.	Dietas e suplementos ricos em fibras diminuem a absorção de ácido hidroxicítrico.	**Extrato seco padronizado em no mínimo 50% de ácido hidroxicítrico, fruto:** 500 mg, 3 vezes ao dia.	Capítulo 17
Alguns efeitos citados são distúrbios gastrointestinais leves como constipação, flatulência e náusea. Nas doses diárias recomendadas, não foram relatadas reações adversas graves.	Evitar a associação com contraceptivos e outros medicamentos de ação estrogênica. A efetividade do tamoxifeno pode ser diminuída por medicamentos à base de soja. A proteína da soja pode reduzir a absorção de levotiroxina no trato digestivo, portanto não se deve tomar os dois medicamentos concomitantemente. As isoflavonas genisteína e daidzeína podem bloquear a tireoide peroxidase e inibir a síntese de tiroxina. O uso de medicamentos que alteram a microbiota intestinal, como os antibióticos, pode interferir no metabolismo das isoflavonas.	**Extrato seco padronizado a 40% de isoflavonas, sementes:** de 122 e 360 mg ao dia.	Capítulo 22

(Continua)

NOMENCLATURA CIENTÍFICA/ POPULAR	INDICAÇÃO	CONTRAINDICAÇÃO
Glycyrrhiza glabra L (Alcaçuz, Licorice)	Afecções gastrintestinais: gastrite, úlceras gastrintestinais, refluxo gastroesofágico, espasmos gastrintestinais e prisão de ventre; nas afecções respiratórias: tosse, bronquite e asma; no reumatismo e na artrite. Externamente é indicado na estomatite e na blefaroconjuntivite.	Hipersensibilidade e hipertensão arterial. Diabetes, hipopotassemia, cirrose hepática e hepatite colestática, insuficiência renal. Gravidez e lactação. Pacientes com glaucoma, insuficiência cardíaca congestiva e ex-etilistas devem consultar um profissional antes do uso.
Griffonia simplicifolia (Griffonia)	Desordens do SNC: sono, memória, aprendizado, regulação da temperatura e humor. Também auxilia no comportamento sexual, nas funções cardiovasculares, contrações musculares, na regulação endócrina e na depressão.	É contraindicado o uso da gestação e lactação. Pacientes com doenças cardiovasculares e na insuficiência renal grave.
Gymnema sylvestre R. Br. (Gimena)	Ação antiobesidade, hipoglicemiante, hipolipemiante, antimicrobiana e hepatoprotetora.	Usar com cautela em pacientes com uso de insulina e hipoglicemiantes ou aqueles com predisposição à hipoglicemia. Não utilizar em gestantes e lactantes.
Harpagophytum procumbens DC. Ex-Meiss (Garra-do-diabo)	Alívio de dores articulares moderadas, lombalgia aguda, anti-inflamatório das articulações, artrite reumatoide, artroses, bursites e fibromialgias.	Pacientes com cálculos biliares, menores de 18 anos, bem como lactantes, grávidas e pacientes com histórico de hipersensibilidade e alergia a qualquer um dos componentes. Não deve ser utilizado por pessoas portadoras de úlceras digestivas em atividade e cólon irritável.
Hibiscus sabdariffa (Hibisco)	Ações anti-inflamatória e demulcente úteis em casos de constipação e irritação das vias respiratórias. Tem ação antiespasmódica, diurética, digestiva, laxante suave, corante e aromatizante. Atenua espasmo e cólicas uterinas e gastrointestinais, aumenta a diurese e favorece a digestão lenta e difícil. Possui ainda propriedade anti-hipertensiva e calmante. Angioprotetor, usada para problemas digestivo-estomacais, como refrescante intestinal e protetor de mucosas (bucal, bronquial e pulmonar).	Não há muitos relatos na literatura de contraindicações. No entanto, portadores de doenças cardíacas graves devem limitar o consumo, devido à eliminação de eletrólitos que pode ocorrer com seu uso. Não é recomendado seu uso, sem orientação médica, durante a gravidez e lactação, pois foi identificada certa ação mutagênica em estudos preliminares.

(Continuação)

EFEITOS ADVERSOS	INTERAÇÕES MEDICAMENTOSAS	DOSES RECOMENDADAS	REFERÊNCIA
Baixa biodisponibilidade do extrato da raiz do alcaçuz, considerando com baixo potencial de efeitos adversos. Há casos de pessoas que consumiram dosagens altas (superiores a 1 g ao dia), por períodos de 1 ano ou mais, que desenvolveram quadro compatível com miopatia proximal e hipopotassemia.	Possíveis interações podem ocorrer em associação com diuréticos tiazídicos, anticoncepcionais orais, digoxina, hipoglicemiantes orais, anti-hipertensivos, ibuprofeno e ácido acetilsalicílico.	**Decocção da raiz:** 2 a 4 g em 150 mL de água, 3 vezes ao dia após as refeições. **Pó:** 5 a 15 g/dia. **Extrato fluido (1:1):** 2 a 4 mL (30 a 50 gotas), 3 vezes ao dia. **Tintura (1:5):** 50 a 100 gotas, até 3 vezes ao dia. **Extrato seco (5:1):** de 0,2 a 1 g diariamente. **Extrato seco padronizado a 4% de glicirricina:** 400 mg, 2 a 3 vezes ao dia. **Extrato seco padronizado a 10% ácido glicirrízico:** 500 a 1.500 mg ao dia.	Capítulo 9
Os efeitos secundários ocasionais relatados com o uso de 5-HTP incluem náuseas, vômitos e diarreia.	Não utilizar associado a medicamentos IMAO e antidepressivos.	**Extrato seco padronizado a 95% 5 hidroxitriptofano, sementes:** até 750 mg/dia.	Capítulos 16 e 17
Existem relatos de hipoglicemia grave em indivíduos que usam hipoglicemiantes orais. Em contraponto, o consumo excessivo poderá causar náuseas e vômitos.	A utilização pode ter interação com hipoglicemiantes orais, além de insulina.	**Extrato seco padronizado no mínimo 75% de ácidos gimnêmicos, folhas:** 400 a 600 mg/dia, 1 a 2 vezes ao dia. **Tintura:** *spray* a 20%, borrifar 2 vezes quando sentir vontade de comer doce. **Infusão das folhas:** 0,5 a 2 g por xícara, administrando 2 a 3 xícaras diárias.	Capítulo 17
Podem ocorrer eventuais episódios de diarreia, náusea, dor abdominal, cefaleia, tontura e reações alérgicas cutâneas.	Altas doses podem interagir nos tratamentos antiarrítmicos e anti-hipertensivos.	**Extrato seco padronizado a 5% de harpagosídeo, raiz:** 200 a 900 mg ao dia. **Tintura:** a 20% (200 g de raiz para 1.000 mL de álcool): administrar de 30 a 50 gotas em 150 mL de água, 3 vezes ao dia. **Decocção:** 1 g da raiz (1 colher de chá) em 150 mL (xíc chá). Utilizar 1 xícara de 2 a 3 x ao dia.	Capítulo 14
Normalmente é bem tolerado. A ingestão aguda em humanos do extrato aquoso até 10 g não gerou toxicidade.	Foi observada redução na quantidade excretada de diclofenaco em urina de pessoas que ingerem bebidas à base dos cálices secos de hibisco.	**Infusão:** 1 colher de sopa dos cálices jovens dessecados para 150 mL de água, de 2 a 4 xícaras diárias, após as refeições. **Extrato fluido:** 30 gotas, 3 vezes ao dia. **Extrato seco (2:1):** 100 mg até 3 vezes ao dia, antes das principais refeições. **Extrato seco solúvel:** dissolver 6 g (1 colher sobremesa) em 200 mL de água.	Capítulo 10

(Continua)

NOMENCLATURA CIENTÍFICA/ POPULAR	INDICAÇÃO	CONTRAINDICAÇÃO
Humus lupulus L. (Lúpulo)	Inapetência, nas dispepsias hipossecretoras, na colecistite, nos espasmos gastrointestinais, na taquicardia, nas enxaquecas, nas nevralgias e nos transtornos associados com o climatério. Sedativo, para insônia e antidepressivo.	Tumores hormônio-dependentes e hiperestrogenismo. Pacientes com síndrome depressiva e durante a gestação.
Huperzia serrata (Huperzine A)	Doença de Alzheimer (melhora sintomas, ação protetora neuronal); demência senil; e aumento da memória e aprendizado. Possui um perfil propício para melhorar os sintomas da doença de Alzheimer e o declínio da memória associado à idade.	Hipertensos, doença hepática ou renal, distúrbios convulsivos, arritmias cardíacas, asma, doença inflamatória intestinal, síndrome do intestino irritável e síndrome da má absorção. Crianças, gestantes e lactantes.
Illex paraguariensis (Erva-mate)	Possui efeitos hipocolesterolêmico, antioxidante, anti-inflamatório, antidepressivo, quimioprotetor e anticarcinogênico.	Em casos de ansiedade, taquicardia, hipertensão, gastrites e úlceras gastrintestinais.
Lepidium meyenii (Maca peruana)	Utilizada principalmente para o aumento da libido sexual, afrodisíaco, energético, na fertilidade, e na impotência sexual. Utilizada também para perda da memória, atua no tratamento da anemia, nos problemas de menstruação, na tuberculose e na menopausa, além da síndrome da fadiga crônica.	Gestantes e lactantes.
Malva Sylvestris L (Malva)	Tratamento de dor de dente, dores do trato genital, dermatites, pele inflamada, ferimentos, queimaduras, problemas de estômago, diarreia, reumatismo, hemorroidas, constipação, tosse, dor de garganta, das amígdalas, bexiga e acne.	A infusão e decocção das folhas também são descritos como abortivos, sendo contraindicada na gestação.

ANEXO VIII

(Continuação)

EFEITOS ADVERSOS	INTERAÇÕES MEDICAMENTOSAS	DOSES RECOMENDADAS	REFERÊNCIA
Em doses usuais é bem tolerado, mas em altas doses pode provar náuseas e vômitos.	Seu efeito sedativo pode intensificar a atividade de fármacos ansiolíticos ou tranquilizantes.	**Extrato seco padronizado em 3% flavonoides, flores:** 150 mg, 2 vezes ao dia. **Infusão:** 0,5 a 1 g das flores para 150 mL de água.	Alonso, 2016
Quando administrado nas doses terapêuticas, os efeitos colaterais, principalmente colinérgicos, tendem a ser suaves. Incluem náusea, vômito, diarreia, hiperatividade, vertigem e anorexia.	Pode ter efeito aditivo com drogas inibidoras da acetilcolinesterase e antagônico com drogas anticolinérgicas. Faltam estudos sobre interações medicamentosas.	**Extrato seco padronizado a 1% de HUP A, planta inteira:** de 50 a 200 mcg, duas vezes ao dia.	Capítulo 15
Em altas doses, pode causar insônia, nervosismos, ansiedade, arritmia e irritação gástrica.	Não associar com outras drogas com bases xânticas (café, noz de cola, mate), nem com anti-hipertensivos e analgésicos.	**Infusão das folhas:** 0,5 a 2,5 g dissolvidos em 100 mL de água fervente, tomar 3 a 5 xícaras de chá ao dia; não ultrapassar a ingestão de 1.000 mL (1 litro) ao dia. **Droga vegetal (encapsulada):** 100 a 500 mg de 1 a 2 vezes ao dia.	Capítulo 17
Geralmente é bem tolerada.	Não foram encontrados dados nas literaturas pesquisadas.	**Extrato seco padronizado a 30% de saponinas, raiz:** de 250 mg a 3,0 g ao dia.	Capítulo 22
Em geral é muito tolerada.	Monitorar o uso concomitante com estímulos físicos e psíquicos, psicotrópicos, agonistas beta e alfa-adrenérgicos.	**Infusão das folhas:** 2 g (1 colher de sobremesa) em 150 mL de água até 4 vezes ao dia. **Decocção das folhas:** 30 a 50g/L, utiliza-se como laxante ou hipoglicemiante. **Extrato fluído (1:1):** 1 g = 40 gotas, sendo 1 colher de café 3 vezes ao dia. **Xarope a 2%:** pode-se elaborar a partir do extrato fluído, dose de 2 a 5 mL diários. **Tintura (1:8):** usa-se etanol 35%, dose de 2 a 5 mL diários.	Capítulo 9

(Continua)

NOMENCLATURA CIENTÍFICA/ POPULAR	INDICAÇÃO	CONTRAINDICAÇÃO
Matricaria chamomilla L. (Camomila)	Antiespasmódico, ansiolítico e sedativo leve. Anti-inflamatório em afecções da cavidade oral.	Gestantes devido à atividade emenagoga e relaxante da musculatura lisa. Pacientes com hipersensibilidade ou alergia a plantas da família Asteraceae.
Maytenus ilicifolia Mart.ex Reissek (Espinheira-santa)	Antidispéptico, antiácido e protetor da mucosa gástrica.	Não deve ser usado durante a gravidez, lactação e em crianças menores de seis anos.
Melissa Officinalis (Melissa)	Sedativa, depressão, estomáquica, carminativa, tônica, cardioprotetora, sistema nervoso central, diurética, hipotensora e anti-inflamatória.	O óleo essencial não deverá ser administrado durante a gravidez e a lactação. O extrato seco é contraindicado em caso de hipotireoidismo.
Mentha piperita (Hortelã)	Carminativo, diaforético, digestivo, antisséptico, antiespasmódica, anestésico, galactogoga e aromatizante. Auxilia no tratamento de síndrome do cólon irritável, colites, halitose, afecções do trato respiratório. Estimulante do sistema nervoso central e antiandrogênico.	Cuidado em pacientes com refluxo gastrintestinal, hérnia hiatal ou cálculos renais.

ANEXO VIII **419**

(Continuação)

EFEITOS ADVERSOS	INTERAÇÕES MEDICAMENTOSAS	DOSES RECOMENDADAS	REFERÊNCIA
A presença de lactonas sesquiterpênicas nas flores de camomila poderá desencadear reações alérgicas em indivíduos sensíveis, e tem sido descrita dermatite de contato para algumas preparações contendo camomila.	Foram descritas interações com varfarina, estatinas e contraceptivos orais.	**Infusão das partes áereas:** 3 g (1 colher sopa) em 150 mL de água. Utilizar 1 xícara de 3 a 4 vezes ao dia (acima de 12 anos). **Extrato seco padronizado a 1,2% de apigenina das partes áreas:** 250 a 350 mg, 3 a 4 vezes ao dia. **Extrato fluido:** 1 a 4 mL para adultos (3 vezes ao dia) ou 0,6 a 2 mL em dose única para menores de 3 anos. **Pó:** 300 a 500 mg, de 1 a 3 vezes ao dia.	Capítulo 16
Alguns casos raros de hipersensibilidade são descritos. Não foram relatados, até o momento, efeitos adversos graves ou que coloquem em risco a saúde dos pacientes nas doses recomendadas.	Nenhum estudo foi desenvolvido avaliando a interação com medicamentos. A legislação brasileira não recomenda a administração concomitante deste fitoterápico com bebidas alcoólicas e outros medicamentos.	**Extrato seco padronizado das folhas, 3,5% de taninos totais:** 350 mg ao dia. **Extrato seco:** 860 mg de duas a três vezes ao dia. **Infusão das folhas:** 3 g para 150 mL. Tomar 150 mL do infuso, logo após o preparo, três a quatro vezes ao dia. **Tintura (1:5):** 10 a 30 mL diariamente.	Capítulo 11
Em geral é bem tolerada.	Pode potencializar a ação hipnótica de barbitúricos.	**Infusão das folhas:** 1 a 4 g para cada 150 mL, como ansiolítico, antiespasmódico e sedativo leve. **Extrato fluido (1:1):** em álcool de 45º, na dose de 2 a 4 mL diários. **Extrato seco (5:1):** 330 a 900 mg/dia. **Extrato seco padronizado a 5% de ácido rosmarínico:** 500 mg, 2x ao dia. **Tintura (1:5):** em álcool de 45º, na dose de 2 a 6 mL diários.	Capítulo 16
Em geral são bem tolerados. Em algumas pessoas sensíveis ao mentol podem surgir irritabilidade e insônia. No caso de superdoses, o mentol pode causas efeitos narcóticos, estupefacientes e, em menor escala, irritação dérmica.	Aumenta o efeito estrogênio do estradiol quando se administra em forma conjunta. Estudos demonstram que o mentol tem efeito relaxante sobre o trato gastrintestinal, o que poderia influenciar a velocidade de absorção de outros fármacos.	**Extrato seco padronizado a 2,4% de fenólicos totais, como ácido tânico, folhas:** 500 mg a 2.000 mg ao dia. **Extrato seco (4:1):** 1 g ao dia divididos em 2 a 3 vezes. **Extrato fluido (1:1):** 2 a 4 g diários, divididos em várias vezes. **Infusão:** 1 a 3 g em 150 mL de água. Tomar 1 xícara após cada refeição. **Tintura:** 30 g de folhas em 100 mL de álcool a 70º. Consumir 3 a 4 colheres de chá dissolvidas no chá, café ou mate.	Capítulo 22

(Continua)

NOMENCLATURA CIENTÍFICA/ POPULAR	INDICAÇÃO	CONTRAINDICAÇÃO
Mikania glomerata Spreng (Guaco)	Empregado nas afecções do aparelho respiratório: bronquite crônica, asma e tosses; nas dores de origem reumática; nos quadros febris; externamente é indicado nas dermatites, nos ferimentos e nas afecções da orofaringe.	Gestação e lactação.
Moringa oleifera Lam (Moringa)	Estimulante cardíaco e circulatório, hipoglicemiante, antitumoral, antipirética, antiepilética, antiespasmódica, diurética, hepatoprotetora no combate a inflamações, hipertensão arterial e antidiarreica, antioxidante, fotoprotetor, antimicrobiana, antifúngica antiparasitária. São usadas para tratar a desnutrição, febre, dores de cabeça, dor no nervo, e ainda possui propriedades antifadiga.	Gravidez e lactação.
Momordica charantia L. (Melão-de-são-caetano)	Hipoglicemiante, hipotensor, lipolítico, termogênico e anorexígeno. Auxiliar no tratamento de diarreia, febrífugo, antirreumático e inseticida.	Não administrar seus extratos dos frutos ou suco durante a gestação.
Mucuna pruriens (Mucuna)	Antiparkinsoniana, hipoglicêmica, hipocolesterolêmica, antioxidante, afrodisíaca, anticoagulante, antimicrobiana, vermífuga, analgésica, anti-inflamatória, antipirética, diurética, anabólica, antiespasmódica, imunomoduladora, aumenta força e massa muscular, antienvelhecimento, aumenta o senso de bem-estar, aumenta a libido, aumenta os níveis de testosterona, melhora a agilidade mental e melhora a coordenação motora.	Não recomendado para gestantes e lactantes.
Ocimum canum L. (Alfavaca)	Afta; amigdalite; angina; bronquite; câimbra; cólica; dispepsia; dor de cabeça nervosa; enxaqueca; febre; flatulência; fraqueza; gastrite; infecções intestinas e dos rins; insônia; reumatismo; vômito. Atividade cardiovascular e contra acne.	Não há relatos de contraindicações, entretanto não é recomendado seu uso para gestantes nos três primeiros meses de gravidez.

ANEXO VIII **421**

(Continuação)

EFEITOS ADVERSOS	INTERAÇÕES MEDICAMENTOSAS	DOSES RECOMENDADAS	REFERÊNCIA
Altas doses podem provocar: taquicardia náuseas, vômito e diarreia. Pode provocar hipertensão.	A presença da cumarina pode potencializar o efeito de medicamentos anticoagulantes, podendo provocar hemorragia. Interage com anti-inflamatórios.	**Infusão das folhas:** 3 g (1 colher de sopa) de folhas para 150 mL de água, 3 vezes ao dia. **Xarope (15 a 20%):** 10 a 40 mL ou 1 a 2 colheres de sopa 2 a 3 vezes ao dia. **Tintura (1:5):** 5 a 20 mL ao dia. **Extrato fluido:** 1 a 4 mL diários.	Capítulo 9
Em doses usuais é bem tolerado.	Não foram evidenciados na literatura consultada.	**Extrato padronizado em 20% de proteínas, folhas:** 400 mg ao dia. **Decocção das folhas e/ou sementes:** 3 a 5 g para 150 mL de água. Uma xícara depois de cada refeição.	Alonso, 2016
A ingestão excessiva dos frutos pode ser tóxica, especialmente em crianças. A charantina pode gerar vômitos, diarreias e efeito hipotensor. Já a cucurbitacina apresenta importante ação hipotensora, além de ser emética e catártica.	Algumas pessoas que fizeram uso de condimentos ou ingredientes elaborados com este fitoterápico podem potencializar a ação hipoglicemiante de alguns medicamentos via oral. Pacientes em uso de insulina devem ajustar a dose diária.	**Extrato seco padronizado a 10% charantia, fruto:** 500 mg, 2 vezes ao dia. **Decocção:** 2 a 4 g dos frutos para 1 xícara. Administrar 2 a 3 xícaras ao dia. **Tintura (1:10):** etanol 35%, emprega-se 10 g de frutos secos em álcool 70º p/p, para 100 mL. Doses de 2 a 4 mL diariamente.	Capítulo 12
Alguns pacientes com doença de Parkinson tratados com mucuna apresentaram vômito, distensão abdominal, náusea, discinesia e insônia.	Não foram documentadas.	**Extrato seco padronizado 20% Levodopa, semente:** 400 mg uma vez ao dia ou em doses divididas.	Capítulo 15
Em geral é bem tolerada.	Cautela ao associar com hipoglicemiantes e insulina.	**Infusão:** 2 a 3 g das partes áreas em 150 mL de água, consumir de 2 a 3 xícaras ao dia, entre as refeições. **Tintura (1:8):** 30 a 60 gotas diariamente.	Alonso, 2016 Panizza et al., 2012

(Continua)

PARTE 4 – ANEXOS

NOMENCLATURA CIENTÍFICA/ POPULAR	INDICAÇÃO	CONTRAINDICAÇÃO
Oenothera biennis L (Óleo de prímula)	Atividade dermatológica, eczemas. Auxilia no combate à anorexia e no tratamento de artrite reumática. Outras indicações incluem casos de cirrose descompensada, neuropatias diabéticas, tensão pré-menstrual, síndrome do ovário policístico e endometriose. Previne doenças neurodegenerativas do sistema nervoso central e esquizofrenia (coadjuvante).	Não há evidências durante a gestação, recomendando seu uso unicamente em caso de real benefício para a paciente e indicado somente por médico.
Olea europaea L. (Oliveira)	Popularmente indicado em casos de hipertensão arterial, arteriosclerose, diabetes, bronquite, asma e enfisema.	É contraindicada a utilização como colagogo quando existe obstrução das vias biliares.
Opuntia ficus-indica (Figo-da-índia)	Ação antioxidante, anti-inflamatória, diurética (sem perda de eletrólitos) e antiobesidade.	É contraindicado para crianças, gestantes, lactantes e em indivíduos que já fazem uso de diuréticos.
Origanum vulgare L. (Orégano)	Estimulante do sistema nervoso, antioxidante, antimicrobiano, forte ação analgésica, espasmolítica, sudorífica, estimulante da digestão e da atividade uterina, bem como expectorante brando. Utilizado para tratar gripes e resfriados, indigestão, flatulência, distúrbios estomacais e de cólicas menstruais, dores articulares e musculares, dor de dente, cefaleias.	Gravidez e amamentação.
Panax ginseng C. A. Mey (Ginseng coreano)	Estimulante e relaxante do sistema nervoso central, estimula o vigor muscular; tônico cardíaco, baixa os níveis de glicose no sangue, ajuda o corpo a suportar a pressão do dia a dia, apresenta ação antiviral, antiagregante, antioxidante e melhora estados de debilidade, tais como: após uma doença ou na velhice, aumentar o vigor, bem como para melhorar a resposta do corpo ao estresse, aumentando as capacidades físicas e cognitivas.	Gestantes e lactantes. Seu uso pode induzir à hipoglicemia. Baixa incidência de efeitos adversos, porém, quando relatados, são considerados leves (como dispepsia, calorões, insônia e constipação).

(Continuação)

EFEITOS ADVERSOS	INTERAÇÕES MEDICAMENTOSAS	DOSES RECOMENDADAS	REFERÊNCIA
Nas doses adequadas, costuma ser bem tolerado. Ocasionalmente foram observados distúrbios digestivos (náuseas, perda de consistência nas fezes e dispepsia) e cefaleia. Altas doses podem causar cólicas intestinais.	Monitorar ao associar com psicotrópicos, repositores hormonais e anticoncepcionais. Foi observada diminuição da atividade de fármacos anticonvulsivantes.	**Extrato padronizado a 8%, de ácido gamalinolênico, óleo das sementes:** doses de 320 a 480 mg ao dia. **Extrato fluido:** 5 g ao dia.	Capítulo 21
Não observado dentro das doses usuais.	Pode interferir em tratamento anti-hipotireóideo com base em levotiroxina ou tri-iodotironina. O ácido oleico aumenta a atividade de fármacos no tratamento do câncer de mama. Eventualmente pode haver interações com tratamento anti-hipertensivos e hipoglicemiantes.	**Extrato seco padronizado em 17 a 20% de oleuropeína, das folhas:** de 0,5 a 2 g ao dia. **Tintura (1:5):** 15 a 20 mL diários. **Infusão:** 1 colher de sopa por xícara (150 mL) de folhas frescas, infundindo por 10 minutos, 3 xícaras ao dia, antes das refeições.	Capítulo 10
Em pessoas sensíveis a sua composição, poderão ser observadas diarreia, náuseas, dores abdominais, dermatites e cefaleia.	Pelo seu efeito diurético, não deve ser utilizado juntamente a fármacos com função diurética.	**Extrato seco padronizado 10% Betalaía e 0,06% Indicaxantina, fruto:** Uso Isolado 2 g ou associado a outros ativos 0,5 a 1 g ao dia.	Capítulo 17
Reconhecido como seguro para consumo humano. Sensibilidade alérgica é rara, mas já foi relatada. A segurança e eficácia em doses acima das recomendadas não foram estabelecidas, portanto gestantes devem evitar quantidades acima daquelas encontradas em alimentos.	Não encontrada na literatura consultada.	**Extrato fluido:** de 3 a 5 g ao dia. **Extrato seco (3:1):** 200 a 750 mg diariamente. **Óleo essencial:** 2 a 5 gotas em água, mel ou torrão de açúcar, 3 vezes ao dia.	Alonso, 2016
Em doses normais costuma a ser bem tolerada. Foi descrita uma síndrome produzida por abuso de ginseng (aproximadamente 15 g/dia), que se caracteriza por hipertensão arterial, estado de agitação com insônia, erupções cutâneas e diarreia matinal. Menos frequentemente se observam amenorreia, depressão, diminuição de apetite, hipotensão arterial e edemas. Os sintomas se agravariam com o consumo simultâneo de cafeína e cedem com a suspensão da utilização do produto. Entre as reações adversas mais comuns com a utilização destacam-se as de origem digestiva, como gastrite, náuseas, diarreias e vômitos. Poucas evidências mostram casos de mastalgia em alguns indivíduos, com uso prolongado, mesmo que ainda não tenha sido comprovado aumento dos níveis de estrogênio circulantes.	Deverá ter cautela com uso concomitante com psicotrópicos, anti-hipertensivos, cardiotônicos, anticoagulantes, hipoglicemiantes, contraceptivos e repositores hormonais.	**Extrato seco padronizado a 4% de ginsenosídeos, raiz:** 200 a 500 mg ao dia. **Pó:** 1 a 4 g diários, em cápsulas. **Decocção:** 3 a 10 g da raiz partidas em 500 mL de água. Consumir 3 xícaras diárias. **Tintura:** 30 gotas 2 vezes ao dia, em solução edulcorante, saborizante, sorbitol ou solução de glicose. Utilizar por no máximo três meses.	Capítulo 22

(Continua)

NOMENCLATURA CIENTÍFICA/ POPULAR	INDICAÇÃO	CONTRAINDICAÇÃO
Passiflora incarnata L. (Maracujá)	Ansiolítico e sedativo leve.	Seu uso é contraindicado durante a gravidez. Não utilizar em casos de tratamento com sedativos e depressores do sistema nervoso.
Paullinia cupana (Guaraná)	Função de estimular o sistema nervoso central, o sistema cardiovascular e tratar os estresses físico e mental. Também tem funções antidepressivas, antidiarreicas, analgésicas, antipiréticas e antioxidantes, além de propriedades imunomoduladoras.	Pacientes que sofrem de doenças autoimunes, como artrite reumatoide, lúpus eritematoso sistêmico e esclerose múltipla é sugerido evitar o uso.
Persea americana Mill. (Abacateiro)	Diurético, antirreumático, carminativo, antianêmico, antidiarreico e anti-infeccioso para rins e bexiga, além de estimular a secreção de bile pelo fígado, estomaquímico, emenagogo e balsâmico. É anti-inflamatório, antimicrobiano e contra enfermidades neurodegenerativas.	Durante a gestação.
Peumus boldus (Boldo-do-chile)	Colagogo, colerético e nas dispepsias funcionais.	Menores de 6 anos se pacientes com histórico de hipersensibilidade e alergia a qualquer um dos componentes do fitoterápico. Contraindicado nos casos de obstrução das vias biliares, cálculos biliares, infecções ou câncer de ducto biliar e câncer de pâncreas. Pacientes com quadro de afecções severas no fígado, como hepatite viral, cirrose e hepatite tóxica não deverão fazer uso desse fitoterápico. Não deve ser usado durante a gravidez e lactação.
Phaseolus vulgaris L (Feijão branco)	Obesidade, diabetes e síndrome metabólica.	Em casos de gota e hiperuricemia.

ANEXO VIII **425**

(Continuação)

EFEITOS ADVERSOS	INTERAÇÕES MEDICAMENTOSAS	DOSES RECOMENDADAS	REFERÊNCIA
Existem casos clínicos relatados de hipersensibilidade, asma ocupacional mediada por IgE e rinite. Doses elevadas poderão causar estados de sonolência excessiva.	Potencializa os efeitos sedativos do pentobarbital e hexobarbital, aumentando o tempo de sono de pacientes. Há indícios de que as cumarinas presentes na espécie vegetal apresentam ação anticoagulante potencial e possivelmente interagem com varfarina.	**Infusão:** 1 a 2 g em 150 mL de água, 1 a 4 vezes por dia (10 a 15 minutos após o preparo). **Extrato seco padronizado em 0,5% de vitexina, partes áreas:** 0,5 a 2 g, 1 a 4 vezes ao dia. **Extrato fluido (1:1 em álcool etílico 25%):** 0,5 a 1,0 mL, 3 vezes ao dia. **Tintura (1:8 em álcool 45%):** 0,5 a 2,0 mL, 3 vezes ao dia.	Capítulo 16
Em altas doses, pode causar insônia, nervosismos, ansiedade, arritmia, cólicas abdominais e hipocalcemia.	Não associar com outras drogas com bases xânticas (café, noz de cola, mate), nem com anti-hipertensivos e analgésicos.	**Extrato seco padronizado a 5% em cafeína, sementes:** 250 mg, 3 vezes ao dia. **Pó:** 0,5 a 2 g diariamente, utilizado puro ou diluído em água.	Capítulo 19
Geralmente bem tolerada. Foram documentados uns poucos casos de alergia ao látex dos frutos.	Não se conhecem relatos de interações com medicamentos.	**Infusão (folhas):** 50 g, em um litro de água. Tomar uma xícara 3 a 4 vezes ao dia. **Extrato seco (folhas):** 1 g ao dia.	Alonso, 2016 Panizza et al., 2012
Nas doses recomendadas não são conhecidos efeitos adversos ao fitoterápico. Doses acima das recomendadas causam irritação nas vias urinárias, vômitos e diarreia.	Não foram encontrados dados descritos na literatura consultada.	**Infusão das folhas:** 1 a 2 g em 150 mL de água. Consumir 150 mL após 10 a 15 minutos de preparo, 2 vezes ao dia. **Extrato seco:** 50 a 100 mg, 2 a 3 vezes ao dia. **Extrato seco padronizado 0,1% de boldina:** 750 a 1.500 mg, 3 vezes ao dia. **Extrato fluido (1:1):** em álcool a 45%. De 10 a 25 gotas, 3 vezes ao dia, antes das refeições. **Tintura (1:10):** Em álcool a 60º. De 0,5 a 2 mL, 3 vezes ao dia, antes das refeições. **Po:** 1 a 2 g, até 3 vezes ao dia antes das refeições.	Capítulo 11
Seu consumo em quantidades adequadas costuma ser bem tolerado.	Pode interagir com hipoglicemiantes.	Extrato das vagens de 600 a 1.500 mg ao dia (máximo de 3.000 mg) deve ser ingerido junto com as principais refeições.	Alonso, 2016 Panizza et al., 2012

(Continua)

NOMENCLATURA CIENTÍFICA/ POPULAR	INDICAÇÃO	CONTRAINDICAÇÃO
Phyllanthus niruri (Quebra-pedra)	Infecções genitais e urinárias, promove a eliminação da pedra em pacientes com cálculos renais, bem como a normalização dos níveis de cálcio em pacientes com hipercalciúria. Também é indicado para redução do excesso de ácido úrico em pessoas com hiperuricemia.	É pouco tóxico. No entanto, pode apresentar efeito abortivo e deve ser evitado por mulheres grávidas.
Piper nigrum L. (Pimenta-do-reino)	Além do uso como condimento, também é utilizada como tônico, sudorífero e estimulante. Exerce efeito terapêutico de promover ação efetiva sobre o sistema imunológico, como no caso de doenças que levam à imunossupressão, como a quimioterapia e radioterapia no tratamento de câncer. Atividade citotóxica, anti-inflamatória, antipirética, analgésica, antioxidante, antitumoral, antifúngico e bactericida. Vem sendo empregada no tratamento de diversas doenças como, asma, bronquite, diarreia, insônia, gonorreia, cólica menstrual, tuberculose e artrite.	Pacientes com gastrite ou úlcera gastroduodenal, pancreatite, hemorroidas e hipertensão arterial não devem fazer uso sem orientação médica, pois pode causar irritação no sistema digestivo, irritar e piorar quadros inflamatórios se consumida em excesso.
Pinus pinaster (Pycnogenol®)	Combate radicais livres devido ao seu forte poder antioxidante. Efeito *antiaging* e tratamento de melasma. É indicado em afecções respiratórias, no tratamento de veias varicosas, teleangiectasias, distúrbios do fluxo microcirculatório cerebral e cardíaco e na alteração da fragilidade capilar. Também exerce efeito benéfico no linfedema, alteração da função visual, alteração das células endoteliais e da matriz proteoglicana, aumenta a resistência do colágeno e da elastina contra a degradação pela colagenase e elastase.	Não é indicado para gestantes, lactantes e crianças menores de 6 anos de idade, hipersensibilidade ao óleo essencial, insuficiência renal, indivíduos com doença de Crohn, hepatopatias, epilepsia, Parkinson ou outras enfermidades neurológicas.
Plantago major L. (Tanchagem)	Laxativa, antimicrobiana, hipolipemiante, cicatrizante e anti-inflamatória.	Hipotensão arterial, obstrução intestinal e gravidez.

ANEXO VIII **427**

(Continuação)

EFEITOS ADVERSOS	INTERAÇÕES MEDICAMENTOSAS	DOSES RECOMENDADAS	REFERÊNCIA
Concentrações elevadas podem apresentar diarreia e hipotensão.	Não há relatos.	**Infusão das partes áreas:** 3 g (1 colher sopa) em 150 mL de água, utilizar 1 xícara de 2 a 3 vezes ao dia.	Capítulo 13
Dentro das doses recomendas não exerce efeitos colaterais.	Não há relatos na literatura consultada.	**Pó:** dose usual é de 15 mg até três vezes ao dia. **Extrato seco padronizado a 98% de piperina, fruto:** 20 mg, uma vez ao dia.	Carnevalli; Araújo, 2013
Não foram evidenciados.	Não foram evidenciados.	**Extrato seco padronizado em 75% de procianidinas, casca:** entre 20 e 200 mg ao dia.	Capítulo 21
Em geral é muito bem tolerada.	Monitorar ao associar com hipoglicemiantes e anti-hipertensivos. É recomendável que a administração de outros medicamentos seja realizada com intervalo mínimo de 3 horas em relação à planta.	**Infusão das folhas:** 6 a 9 g em 150 mL de água, 2 a 3 xícaras diariamente. **Extrato seco (5:1):** 0,3 a 2 g ao dia.	Alonso, 2016 Panizza et al., 2012

(Continua)

NOMENCLATURA CIENTÍFICA/ POPULAR	INDICAÇÃO	CONTRAINDICAÇÃO
Plantago Ovata (Psyllium)	Auxiliar no tratamento de diarreias. Laxativa, levemente hipoglicemiante, hipolipidemiante e auxiliar no tratamento de ácido úrico elevado. As sementes podem usadas durante a gestação e amamentação.	Não se deve administrar na presença de obstruções esofágica, intestinal ou ileal.
Polygala senega L. (Polígala)	Atividade secretolítica e expectorante da raiz, nos processos catarrais das vias respiratórias. Atividade antitumoral e hipoglicemiante.	Não se recomenda o extrato via oral em casos de gastrite, úlcera gastroduodenal e durante a gestação.
Polypodium leucotomos (Polypodium)	Fotoproteção de uso oral, auxiliar no tratamento de demência senil, do tipo doença de Alzheimer ou deterioração mental, psoríase, dermatites e previne o fotoenvelhecimento.	Não se têm estudos realizados sobre sua segurança na gravidez e lactação.
Prunus africana Hook F (Pigeum africano)	Atua contra infecções do trato urinário. Anti-inflamatória, um efeito estimulante da secreção e um efeito antiedematoso e afrodisíaco. É indicado no tratamento de distúrbios da micção provocados por hiperplasia prostática benigna.	Menores de 12 anos.
Punica granatum L (Romã)	Diarreias e cólicas intestinais. Atividade antimicrobiana, antiparasitária, câncer de próstata e mama, atividade antioxidante.	Gravidez e lactação.

(Continuação)

EFEITOS ADVERSOS	INTERAÇÕES MEDICAMENTOSAS	DOSES RECOMENDADAS	REFERÊNCIA
Possibilidade de causar flatulência ou sensações de obstrução do esôfago ou intestino.	Não administrar junto com medicamentos e suplementos alimentares, pois compromete a sua absorção. Monitorar uso no tratamento de diabéticos, pacientes com estenose esofágica e intestinal.	**Pó das sementes:** de 5 a 10 g diários (divididos em 2 a 3 vezes). **Decocção:** 10 g em 200 mL de água. Ferver por 5 minutos. Consumir de 2 a 3 vezes ao dia para adultos. Para crianças entre 3 e 6 anos, a dose é de 3 g até 3 vezes ao dia. Crianças a partir de 6 anos ou mais podem usar a metade da dose de adultos. **Macerado:** 1 colher de sopa de sementes trituradas em ½ copo da água. Deixar em maceração por 30 minutos e tomar em jejum ou antes de dormir. **Extrato fluido (1:1):** em álcool a 25º, de 6 a 15 mL diariamente, em até 3 a 4 vezes.	Capítulo 11
Em altas doses ou o uso da raiz fresca, produz efeitos eméticos e diarreicos. Devido à presença de saponinas, podem provar doenças gastrintestinais.	A atividade hipoglicemiante da planta pode interferir com medicamentos antidiabéticos.	**Infusão:** 4,5 g de raízes secas para 150 mL de água. Tomar de 2 a 3 xícaras ao dia. **Decocção:** 0,5 a 1 g da planta finamente cortada ou grosseiramente pulverizada em água. Para estimular secreções bronquiais, consumir até 3 vezes ao dia. Em casos mais graves, a cada 2 horas. **Extrato fluido (1:1):** 0,4 a 1 mL a cada 6 horas. **Extrato seco (5:1):** 150 a 300 mg ao dia. **Xarope:** preparado com 5 a 10% do extrato fluido em 100 g de xarope simples. **Tintura (1:10):** 45 gotas, de 2 a 3 vezes.	Capítulo 9
Geralmente bem tolerado, porém pode induzir a hiperglicemia em pacientes diabéticos e úlcera gastroduodenal.	A composição de heterosídeos do rizoma pode interferir com o emprego simultâneo de heterosídeos cardiotônicos	**Extrato seco (20:1):** 300 mg ao dia. **Extrato seco (30:1):** 200 a 250 mg ao dia. 1 dose pela manhã ou 30 minutos antes da exposição solar.	Capítulos 15 e 21
Nas doses recomendadas, apresenta ser bem tolerado, observando-se raramente casos de gastrenterite.	Não foram encontradas na literatura pesquisada.	**Extrato seco padronizado a 25% de fitoesteróis, casca:** doses variam de 50 mg duas vezes por dia a 200 mg uma vez por dia.	Capítulo 21
Em quantidades excessivas ou em pessoas sensíveis pode causar constipação intestinal, por seu forte efeito adstringente.	Sem relatos.	**Extrato seco padronizado a 40% ácido elágico, pericarpo da casca:** 200 a 450 mg ao dia. **Decocção:** 2 colheres de sopa (6 g) para 150 mL de água até 3 vezes ao dia.	Capítulo 18

(Continua)

NOMENCLATURA CIENTÍFICA/ POPULAR	INDICAÇÃO	CONTRAINDICAÇÃO
Ptychopetalum olacoides (Marapuama)	Utilizada para tratar distúrbios menstruais, neurastenia, disenteria, desordens do sistema nervoso central, disfunção erétil, impotência sexual. Possui propriedades antimicrobianas.	Hipertensão ou problemas cardíacos. Durante gestação e lactação, é sugerido evitar o uso.
Psidium guajava L. (Goiabeira)	Tratamento da diarreia aguda não infecciosa e enterite por rotavírus.	Hipersensibilidade ou alergia à droga vegetal.
Rhamnus purshiana DC. (Cáscara-sagrada)	Tratamento a curto prazo da constipação intestinal ocasional.	Pacientes com obstrução intestinal e estenose, atonia, doenças inflamatórias do cólon, apendicite, desidratação grave e depleção de eletrólitos ou constipação intestinal crônica. Contraindicada em pacientes com dores, cólicas, hemorroidas, nefrite ou quaisquer sintomas de distúrbios abdominais não diagnosticados, como dor, náuseas ou vômitos. Contraindicado para menores de 10 anos, grávidas, lactantes, nos casos de insuficiência hepática, renal e cardíaca e pacientes com histórico de hipersensibilidade e alergia a qualquer um dos componentes do fitoterápico.
Rhodiola rosea (Rodiola)	Depressão, para aumentar o desempenho no trabalho, eliminar a fadiga e no tratamento dos sintomas subsequentes ao estresse físico e psicológico.	Casos de excitação, por ter um efeito ativador de antidepressivo. Não deve ser utilizado em indivíduos com transtorno bipolar. Não é recomendado seu uso antes de cirurgias e em pacientes sob tratamento anticoagulante.
Rosmarinus officinalis (Alecrim)	Bactericida e fungicida. Indicado para tratar doenças circulatórias. Carminativo, antiespasmódico, antioxidante, anti-inflamatório. Auxiliar em dores reumáticas, esgotamento físico e mental, gripe e febre. Analgésico e hepatoprotetor.	Gravidez, problemas da próstata e gastroenterite. Seu óleo essencial pode causar eritema e dermatite em indivíduos sensíveis.

ANEXO VIII **431**

(Continuação)

EFEITOS ADVERSOS	INTERAÇÕES MEDICAMENTOSAS	DOSES RECOMENDADAS	REFERÊNCIA
Pode induzir tremor das mãos, palpitações, ejaculação precoce e convulsão.	Não pode ser utilizado com anfetamínicos. Também não deve ser associado à espirulina, à hidroclorotiazida e à cáscara-sagrada.	**Decocção da casca rasurada:** 2 colheres de sopa para 1 litro de água, 1 a 3 xícaras ao dia. **Pó:** 0,5 a 2 g dissolvidos em 250 mL de água, 1 a 3 vezes ao dia. **Droga vegetal encapsulada:** 50 a 500 mg, 1 a 3 vezes ao dia.	Capítulo 19
Alergia aos componentes do fitoterápico.	Não foram encontrados dados descritos na literatura consultada.	**Extrato seco:** 250 a 350 mg de 3 a 4 vezes por dia. **Infusão das folhas:** 2 g (1 colher de sobremesa) em 150 mL de água. Utilizar 1 cálice (30 mL) após a evacuação, no máximo 10 vezes ao dia. **Suco:** finalidade terapêutica, se estima em 240 mL a cada 4 a 6 horas.	Capítulo 11
Doses únicas podem resultar em câimbras e desconforto do trato gastrointestinal, o que pode necessitar de redução da dosagem. A sobredosagem pode conduzir a espasmos abdominais, cólicas e dor, bem como a formação de fezes aquosas. Abuso de laxantes a longo prazo pode levar a desequilíbrio eletrolítico, acidose metabólica, má absorção de nutrientes, perda de peso, albuminúria e hematúria.	O trânsito intestinal acelerado pode resultar na absorção reduzida de fármacos administrados oralmente. O desequilíbrio eletrolítico causado, como hipocalemia, pode potenciar os efeitos dos glicosídeos cardiotônicos, e pode potencializar os efeitos de fármacos antiarrítmicos.	**Decocção da casca:** 0,5 g (1 colher de café) em 150 mL (1xícara chá. Utilizar de ½ a 1 xícara chá, antes de dormir. **Extrato seco padronizado em 1% de cascarosídeos:** 100 a 500 mg, 2 vezes ao dia ou dose única ao deitar. **Extrato seco (5:1):** 50 a 100 mg, até 2 vezes ao dia. Extrato fluido (1:1): de 0,5 a 2 g ao dia. **Tintura:** como laxante, de 1 a 10 mL ao dia. Como purgante, de 15 a 25 mL ao dia. **Pó:** como laxante, 100 a 500 mg/dia. Como purgante, 1 a 2 g/dia.	Capítulo 11
Foram relatados alguns efeitos adversos como salivação excessiva, cefaleia e insônia moderada. Os efeitos podem ocorrer em pacientes ansiosos ou com estados de excitação, sintomas de agitação e irritabilidade.	Não apresenta interações com outras medicações, mas pode haver efeitos aditivos com outros estimulantes.	**Extrato seco padronizado 3% de salidroside, raiz:** de 200 a 600 mg/dia.	Capítulo 16
Os extratos, assim como óleo essencial, geralmente são bem tolerados. Em alguns casos podem ocorrer dermatites de contato em pessoas mais sensíveis a alguns de seus componentes. O uso excessivo pode ocasionar náuseas e vômitos.	Cautela ao associar com psicotrópicos, estimulantes do sistema nervoso central.	**Infusão das folhas:** 2 a 4 g em 150 mL de água. Até 3 xícaras ao dia, de preferência após as refeições. **Extrato seco (8:1):** 0,3 a 1 g/dia, dividido em 2 ou 3 tomadas. **Extrato fluido (1:1):** 45% de álcool de 2 a 4 mL diariamente. **Tintura (1:5):** 10 mL, 3 vezes ao dia.	Capítulo 21

(Continua)

NOMENCLATURA CIENTÍFICA/ POPULAR	INDICAÇÃO	CONTRAINDICAÇÃO
Salix alba L. (Salgueiro)	Inflamações, dores, febre, gripes e resfriados. Auxilia no tratamento de reumatismo e outras afecções inflamatórias sistêmicas. É adstringente e sedativo leve.	Uso em crianças e adolescentes menores de 18 anos. Não utilizar em pacientes com distúrbios gastrintestinais e sensíveis ao ácido salicílico, asmáticos e/ou com função trombocítica prejudicada. Gestantes e lactantes.
Salvia Offinallis (Sálvia)	Tônica, digestivo, diurético, hipoglicemiante, carminativo, antissudorífico, estimulante, antiespasmódica, emenagoga, antidiarreico, antisséptica, adstringente, dermopurificante, anticaspa, antiqueda, antioxidante, emoliente e aromática. Anti-inflamatório, hipoglicemiante, sistema nervoso central e na doença de Alzheimer.	Gestantes e lactantes, pois estimula as contrações uterinas e reduz a secreção láctea. Também pode causar bradicardia e ser tóxico para o sistema nervoso.
Sambucus nigra (Sabugueiro)	Gripes e resfriados. Expectorante, broncodilatadora, anti-inflamatório, antimicrobiano, diaforético, diurético, emoliente e cicatrizante.	Gravidez e lactação.
Senna alexandrina Mill. (Sene)	Tratamento de constipação intestinal ocasional.	Menores de 12 anos, grávidas e lactantes e pacientes com histórico de hipersensibilidade e alergia a qualquer um dos componentes. Não deve ser utilizado em casos de constipação intestinal crônica, distúrbios intestinais, tais como obstrução e estenose intestinal, atonia, doenças inflamatórias intestinais e dores abdominais, desidratação severa, hemorroidas, apendicite, hipocalemia, doença inflamatória pélvica, período menstrual, cistite, insuficiência hepática, renal ou cardíaca. Contraindicado para pacientes com náuseas, vômito ou quando algum sintoma agudo ou crônico não diagnosticado estiver presente.

(Continuação)

EFEITOS ADVERSOS	INTERAÇÕES MEDICAMENTOSAS	DOSES RECOMENDADAS	REFERÊNCIA
A salicilina pode causar erupções cutâneas por contato. Os salicilatos eliminados no leite podem causar exantemas maculares em recém-nascidos.	Evitar o uso concomitante com outros medicamentos anticoagulantes, ácido acetilsalicílico e estrogênios. Seu efeito nocivo sobre a mucosa gástrica aumenta com a ingestão simultânea de álcool, barbitúricos ou outros sedativos.	**Pó:** 1 a 4 g, 3 vezes ao dia. **Extrato seco padronizado a 3% de salicilina, casca:** 200 a 300 mg ao dia. **Extrato fluido (1:1):** álcool etanol a 25%, de 1 a 2 mL, 3 vezes ao dia. **Tintura (1:5):** álcool etanol 25%, 5 a 8 mL, 3 vezes ao dia. **Decocção:** 3 g (1 colher de sopa) em 150 mL de água, 2 a 3 vezes ao dia.	Capítulo 14
Nas doses recomendadas é segura. No entanto, o óleo essencial provocou quadros convulsivos.	Cautela com possíveis interações com psicotrópicos, anticonvulsivantes, anticoncepcionais, repositores hormonais e hipoglicemiantes.	**Infusão:** 1 a 1,5 g de folhas em uma xícara de água, 3 vezes ao dia após as refeições. **Extrato seco (1:1):** 0,5 a 1 g diário, dividido em 2 ou 3 tomadas. **Extrato fluido (1:1):** 2 a 5 g diários, repartidos em 3 vezes (1 g = 40 gotas). **Tintura (1:10):** 70% de etanol. De 25 a 30 gotas, 3 vezes ao dia.	Alonso, 2016 Panizza et al., 2012
Costuma ser bem tolerado. Relatos de mal-estar pela ingestão de altas doses.	Monitorar uso com diuréticos, glicosídeos, cardiotônicos e anti-hipertensivos.	**Infusão da flor seca:** 3 a 4 g em 150 mL de água, 2 xícaras ao dia. **Extrato seco (3:1 ou 5:1):** das cascas ou flores. De 1.000 a 1.500 mg ao dia. **Extrato fluido (1:1):** a partir das flores, em álcool a 25%. De 2 a 4 mL (20 a 60 gotas) diários, divididos em 2 a 3 tomadas.	Alonso, 2016 Panizza et al., 2012
Pode ocasionar desconforto no trato gastrointestinal, com presença de espasmos e cólicas abdominais (nesse caso, diminuir a dose). As antraquinonas podem alterar a cor da urina para amarelo-escura ou marrom-avermelhada. O uso crônico ou superdosagem pode resultar em diarreia, com distúrbios hidroeletrolíticos, acidose ou alcalose metabólica, albuminúria, hematúria e principalmente hipocalemia. O uso prolongado também está associado à redução na concentração de globulinas séricas, perda de peso e desenvolvimento de caquexia. Em casos raros, pode levar à nefropatia e edema. Há relato de hepatite após o abuso crônico desse fitoterápico.	O aumento do peristaltismo intestinal, em virtude da utilização de *S. alexandrina*, pode reduzir a absorção de fármacos administrados oralmente, anticoncepcionais orais. A hipocalemia, decorrente da utilização prolongada, pode potencializar os efeitos dos glicosídeos cardiotônicos e as arritmias cardíacas ou os efeitos antiarrítmicos, quando do uso concomitante de fármacos antiarrítmicos. O uso simultâneo de *S. alexandrina* com outros medicamentos ou drogas vegetais que induzem à hipocalemia, como diuréticos tiazidas, adrenocorticosteroides ou raiz de alcaçuz, pode exacerbar o desequilíbrio eletrolítico, resultando em disfunções cardíacas e neuromusculares. Pode haver interação da *S. alexandrina* com a nifedipina e indometacina e outros anti-inflamatórios não hormonais.	**Infusão:** 1 a 2 g de folhas por xícara de 150 mL de água (dose máxima de 5 g de folhas por xícara). **Extrato seco padronizado em 10% de senosídeo:** 100 mg ao dia. Ingerir de uma a duas doses à noite, ao deitar. **Extrato seco:** 100 a 300 mg, 1 a 4 vezes ao dia. **Pó:** 0,5 a 2 g ao dia (dose máxima de 3 g).	Capítulo 11

(Continua)

PARTE 4 – ANEXOS

NOMENCLATURA CIENTÍFICA/ POPULAR	INDICAÇÃO	CONTRAINDICAÇÃO
*Silybum marianum (L.) Gaert*n (Cardo-mariano)	Hepatoprotetora, antioxidante, tratamento de distúrbios dispépticos, atividade em cirrose hepática, anti-inflamatória.	Gestação e lactação.
Smilax officinalis (Salparrilha)	Depurativo, diaforético, diurético, anti-inflamatório, antirreumático e sudorífico.	Crianças e gestantes. Apresenta propriedades hemolíticas, portanto, não é recomendável o uso em pacientes anêmicos.
Solanum melongena (Berinjela)	Hipocolesterolêmico, diurético, colagogo, antioxidante, hipoglicemiante e como coadjuvante nas dietas de emagrecimento.	Não há relatos na literatura até o momento de contraindicações.
Spirulina máxima Stech. e gartner (Espirulina)	Afecções hepáticas e tireoidianas. Atividade antiobesidade, imunológica, antioxidante, analgésica, anti-inflamatória e antimicrobiana. Ação cardiovascular e antidiabética.	Gravidez.
Stevia rebaudiana (Estévia)	Edulcorante, laxativa e diurética. Auxiliar no tratamento de diabetes e hipertensão arterial.	Não encontrada na literatura consultada.
Taraxacum officinale L (Dente-de-leão)	Colerético, colagogo, depurativo, antidispéptico, laxante suave e diurético. Auxilia no tratamento de furúnculos, abscessos e psoríase.	Obstrução de vias biliares, íleo paralítico e crianças menores de 2 anos.
Thymus vulgaris L (Tomilho)	Atividade espasmolítica, antitussígeno, expectorante, antimicrobiana e antioxidante.	O óleo essencial não deve ser utilizado em casos de úlceras gastroduodenais e com precaução na gravidez e lactação. Também é contraindicado para crianças menores de 2 anos, nem em casos de hipertireoidismo.

ANEXO VIII

(Continuação)

EFEITOS ADVERSOS	INTERAÇÕES MEDICAMENTOSAS	DOSES RECOMENDADAS	REFERÊNCIA
Pode causar efeito laxativo.	Não associar com inibidores de monoamina oxidase (IMAO) devido à presença de tiramina na planta. Interfere na absorção de vários fármacos que utilizam atividades de enzimas do grupo citocromo P450.	**Extrato seco padronizado de 70 a 80% de silimarina, fruto:** de 200 a 400 mg ao dia.	Capítulo 18
Geralmente é bem tolerada. Entretanto, doses altas ou em tratamentos muito longos, foi observado o aparecimento de gastrenterite, diarreia, vômitos, fadiga e prostração.	Não administrar em pessoas sob tratamento digitálico ou com bismuto. Sugerida uma possível interação com fármacos hipnóticos.	**Extrato seco da raiz:** 250 a 500 mg ao dia. **Pó:** 0,3 a 3 mg ao dia. **Extrato fluido (1:1):** álcool a 20% ou glicerol a 10%, de 8 a 15 mL, 3 vezes ao dia. **Tintura (1:10):** em álcool a 35%, de 2 a 5 mL diários.	Alonso, 2016
Sem efeitos colaterais nas doses recomendadas.	Não há relatos sobre interações medicamentosas até o presente momento.	**Extrato seco do fruto:** 500 a 1.000 mg ao dia. **Pó:** 750 a 2.000 mg, 3 vezes ao dia.	Costa, 2014
Bem tolerada. Ocasionalmente, alguns pacientes queixam-se de náuseas, vômitos e diarreia.	Pode afetar a utilização de vitamina E.	**Po:** 500 mg ao dia, de 2 a 3 vezes ao dia.	Alonso, 2016 Panizza et al., 2012
Estudos indicam não ter efeitos adversos.	Não há relatos sobre interações medicamentosas até o presente momento.	**Infusão das folhas:** 1 a 2 colheres de sobremesa em 150 mL de água. Consumir 1 xícara 30 minutos antes das refeições, até 4 vezes ao dia.	Alonso, 2016 Panizza et al., 2012
Leve hipotensão arterial se administrada no verão. Pode produzir mal-estar gástrico devido à hiperacidez. Foram documentadas reações de dermatite de contato em pessoas hipersensíveis.	Pode potencializar a atividade de outros diuréticos e interferir com hipoglicemiantes orais.	**Infusão das folhas:** 10 g/L, 3 xícaras ao dia. **Decocção da raiz:** 3 a 4 g (3 a 4 colheres de chá) em 150 mL de água, 1 xícara 3 vezes ao dia. **Extrato seco (5:1), raiz:** 0,5 a 2 g diários, divididos 2 a 3 vezes.	Alonso, 2016 Panizza et al., 2012
O consumo da infusão do tomilho é geralmente bem tolerado. Os extratos ricos em timol administrados via oral podem causar náuseas, vômitos, dores gástricas, diarreias, cefaleia, hipotermia, fraqueza muscular, confusão mental e colapso cardiorrespiratório. Embora o timol seja 25 vezes mais potente que o fenol, pode ser irritante das mucosas gástrica e urinária. Desse modo, recomenda-se não utilizar doses superiores a 15 g/dose nem em prazos maiores de 30 dias consecutivos.	O extrato etéreo de folhas de tomilho administrado em camundongos em doses de 200mg/kg por via intraperitoneal potencializou os efeitos de barbitúricos.	**Infusão:** 1 a 4 gramas para cada 150ml de água, consumir de 2 a 3 xícaras diárias. **Extrato seco (10:1):** 0,5 a 1 g diariamente, divididos em 2 a 3 administrações. **Extrato fluido (1:1):** 0,5 a 3 g por dose (1 g = 40 gotas). Prescreve-se de 2 a 10 g ao dia, divididos em 2 a 3 utilizações. **Xarope:** preparado com base em 5 a 10% do extrato fluido. Usar uma colher de sopa diariamente. **Tintura (1:5):** 45% em álcool, de 2 a 6 mL até 3 vezes ao dia.	Capítulo 9

(Continua)

PARTE 4 – ANEXOS

NOMENCLATURA CIENTÍFICA/ POPULAR	INDICAÇÃO	CONTRAINDICAÇÃO
Tribullus terrestres (Tríbulos)	Utilizado para tratar hipertensão, hipercolesterolemia, cálculo renal, disfunção erétil, impotência sexual, hipogonadismo, infertilidade e melhora no desempenho de atletas.	Gestantes, lactantes e em crianças.
Trigonella fenum-graecum L (Feno-grego)	Perda de peso, nas dispepsias hipossecretoras, na obstrução intestinal, na gastrite e na diabetes.	Não é indicado o uso por pessoas que utilizam Varfarina.
Uncaria tomentosa (Wild.) DC (Unha-de-gato)	Anti-inflamatório e como auxiliar no tratamento sintomático de dores articulares e musculares agudas.	Gravidez e amamentação, crianças menores de 12 anos. Pacientes transplantados devido à possibilidade de rejeição, assim como se recomenda evitar o uso 1 ano antes de se submeter ao transplante. Pacientes que se submeterão à quimioterapia, por 2 dias antes e após.
Vaccinium macrocarpon Ait. (*Cranberry*)	Auxiliar na prevenção e tratamento sintomático de infecções do sistema urinário.	Pessoas com hipersensibilidade aos componentes da formulação. Não há indicações do uso para crianças.
Vaccinium mysrtillus L. (Mirtilo)	Antioxidante, prevenção da neurodegeneração e defeitos cognitivos, doenças cardiovasculares, câncer, antidiabético e melhora na acuidade visual.	Não há relatos.
Vitex agnus castus (Vitex)	Problemas menstruais, como amenorreia, dismenorreia, síndrome pré-menstrual, menopausa, transtornos consecutivos a uma hiperfoliculinemia ou hiperprolactinemia; nas distonias neurovegetativas, como ansiedade, insônia, palpitações, taquicardia e vertigens; nos espasmos gastrintestinais.	Em caso de gravidez e possível efeito hormonal através do leite materno (prolactina).

(Continuação)

EFEITOS ADVERSOS	INTERAÇÕES MEDICAMENTOSAS	DOSES RECOMENDADAS	REFERÊNCIA
Efeitos colaterais são raros e insignificantes na literatura.	Não pode ser utilizado com paracetamol ou acetaminofeno.	**Extrato seco padronizado a 45% saponinas, fruto:** de 500mg a 1500 mg ao dia.	Capítulo 19
Nas doses recomendadas não se observaram efeitos adversos. Alguns casos de diarreia e flatulência foram relatados.	Não usar com anticoagulantes e antidiabéticos. Diminui a absorção de outros medicamentos se for usado junto.	**Decocção das sementes:** 1 colher de sopa em 400 mL de água. Consumir pela manhã em jejum. **Pó:** 1 colher de sopa antes das refeições. **Extrato seco padronizado a 50% de fenosídeos:** de 500 a 600 mg ao dia. **Extrato seco (5:1):** 100 mg de 2 a 3 vezes ao dia. **Extrato fluido (1:1):** de 1,5 a 3 mL ao dia, divididos em 2 a 3 tomadas.	Capítulo 22
Pode provocar cansaço, febre, diarreia e constipação intestinal. Evitar o uso concomitante com imunossupressores e em pacientes transplantados ou aguardando transplantes.	Pode interagir e potencializar fármacos antagonistas dos receptores de histamina (H2). Não deve ser administrado em associação com medicamentos metabolizados pela via do citocromo P-450. Potencializa também os efeitos de estrógenos, teofilina e drogas vegetais, como gengibre.	**Extrato seco padronizado em 4,5 a 5,5% de alcaloides totais, casca:** usar 100 a 300 mg duas vezes ao dia. **Tintura:** a 20% (200 g das cascas para 1.000 mL de álcool a 70% (p/p)): administrar de 50 a 100 gotas em 150 mL de água, 3 vezes ao dia. **Chá por decocção:** 500 mg das cascas para 150 mL de água. Utilizar 1 xícara de 2 a 3 x ao dia.	Capítulo 14
Poucos efeitos adversos, quando existentes: sintomas gastrointestinais (constipação, diarreia, azia), sintomas vaginais (comichão e secura) e enxaqueca.	O uso concomitante com varfarina deve ser evitado.	**Extrato seco padronizado a 25% de antocianinas, do fruto:** de 500 a 1.000 mg/dia. **Extrato seco solúvel:** Dissolver 6 g (1 colher sobremesa) em 200 mL de água.	Capítulo 13
Muito bem tolerado em linhas gerais.	O efeito hipoglicemiante das folhas pode requerer ajuste na dose de insulina em pacientes com diabetes tipo 1.	**Extrato seco padronizado a 25% de antocianidinas, fruto:** 160 a 320 mg ao dia. **Infusão das folhas:** 5 a 10 g/L. Consumir 2 xícaras ao dia.	Alonso, 2016
Há relatos de ligeira indisposição gástrica, dor de cabeça, cansaço, boca seca e pouca reação da pele.	Não deve ser associada à terapia de reposição hormonal e recomenda-se não associar com agonistas ou antagonistas de dopamina.	**Extrato seco padronizado do fruto a 0,5% agnosídeos:** 20 a 80 mg ao dia.	Capítulo 22

(Continua)

NOMENCLATURA CIENTÍFICA/ POPULAR	INDICAÇÃO	CONTRAINDICAÇÃO
Vitis vinifera L (Uva)	Antioxidante, anti-inflamatória, antimicrobiana e anticarcinogênica, hipolipemiante, protetor cardiovascular, protetor renal, preventivo da arteriosclerose e no rejuvenescimento da pele.	Não se recomenda na gravidez e lactação.
Zingiber officinale Roscoe (Gengibre)	Dispepsia com digestão lenta, plenitude pós-prandial, flatulência, refluxo gastroesofágico. Náuseas, vômitos pós-cirúrgicos, cinetose, hiperêmese gravídica. Atividade antioxidante.	Uso cauteloso em pacientes em terapia anticoagulante. Seguro até 1 g durante a gestação.
Withania somnifera (Ashawaganda e Ginseg indiano)	Potente adaptógeno natural. Aumenta a energia, melhora a qualidade do sono, desempenho sexual, memória e concentração. Melhora a saúde geral e a longevidade, reduz estresse, insônia e efeito imunoestimulante.	Contém ferro e pode aumentar os níveis de hemoglobina e eritrócitos, seu consumo elevado é contraindicado por pacientes com hemocromatose. Não deve ser usado na gravidez e lactação.

Referências

Alonso JR. Tratado de fitofármacos e nutracêuticos. 1 ed. São Paulo: AC Farmacêutica; 2016.

Anônimo. Monograph. Eleutherococcus senticosus. Altern Med Rev 2006;11(2):151-5.

Carnevallia DB, Araújo APS. Atividade biológica da pimenta preta (Piper nigrum L.): Revisão de Literatura. UNICIÊNCIAS, 2013;17(1):41-6.

Costa ER. Nutrição e fitoterapia: tratamento alternativo através das plantas. 3. ed. Vozes; 2014.

Lima CM, Lima AK, Melo MGD, Serafini MR, Oliveira DL, Almeida EB et al. Bioassay-guided evaluation of *Dioscorea villosa* – an acute and sub chronic toxicity, antinociceptive and anti-inflammatory approach. BMC Complementary and Alternative Medicine. 2013;13:195.

Kimmatkar N, Thawani V, Hingorani L, Khiyani R. Efficacy and tolerability of Boswellia serrata extract in treatment of osteoarthritis of knee: a randomized double-blind placebo controlled trial. Phytomedicine. 2003;10(1):3-7.

(Continuação)

EFEITOS ADVERSOS	INTERAÇÕES MEDICAMENTOSAS	DOSES RECOMENDADAS	REFERÊNCIA
Geralmente bem tolerados.	Um estudo mostrou aumento da pressão arterial após administração da associação dos extratos das sementes padronizados em polifenóis com vitamina C.	**Extrato seco padronizado de 80 a 85% de proantocianidinas, sementes:** de 300 a 555 mg ao dia. **Extrato seco (5:1):** 100 a 300 mg, divididas em 1 a 3 vezes ao dia. Como manutenção, pode-se utilizar 50 mg/dia. **Extrato fluido (1:1):** 50 gotas, 1 a 4 vezes ao dia. **Infusão:** 1 colher de sobremesa das folhas para 150 mL de água, até 3 xícaras ao dia, preferencialmente após as refeições.	Capítulo 21
Em geral bem tolerado.	Doses altas interferem na absorção da medicação de base em pacientes com insuficiência cardíaca, coagulopatias e diabetes.	**Extrato seco padronizado em 5% de gengirol, rizoma:** 0,5 a 1 g ao dia. **Extrato seco (5:1):** de 200 a 1.000 mg ao dia. **Extrato fluido (1:1):** 25 gotas, de 2 a 3 vezes ao dia. **Decocção:** 0,5 a 1 g da droga vegetal em 150 mL de água até 3 vezes ao dia.	Capítulo 18
Doses acima das recomendadas costumam produzir incômodo gastrointestinal, diarreia e vômito.	Pode aumentar o efeito de barbitúricos e sedativos.	Extrato seco padronizado à 3% de withanolídeos, raiz: 80 mg três vezes ao dia.	Mishra et al., 2000

Marques N, Loschi R. Nutrição clínica funcional: fitoterapia aplicada à prática esportiva. 1. ed. São Paulo: Valéria Paschoal; 2017.

Mishra LC, Singh BB, Dagenais S. Scientific basis for the therapeutic use of Withania somnifera (ashwagandha): a review. Altern Med Rev. 2000; 5(4):334-46.

Nandikar MD, Gurav RV. A revision of the Genus Cyanotis D. Don (Commelinaceae) in India. Taiwania, 2014;59(4):292-314.

Panizza ST, Veiga RS, Almeida MC. Uso tradicional de plantas medicinais e fitoterápicos. 1. ed. Conbrafito; 2012.

Ren S, Zhang H, Mu Y, Sun M, Liu P. Pharmacological effects of Astragaloside IV: a literature review. J Tradit Chin Med. 2013;33(3):413-6.

Índice remissivo

A

Absorção do fármaco, 32
Açafrão falso, gestação, 236
Achillea millefolium, 150
    tabela de uso, 375, 400
Achyrocline satureioides, 374
Acne vulgar, 256
Aesculus hippocastanum, 73, 259
    tabela de uso, 374, 400
Agaricus blazei, 73
Ageratum conyzoides, 374
Agoniada, gestação, 239
Ajuga turkestanica, 400
Alcachofra, gestação, 237
Alcaçuz, gestação, 237
Alecrim, gestação, 239
Alga kombu, gestação, 238
Algodoeiro, gestação, 237
Alho
    amamentação, 242
    gestação, 236
Allium sativum, 73
    amamentação, 244
    doenças cardiovasculares, 94
    interações medicamentosas, 57
    tabela de uso, 374,400
Aloe vera
    interações medicamentosas, 57
    tabela de uso, 400
Altilix, 308
Alzheimer, 158

Amamentação, fitoterápicos, 241
Amaranthus, 286
Amorphophallus konjac, 402
Anacardium occidentale, 374
    tabela de uso, 402
Angélica
    chinesa, gestação, 236
    europeia, gestação, 235
    sinensis, 73
        interações medicamentosas, 57
        menopausa, 271
        tabela de uso, 402
Anis, gestação, 238
Ansiedade, pastilhas, 49
Arctium lappa, 376
Arnica
    gestação, 236
    tabela de uso, 376
Arruda, gestação, 239
Artemísia, gestação, 236
Artrite, 146
Asma, 80
Astragalus membranauces, 74
    tabela de uso, 402

B

Babosa
    amamentação, 242
    gestação, 235
Baccharis trimera, 74
    tabela de uso, 376, 402

Bacopa monnieri, 159
  tabela de uso, 402
Bardana, gestação, 236
Barra de cereal, 47
Basellsa alba, 285
Bases farmacêuticas, 41
Bauhinia forficata, 74
  tabela de uso, 402
Begonia cucullata, 284
Berberis vulgaris, interações
  medicamentosas, 57
Bergavit, 309
Bidens pilosa, 289
  tabela de uso, 376
Boldo, gestação, 237
Borage, amamentação, 242
Borago officinalis
  interações medicamentosas, 57
  síndrome pré-menstrual, 269
  tabela de uso, 404
Boswe AKBA, 309
Boswellia serrata, 404
Bulbine natalensis, 226

C
Cactin, 310
Caesalpinia ferrea, tabela de uso, 376
Cajazeira, gestação, 240
Calêndula
  amamentação, 242
  gestação, 236
  tabela de uso, 376
Camellia sinensis, 74, 218
  câncer, 204
Camomila
  amamentação, 242
  gestação, 238
Câncer, fitoterapia, 199
  camelia sinensis, 204

curcuma longa, 201
punica granatum, 204
silybum marianum, 203
zingiber officinale, 205
Capim-santo, capim-limão,
  gestação, 237
Capsicum annuum, 74, 226
  interações medicamentosas, 57
  tabela de uso, 404
Cápsulas, 42
Cardia salicifolia, 74
Cardo-mariano
  amamentação, 243
  gestação, 239
  interações medicamentosas, 58
Carmellia sinensis, 404
Carqueja, gestação, 236
Caruru de cacho, gestação, 239
Cáscara-sagrada, gestação, 239
Casearia sylvestris, 376
  tabela de uso, 404
Cassia
  cinnamon, interações
    medicamentosas, 58
  nomame, 74
    tabela de uso, 404
  serena, interações medicamentosas,
    58
Cavalinha, gestação, 237
Celulite, fitoterápicos, 49, 258
Centella asiatica, 74
  celulite, 260
  tabela de uso, 406
Chás, 50
  termogênico, 49
CherryPURE, 311
Chlorella vulgari, 406
Chocolates terapêuticos, 47
  compulsões, 49
Cimicifuga

amamentação, 242

gestação, 237

Cinnamomun, 74, 226, 378, 406

Cissus quadrangularis, interações medicamentosas, 58

Citrus

aurantium, 74, 226

tabela de uso, 378, 406

sinensis, 74, 226

interações medicamentosas, 58

obesidade, 189

tabela de uso, 406

Coffea robusta, 74

Coleus sinensis, 226

Colocasia esculenta, 289

Comércio de plantas medicinais, 14

Comprimidos, 45

Compulsões, fórmulas para, 49

Confrei

amamentação, 242

gestação, 239

Constipação, 110

fitoterápicos, 110

Cordia verbenacea, 378

Cordyceps sinensis, 214

tabela de uso, 406

Crataegus oxycantha, 74

doenças cardiovasculares, 96

gestação, 237

tabela de uso, 408

Crisantemo, gestação, 237

Crocus sativus, 74

interações medicamentosas, 58

síndrome pré-menstrual, 269

tabela de uso, 408

Curcuma longa, 74, 226

câncer, 201

tabela de uso, 378, 408

Cyamopsis tetragonolobus, 74

Cyanotis vaga, 408

Cymbopogon citratus, 378

tabela de uso, 408

Cynara scolymus, 74

doenças cardiovasculares, 95

tabela de uso, 380, 408

D

Decocção, 51

Demência, 157

Diabetes *mellitus*, 120

fitoterápicos, 121

tipo 1, 120

tipo 2, 102

Diarreia, 114

fitoterápicos, 114

Diascorea villosa, 410

Dimpless, 311

Disfunção sexual, fitoterápicos, 276

Dispesia, 106

Distribuição no organismo do fármaco, 32

Distúrbios

emocionais, 171

ansiedade, 172

depressão, 172

estresse, 171

fitoterápicos, 174

insônia, 173

tireoide, 125

Doenças

neurológicas, 157

Alzheimer, 158

demência, 157

fitoterapia, 159

Parkinson, 159

pulmonar obstrutiva crônica, 80

Dose dos fármacos, 35

Drágeas, 45

Droga, 28
  vegetal, 28, 38

E

Echinodorus macrophyllus, 137, 380
  tabela de uso, 410
Efedra, gestação, 237
Efeitos combinados das drogas, 38
Eficácia, 37
Eleutherococcus senticosus, 410
Elixir, 46
Equinácea, amamentação, 243
Equisetum arvense, 74, 138
  tabela de uso, 380, 410
Ervas
  adstrigentes que previnem as
    perdas, 73
  aliviam a estagnação alimentar, 72
  antirreumáticas que eliminam vento
    e umidade, 72
  aquecem o interior e expulsam o
    frio, 72
  aromáticas que transforma a
    umidade, 72
  doce, gestação, 237
  drenam por via baixa, 72
  eliminam o calor, 72
  promovem a circulação Qi, 73
  regulam o sangue, 73
  santa-maria na gestação, 237
  são-joão, amamentação, 243
  sudoríferas que eliminam as
    condições externas, 71
  tônicas do Qi e do sangue, 73
  tônicas do yin e do yang, 73
  tranquilizantes, 73
  transformam fleuma e aliviam a
    tosse e a dispneia, 71
Erythrina
  mulungu, 74

  tabela de uso, 410
  verna, 380
Espinheira-santa, gestação, 238
Esporte, fitoterapia, 211
Eucalyptus globulus, 82, 380, 410
Eugenia uniflora, 380
Eurycoma longifolia, 226
Evento adverso, 36
Evodia rutaecarpa, 74
Excreção do fármaco, 33
Extratos, 44
  celulite, 49
  fluidos, 47

F

Fármaco, 28
  sintético, 62
Farmacocinética, 31
Farmacodinâmica, 33
Farmacologia, 27
  conceitos básicos, 28
  efeitos combinados das drogas, 38
  eficácia, 37
  evento adverso, 36
  formas farmacêuticas, 28
  interações farmacológicas, 37
  reação adversa, 36
  segurança, 37
  vias de administração, 28, 30
Farmacovigilância, 35
Feno-grego
  amamentação, 243
  gestação, 240
Fertilidade, fitoterapia, 232
  glycyrrhiza glabra, 233
  hibiscus sabdariffa, 232
  medicago sativa, 233
  mormodica chrantina, 233
  vitex agnus catus, 233

Fibregum B, 312

Fitogastronomia, 299
  alecrim, 300
  alho, 300
  canela, 301
  cúrcuma, 300
  hortelã, 300
  maracujá, 301
  receitas, 301

Fitoterapia, 3
  amamentação, 241
  câncer (paciente oncológico), 199
    camellia sinensis, 204
    curcuma longa, 201
    punica granatum, 204
    silybum marianum, 203
    zingiber officinale roscoe, 205
  contemporânea, 47, 63
  distúrbios emocionais, 171
    griffonia simplicifolia, 178
    matricaria chamomilla, 177
    melissa officinalis, 180
    passiflora incarnata, 174
    rhodiola rosea, 175
  doenças neurológicas, 157
    bacopa monnieri, 159
    huperzia serrata, 162
    mucuna pruriens, 164
    polypodium leucotomos, 163
  esporte, 211
    camellia sinensis, 218
    cordyceps sinensis, 214
    emagrecimento, 215
    endurance, 211
    exercício físico, 215
    exercício resistido, 221
    paullinia cupana, 217
    ptychopetalum olacoides, 224
    tabela de plantas, 226

tribullus terrestris, 223
gestação, 231, 233
legislação, 9
  nutricionistas, 17
nutrição estética, 251
obesidade, 185
  citrus senensis, 189
  garcinia cambogia, 193
  griffonia simplicifolia, 188
  gymnema sylvestre, 186
  ilex paraguariensis, 191
  opuntia ficus-indica, 190
pediatria, 245
saúde da mulher, 267
  disfunção sexual, 276
  menopausa, 270
  ovário policístico, 274
  síndromes
    pré-menstrual, 267
sistema cardiovascular, 91
  allium sativum, 94
  crataegus oxyacantha, 96
  cynara scolymus, 95
  hibiscus sabdariffa, 99
  olea europaea, 97
sistema digestório, 105
sistema endócrino, 119
  bauhinia forticata, 121
  fucus vesiculosus, 126
  momordica charantia, 123
sistema musculoesquelético, 145
  achillea millefolium, 150
  harpagophytum procumbens, 146
  salix alba, 149
  uncaria tomentosa, 147
sistema respiratório, 79
  eucalyptus globulus labil, 82
  glycyrrhiza glabra L, 83
  malva sylvestris, 84

mikania glomerata spreng, 81

polygala senega, 86

thymus vulgaris, 87

sistema urinário, 133

echinodorus macrophyllus e *grandiflorus*, 137

equisetum arvense, 138

phyllanthus niruri, 136

vaccinium macrocarpon, 134

Fitoterápico, 28

extratos, 31

lista de medicamentos de registro simplificado, 335-345

planta rasurada, 31

pó, 31

tabela de uso tradicional, 399

tintura, 31

Foeniculum vulgare, 244

tabela de uso, 412

Foeniculum vulgaris, 74

Forma farmacêutica, 28, 41

chás, 50

contemporâneas, 47

barra de cereal, 47

chocolates terapêuticos, 47

garrafada ou vinho medicinal, 48

gomas/jujubas, 47

sucos, 48

decocção, 51

fórmulas, 49

infusão, 51

líquida, 46

elixir, 46

extratos fluidos, 47

maceração, 47

spray, 46

suspensões, 46

tinturas, 46

xaropes, 46

uso oral, 42

cápsulas, 42

comprimidos, 45

drágeas, 45

extratos, 44

pastilhas, 45

pós, 43

Fórmulas, 28

ansiedade, 49

calmantes, 49

celulite, 49

compulsão, 49

termogênicos, 49

Fucus vesiculosus, 74, 126

gestação, 237

tabela de uso, 412

Funcho, amamentação, 243

G

Ganoderma lucidum

interações medicamentosas, 58

tabela de uso, 412

Garcinia cambogia, 74

obesidade, 193

tabela de uso, 412

Garra-do-diabo, gestação, 237

Garrafada, 48

Gastrite, 106

Gestação, fitoterapia, 231, 233

Ginko, amamentação, 243

Ginseng

amamentação, 243

gestação, 239

Glicine max

menopausa, 272

tabela de uso, 412

Glycyrrhiza glabra, 74

infertilidade, 233

tabela de uso, 382, 414

G

Glycyrrhiza glabra, 83
  interações medicamentosas, 58
Gomas, 47
  calmante, 50
Gota, 146
Griffonia simplicifolia, 74, 178
  obesidade, 188
  tabela de uso, 414
Gripe, 80
Guaco, gestação, 238
Guia de plantas medicinais e
  interações medicamentosas, 57
Gymnema sylvestre, 74
  obesidade, 186
  tabela de uso, 414

H

Hamamelis virginiana, 382
Harpagophytum procumbens, 146, 382
  interações medicamentosas, 58
  tabela de uso, 414
Hera, gestação, 238
Hibiscus sabdariffa, 74
  doenças cardiovasculares, 99
  fertilidade, 232
  tabela de uso, 414
Hipérico, gestação, 238
Hipertireoidismo, 126
Hipotireoidismo, 126
Hormônios, 119
Hortelã
  japonesa, gestação, 238
  pimenta, gestação, 238
Humus lupulus, 416
Huperzia serrata, 162
  tabela de uso, 416
Hypochaeris chillensis, 289

I

I-Plus, 312
Ilex paraguariensis, 74
  interações medicamentosas, 59
  obesidade, 191
  tabela de uso, 416
Illicium verum, 382
Índice terapêutico, 35
Infecção do trato urinário, 133
Infusão, 51
Interações farmacológicas, 37
  fármaco-receptor, 34
  guia de plantas medicinais e
    interações medicamentosas, 57
Iodo, 126
Ipê-roxo, gestação, 240
Irvingia gabonenses, 74

J

Jaborandi, gestação, 238
Janela terapêutica, 35
Jarrinha, gestação, 236
Jujubas, 47
Justicia pectoralis, 382

K

Kava-kava, amamentação, 243

L

Lacto-licopeno, 313
Legislação em fitoterapia, 9
  normas sanitárias, 9
  nutrição, 17
  sistema nacional de vigilância
    sanitária, 9
Lepidium meyenii, 74, 276
  tabela de uso, 416
Linhaça, gestação, 238
Lippia
  alba, 382

sidoides, 384

Lista de medicamentos e produtos tradicionais fitoterápicos de registro simplificado, 13

Losna, gestação, 236

M

Maceração, 47

Magnolia officinalis, 74

Malva sylvestris, 84
  tabela de uso, 384, 416

Manipulação, boas práticas
  farmácias vivas, 11
  preparações magistrais, 10

Matricaria
  chamomilla, 177
    tabela de uso, 418
  recutita, 384

Maytenus ilicifolia, 74, 384
  tabela de uso, 418

Medicago sativa, fertilidade, 233

Medicamento, 28
  isentos de prescrição médica, 347
  registro simplificado, lista, 335

Medicina tradicional, 64
  chinesa (MTC), 63, 65
    cinco elementos, 66
    classificando as plantas, 71
    conceitos de energia, 66
    exame físico, 70
    horário de cada órgão, 68
    órgãos *Zang*, 67
    polaridade universal, 66
    recursos semiológicos e diagnósticos, 69

Melão-de-são-caetano, gestação, 238

Melissa officinalis, 180
  tabela de uso, 384, 418

Menopausa, fitoterápicos, 270

Mentha, 74

piperita, 275
  tabela de uso, 384, 418
pulegium, 386

Metabolização do fármaco, 32

Mikania glomerata, 81, 386
  tabela de uso, 420

Mil-folhas, gestação, 236

Mirra, gestação, 237

Momordica charantia, 123, 386
  tabela de uso, 420

Monascus purpureus, 74

Moringa oleifera lam, 420

Mormodica charantina, fertilidade, 233

Morosil, 314

Mostarda, gestação, 236

Mucosave FG, 314

Mucuna pruriens, 74, 164, 226
  interações medicamentosas, 59
  tabela de uso, 420

N

Neuravena, 315

Normas sanitárias da fitoterapia no Brasil, 9
  boas práticas de manipulação
    farmácias vivas, 11
    preparações magistrais, 10
  comércio de plantas medicinais, 14
  lista de medicamentos fitoterápicos e produtos tradicionais fitoterápicos de
    registro simplificado, 13
  produtos da medicina tradicional chinesa, 14
  registro de medicamentos fitoterápicos e registro e notificação de produtos tradicionais fitoterápicos, 12

Notificação de produtos tradicionais fitoterápicos, 12

Noz-moscada, gestação, 238
Nutrição e fitoterapia, 17, 23
  estética, 251
    acne vulgar, 256
    celulite, 258
    pele, 252
  magistral, 307
    altilix, 308
    bergavit, 309
    boswe AKBA, 309
    cactin, 310
    cherryPURE, 311
    dimpless, 311
    fibregum B, 312
    I-Plus, 312
    lacto-licopeno, 313
    morosil, 314
    mucosave FG, 314
    neuravena, 315
    oli-ola, 315
    resveravine, 316
    saffrin, 316
    serenzo, 317
    teacrine, 318
    testofen, 318
    vinoxin, 319
Nutricionista, 23

O

Obesidade, 185
  fitoterapia, 186
    citrus sinensis, 189
    garcinia cambogia, 193
    griffonia simplicifolia, 188
    gymnema sylvestre, 186
    ilex paraguariensis, 191
    opuntia ficus-indica, 190
Ocimum canum, 420
Oenothera biennis, 255

  tabela de uso, 422
Olea europaea
  doenças cardiovasculares, 97
  tabela de uso, 422
Oli-ola, 315
Opuntia ficus-indica
  obesidade, 190
  tabela de uso, 422
Origanum vulgare, 446
Osteoartrite, 146

P

Panax ginseng, 74
  interações medicamentosas, 59
  menopausa, 273
  tabela de uso, 446
Pâncreas, 120
Paratireoides, 119
Parkinson, 159
Passiflora
  alata, 386
  edulis, 386
  incarnata, 74, 174, 388
    interações medicamentosas, 59
    tabela de uso, 424
Pastilhas, 45
  ansiedade, 49
Paullinia cupana, 74, 217
  tabela de uso, 388, 424
Pediatria, fitoterapia, 231, 245
Pele, fitoterápicos, 252
Pereskia aculeata, 287
Persea americana, 424
Pêssego, gestação, 239
Peumus boldus, 74, 108
  interações medicamentosas, 59
  tabela de uso, 388, 424
Phaseolus vulgaris, 74, 424
Phellodendro amurense, 75

Phyllanthus niruri, 136
  tabela de uso, 388, 426
Pimpinela anisum, 388
Pinus pinaster, 254
  tabela de uso, 426
Piper nigrum, 75, 226
  tabela de uso, 426
Plantago
  major, 390
    tabela de uso, 426
  ovata, 428
  psyllium, 75
    interações medicamentosas, 59
Plantas
  alimentícias não convencionais (PANCs), 283
    amaranthus, 286
    basellsa alba, 285
    begonia cucullata, 284
    bidens pilosa, 289
    colocasia esculenta, 289
    hypochaeris chillensis, 289
    pereskia aculeata mill, 287
    portlaca oleracea, 285
    psidium cattleianum, 290
    receitas, 291
    rumex acetosa, 290
    sonchus oleraceus, 288
    sttachys byzantina, 290
    taraxacum officinale, 287
    trifolium repens, 291
    tropaeolum majus, 286
    utilização, 284
    xanthosoma sagittifolium, 288
  medicinais, sabores e propriedades, 73
Plectranthus barbatus, 390
Poejo, gestação, 238
Polygala senega, 86
  tabela de uso, 390, 428

Polygonum punctatum, 390
Polypodium leucotomos, 163, 252
  tabela de uso, 428
Portulaca oleracea, 285
Pós, 43
Posologia, 28
Preparação magistral, 41
Prescrição, modelos, 361
Princípio ativo, 28
Produtos da medicina tradicional chinesa, 14
Prunus africana hook, 257
  tabela de uso, 428
Psidium
  cattleianum, 290
  guajava, 115, 390
    tabela de uso, 430
Ptycopetalum
  alcaloide, 75
  olacoides, 224
    tabela de uso, 430
Punica granatum
  câncer, 204
  tabela de uso, 390, 428

Q

Quebra-pedra, gestação, 239
Quina verdadeira, gestação, 236

R

Reação adversa, 36
Receitas
  fitogastronomia, 301
    arroz integral com cúrcuma e amêndoas, 304
    peixe com molho de alecrim e gengibre, 303
    purê de batata-baroa com ervas, 303
    sal de ervas e especiarias, 304

salada de endívias e amor-perfeito, 302

smoothie antioxidante e como pré-treino, 302

suchá desintoxicanbte e drenante, 301

suchá relaxante, 301

suco anti-inflamatório, 302

plantas alimentícias não convencionais (PANCs), 291

bolo de inhame com banana, 295

brusqueta de ora-pro-nóbis, 296

frango ensopado com taioba e tomate, 293

geleia de flores, 292

muffin de cururu com queijo, 292

pasta de cururu, 291

patê de capuchinha e grão-de-bico, 291

ravióli de bertalha, 294

salada primaveril, 294

salada verde, 293

sopa fria de picão, 296

suco verde de taioba, 292

tapioca de maria sem-vergonha, 291

tortinha de serralha, 295

Receituário, 52

Registro

medicamentos fitoterápicos, 12

produtos tradicionais fitoterápicos, 12

Resfriado, 81

Resolução CFN n. 525/2013, 353

Resolução CFN n. 556/2015, 357

Resolução CFN n.402/2007, 349

Resolução RDC n.10/2010 – diretoria colegiada, 367

Resveravine, 316

Rhamnus purshiana, 392

tabela de uso, 430

Rhodiola rosea, 175

interações medicamentosas, 59

tabela de uso, 430

Rinite, 80

Romã, gestação, 239

Rosmarinus officinalis, 75

interações medicamentosas, 60

tabela de uso, 392, 430

Rubus idaeus, 75, 244

Ruibarbo, gestação, 239

Rumex acetosa, 290

S

Saffrin, 316

Salix alba, 149

tabela de uso, 392, 432

Salsaparrilha, gestação, 240

Sálvia

amamentação, 243

gestação, 240

tabela de uso, 392, 432

Sambucus nigra, 392

tabela de uso, 432

Saúde da mulher, fitoterápicos, 267

Schinus terebinthifolia, 394

Segurança, 37

Sena, 112

gestação, 236

tabela de uso, 394, 432

Serenzo, 317

Silybum marianum, 75

câncer, 203

tabela de uso, 434

Síndromes, fitoterápicos

ovário policístico, 274

pré-menstrual, 267

Sinergismo, 29

Sinusite, 81

Sistema

cardiovascular, 91

acidente vascular encefálico, 93
arritmias cardíacas, 93
aterosclerose, 92
dislipidemias, 92
fitoterápicos, 94
hipertensão arterial, 92
infarto agudo do miocárdio, 93
digestório, 105
constipação, 110
diarreia, 114
dispepsia, 106
fitoterápicos, 106
gastrite, 106
endócrino, 119
diabetes *mellitus*, 120
distúrbios da tireoide, 125
musculoesquelético, 145
artrite, 146
fitoterápicos, 146
gota, 146
osteoartrite, 146
Nacional de Vigilância Sanitária e a fitoterapia, 9
respiratório, 79
asma, 80
doença pulmonar obstrutiva crônica, 80
fitoterápicos, 81
gripe, 80
resfriado, 81
rinite, 80
sinusite, 81
tosse, 81
urinário, 133
fitoterápicos, 134
infecção do trato urinário, 133
urolitíase, 134
Smilax officinalis, 434
Solanum
melongena, 434

paniculatum, 394
Sonchus oleraceus, 288
Spirulina maxima, 75
tabela de uso, 434
Spray, 46
compulsão, 49
Stevia rebaudiana, 434
Stryphnodendrom adstrigens, 394
Sttachys byzantina, 290
Sucos, 48
Suspensões, 46

T
Tabela de uso tradicional de fitoterápicos, 399
Tanaceto, gestação, 240
Tanacetum parthenium, interações medicamentosas, 60
Tansagem, gestação, 239
Taraxacum officinale, 75, 287
tabela de uso, 394, 434
Teacrine, 318
Terapia de reposição hormonal, 126
Testofen, 318
Thymus vulgaris, 87
tabela de uso, 434
Tinturas, 46
calmante, 49
Tireoide, 125
Tomilho, gestação, 240
Tosse, 81
Trato urinário, infecção, 133
Tribullus terrestris, 75, 223
tabela de uso, 436
Trifolium
pratense, interações medicamentosas, 60
repens, 291
Trigonella foenum-graecum, 226, 243
disfunção sexual, 277

interações medicamentosas, 60
tabela de uso, 436
Trombeteira, gestação, 237
Tropaeolum majus, 286
Tuia, gestação, 240

U

Uncaria tomentosa, 75, 147
tabela de uso, 394, 436
Undaria pinnatifida, 75
Urolitíase, 134
Urtica, 244
gestação, 240
Uva-ursi, gestação, 236

V

Vaccinium
macrocarpon, 134, 241
tabela de uso, 436
mysrtillus, 436
Valeriana, amamentação, 243
Vernonia
condensata, 394
polyanthes, 396
Vias de administração dos
medicamentos, 28, 30
cuidados, 30

Vinho medicinal, 48
Vinoxin, 319
Vitex agnus castus
fertilidade, 233
gestação, 240
síndrome pré-menstrual, 267
tabela de uso, 436
Vitis vinifera, 262
tabela de uso, 438

W

Withania somnifera
interações medicamentosas, 60
massa muscular, 227
tabela de uso, 438

X

Xanthosoma sagittifolium, 288
Xaropes, 46

Z

Zea mays, 75
Zedoária, gestação, 236
Zingiber officinale, 75, 240
câncer, 205
interações medicamentosas, 60
massa muscular, 227
tabela de uso, 396, 438